融媒体创新教材

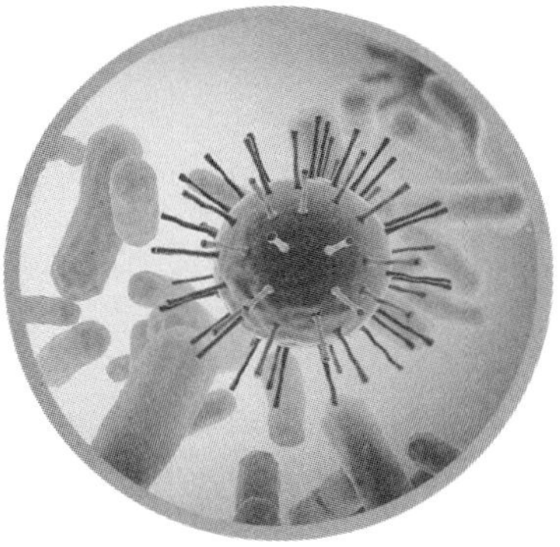

病理学与病理生理学

Pathology and Pathophysiology

主编 ○ 尹秀花 曲晓媛 郝俊梅

山东人民出版社·济南
国家一级出版社 全国百佳图书出版单位

图书在版编目（CIP）数据

病理学与病理生理学/尹秀花，曲晓媛，郝俊梅主编．-- 济南：山东人民出版社，2022.1（2023.1 重印）
ISBN 978 - 7 - 209 - 13546 - 7

Ⅰ.①病… Ⅱ.①尹… ②曲… ③郝… Ⅲ.①病理学—教材 ②病理生理学—教材 Ⅳ.①R36

中国版本图书馆 CIP 数据核字(2022)第 009715 号

病理学与病理生理学
BINGLIXUE YU BINGLISHENGLIXUE
尹秀花　曲晓媛　郝俊梅　主编

主管单位　山东出版传媒股份有限公司
出版发行　山东人民出版社
出 版 人　胡长青
社　　址　济南市市中区舜耕路 517 号
邮　　编　250003
电　　话　总编室（0531）82098914
　　　　　市场部（0531）82098027
网　　址　http：//www. sd - book. com. cn
印　　装　日照报业印刷有限公司
经　　销　新华书店

规　　格　16 开（184mm ×260mm）
印　　张　24. 75
字　　数　470 千字
版　　次　2022 年 1 月第 1 版
印　　次　2023 年 1 月第 2 次
ISBN 978 - 7 - 209 - 13546 - 7
定　　价　69. 00 元

编委会成员名单

主　编　尹秀花　曲晓媛　郝俊梅

副主编　刘晓岚　王　枫　贾世磊　丁守文

编　者　（以姓氏笔画为序）

丁守文　山东中医药高等专科学校

王　枫　山东中医药高等专科学校

王国栋　牟平中医医院

尹秀花　山东中医药高等专科学校

卢　强　山东中医药高等专科学校

曲晓媛　山东中医药高等专科学校

刘晓岚　山东中医药高等专科学校

张　娟　滨州医学院烟台附属医院

郝俊梅　滨州医学院烟台附属医院

荆丽丽　滨州医学院烟台附属医院

贾世磊　山东省烟台护士学校

前 言

PREFACE

病理学发展极为迅速，广泛渗透到生命科学的各个领域。病理学领域中许多重大突破性的发现，使病理学发展成为一个具有多个分支和交叉的学科，必将为解读生、老、病、死的自然规律及提高人类健康水平做出新的贡献。

本教材为院校合作教材，是为培养高素质应用型临床卫生人才提供的基础医学教学用书。针对高职高专医学院校教学内容多、课时少的教学现状，为了适应线上线下混合教学模式，满足学生职业能力和执业资格考试的需求，充分发挥病理学在医学教育中的基础和桥梁课作用，在山东人民出版社的帮助下，于2020年9月，具有丰富教学和临床经验的一线教师和多家医院的临床医生和病理专家共同研讨教材的编写大纲，明确专业培养目标，设计教材内容，启动本教材的编写工作。在编写过程中，始终坚持“三基”（基础理论、基本知识、基本技能）、“三特”（特定对象、特定要求、特定限制）和“五性”（思想性、科学性、启发性、先进性、实用性）的宗旨，注意教材的整体优化，力争做到循序渐进、前后呼应，避免相同内容的简单重复，尽可能依据认知规律，由浅入深将相关知识展示给读者。

本教材可供高职高专医学院校中医、护理、针灸推拿、康复治疗技术和医学检验技术等专业教学使用，也可作为其他专业的教学、临床参考用书。

本教材有以下特点：

1. 涵盖了病理解剖学和病理生理学的内容。为方便教学，编写时将两者融为一体，不进行严格划分，但其在每章节的内容是独立的。

2. 为保证各系统疾病内容的完整性，将常见器官肿瘤和重要器官功能衰竭的内容分配至各系统疾病章节。适当增加了一些病理学的新知识、新进展如干细胞、细胞老化等，拓展了教材内容的深度和广度。

3. 每章内容之前配有“思维导图”“学习目标”，除第一章外，每章均以案例导入章节内容的学习，每章根据学习内容适当增加“知识链接”，章节后设有“思考题”，其中包含“病例分析”。“思维导图”可以帮助学生建立知识框架结构，方便学生对章节内容进行总体把握。案例引导学生进入新知识的学习，有助于激发学生学习兴趣。“思考题”及其中的“病例分析”可以帮助学生检验其对病理基础知识的理解和应用，有利于训练学生临床思维的能力，提高学生发现问题、分析问题和解决问题的水平，培养学生的创新意识。

4. 更加注重教材的质量和可读性。“思维导图”及其解析、案例、章节后的“思考题”及其包含的“病例分析”的答案解析以融媒体二维码的形式呈现。呈现形式灵活，增强了教材的可读性。

由于现代医学科学发展迅速，本教材虽然力求反映病理学的新知识、新理论，但总是难免落后于学科的进展。本教材在编写中力求做到概念清楚、名词规范统一、内容精简、深入浅出。全书稿件经过多次讨论、修改和审阅，鉴于编者水平有限，书中难免存在不足之处，恳请使用本教材的广大师生给予批评指正，多提宝贵意见，以便本教材在今后不断完善，更加符合教学规律，满足人才培养的需要。

编　者

2020 年 12 月

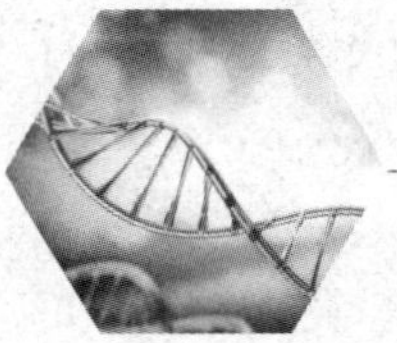

目　录
CONTENTS

绪 论

思维导图绪论

思维导图绪论解析

学习目标

1. 掌握病理学的任务及研究方法。
2. 熟悉病理学的概念、内容及病理学在医学中的地位。
3. 了解病理学的发展简史。

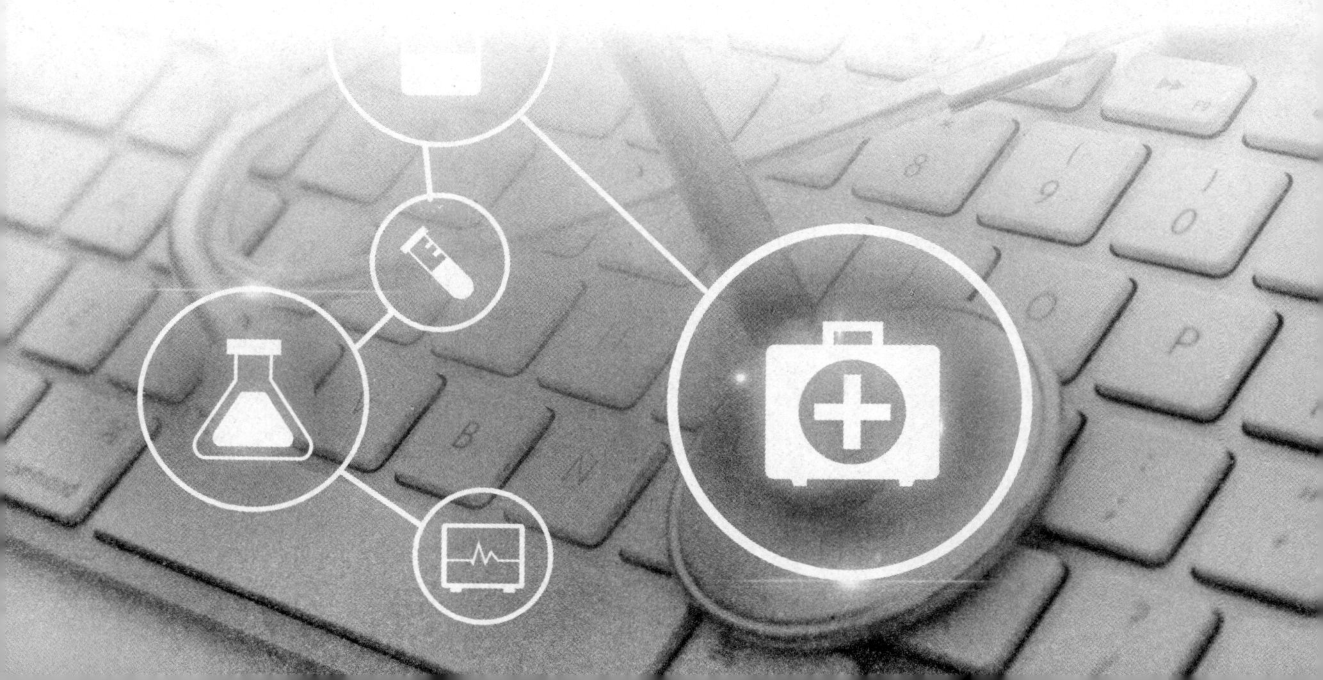

绪论案例

患者，男性，28 岁。因发现颈部淋巴结肿大 3 个月来院就诊。查体：一般情况尚好。右侧颈部和锁骨上可触及多个肿大淋巴结，直径 1.5 cm～3 cm 不等，质较硬，有的相互粘连融合较固定，有的尚可推动，无触压痛。甲状腺触诊未扪及明显包块。

问题：

1. 要确定该患者淋巴结病变的性质，可采用哪些病理诊断方法？

2. 请说出要获得病理诊断结果可采用的病理学观察方法和技术。

绪论案例答案解析

病理学（pathology）是研究疾病的病因、发病机制、病理变化和病变转归的一门医学基础学科。病理学学习的目的是认识和掌握疾病的本质和发生发展规律，为疾病的诊断、治疗和预防提供理论基础和实践依据。在临床医疗实践中，病理学又是诊断疾病的重要方法之一，因此，病理学也是临床医学的重要学科之一。

一、病理学的任务和内容

本书包括病理解剖学和病理生理学两部分内容。病理解剖学侧重从形态学角度观察和研究疾病，并密切联系代谢和机能改变，同时还研究疾病的病因、发病机制及临床病理联系。病理生理学则主要研究疾病过程中功能和代谢变化的规律及其机制。二者在研究疾病的总目标上是一致的，是相辅相成的关系。因此，在学科上可合称为病理学与病理生理学。

根据研究对象的不同，病理学分为人体病理学和实验病理学。前者以尸体解剖、活体组织检查和细胞学检查获得的病理标本为对象对疾病进行研究并作出诊断；后者则以患该疾病的动物模型或在体外培养的细胞为对象进行医学研究。

本书共十七章，其中第一章至第十二章包括总论和基本病理过程两部分。总论主要研究和阐述疾病发生发展的共同规律，如疾病概论、细胞和组织的适应、损伤与修复、局部血液循环障碍、炎症、肿瘤等基本病理变化。基本病理过程主要讨论多种疾病共同的、成套的功能和代谢变化，如水、电解质代谢紊乱，酸碱平衡紊乱，缺氧，发热，缺血-再灌注损伤，休克，弥散性血管内凝血等；第十三章至第十七章为各论部分，各论是在总论的基础上分系统研究和阐述各种不同疾病的特殊规律和综合征，例如，肝炎、肺炎、肾炎、阑尾炎等，其基本病变均为炎症，这是疾病发生的共同规律。但由于各器官本身在代谢、功能和形态结构上的不同，其病因、发病机制、病变特点、转归及临床表现和采取的防治措施又各不相同，因此就构成了每一种疾病的特殊规律。认识疾病的共同规律有利于认识疾病的特殊规律，反之亦然。因此，病理学总论、基本病理过程与各论之间有着十分密切的内在联系，学习时应相互参考，不可偏废。

二、病理学在医学中的地位

在医学教育中，病理学是基础医学和临床医学之间的桥梁。学习病理学必须以解剖学、组织胚胎学、生理学、生物化学、细胞生物学、分子生物学、寄生虫学、微生物学、免疫学等基础医学课程为基础，同时病理学又是学习临床医学各门课程的基础。病理学也是一门高度实践性的学科，课程的学习有理论课、实验课、临床病例讨论和见习尸体剖验等形式。学习病理学要坚持应用辩证唯物主义的世界观和方法论去认识疾病，要正确理解病理学概念，提倡形态与功能、局部与整体、病理与临床、理论与实践之间的有机联系。病理形态学反映的只是疾病过程中某一特定时间的情况，要注意用发展的眼光去动态观察、分析和理解疾病发生发展各阶段所出现的各种病理变化。

在临床医疗工作中，活体组织检查是迄今为止诊断疾病的最可靠的方法。细胞学检查在早期发现肿瘤方面具有重要作用。尸体剖验可对不幸去世病人的疾病诊断和死因做出最权威的终极回答，也是提高临床诊断和医疗水平的重要方法。随着医学科学的发展，临床医学诊断疾病的技术手段如影像学诊断、实验室检测、内窥镜检查等日渐增多，它们在疾病的发现和确定上起重要作用，但很多疾病的最后确诊，仍然有赖于病理诊断。

在科学研究中，病理学是重要的支撑点，各种临床科研需要以正确的病理学诊断为依据。临床病理检验积累的数据和资料，不仅是医学科学研究不可或缺的材料，也是病理学教学和病理医师培养的重要资料来源。应用分子生物学技术研究疾病发生发展过程的分子病理学已是一门新兴的分支学科。

总之，病理学在医学教育、临床诊疗和科学研究上都扮演着极其重要的角色，故加拿大著名医生和医学教育家 William Osler 曾提出“病理学为医学之本”。

三、病理学的研究方法

（一）人体病理学研究方法

1. 尸体剖验（autopsy）　简称尸检，即对死者的遗体进行病理剖验，是病理学的基本研究方法之一。其作用在于：①明确诊断，查明死因，检验临床诊断和治疗是否正确，以总结经验教训，改进和提高临床工作质量；②及时发现和确诊某些新的疾病、传染病、地方病、流行病等，为卫生防疫部门采取防治措施提供依据；③积累各种疾病的人体病理材料，作为深入研究和防治疾病的基础，同时也为病理学教学收集各种疾病的病理标本。目前我国的尸检率还不高，而且有进一步下降的趋势，十分不利于我国病理学和整个医学科学的发展，亟待立法和大量宣传尸检的意义。

2. 活体组织检查（biopsy） 简称活检，即用局部切除、钳取、穿刺针吸以及搔刮、摘除等手术方法，从活体获取病变组织进行病理诊断。其意义在于：①组织新鲜，能基本保持病变的原貌，有利于及时准确地对疾病作出病理诊断，并为指导治疗和判断预后提供依据；②必要时还可在手术进行中作冷冻切片快速诊断，协助临床医生选择最佳手术治疗方案；③在疾病治疗过程中，定期活检可连续了解病变的发展和判断疗效；④还有利于采用免疫组织化学、电镜观察和组织培养等研究方法对疾病进行更深入的研究。因此，活检是目前诊断疾病广泛采用的方法，特别是对肿瘤良、恶性的诊断具有十分重要的临床意义。

3. 细胞学检查（cytological examination） 通过采集病变部位的细胞，涂片染色后进行诊断。细胞的来源可以是通过各种采集器在口腔、鼻咽部、食管、女性生殖道等病变部位直接采集的脱落的细胞，或自然分泌物（如痰、乳腺溢液、前列腺液）、体液（如胸膜腔积液、心包积液、脑脊液）及排泄物（如尿）中的细胞，也可以是经内窥镜刷取或细针穿刺病变部位吸取的细胞。此法常用于某些肿瘤（如食管癌、肺癌、子宫颈癌等）的诊断，具有操作简便、费用低、时间短、病人痛苦少而易于接受等优点，但最后确诊是否为恶性病变尚需进一步做活检证实。细胞学检查还可用于健康普查。

（二）实验病理学研究方法

1. 动物实验（animal experiment） 在适宜动物身上复制某些人类疾病的模型。通过疾病复制过程可以研究疾病的病因学、发病学、病理改变及疾病的转归，验证药物的疗效等。这种方法可弥补人体病理学研究受到的制约，但应注意的是动物与人体之间毕竟存在物种差异，不能将动物实验结果不加分析地直接套用于人体，仅可作为研究人体疾病的参考。

2. 组织和细胞培养（tissue and cell culture） 将某种组织或单细胞用适宜的培养基在体外培养，可研究在各种因子作用下细胞、组织病变的发生和发展及外来因素的影响。如细胞的恶性转化、肿瘤的生长、病毒的复制、染色体的变异等。近年来通过体外培养建立了不少人体和动物肿瘤细胞系，对于从分子水平研究肿瘤细胞的生物学特性起到了重要作用。这种方法的优点是周期短、见效快、节省开支，体外实验条件易于控制，可避免体内复杂因素的干扰。缺点是孤立的体外环境与复杂的体内整体环境有很大的不同，故不能将体外研究结果与体内过程简单地等同看待。

四、病理学的观察方法和新技术

（一）大体观察

主要运用肉眼、量尺、磅秤等辅助工具，对大体标本及其病变性状（大小、形状、色泽、重量、表面及切面状态、病灶特征及质地等）进行细致的观察和检测。有经验的病理及临床工作者往往能凭借大体观察而初步诊断疾病。

（二）组织和细胞学观察

将病变组织制成切片，或将脱落细胞制成涂片，经不同方法染色后用光学显微镜观察，从而提高肉眼观察的分辨力，加深对病变的认识，通过分析和综合病变特点，可明确病理诊断。组织切片最常用的染色方法是苏木素-伊红染色（HE 染色）。迄今，这种传统的方法仍然是研究和诊断疾病的最常用的基本方法。

（三）组织化学和细胞化学

通过运用某些能与组织和细胞内化学成分特异性结合的化学显色试剂进行特殊染色，定位显示病变组织细胞的特殊化学成分（蛋白质、酶类、核酸、糖原和脂质等），如用苏丹Ⅲ染色显示细胞内的脂肪滴。这种方法主要用于一些代谢疾病的诊断，也可以用于肿瘤的诊断和鉴别诊断，如用磷钨酸苏木精（PTAH）染色可显示横纹肌肉瘤细胞质内的横纹。

（四）免疫组织化学

利用抗原与抗体特异性结合反应的原理来检测和定位组织和细胞中的某种化学成分，是免疫学与传统的组织化学相结合而形成的一种新技术。免疫组织化学有较高的敏感性和特异性，能直接在病变原位确定某些蛋白质或多肽类物质的存在，并结合电子计算机图像分析技术或激光扫描共聚焦显微镜技术等对被检测物质进行定量分析。随着大量商品化的单克隆和多克隆抗体的出现，免疫组织化学已经成为医学基础研究和临床病理诊断中应用最为广泛的不可或缺的病理技术手段之一。

（五）电子显微镜技术

电子显微镜简称电镜，是利用电子射线来替代可见光制成的显微镜。普通光学显微镜的分辨极限是 0.2 μm，而目前最好电镜的分辨率可达 0.14 nm，有效放大倍数为 100 万倍。电镜技术使病理学对疾病的认识从组织、细胞水平深入到细胞膜、细胞器和细胞核的超微结构水平，大大开阔了人们的视野，也是迄今最细致的形态学观察方法。电镜按结构和用途可分为透射电镜、扫描电镜、超高压电镜等。广泛应用于肿瘤和肾脏疾病的诊断。

除上述常用方法外，近数十年来陆续建立了图像采集和分析技术、显微切割技术、激光扫描共聚焦显微镜技术、流式细胞术（FCM）、原位聚合酶链反应（原位 PCR）以及核酸原位杂交技术等一系列分子生物学技术。这些技术对病理学的发展起到了极大的推动作用。

五、病理学的发展简史

病理学是在人类探索和认识自身疾病的过程中应运而生的，其发展经历了一个漫长的历史过程。在西方，从古希腊的 Hippocrates 开始，经过两千多年的发展，直到 18 世纪中叶，自然科学的兴起，促进了医学的进步。意大利医学家 Morgagni（1682—1771）根据积累的 700 多例尸检材料创立了器官病理学（organ pathology），标志着病理形态学研究的开端。在一个世纪之后的 19 世纪中叶，德国病理学家 Virchow（1821—1902）在显微镜的帮助下，首创了细胞病理学（cytopathology），不仅对病理学而且对整个医学的发展做出了具有历史意义的、划时代的贡献。直到今天，其理论和技术仍在对医学科学的发展产生影响。此后，经过近一个半世纪的探索，今天的病理学学科体系逐渐形成并完善，如用肉眼观察病变器官的大体变化，被称为大体所见或解剖病理学（anatomical pathology）；借助于显微镜所进行的组织学或细胞学研究，被称为组织病理学（histopathology）或细胞病理学（cytopathology）；用电子显微镜技术观察病变细胞的超微结构变化被称为超微结构病理学（ultrastructural pathology）。近三十余年来，随着免疫学、细胞生物学、分子生物学、细胞遗传学的进展及免疫组织化学、流式细胞术、电子计算机图像分析技术和分子生物学技术等的应用，极大地推动了传统病理学的发展。特别是学科间的相互渗透，使病理学出现了许多新的分支学科，如免疫病理学（immunopathology）、分子病理学（molecular pathology）、遗传病理学（genetic pathology）和定量病理学（quantitative pathology）等，对疾病的研究从器官、组织、细胞和亚细胞水平，深入到分子水平；并使形态学观察从定位、定性走向定量，更具客观性、重复性和可比性。这些发展大大加深了人们对疾病本质的认识，同时也为疾病的防治开辟了光明前景。随着人类基因组计划的完成和后基因组计划的开展，病理学这门古老的学科将会得到更快的发展。

我国秦汉时期的《黄帝内经》、隋唐时代巢元方的《诸病源候论》、南宋时期宋慈的

《洗冤集录》等经典医学名著，对病理学的发展做出了很大贡献。我国的现代病理学始创于20世纪初。半个多世纪以来，我国现代病理学家如徐诵明、谷镜研、侯宝璋、林振纲、秦光煜、江晴芬、李佩琳、吴在东、杨述祖、杨简、刘永等为我国病理学的学科建设、人才培养、科学研究呕心沥血，艰苦创业，功勋卓著。在教学和教材建设方面，我们不会忘记胡正详、梁伯强、武忠弼、杨光华等先驱和老一代病理学家，他们从无到有地编著了具有我国特色的病理学教科书和参考书，并不断修订完善，使病理学教学有所依据和更加规范化；在病理诊断方面，他们大力推进尸体解剖、活体组织检查和细胞学检查，并确立了病理学在临床医学的地位；在科研方面，他们结合我国实际，对长期危害人民健康和生命的传染病、地方病、寄生虫病、恶性肿瘤及心血管疾病等进行了广泛深入的研究，取得了丰硕成果；在人才培养方面，他们为我国培养造就了一大批病理学工作者，为我国病理学事业的发展做出了巨大贡献。

我国是幅员辽阔、人口和民族众多的大国，疾病谱和疾病都具有自己的特点。开展好人体病理学和实验病理学的研究，对我国医学科学的发展和疾病的防治，具有极为重要的意义，同时也是对世界医学做的贡献。因此我们既要吸收国外先进的科学技术，同时又要根据我国的实际情况，在病理学研究工作中不断开拓创新，以适应21世纪社会的发展和卫生事业的需要，使我国病理学研究的某些领域达到或赶超世界先进水平，这是我们当代病理学工作者的责任和义务。

思考题

病例分析

患者，男性，59岁，因反复心前区疼痛10年，头痛8年，心慌10天，来院就诊。查体：T 36.5℃，P 88次/分，R 35次/分，BP 160/100 mmHg，神志清，精神差，唇绀，颈软，无抵抗感，颈静脉怒张，肝颈静脉反流征阳性，两肺呼吸音粗，可闻及大量干、湿性啰音及哮鸣音，心率88次/分，腹膨隆，移动性浊音阳性，剑突下有压痛，四肢凹陷性浮肿。患者入院后经治疗病情有所好转，心慌呼吸困难症状减轻，下肢浮肿消退。患者于入院后第7日17点，下床大便后呼吸困难明显加重，并昏迷，出现叹气样呼吸，全身湿冷，发绀，立即抢救，17:10患者心跳35次/分，无呼吸，血压测不出，予以肾上腺素1 mg静推，心电图上出现直线，随后进行胸外心脏按压、吸痰等抢救，心跳、呼吸未转复，瞳孔散大固定，大动脉搏动摸不到。患者家属拒绝继续抢救，患者于17:20死亡。

问题：

1. 请说出人体病理学的诊断方法。

2. 如何确定该患者的死因？

3. 病理学在医学领域中发挥怎样的作用？

绪论思考题
答案解析

（尹秀花）

第一章

疾病概论

思维导图1-1

思维导图1-1解析

学习目标

1. 掌握健康和疾病的概念及病因的种类。
2. 掌握传统死亡观点的三个阶段及特点；脑死亡的概念和判断标准。
3. 熟悉疾病的发生条件及疾病的经过与转归。
4. 了解疾病发生、发展过程中的共同规律和机制。

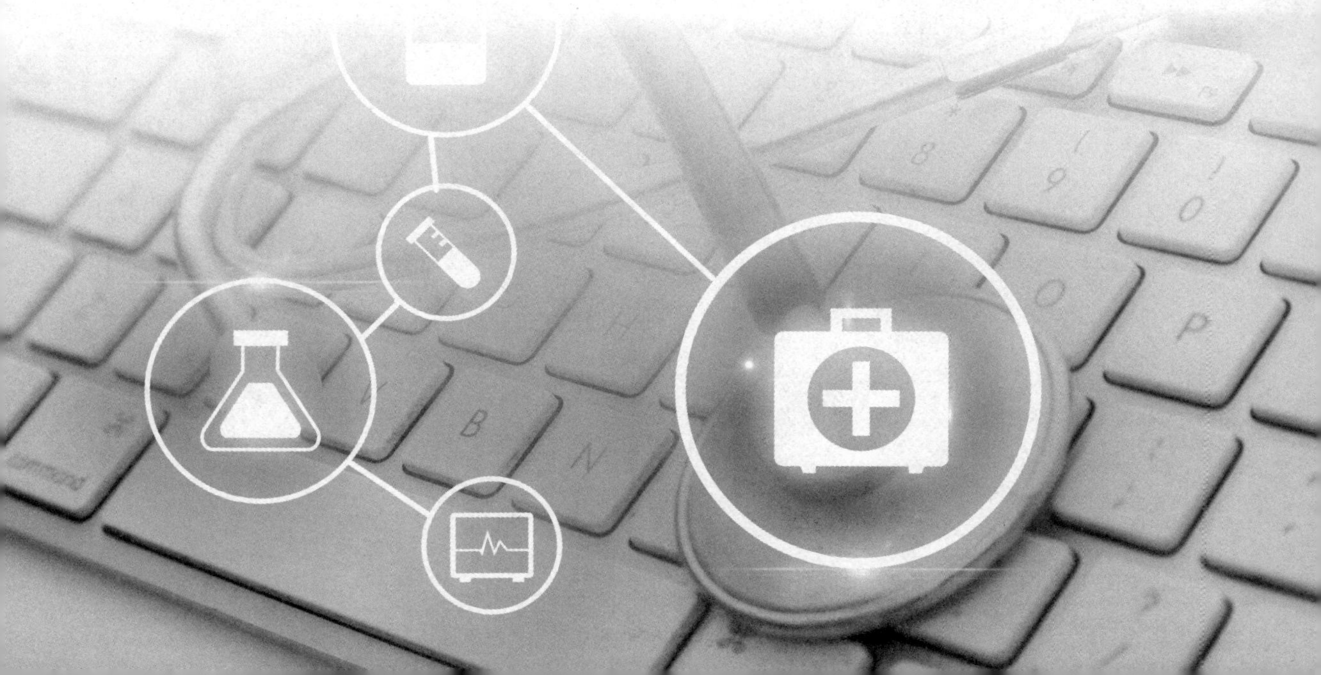

第一节 健康与疾病

健康（health）与疾病（disease）是生命过程中的两种不同形态，是一组相对应的概念。对于健康和疾病，至今尚无完整定义，两者之间也仍缺乏明确的判断界限。不同社会文化背景下，健康与疾病的概念也不尽相同。

一、健康

长期以来，人们常认为不生病就是健康，但实际上这种观念是不全面的。目前普遍采用世界卫生组织（World Health Organization，WHO）对健康所提出的定义，即“健康不仅是没有疾病和病痛，而且是躯体上、精神上和社会上的完好状态”。也就是说健康不仅包含强壮的体魄，还需要具有良好的心理精神状态和社会适应能力。

心理健康与躯体健康相互影响。良好的心理状态可促进身体健康，甚至可以促进疾病的康复；而心理状态不健康则会伤害身体，甚至引起躯体疾病。

随着经济发展和社会进步，健康的标准也并非一成不变。不同时期、地区、群体、个体和年龄的人群，健康的内涵和标准亦不相同。需要指出的是，健康不是体格健全的同义词。因为各项“生理指标”正常的人，未必有良好的心理状态和社会适应能力。

二、亚健康状态

亚健康（subhealth）状态是指介于健康与疾病之间的生理功能低下的状态，此时机体处于非病、非健康并有可能趋向疾病的状态，又称为“机体的第三种状态”。

引起亚健康状态的真正原因目前尚不清楚，可能与社会环境压力、不良生活习惯、环境污染及机体的自我调节能力等多种因素有关。亚健康的表现形式多样，既可有躯体的表现，也可是精神心理上的异常。①躯体性亚健康状态：疲乏无力、精神萎靡不振、失眠健忘、食欲不振、性功能减退、免疫功能低下等；②心理性亚健康状态：烦躁易怒、焦虑、易激惹，严重者可出现心悸、胃痛等表现；③人际交往性亚健康状态：主要表现为与社会成员关系不稳定，心理距离变大，产生被社会抛弃和遗忘的孤独感。

亚健康状态目前尚缺乏明确的判断标准和针对措施，只能从加强自我保健、开展体育锻炼、提高自身免疫功能及调节心理活动等方面综合防治，争取亚健康状态向健康状态转化，防止其发展为疾病。

三、疾病

疾病是指机体在病因和条件的作用下，由于自稳调节紊乱而发生的异常生命活动过程。在此过程中，病因与机体相互作用而产生损伤与抗损伤的斗争，机体的功能、代谢和形态结构发生改变，临床出现相应的症状与体征，机体与外环境间的协调发生障碍。

第二节 病因学

病因学（etiology）主要研究疾病发生的原因与条件。

一、疾病发生的原因

疾病发生的原因简称病因，是指引起疾病必不可少的且决定疾病特异性的因素，又称致病因素。任何疾病都是由一定的病因引起的，没有病因的疾病是不存在的。常见的病因有以下几类：

（一）生物性因素

是最常见的致病因素。包括各种病原微生物（细菌、病毒、真菌、支原体、衣原体、立克次体、螺旋体等）和寄生虫（原虫、蠕虫、线虫等）。其致病性主要与病原体入侵的数量、侵袭力、毒性以及病原体逃避或抵抗宿主的攻击能力有关。此类病因侵入机体后，常会导致机体形成一个传染过程。

（二）物理性因素

包括机械力、温度（高温、低温）、大气压、噪声、电离辐射等。该因素的致病作用及其所致疾病的严重程度，取决于其对机体的作用强度、作用部位和持续时间。

（三）化学性因素

包括无机毒物（强酸、强碱、一氧化碳、汞、砷、氰化物、有机磷农药等）、有机毒物（四氯化碳、甲醇等）和生物性毒物（蜂毒、蛇毒等）。化学因素致病作用与毒物本身的性质、剂量、作用部位及机体的功能状态均有关。有些化学因素对机体的组织器官有一定的选择性损伤作用，如四氯化碳主要引起肝细胞中毒。

（四）营养性因素

一切维持机体正常生命活动所必需的物质缺乏或过量，会影响细胞的代谢和功能，均可引起疾病，甚至死亡。包括维持生命的基本物质（氧气、水等），各种营养素（如糖、脂肪、蛋白质、维生素、无机盐等）及某些微量元素（锌、硒、碘、氟等）。营养过剩也会引起疾病，如长期高脂、高糖饮食会引起肥胖。

（五）遗传性因素

包括直接致病和遗传易感性两种情况。

1. 直接致病　即引起遗传性疾病，是由基因突变或染色体畸变而引发的。基因突变引起分子病，如血友病、地中海贫血、家族性腺瘤息肉病。染色体畸变引起染色体病，如先天愚型、两性畸形。

2. 遗传易感性　是指具有易患某种疾病的遗传素质。如原发性高血压、糖尿病、精神分裂症、肿瘤和肥胖等。

（六）先天性因素

是指能够损害生长发育中的胎儿的有害因素。由先天性因素引起的疾病称为先天性疾病。如妊娠早期孕妇感染风疹病毒可引起胎儿先天性心脏病。孕妇感染梅毒，可致胎儿患先天性梅毒。

（七）免疫性因素

当免疫反应异常强烈或免疫功能低下甚至缺陷时，可导致免疫性疾病的发生。

机体的免疫系统对一些外来抗原刺激发生异常强烈的反应，导致组织细胞损伤和生理功能障碍。这种异常的免疫反应称为变态反应或超敏反应，引起的疾病称变态反应性疾病，如青霉素导致过敏性休克，花粉、粉尘、皮毛等导致支气管哮喘、荨麻疹等。如果机体对自身抗原发生免疫反应并引起自身组织的损害，则称为自身免疫性疾病，如系统性红斑狼疮、溃疡性结肠炎、类风湿性关节炎等。此外还有体液免疫或细胞免疫缺陷引起的免疫缺陷性疾病，如艾滋病、先天性丙种球蛋白缺乏症等。

（八）神经内分泌因素

神经内分泌因素对某些疾病的发生亦具有重要作用。如婴幼儿大脑皮层下中枢兴奋性较高，体温升高时易发生高热惊厥；十二指肠溃疡与迷走神经兴奋性增高有关；胰岛素分泌不足时可引起糖尿病。

（九）精神、心理、社会因素

近年来随着生物医学模式向生物心理社会医学模式的转换，精神、心理、社会因素引起的疾病越来越受到重视，如应激性疾病、变态人格、心身疾病等逐渐增多。人不仅是生物学领域内的动物，更是社会范畴里的生物，因此社会因素与疾病的发生密切相关。

疾病可主要是一种病因引起的，也可是多种病因同时作用或先后参与而引发的。

二、疾病发生的条件

能够影响疾病发生的各种机体内外因素，称为疾病的发生条件。它们本身虽不能直接引起疾病，但可左右病因对机体的影响，直接作用于机体或促进、阻碍疾病的发生。如营养不良、过度疲劳等可削弱机体的抵抗力，此时如有少量不足以引起正常人致病的结核杆菌进入机体，就可引起结核病；相反，营养充足、生活条件良好、锻炼身体等都可增强机体的抵抗力，此时即使有结核杆菌的侵入，也可以不发生结核病。

其中，能加强病因作用或促进疾病发生的因素，称为诱因（precipitating factor），如发热、情绪激动、寒冷等可诱发心力衰竭。诱因亦属于条件的范畴。此外年龄和性别也可作为条件影响某些疾病的发生发展，如小儿和老年人易患呼吸道感染和消化道感染；女性易患泌尿系统感染、胆结石和甲状腺功能亢进；男性易患动脉粥样硬化、胃溃疡、胃癌等疾病。

疾病的原因与条件是相对的。对于不同的疾病，同一因素可以是某一疾病发生的原因，也可以是另一疾病发生的条件。如寒冷是冻伤的原因，也是感冒、肺炎等疾病发生的条件。当某些疾病的原因、条件不能完全区分清楚时，则笼统地将该因素称为危险因素，如高脂血症、吸烟、肥胖、高血压等是动脉粥样硬化的危险因素。

第三节 发病学

发病学（pathogenesis）主要研究疾病发生、发展过程中的一般规律和共同机制。

一、疾病时内稳态的紊乱

机体的内稳态平衡是保持正常生命活动和健康的先决条件，内稳态平衡是生物体内各种自我调节（self-regulation）的结果。其中，反馈（feedback）机制在内稳态中发挥着重要作用。如当甲状腺素（T_3、T_4）分泌过多时，T_3、T_4可反馈性抑制下丘脑分泌促甲状腺激素释放激素（thyrotropin-releasing hormone，TRH）和腺垂体促甲状腺激素（thyroid-stimulating hormone，TSH），从而使甲状腺素分泌量降至正常水平，反之亦然。当遗传性甲状腺素合成酶缺陷导致甲状腺素合成不足时，上述反馈机制不能发挥作用而导致内稳态失衡（homeostatic deregulation），此时 TSH 过度分泌将引起甲状腺实质细胞大量增生，甲状腺肿，T_3、T_4分泌过多，表现为甲状腺功能亢进。因此，内稳态的紊乱是疾病发生发展的基础。

二、疾病过程中的因果交替

在疾病的发生发展过程中，原因和结果可相互交替、相互转化。即病因作用于机体引起的后果，可在一定条件下转化为另一些变化的原因。由于原因结果的相互交替和转化，即使病因已消失，上述的因果交替仍可推动疾病过程不断发展。因此，因果交替的过程常是疾病发展的重要形式。现以大出血为例，说明其发展过程中的因果交替（图 1-1）。

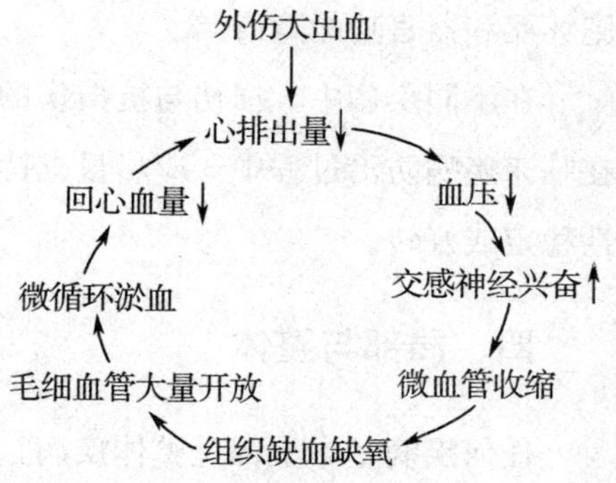

图 1-1　大出血时的恶性循环

疾病中因果交替规律的发展，可形成恶性循环，使疾病恶化，直至机体死亡。但如果治疗恰当及时，在疾病的康复过程中又可形成良性循环，从而促进机体康复。临床上医护人员应及早采取措施，在疾病发展的某一环节打断因果转化和恶性循环，从而使疾病朝着有利于康复的方向发展。

三、疾病过程中的损伤与抗损伤

损伤与抗损伤斗争贯穿于疾病的始终，二者相互联系又相互斗争，是形成疾病各种临床表现、推动疾病发展的基本动力。在疾病中损伤与抗损伤作用常同时出现，不断变化（图 1-2）。

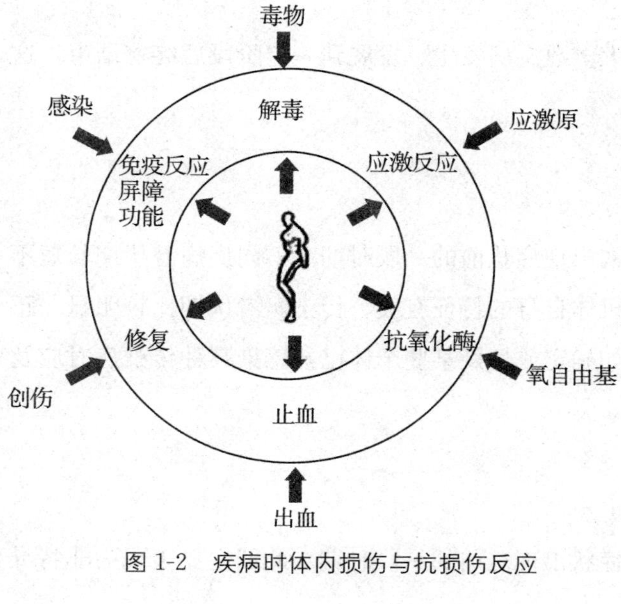

图 1-2　疾病时体内损伤与抗损伤反应

以烫伤为例，高温引起皮肤、组织坏死，体液大量渗出引起有效循环血量减少、血压下降等损伤性变化；与此同时机体内可出现白细胞增多、微动脉收缩、心率加快、心输出量增加等抗损伤反应。如损伤较轻，通过抗损伤反应和正确治疗，机体可恢复健康；如损伤较重，抗损伤反应无法抗衡损伤反应，又无恰当及时的治疗，则病情恶化。由此可见，损伤与抗损伤反应的斗争及两者之间的力量对比常影响疾病的发展方向和结局。此外，损伤与抗损伤之间无严格界限，可相互转化。如烫伤早期，小动脉、微动脉收缩有利于维持动脉血压，但收缩时间过久，则会加重组织器官的缺血、缺氧，甚至导致组织、细胞坏死和器官功能障碍。

在不同疾病中，损伤与抗损伤的斗争亦不相同，这就构成了各种疾病的不同特征。在临床疾病防治过程中，应尽量支持和加强抗损伤反应而减轻和消除损伤反应，以使病情稳定或好转。

四、局部与整体

任何疾病基本上都是整体疾病，而各组织、器官和病因作用部位的病理变化，均是全身性疾病的局部表现。局部病变可通过神经和体液途径影响整体，而机体的全身功能状态也可通过这些途径影响局部病变的发展。如局部病变疖，在局部可引起充血、水肿等炎症反应，但严重时局部病变可通过神经-体液途径影响全身，引起末梢血白细胞升高、发热、寒战等全身性表现。相反，有时疖看似局部病变，单纯局部治疗，效果不理想，仔细追查原因，发现局部的疖是全身代谢障碍性疾病糖尿病的局部表现。由此可见，正确认识局部和整体的关系，对疾病的正确诊治具有重要意义。

第四节 疾病的经过与转归

疾病的发生、发展是一个过程，大多数疾病发生、发展到一定阶段后终将结束，这就是疾病的转归。

一、潜伏期

是指从病因作用于机体到机体最初出现症状前的一段时期。不同疾病潜伏期长短不同，与病因的特异性、疾病的类型和机体自身的特征有关。传染病潜伏期比较明显。正确认识疾病的潜伏期具有重要意义，如确定或怀疑某些个体已经感染某种传染病时应及早隔离。

二、前驱期

是指从最初症状开始出现到典型症状出现之前的一段时期。此期主要表现为非特异症状，如周身不适、食欲不振、头痛、乏力、低热等，缺乏特异性，容易误诊。此期及时就诊，有利于疾病的早期诊断和早期治疗。

三、症状明显期

是指出现疾病典型症状的时期。临床上可根据典型表现迅速作出诊断。

四、转归期

疾病的转归有康复和死亡两种形式。

（一）康复（recovery）

根分为完全康复（complete recovery）和不完全康复（incomplete recovery）。完全康复指疾病时的损伤性变化完全消失，机体的自稳调节完全恢复正常。不完全康复指疾病时的损伤性变化得到控制，但基本病理变化尚未完全消失，通过代偿后功能代谢恢复，主要症状消失，有时可留有后遗症，如心肌梗死后形成的瘢痕。

（二）死亡（death）

死亡是生命活动的终止，分为生理性死亡和病理性死亡。生理性死亡又称为自然死亡或老死，是机体衰老的结果。绝大多数死亡属于病理性死亡，如生命的重要器官（心、脑、肝、肾等）发生严重的不可逆性损伤；结核病、恶性肿瘤等慢性消耗性疾病引起的全身极度衰竭；以及失血、电击、中毒、溺水等引起的呼吸、循环功能急剧障碍导致的死亡。

长期以来，习惯将心跳、呼吸的永久性停止作为死亡的标志。按照传统观点，死亡是一个过程，分为三个阶段。

1. 濒死期（agonal stage）　又称临终状态，是生命的垂危阶段。主要特点是脑干以上的中枢神经系统处于深度抑制状态，机体各系统功能、代谢严重障碍，表现为意识模糊或丧失，反应迟钝，呼吸和循环功能进行性下降。

2. 临床死亡期（stage of clinical death）　延髓以上的中枢神经系统处于深度抑制状态，表现为心跳、呼吸停止，各种反射消失，瞳孔散大。但组织细胞仍有微弱的代谢活动，生命活动尚未完全终止。如及时进行抢救，有可能复苏成功。

3. 生物学死亡期（stage of biological death）　死亡的不可逆阶段。中枢神经系统及其他各器官系统的新陈代谢相继停止，并逐渐出现尸冷、尸僵和尸斑，最后腐败分解。

近年来，随着复苏技术的普及与提高以及器官移植的开展，对死亡观念又有了新的认识，强调死亡是机体作为一个整体功能永久性的丧失，并提出了脑死亡（brain death）的概念。脑死亡是指全脑（包括大脑皮层和脑干）功能不可逆的永久性丧失。脑死亡成为近年来判断死亡的一个重要标志。一旦出现脑死亡，就意味着人的实质性死亡。脑死亡时各器官不一定同时均死亡。

脑死亡的判断标准：①不可逆性深昏迷，对外界刺激无反应；②脑干神经反射（如瞳孔反射、角膜反射、咳嗽及吞咽反射）消失；③自主呼吸停止，施行人工呼吸 15 分钟以上仍无自主呼吸，这是判断脑死亡的首要指标；④瞳孔散大或固定；⑤脑电波消失，呈平直线；⑥脑血管造影示脑血液循环完全停止。

脑死亡一旦确立，意义重大：①意味着法律上具备死亡的合法依据；②有助于医务人员准确判断死亡时间和确定终止复苏抢救的界限；③为器官移植创造了良好时间和合法根据。脑死亡作为死亡的标准是社会发展的需要，但宣告脑死亡要十分慎重。

思考题

1. 什么是健康？什么是疾病？
2. 疾病的经过分哪几个阶段？
3. 疾病的转归是什么？
4. 依据传统观念，死亡可分为几个阶段？每个阶段的特点是什么？
5. 什么是脑死亡？脑死亡的判断标准是什么？

思考题1–1
答案解析

（曲晓媛）

第二章

细胞和组织的适应、损伤与修复

思维导图2-1　　思维导图2-1解析

学习目标

1. 掌握萎缩、变性、坏死、机化、溃疡、空洞的概念，组织适应在形态学上的表现形式及类型，组织损伤的表现形式及变性坏死的常见类型、病变特点，各种组织再生能力及其损伤后修复的方式，肉芽组织的形态特点和功能，创伤愈合的类型和特点、骨折愈合的过程及影响创伤愈合的因素。

2. 熟悉变性坏死的结局及影响，修复的两种形式，瘢痕组织的形态特点及对机体的影响。

3. 了解细胞凋亡与细胞老化以及常见组织的再生过程。

案例 2-1

丁某，男，76 岁。“慢性支气管炎”病史二十余年。近年来出现心悸、呼吸困难，下肢凹陷性水肿。一个月前因肺部感染合并心力衰竭抢救无效死亡。

【尸检摘要】

脑回变窄，脑沟增宽，镜下见神经元细胞体积缩小、数量减少。各级支气管黏膜部分上皮细胞体积增大，胞质内可见红染细颗粒状物；部分细胞核固缩或核溶解；部分黏膜出现鳞状上皮，但细胞无异型性。黏液腺数量增多，且细胞体积增大。心脏重 350 g，右心室壁增厚，右心腔明显扩张。

问题：

1. 该患者脑组织、右心发生了哪种改变？
2. 该患者支气管黏膜发生了哪些病理改变？
3. 该患者右心室发生了哪种适应性改变？

案例 2-1 答案解析

正常细胞和组织可以对机体内外环境变化等刺激做出不同的形态、功能和代谢的反应性调整。在生理负荷过多或过少时，或遇到轻度持续的病理性刺激时，细胞、组织和器官可表现为适应性变化。若上述刺激超过了细胞、组织和器官的耐受与适应能力，则会出现形态、功能和代谢的损伤性变化。细胞的轻度损伤大部分是可逆的，但严重者可导致不可逆性损伤即细胞死亡。（图 2-1）适应性与损伤性变化是大多数疾病发生发展过程中的基础性病理变化。

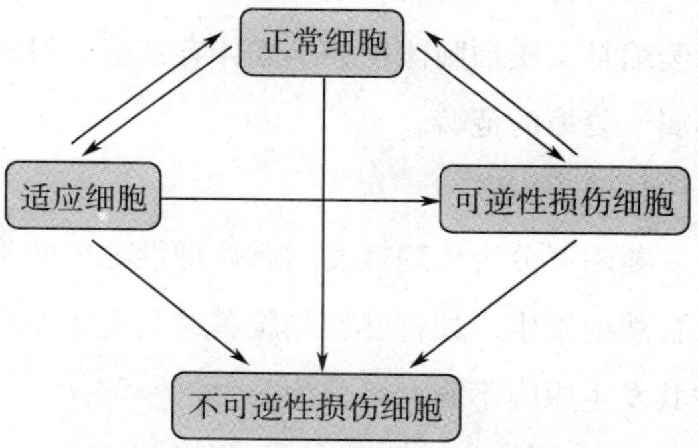

图 2-1　正常细胞和适应细胞、损伤细胞之间的关系

第一节　细胞和组织的适应

细胞和由其构成的组织、器官，对于内、外环境中各种有害因子和持续性刺激作用而产生的非损伤性应答反应，称为适应（adaptation）。适应在形态学上一般表现为萎缩、肥大、增生和化生。（图 2-2）适应实质上是细胞生长和分化受到调控的结果，往往

伴有细胞数目、细胞体积或细胞分化的改变，可以认为它是介于正常与损伤之间的一种状态。一般而言，病因消除后，大多数适应性改变可以恢复正常。

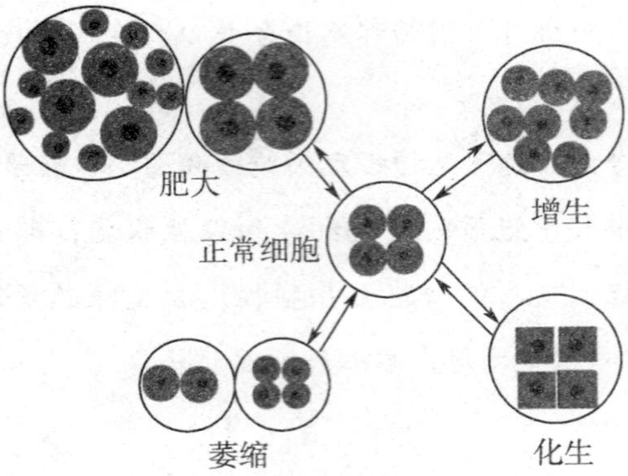

图 2-2　细胞和组织的适应

一、萎缩

已发育正常的实质细胞、组织或器官的体积缩小称为萎缩（atrophy)。器官或组织的萎缩是实质细胞体积缩小或伴有细胞数目减少所致。组织器官的未曾发育或发育不全不属于萎缩的范畴。

（一）分类

萎缩可分为生理性萎缩和病理性萎缩两类。生理性萎缩往往跟年龄有关，随年龄增长自然地发生。如青春期胸腺萎缩和更年期后卵巢、子宫及睾丸的萎缩等。病理性萎缩按其发生原因不同，可分为：

1. 营养不良性萎缩　可分为全身性和局部性。全身营养不良性萎缩常见于长期饥饿、慢性消耗性疾病如糖尿病、结核病、恶性肿瘤等。萎缩首先从不太重要的组织、器官开始，逐步过渡到重要器官。脂肪组织首先萎缩，其次是肌肉、肝、脾、肾等器官，而心肌和脑的萎缩发生最晚。局部营养不良性萎缩通常由局部供血不足引起，如脑动脉粥样硬化引起脑萎缩。

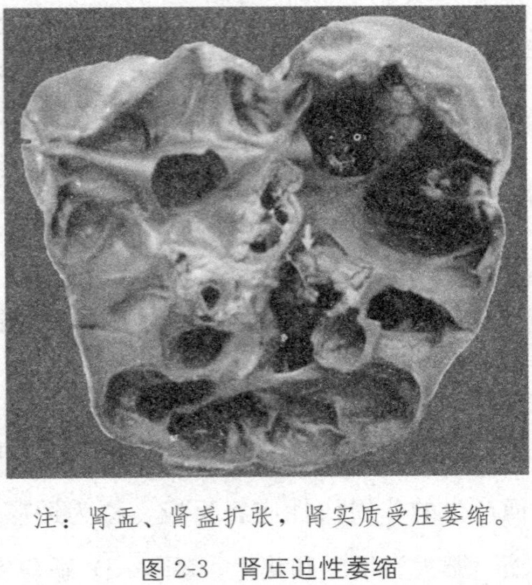

注：肾盂、肾盏扩张，肾实质受压萎缩。

图 2-3　肾压迫性萎缩

2. 压迫性萎缩　因组织与器官长期受压所致。如尿路梗阻时肾盂积水，压迫周围肾

组织，引起肾萎缩。（图 2-3）

3. 失用性萎缩　因组织器官长期工作负荷减少和功能代谢低下所致。如下肢骨折后久卧不动，可引起患肢肌肉萎缩和骨质疏松。

4. 去神经性萎缩　因脑、脊髓或神经损伤，其支配的组织、器官失去了神经的调节和营养作用所致。如脊髓灰质炎引起的下肢肌肉萎缩。

5. 内分泌性萎缩　由于内分泌腺功能低下引起相应靶器官的萎缩。如 Sheehan 综合征（席-汗综合征），由于垂体缺血坏死，可引起甲状腺、肾上腺、性腺等萎缩。

（二）病理变化

肉眼观，萎缩的器官体积缩小，重量减轻，色泽变深，质地变硬，包膜皱缩，边缘变锐。镜下观，实质细胞体积变小，数目减少，细胞器减少甚至消失，胞质内脂褐素沉积。脑萎缩时，脑回变窄，脑沟变深，切面皮质变薄，体积缩小，重量变轻。（图 2-4）

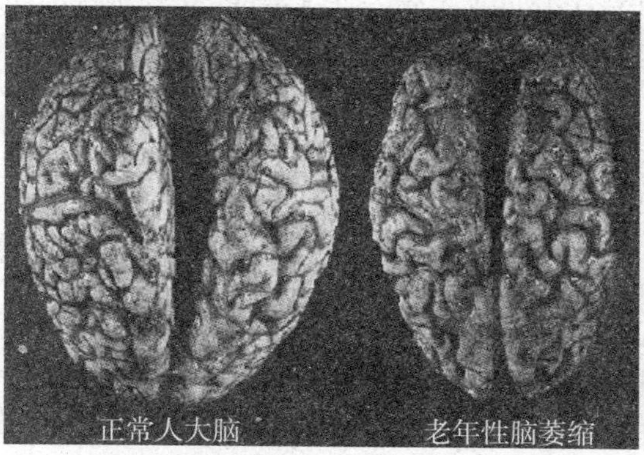

注：萎缩的大脑体积缩小，脑回变窄，脑沟变宽。

图 2-4　正常脑与萎缩脑

（三）影响及结局

萎缩的细胞蛋白质合成减少，分解增加，细胞器大量退化。萎缩的细胞、组织和器官功能大多下降。去除原因后，轻度病理性萎缩的细胞可恢复常态，但持续性萎缩的细胞最终死亡。

二、肥大

细胞、组织和器官的体积增大称为肥大（hypertrophy）。器官或组织的肥大是实质细胞体积增大或伴有细胞数目增加所致的。若实质细胞萎缩的同时伴有间质细胞增生，会造成器官组织的体积增大，称为假性肥大。肥大分为生理性肥大和病理性肥大两类。生理性肥大见于生理状态下发生的肥大，如健美运动员的肌肉肥大，妊娠期子宫平滑肌及子宫的肥大。病理性肥大按原因不同，可分为：

1. 代偿性肥大　器官和组织功能负荷增加所致，如高血压病时左心室排血阻力增加引起左室心肌肥大；一侧肾脏切除时，对侧肾脏的肥大。

2. 内分泌性肥大　见于激素过多引起的效应器肥大，如脑垂体病变生长激素分泌增多引起的肢端肥大症；促肾上腺皮质激素分泌增多导致肾上腺皮质细胞肥大。

肥大的细胞体积增大，细胞核肥大深染，DNA 和细胞器数量增多，结构蛋白合成活跃，细胞功能增强。细胞肥大产生的功能代偿作用是有限的，超过一定的代偿限度，会引发器官功能不全，如心肌过度肥大会诱发心力衰竭。

三、增生

组织或器官内细胞数目增多称为增生（hyperplasia）。增生可分为生理性增生和病理性增生两种。生理性增生常见于正常女性青春期乳房小叶腺上皮及月经周期中子宫内膜腺体的增生等。病理性增生分为：

1. 代偿性增生　多与生长因子过多有关，如部分肝脏被切除后残存肝细胞的增生。创伤愈合过程中的成纤维细胞和毛细血管内皮细胞的增生。

2. 内分泌性增生　与激素过多有关，如雌激素绝对或相对增加，引起子宫内膜腺体的增生。

增生的细胞形态正常或体积稍大，细胞增生可分为弥漫性或局限性，前者表现为组织器官均匀弥漫性增大；后者则在组织器官中形成增生结节。细胞增生通常会随有关引发因素的去除而停止。若细胞增生过度，失去控制，则可能演变为肿瘤性增生。

四、化生

一种分化成熟的细胞类型被另一种分化成熟的细胞类型所取代的过程，称为化生（metaplasia）。化生是一种由局部具有分裂增殖和多向分化能力的幼稚未分化细胞、储备细胞等干细胞通过增生转化的方式，因此，只有具有分裂增生能力的细胞才会出现化生现象。化生通常发生在同源细胞之间，即上皮细胞之间或间叶细胞之间，主要见于慢性刺激下的上皮组织，也可见于间叶组织。

1. 上皮组织的化生

（1）鳞状上皮化生：简称鳞化，最为常见。如慢性支气管炎，支气管假复层纤毛柱状上皮转化为复层鳞状上皮。慢性胆囊炎，胆囊黏膜的鳞状上皮化生（图 2-5）；慢性宫颈炎，宫颈黏膜腺上皮的鳞状上皮化生；肾结石时肾盂黏膜移行上皮化生成鳞状上皮。

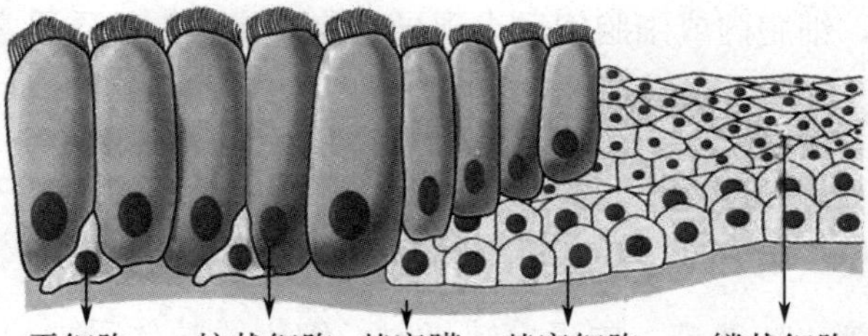

注：柱状上皮细胞中的储备细胞分裂增殖，分化形成复层鳞状上皮。

图 2-5　柱状上皮的鳞状上皮化生

（2）柱状上皮化生：慢性胃炎时，胃黏膜上皮转变为含有潘氏细胞或杯状细胞的小肠或大肠上皮组织，称为肠上皮化生，简称肠化。慢性反流性食管炎时，食管下段鳞状上皮可被柱状上皮取代。慢性子宫颈炎时，宫颈鳞状上皮被黏膜柱状上皮取代。

2. 间叶组织的化生　间叶组织中幼稚的成纤维细胞在损伤后，可转变为成骨细胞或成软骨细胞，称为骨或软骨化生。如骨化性肌炎时，肌组织中骨组织形成。

化生的生物学意义利弊兼有。例如呼吸道黏膜纤毛柱状上皮鳞状上皮化生后，可增强局部抵御外界刺激的能力，但因鳞状上皮表面不具有柱状上皮的纤毛结构，减弱了黏膜自净能力。此外，如果引起化生的因素持续存在，在化生、增生的基础上可进一步发展为肿瘤。

第二节　细胞和组织的损伤

机体内、外环境改变超过组织和细胞的适应能力的限度，可引起受损细胞和细胞间质发生物质代谢、功能和形态结构的异常变化，称为损伤（injury）。较轻的细胞损伤在原因消除后大多可恢复正常，通常称为可逆性损伤（reversible injury）。严重的细胞损伤是不可逆的，直接或最终导致细胞死亡。

凡能引起疾病的原因，大致也是引起细胞组织损伤的原因。可分为外界致病因素（如生物、理化、营养等因素）、机体内在因素（如免疫、神经内分泌、遗传变异、先天性、年龄、性别等）以及社会心理因素（如社会、精神、心理和医源性因素等）。

一、可逆性损伤

细胞可逆性损伤的形态学变化称变性（degeneration），是指细胞或细胞间质受损伤后，由于代谢障碍，细胞内或细胞间质出现异常物质或正常物质异常蓄积的现象，通常伴有细胞功能低下。常见的变性有以下几种。

1. 细胞水肿（cellular swelling） 又称水变性（hydropic degeneration），是细胞损伤中最早出现的改变。主要见于心、肝、肾等器官的实质细胞。

（1）原因和机制：在感染、中毒、缺氧时，细胞线粒体受损，ATP 生成减少，细胞膜钠钾泵功能障碍，导致细胞内钠、水过多积聚，引起细胞水肿。之后，乳酸、磷酸盐等代谢产物蓄积，细胞内渗透压增加，进一步加重细胞水肿。

（2）病理变化：肉眼观，器官体积增大，包膜紧张，边缘钝圆，切面外翻，颜色变淡。镜下观，细胞肿胀，胞质内出现红染细颗粒状物质，电镜观察证实为肿大的线粒体和扩张的内质网。若水、钠进一步积聚，则细胞肿大明显，胞质疏松淡染。重度的细胞水肿胞质透明，细胞膨大如气球，称气球样变。（图 2-6）

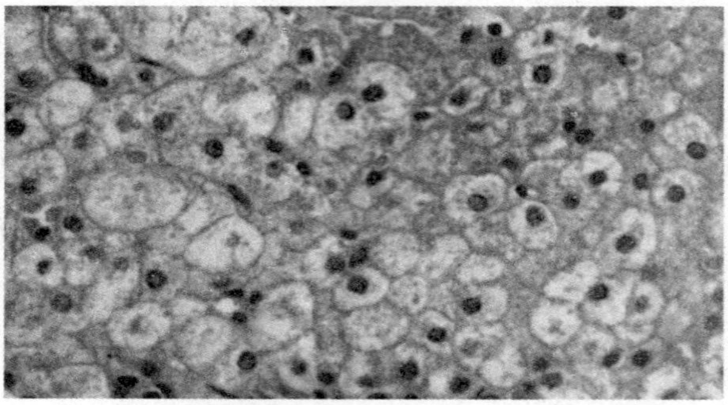

注：肝细胞肿胀明显，胞质淡染，部分肝细胞胞质高度疏松呈空泡状，如气球样。

图 2-6 肝细胞水肿

2. 脂肪变 甘油三酯蓄积于非脂肪细胞的细胞质中，称为脂肪变（fatty change）。多发生于肝细胞、肾小管上皮细胞、心肌细胞、骨骼肌细胞等，尤以肝细胞最常见。与感染、中毒、缺氧、营养不良、酗酒、糖尿病及肥胖有关。

肉眼观，轻度脂肪变，受累器官可无明显变化。随着病变加重，脂肪变的器官体积增大，包膜紧张，颜色淡黄，边缘圆钝，切面呈油腻感。镜下观，脂肪变的细胞质内出现大小不等的球形脂滴，大者可充满整个细胞而将胞核挤压至一侧。在石蜡切片中，因脂肪被有机溶剂溶解，故脂滴呈空泡状。（图 2-7）冰冻切片可保存脂质，用苏丹Ⅲ可将脂肪染成橘红色，用锇酸可将其染成黑色。显著弥漫性肝脂肪变称为脂肪肝，重度肝脂肪变可进展为肝坏死和肝硬化。

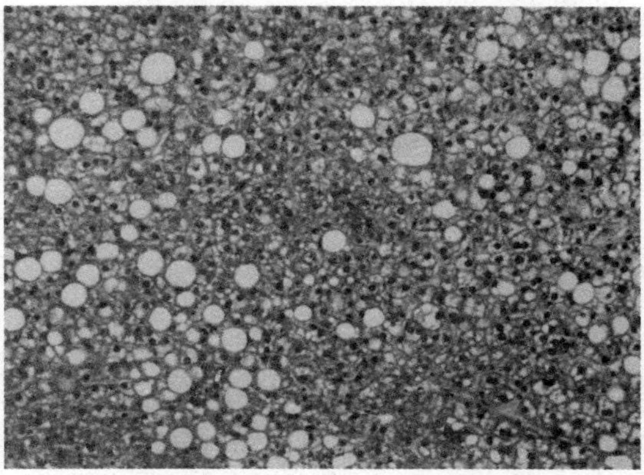

注：肝细胞胞质内见大小不等的空泡；部分细胞核偏向细胞的一侧。

图 2-7　肝细胞脂肪变

脂肪肝与饮食

脂肪肝是指显著弥漫性肝脂肪变，为临床常见的肝脏疾病。患者肝脏内脂肪重量大于肝脏总质量的5%或肝细胞中50%以上的细胞存在脂肪变性。过量饮酒，高热量、高脂肪、富含果糖的饮食结构，久坐少动的生活方式以及肥胖、糖尿病和肌肉衰减综合征是肝脂肪变发生和发展的重要危险因素。肝脂肪变若得不到及时有效的治疗，可进展为肝坏死和肝硬化。目前仍然缺乏能够长期用于治疗脂肪肝的有效药物。改变生活方式如节制饮食、加强锻炼和纠正不良行为等并长期坚持是目前预防和治疗脂肪肝的一线措施。

3. 玻璃样变　细胞内或间质中出现均质、红染、半透明状的蛋白质蓄积，称为玻璃样变（hyalinization），或称透明变（hyaline degeneration）。主要有以下几种。

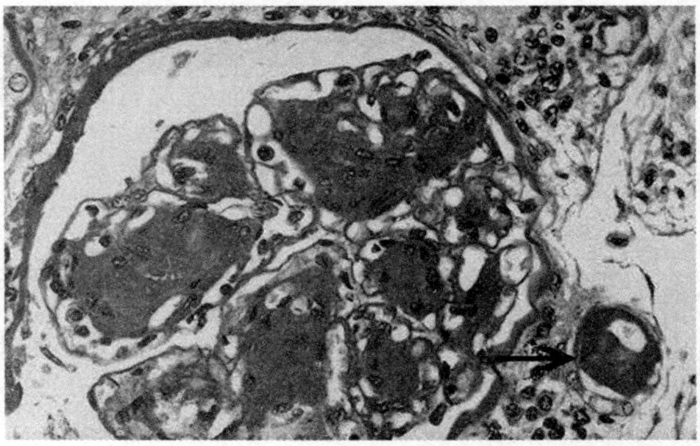

注：原发性高血压时，肾入球小动脉管壁增厚，管腔狭小，动脉壁内见均质、红染的玻璃样物质。

图 2-8　肾小球入球小动脉玻璃样变

（1）血管壁玻璃样变：常见于缓进型高血压和糖尿病的肾、脑、脾及视网膜等处的细小动脉。因血浆蛋白渗入和基底膜代谢物质沉积，使细小动脉管壁增厚、变硬，管腔狭窄甚至闭塞，故又称细小动脉硬化。（图 2-8）玻璃样变的细小动脉壁弹性减弱，脆性增加，易继发扩张形成动脉瘤或破裂出血。

（2）纤维结缔组织玻璃样变：是胶原纤维老化的表现。常见于瘢痕组织、动脉粥样硬化纤维斑块及各种坏死组织的机化等。肉眼观，呈灰白色，质韧，半透明。镜下见胶原纤维增粗、融合，其间少有血管和纤维细胞。

（3）细胞内玻璃样变：异常蛋白质在细胞质内蓄积，形成均质、红染的圆形小体。如肾小管上皮细胞重吸收原尿中的蛋白质，与溶酶体融合，形成玻璃样小滴；浆细胞胞质内免疫球蛋白蓄积，形成 Russell 小体。

4. 黏液样变性　细胞间质内黏多糖（透明质酸等）和蛋白质的蓄积，称为黏液样变性（mucoid degeneration）。常见于间叶组织肿瘤、风湿病、动脉粥样硬化斑块等。镜下见间质疏松，多突起的星芒状纤维细胞散在分布于灰蓝色的黏液基质中。

5. 病理性色素沉着　有色物质（色素）增多并积聚于细胞内、外，称为病理性色素沉着（pathologic pigmentation）。沉着的色素主要是含铁血黄素、脂褐素、胆红素、黑色素等内源性色素和炭尘、煤尘、文身色素等外源性色素。

6. 病理性钙化　骨和牙齿之外的组织中固体钙盐（主要是磷酸钙和碳酸钙）沉积，称为病理性钙化（pathologic calcification）。肉眼观，呈灰白色细小颗粒或团块，触之有沙砾感或硬石感。镜下呈蓝色颗粒状至片块状。按发生原因不同分为以下两种。

（1）营养不良性钙化：钙盐沉积于坏死或即将坏死的组织或异物中，称营养不良性钙化（dystrophic calcification）。见于结核病、血栓、动脉粥样硬化斑块、死亡的寄生虫卵等。体内钙磷代谢正常，血钙正常。

（2）转移性钙化：全身钙磷代谢失调（高血钙）而致钙盐沉积于正常组织内，称转移性钙化（metastatic calcification）。主要见于甲状旁腺功能亢进、维生素 D 摄入过多、某些骨肿瘤等。钙化常发生在血管及肾、肺和胃的间质组织。

二、细胞死亡

当细胞发生致死性代谢、结构和功能障碍时，便可引起不可逆性损伤（irreversible injury），即细胞死亡（cell death）。主要有坏死和凋亡两种类型。

（一）坏死

活体内局部组织、细胞的死亡称为坏死（necrosis）。坏死可因致病因素较强直接导致，但大多由可逆性损伤发展而来。坏死后的细胞和组织代谢停止，功能丧失，结构破坏，而且可引起周围组织的炎症性反应。

1. 病理变化　坏死初发时，组织和细胞的形态结构同坏死前基本相似。数小时后光镜下可辨认出其特征性改变，包括细胞核、细胞质和细胞间质的改变。

（1）细胞核的变化：是细胞坏死的主要形态学标志，表现为①核固缩（pyknosis）：细胞核染色质 DNA 浓缩，核体积缩小，染色加深；②核碎裂（karyorrhexis）：核膜破裂，核染色质崩解为小碎片分散在胞质中；③核溶解（karyolysis）：核染色质 DNA 在 DNA 酶的作用下分解，核染色变淡，只见甚至不见核的轮廓。（图 2-9）

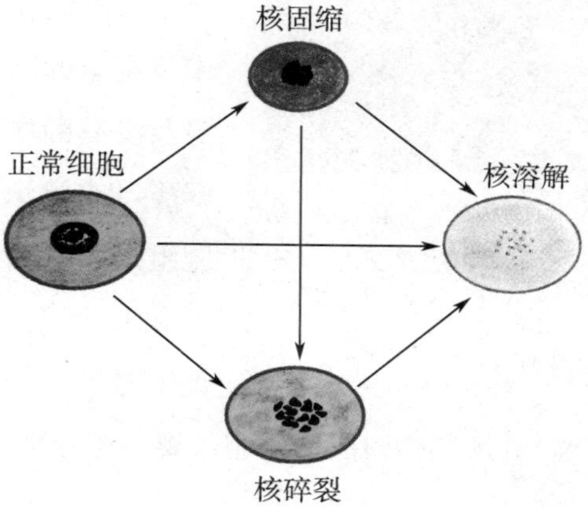

图 2-9　坏死时细胞核的变化

（2）细胞质的变化：胞质嗜酸性增强，红染，呈颗粒状。后胞膜破裂，整个细胞迅速溶解、消失。

（3）间质的变化：早期不明显，后期在各种水解酶的作用下，基质崩解，胶原纤维肿胀、崩解、断裂、液化。最后，坏死的胞核、胞质及崩解的间质融合成一片模糊的无结构的颗粒状红染物质。

组织坏死的早期，不易肉眼识别，其特征有：①失去原有组织的光泽，颜色苍白、混浊；②失去原有组织的弹性，捏起或切断后组织回缩不良；③失去正常组织的血供，血管无搏动，切割无新鲜血液流出；④失去正常的感觉及运动功能。临床上称之为失活组织，应予及时切除。

2. 坏死的类型　由于酶的分解作用或蛋白质变性所占地位的不同，坏死组织会出现不同的形态学变化，通常分为以下几类。

（1）凝固性坏死：蛋白质变性凝固且溶酶体酶水解作用较弱时，坏死区呈灰黄、干燥、质实状态，称为凝固性坏死（coagulative necrosis）。凝固性坏死最为常见，多见于心、肝、肾、脾等实质器官。坏死区周围形成充血、出血和炎症反应带，与周围健康组织分界多较明显，坏死灶内细胞结构消失，而组织轮廓仍可保存。（图 2-10）

干酪样坏死（caseous necrosis）是坏死更为彻底的特殊类型凝固性坏死，是结核病

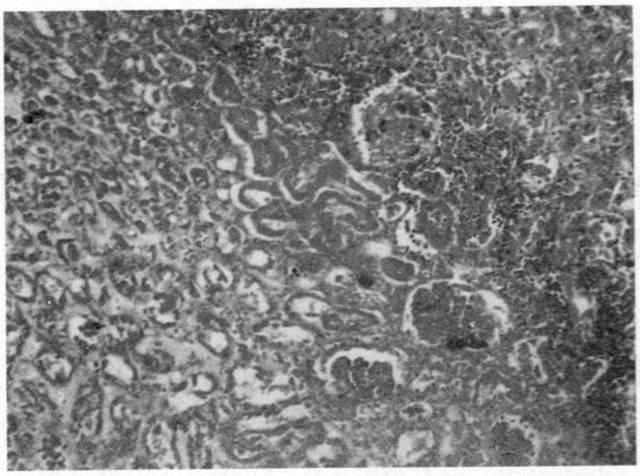

注：坏死区肾小管、肾小球结构轮廓尚可辨认，但细胞微细结构消失。右上区可见炎症反应带和正常肾皮质结构。

图 2-10　肾凝固性坏死

的特征性病变。肉眼见坏死区呈黄色，质地松软，状似干酪，称为干酪样坏死。镜下为无结构的颗粒状红染物，组织轮廓不清。干酪样坏死也偶见于某些梗死、肿瘤和结核样麻风等。

（2）液化性坏死：由于坏死组织中可凝固的蛋白质少，或坏死细胞自身及浸润的中性粒细胞等释放大量水解酶，或组织富含水分和磷脂，则细胞组织坏死后易发生溶解液化，称为液化性坏死（liquefactive necrosis）。见于脓肿、脑软化等。急性胰腺炎时细胞释放胰酶分解脂肪酸，乳房创伤时脂肪细胞破裂，可分别引起酶解性或创伤性脂肪坏死，也属液化性坏死范畴。

（3）纤维素样坏死（fibrinoid necrosis）：旧称纤维素样变性，是结缔组织和小血管壁常见的坏死形式。镜下见坏死组织呈细丝状、颗粒状的红染的纤维素样，聚集成片块。见于某些变态反应性疾病，如风湿病、结节性多动脉炎、系统性红斑狼疮以及急进型高血压等。

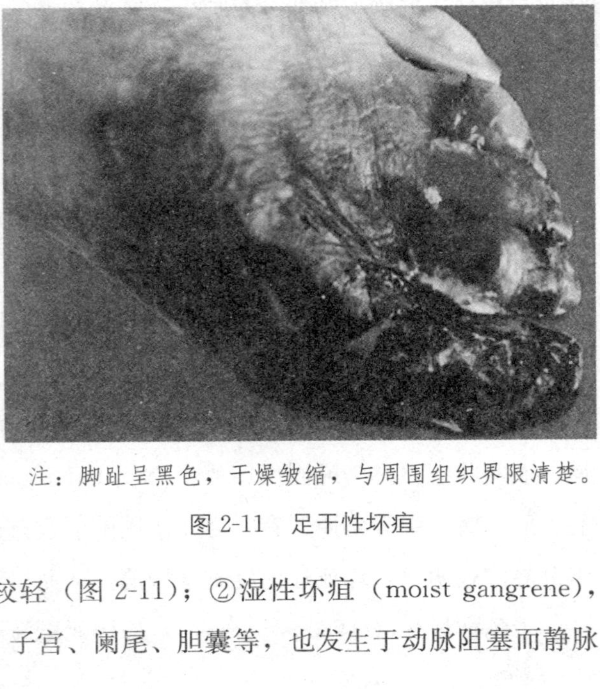

注：脚趾呈黑色，干燥皱缩，与周围组织界限清楚。

图 2-11　足干性坏疽

（4）坏疽（gangrene）：是指较大范围的组织坏死并继发腐败菌感染。坏死组织被腐败菌分解，产生硫化氢，后者与坏死局部血红蛋白的 Fe^{2+} 结合形成硫化铁，使组织变为黑色或暗绿色。根据坏疽的形态，可分为三种类型。①干性坏疽（dry gangrene），常见于动脉阻塞但静脉回流通畅的四肢末端，如动脉粥样硬化、血栓闭塞性脉管炎、冻伤等。因水分散失较多，故坏死区干燥皱缩，与正常组织界限清楚，腐败变化较轻（图 2-11）；②湿性坏疽（moist gangrene），多发生于与外界相通的内脏如肠、肺、子宫、阑尾、胆囊等，也发生于动脉阻塞而静脉回流受阻的肢体。坏死区水分较多，腐败菌易于繁殖，故局部肿胀呈蓝绿色或棕褐色，与正常组织界限不清。坏死组织分解，产生吲哚和粪臭素等，故有恶臭。腐败菌产生的大量毒素被机体吸收，可造成毒血症，威胁生命；③气性坏疽（gas gangrene），系深达肌肉的开放性创伤，合并产气荚膜杆菌等厌氧菌感染。厌氧菌分解坏死组织产生大量气体，使坏死区内含气泡，呈蜂窝状，按之有捻发感。病区肿胀，棕黑色，有奇臭。气性坏疽发展迅速，大量毒素被吸收后可引起全身中毒症状，甚至危及生命。

3. 坏死的结局

（1）溶解吸收：坏死组织可被坏死细胞和中性粒细胞释放的水解酶溶解液化，由淋巴管、血管吸收；不能吸收的碎片，则由巨噬细胞吞噬清除。坏死液化范围较大时，可形成囊腔。

（2）分离排出：坏死灶较大不易被完全溶解吸收时，皮肤、黏膜的坏死物可被分离而脱落，形成组织缺损；皮肤、黏膜浅表的组织缺损称为糜烂（erosion），较深的组织缺损称为溃疡（ulcer）。肺、肾等内脏坏死组织液化后，经支气管、输尿管等自然管道排出，所残留的空腔称为空洞（cavity）。

（3）机化与包裹：新生肉芽组织长入并取代坏死组织、血栓、脓液、异物等的过程，称为机化（organization）。如坏死组织等太大，肉芽组织难以向中心部完全长入或吸收，则由周围增生的肉芽组织将其包围，称为包裹（encapsulation）。机化和包裹的肉芽组织最终形成瘢痕组织。

（4）钙化：坏死的细胞和细胞碎片若未被及时清除，则日后易吸引钙盐和其他矿物质沉积，引起营养不良性钙化。

（二）细胞凋亡

凋亡（apoptosis）是活体内单个细胞由基因调控的主动而有序的自我死亡，又称程序性细胞死亡（programmed cell death，PCD）。凋亡在胚胎发生发育、成熟细胞新旧交替、激素依赖性生理退化、萎缩和老化以及自身免疫性疾病和肿瘤发生进展中，都发挥不可替代的重要作用，并非仅是细胞损伤的产物。

凋亡与坏死的区别见表 2-1、图 2-12。

表 2-1 凋亡与坏死的区别

	凋亡	坏死
诱因	生理性或轻微病理性刺激	病理性刺激，如缺氧、中毒、感染等
基因调控	有，主动过程（自杀性）	无，被动过程（他杀性）

续表

	凋亡	坏死
死亡范围	多为散在的单个或数个细胞	多为聚集的大片细胞
形态特征	细胞固缩，核染色质边集，胞膜细胞器膜完整，膜发泡成芽，形成凋亡小体	细胞肿胀，核染色质絮状或边集，胞膜及细胞器膜溶解破裂，溶酶体酶释放，细胞自溶
凋亡小体	有	无
周围反应	不引起周围组织炎症反应和修复再生，凋亡小体可被邻近细胞和巨噬细胞吞噬	引起周围组织炎症反应和修复再生

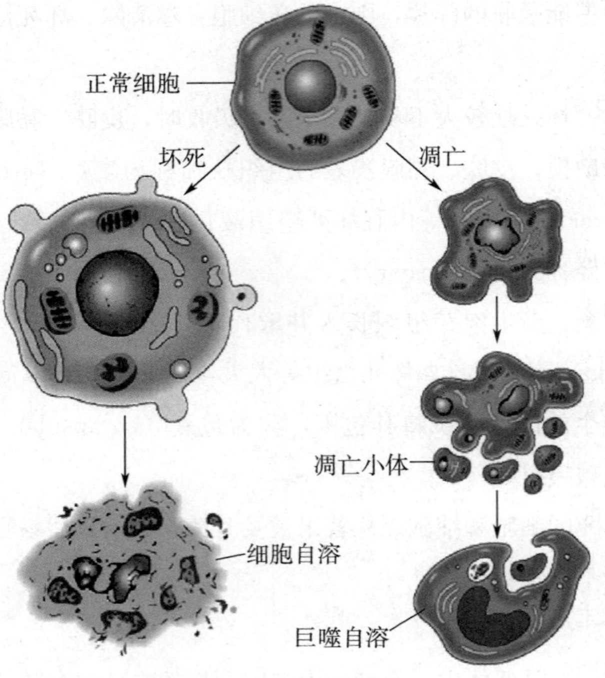

图 2-12　细胞坏死与细胞凋亡的区别

三、细胞老化

细胞老化（cellular aging）是细胞随生物体年龄增长而发生的退行性变化，是生物个体老化的基础。生物个体及其细胞均须经历生长、发育、老化及死亡等阶段，老化是生命发展的必然。应该说，细胞从诞生之时起，老化过程就已开始。

（一）细胞老化的特征

细胞老化具有以下特征：①普遍性，所有的细胞、组织、器官和机体都会在不同程度上出现老化改变；②进行性或不可逆性，随着时间的推移，老化不断进行性地发展；

③内因性，细胞老化是细胞内在基因决定性的衰退，不是外伤、事故等外因的直接作用；④有害性，细胞老化时，代谢、适应及代偿等多种功能低下，且缺乏恢复能力，进而导致老年病的产生，机体其他疾病患病率和死亡率也逐渐增加。如随着个体年龄增长，淋巴细胞老化，功能降低，一方面不能清除外来病原体及肿瘤细胞等自身异物，另一方面导致自身免疫性疾病的发生。

(二) 细胞老化的基本形态

老化细胞的结构蛋白、酶蛋白和受体蛋白合成减少，摄取营养和修复染色体损伤的能力下降。细胞体积缩小，水分减少，细胞及细胞核变形，线粒体、高尔基体数量减少，并扭曲或呈囊泡状，胞质脂褐素沉着。器官重量减轻，间质增生硬化，功能代谢降低，储备功能不足。

(三) 细胞老化机制

细胞老化的机制尚不十分清楚，主要有两种学说：遗传程序学说和错误积累学说。

1. 遗传程序学说　遗传程序学说认为细胞的老化是由机体遗传因素决定的，即细胞的生长、发育、成熟和老化都是细胞基因库中既定基因按事先安排好的程序，依次表达完成的，最终的老化死亡是遗传信息耗竭的结果。如体外培养的人成纤维细胞经过约50次分裂后便自行停止分裂。有研究显示，控制细胞分裂次数的机制与细胞内染色体末端的端粒结构有关。

端粒（telomere）为真核细胞染色体末端的特殊结构，由非转录短片段DNA（在人类为TTAGGG）的多次重复序列及一些结合蛋白组成。端粒在染色体的稳定、复制、保护和控制细胞生长及寿命等方面发挥重要作用，并与细胞凋亡和细胞永生化密切相关。体细胞染色体末端的端粒会随着每次的细胞分裂而逐渐缩短，通常细胞每分裂一次，端粒将缩短50～200个核苷酸，直至细胞衰老不再分裂。因此，明显缩短的端粒是细胞老化的信号。端粒酶（telomerase）为一种能使已缩短的端粒再延长的反转录酶，它能以自身RNA为模板合成端粒片段，并将其连接于染色体末端，恢复和稳定染色体末端的端粒长度。绝大多数分化成熟的体细胞不表现有端粒酶活性。在需要长期复制的生殖细胞和干细胞内有活性的端粒酶。在永生化的癌细胞中，端粒酶也表现出明显的活性，这给以控制端粒酶活性为靶点的肿瘤治疗学研究带来新的希望。

端粒和端粒酶学说可以解释大多数分化成熟体细胞的老化过程，但对那些细胞分裂增殖能力低下的神经细胞和心肌细胞等，则可能还有其他的老化机制。

2. 错误积累学说　除了细胞遗传的程序性机制外，细胞寿命的长短也取决于代谢作用损伤和损伤后分子反应之间的平衡。细胞分裂时，自由基等有害物质的损害，可诱导脂质过氧化反应，使线粒体等的细胞器膜的流动性、通透性和完整性受损，DNA断裂突变，其修复和复制过程因之发生错误。当DNA错误复制后，可进一步阻碍细胞进入分裂状态。有证据表明随着年龄增长，干细胞自身逐渐丧失自我更新能力。同时，随着错误的积累，异常蛋白质生成，原有蛋白多肽和酶的功能丧失，最终导致细胞老化。

综上所述，细胞老化的机制既由基因程序性的因素决定，也受细胞内外环境中有害因素积累的影响。当机体细胞的老化能按照遗传规定的速度依序进行，便可达到应有的自然寿限（自然老化）。如果有害因素妨碍了细胞的代谢功能，则老化进程加快。因此，可以说，在遗传安排的决定性背景下，细胞代谢障碍是细胞产生老化的促发因素。

第三节 损伤的修复

在损伤造成机体部分细胞和组织丧失后，机体对所形成的缺损进行修补恢复的过程，称为修复（repair），修复后可完全或部分恢复原组织的结构和功能。修复过程有两种形式：再生和纤维性修复。多数情况下，由于多种组织同时发生损伤，故再生和纤维性修复常同时存在。在组织损伤与修复过程中常伴有炎症反应。

一、再生

组织缺损由损伤周围的同种细胞进行修复的过程称为再生（regeneration）。如果完全恢复了原组织的结构和功能，则称为完全再生。

（一）再生的类型

1. 生理性再生　指在生理过程中，机体的细胞衰老死亡后由新生的同种细胞不断补充，以保持原有的结构和功能的再生。如表皮的表层角化细胞脱落，由基底细胞增生、分化补充；消化道黏膜上皮约1～2天就更新一次；子宫内膜周期性脱落，由基底部细胞增生恢复；血细胞的更新等。

2. 病理性再生　指病理状态下组织、细胞缺损后发生的再生。多数情况下，由于多种组织同时发生损伤，在组织损伤与修复过程中常伴有炎症反应，故机体损伤后再生和纤维性修复常同时存在。

（二）不同类型细胞的再生潜能

不同种类的细胞再生能力不同。一般而言，低等动物比高等动物的细胞或组织再生能力强。就个体而言，幼稚组织比高分化组织再生能力强；易受损伤及生理状态下经常更新的细胞再生能力强。按再生能力强弱，可将人体细胞分为三类。

1. 不稳定细胞（labile cells） 又称持续分裂细胞。这类细胞再生能力很强，如表皮细胞、呼吸道和消化道的黏膜上皮、泌尿生殖器官管腔的被覆细胞、淋巴及造血细胞、间皮细胞等。生理状态下它们不断周期性更新，损伤时表现出相当强的再生能力。

2. 稳定细胞（stable cells） 又称静止细胞，具有潜在较强的再生能力。生理状态下一般较稳定，无明显再生现象，一旦受到损伤的刺激时，则迅速增殖，表现出较强的再生能力。如肝、胰、涎腺、内分泌腺、汗腺、皮脂腺和肾小管的上皮细胞、成纤维细胞、血管内皮细胞、软骨细胞及骨细胞等。平滑肌细胞也属于稳定细胞，但再生能力较弱。

3. 永久性细胞（permanent cells） 再生能力非常微弱或完全无再生能力的细胞。如骨骼肌和心肌细胞仅有微弱的再生能力，损伤后通常由纤维组织增生加以修复。神经细胞完全没有再生能力，在出生后都不能分裂增生，一旦遭受破坏则会永久性缺失，但这不包括神经纤维。在神经细胞存活的前提下，受损的神经纤维有着活跃的再生能力。

（三）常见组织的再生过程

1. 上皮组织的再生 皮肤、黏膜的被覆上皮损伤后，由创缘的基底层细胞分裂增生，向缺损中心迁移，先形成单层上皮，后增生分化形成鳞状上皮。腺上皮虽有较强的再生能力，但再生的情况依损伤的状态而异：如腺体的基底膜未被破坏，可由残存细胞分裂补充，达到完全再生；若腺体结构完全破坏，则难以完全再生，由纤维结缔组织取代。

2. 纤维组织的再生 在损伤的刺激下，受损处的成纤维细胞分裂、增生，合成并分泌前胶原蛋白，在细胞周围形成胶原纤维并逐渐成熟为纤维细胞。成纤维细胞体积较大，呈椭圆形或圆形，胞质略嗜碱性，核大而淡染，可见1～2个核仁。纤维细胞长梭形，胞浆少，核深染，不见核仁。

3. 血管的再生

（1）毛细血管的再生：是以生芽的方式完成的。毛细血管内皮细胞分裂增生，形成突起的幼芽，随着内皮细胞向前移动及后续细胞的增生而形成一条细胞索，数小时后可出现管腔，形成新生的毛细血管，进而彼此吻合构成毛细血管网。（图2-13）为适应功能的需要，毛细血管不断改建，可发展为小动脉、小静脉。

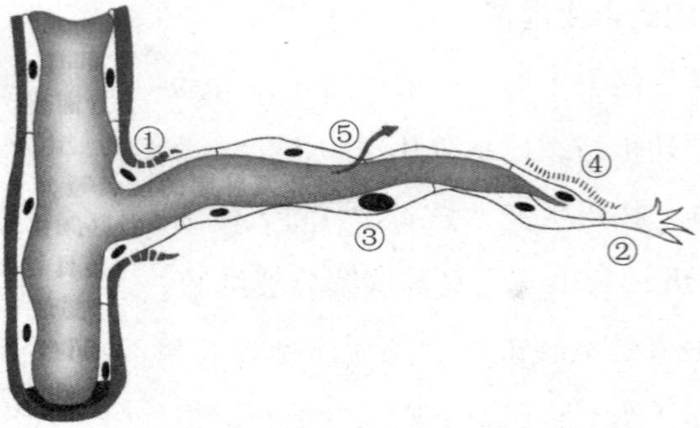

注：①基底膜溶解；②细胞移动和趋化；③细胞增生；
④细胞管腔形成、成熟及生长抑制；⑤细胞间通透性增加。

图 2-13　毛细血管再生模式图

（2）大血管的再生：大血管断裂需手术吻合。吻合处两侧的内皮细胞分裂增生，互相连接，恢复原有内膜结构。但断离的肌层不易完全再生，由纤维结缔组织增生连接，形成瘢痕修复。

4. 神经组织的再生　脑及脊髓内的神经细胞破坏后不能再生，由神经胶质细胞及其纤维修补，形成胶质瘢痕。神经纤维离断后，如果与其相连的神经细胞仍然存活，则可完全再生。首先，断处远端的神经纤维髓鞘及轴突崩解、吸收，断处近端的神经纤维也发生同样变化。然后两端的神经鞘细胞增生形成带状的合体细胞，将断端连接。近端轴突以每天约 1 mm 的速度逐渐向远端生长，穿过神经鞘细胞带直达末梢，鞘细胞产生髓磷脂包绕轴索形成髓鞘。（图 2-14）此再生过程常需数月以上才能完成。若两断端相距太远（超过 2.5 cm），或两断端间有瘢痕或其他组织阻隔，或因截肢失去远端，再生轴突均不能到达远端，而与增生的结缔组织混杂在一起，卷曲成团，成为创伤性神经瘤，可发生顽固性疼痛。

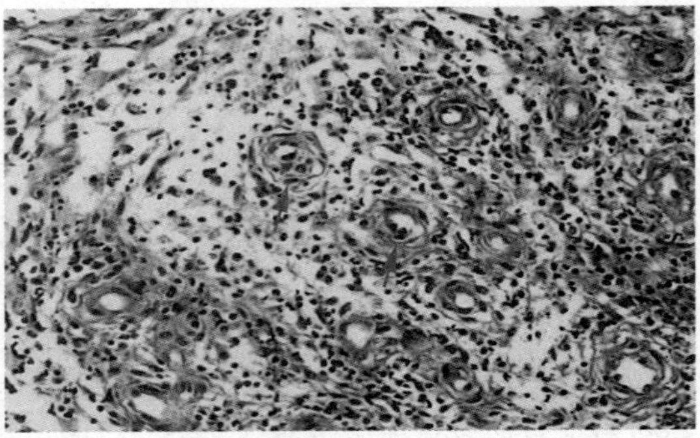

图 2-14　神经纤维再生模式图

干细胞

干细胞是个体发育过程中产生的具有无限或较长时间自我更新和多向分化能力的一类细胞。干细胞可分为胚胎干细胞和成体干细胞。胚胎干细胞是起源于着床前胚胎内细胞群的全能干细胞；成体干细胞是存在于各器官组织中具有自我更新和一定分化潜能的不成熟细胞。每个人都是由胚胎干细胞不断地自我复制、分化，进而成长为人的，人体内所有的组织和器官都是由干细胞分化而来，理论上任何组织器官出现了损伤，都可以由干细胞进行修复。干细胞或相关衍生产品移植，有望帮助人类实现修复创伤和病理组织、治愈终末期疾病的梦想，成为继药物治疗、手术治疗后的第三种疾病治疗途径，从而推动新一轮的医学革命。

二、纤维性修复

纤维性修复（fibrous repair）是指通过肉芽组织增生修复缺损，最终形成瘢痕组织的过程，也称为瘢痕修复。

（一）肉芽组织

肉芽组织（granulation tissue）由新生的毛细血管和成纤维细胞构成，并伴有炎细胞浸润。

1. 肉芽组织的形态　肉眼观，鲜红色、颗粒状、柔软湿润、形似鲜嫩的肉芽，故而得名。镜下可见大量新生的毛细血管，垂直于创面生长，并以小动脉为轴心，在周围形成袢状弯曲的毛细血管网。新生毛细血管的内皮细胞核体积较大，呈椭圆形，向腔内突出。在此种毛细血管的周围有大量新生的成纤维细胞，此外常有大量渗出液及炎细胞。（图 2-15）炎细胞中以巨噬细胞为主，也有多少不等的中性粒细胞和淋巴细胞。

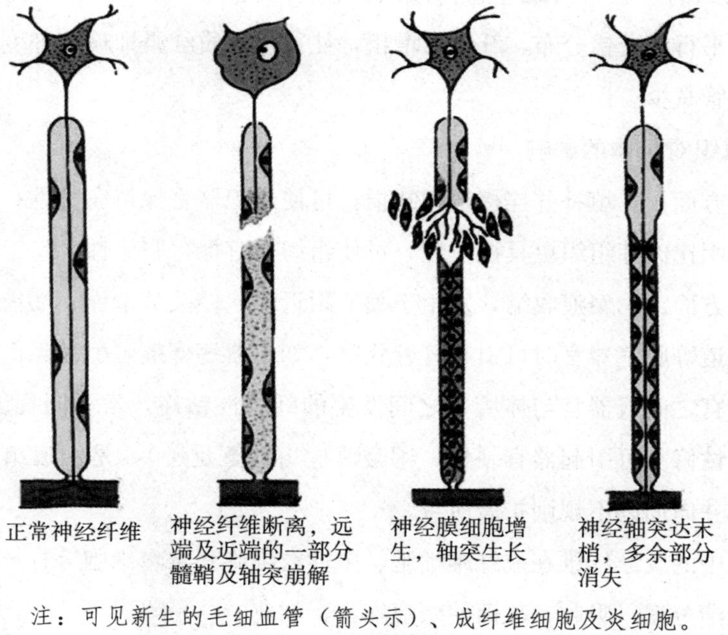

注：可见新生的毛细血管（箭头示）、成纤维细胞及炎细胞。

图 2-15　肉芽组织镜下结构

2. 肉芽组织的功能

（1）抗感染保护创面：肉芽组织内的巨噬细胞和中性粒细胞可吞噬和杀灭进入肉芽组织中的病原微生物，从而防止感染的发生，保护创面的清洁。

（2）机化或包裹坏死组织、血凝块、血栓及其他异物：肉芽组织在向伤口长入的过程中会逐渐取代血凝块和坏死组织，为伤口愈合创造良好条件，并最终成熟形成瘢痕组织。

（3）填补创口及其他组织缺损：组织缺损后主要通过肉芽组织生长填充，断裂的组织则通过肉芽组织进行连接。

3. 肉芽组织的结局　肉芽组织在组织损伤后 2～3 天内即可出现，自缺损底部向上或坏死组织周围向中心生长推进，填补缺损或机化坏死组织或异物。随着时间的推移（1～2 周），肉芽组织按照其生长的顺序逐渐成熟为纤维结缔组织。其主要形态标志为：渗出液及炎细胞减少并逐渐消失；毛细血管数目减少，并可根据需要改建为小动脉和小静脉；成纤维细胞产生大量的胶原纤维，数目减少并转化为纤维细胞。最后纤维结缔组织逐渐转化为老化阶段的瘢痕组织。

（二）瘢痕组织

瘢痕组织（scar tissue）是指肉芽组织经改建成熟形成的纤维结缔组织。

1. 瘢痕组织的形态　肉眼呈苍白或灰白色，半透明，质韧，缺乏弹性。镜下可见大量胶原纤维平行或交错分布，纤维束增粗，往往呈均质红染即玻璃样变。组织内纤维细胞稀少，血管减少。

2. 瘢痕组织对机体的影响

（1）有利方面：①填补并连接组织缺损，可使组织器官保持完整性；②大量的胶原纤维使瘢痕组织比肉芽组织更具抗拉性，可使组织器官保持坚固性。

（2）不利方面：①瘢痕收缩，发生于关节附近时，使关节挛缩、功能受限；发生于胃肠道、泌尿道等腔室器官时可引起管腔狭窄，如胃溃疡瘢痕可引起幽门梗阻；②瘢痕性粘连，在器官之间或器官与体腔壁之间发生的纤维性粘连，常不同程度影响其功能；③广泛的纤维性修复可引起器官硬化；④瘢痕疙瘩（蟹足肿），是瘢痕组织增生过度突出于皮肤表面并向周围不规则扩展所致。

瘢痕组织中的胶原纤维在成纤维细胞、中性粒细胞和巨噬细胞等释放的胶原酶的作用下，可以逐渐分解、吸收，从而使瘢痕缩小、软化。

三、创伤愈合

创伤愈合（wound healing）是指机体遭受外力作用，皮肤等组织出现离断或缺损后的愈合过程。

（一）皮肤创伤愈合

根据损伤程度及有无感染，皮肤创伤愈合可分为以下两种类型。

1. 一期愈合（healing by first intention）　见于组织缺损少、创缘整齐、无感染和异物、对合严密的伤口（如手术切口）。这种伤口只有少量的血凝块，炎症反应轻。表皮再生在 24～48 小时内便可将伤口覆盖。第 3 天即有肉芽组织从伤口边缘长出，并逐渐将伤口填满。第 5～7 天伤口两侧出现胶原纤维，切口达临床愈合标准，此时切口已可拆线，最后形成一条线状瘢痕。一期愈合的时间短，形成的瘢痕小。（图 2-16）

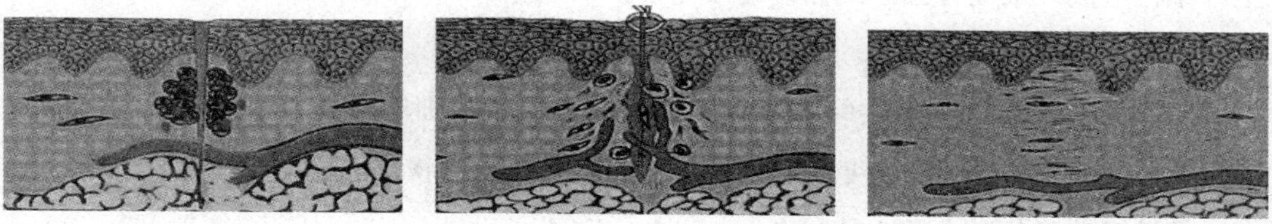

图 2-16　创伤一期愈合模式图

2. 二期愈合（healing by second intention）　见于组织缺损大、创缘不整齐、伴有感染和异物、不能严密对合的伤口。这种伤口炎症反应明显，只有等到感染被控制，异物或坏死组织被清除后，再生才能开始。由于伤口大，需大量肉芽组织将伤口填平，故二期愈合的时间长，形成的瘢痕大。（图 2-17）

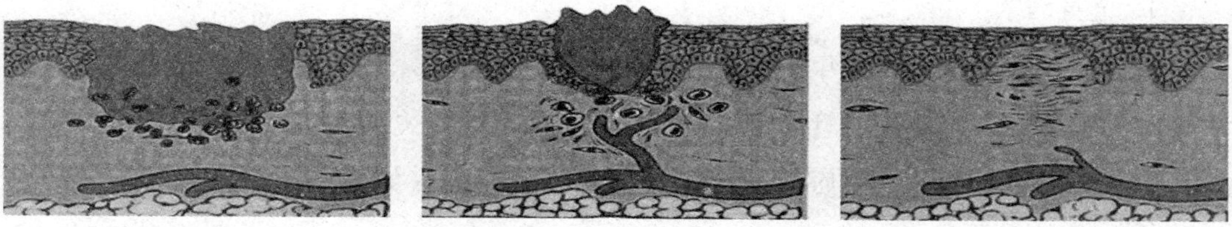

图 2-17　创伤二期愈合模式图

（二）骨折愈合

骨折通常可分为外伤性骨折和病理性骨折两大类。骨折愈合的好坏，所需的时间与骨折的部位、性质、错位的程度、年龄以及引起骨折的原因等因素有关。骨的再生能力很强。一般而言，单纯性外伤性骨折经过及时、良好的复位和牢靠的固定及早日进行功

能锻炼后，可恢复正常结构和功能。骨折愈合过程可分为以下几个阶段。（图 2-18）

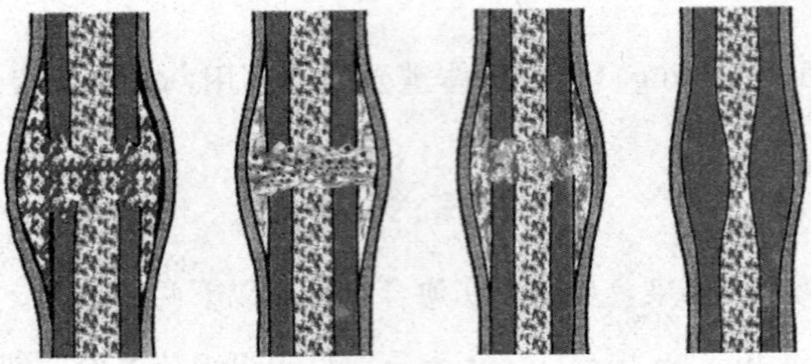

图 2-18　骨折愈合过程模式图

1. 血肿形成　骨组织和骨髓含有丰富的血管，骨折时，在骨折两端及其周围伴有大量出血，形成血肿，数小时后血肿发生凝固。与此同时常出现轻度的炎症反应。

2. 纤维性骨痂形成　骨折后的 2～3 天，血肿开始由肉芽组织取代而机化，继而发生纤维化形成纤维性骨痂，或称暂时性骨痂。1 周左右，肉芽组织及纤维组织可进一步分化，形成透明软骨。

3. 骨性骨痂形成　上述纤维性骨痂逐渐分化出骨母细胞，并形成类骨组织，以后出现钙盐沉积，类骨组织转变为编织骨。纤维性骨痂中的软骨组织也经软骨化骨过程演变为骨组织，至此形成骨性骨痂。

4. 骨性骨痂改建或再塑　编织骨由于结构不够致密，骨小梁排列紊乱，故仍达不到正常功能需要。为了适应骨活动时所受应力，编织骨经过进一步改建成为成熟的板层骨，皮质骨和骨髓腔的正常关系及骨小梁正常的排列结构也重新恢复。改建是在破骨细胞的骨质吸收及骨母细胞新骨形成的协调作用下完成的。

（三）影响创伤愈合的因素

1. 全身因素

（1）年龄：儿童和青少年的组织再生能力强、愈合快。老年人则相反，组织再生能力差、愈合慢，与老年人血管硬化、血液供应减少有很大关系。

（2）营养：严重的蛋白质缺乏，尤其是含硫氨基酸（如甲硫氨酸、胱氨酸）缺乏时，肉芽组织及胶原形成不良，伤口愈合延缓。维生素中以维生素 C 对愈合最重要。维生素 C 缺乏使成纤维细胞合成胶原减少，伤口愈合慢。微量元素锌对创伤愈合有重要作用，补锌能促进伤口愈合。钙和磷是骨盐的主要成分，在骨折愈合中尤为重要。

此外，某些疾病如糖尿病或大量使用肾上腺皮质激素或促肾上腺皮质激素等药物也可影响创伤的愈合。

2. 局部因素

（1）局部血液循环：良好的局部血液供应能保证组织再生所需的氧和营养物质，同时也有利于吸收坏死组织及控制局部感染。反之，如动脉硬化、静脉曲张、伤口包扎或缝合过紧等均可导致局部血供不足，伤口愈合迟缓。临床上用热敷、红外线等理疗，可改善局部血液循环，促进伤口愈合。

（2）感染与异物：感染可引起组织坏死，渗出物增多，局部伤口张力增加可使伤口裂开，创伤难以愈合。异物（如丝线、纱布等）对局部组织既有刺激作用又易引起感染，不利于修复。因此，临床上对有感染及异物的伤口，只有清除了感染及异物，才能愈合。

（3）神经支配：正常的神经支配对组织的再生有一定的作用。如麻风引起的溃疡不易愈合，就是神经受累致使局部神经性营养不良的缘故。因此，临床上神经损伤时要及时缝合，清创时也要避免伤及神经。

（4）电离辐射：能破坏细胞、损伤小血管、抑制组织再生，延迟伤口愈合。

在骨折愈合的过程中，除上述因素影响外，损伤过重（粉碎性骨折）、骨膜撕裂过多、断端间有异物或软组织嵌入、复位不良、断端活动等均可影响骨折愈合，值得注意。

思考题

1. 请说出适应在形态上的表现形式，并举例说明萎缩、化生的类型。

2. 简述变性和坏死的主要病理变化、常见类型、结局及影响。

3. 说出组织损伤修复的方式及肉芽组织在组织损伤修复中的作用。

4. 简述骨折愈合的过程及影响骨折愈合的因素。

5. 病例分析

李某，男，65 岁，患高血压二十多年，半年前开始双下肢发凉、发麻，走路时常出现阵发性疼痛，休息后缓解。近一个月右足剧痛，感觉渐消失，足趾渐坏死发黑，左下肢逐渐变细。三天前突然昏迷，猝死。尸检见：左、右冠状动脉粥样硬化，且以左支为重，左心室壁厚 1.5 cm，有苍白色病灶。镜下大片心肌细胞核溶解消失，胞质均质红染，病灶周围部分心肌细胞体积增大，染色变深。部分心肌细胞体积缩小，核周有褐色颗粒样物。心肌间质中脂肪组织丰富，由心外膜伸至心肌细胞间。脾小体中央动脉和肾入球小动脉管壁增厚、均匀粉染、管腔狭窄。右胫前动脉及足背动脉管壁不规则增厚，存在管腔阻塞。

请分析：

（1）该病例中，死者的心脏、脾脏和肾脏及双下肢分别发生了哪些基本病变？

（2）右足发黑坏死的原因是什么？

思考题2–1
答案解析

（尹秀花）

第三章

局部血液循环障碍

思维导图3-1　思维导图3-1解析

学习目标

1. 掌握充血和淤血的概念、原因、病理变化及后果。

2. 掌握血栓形成的概念和条件，血栓的类型、结局及对机体的影响。

3. 掌握栓塞的概念、栓子的运行途径及栓塞的常见类型。

4. 掌握梗死的概念、原因及类型。

5. 熟悉血栓形成的过程和梗死的条件。

6. 了解出血的原因、类型及对机体的影响，栓塞对机体的影响，梗死的结局及对机体的影响。

案例 3-1

患者，男，13 岁，因车祸 3 小时急诊入院。体格检查：呈休克状，双下肢严重挫伤，左小腿皮肤、肌肉撕裂出血。X 线检查见左侧胫腓骨中段骨折。经输液、输血、止血并手术治疗后情况稳定。入院 24 小时后清醒。住院第 15 天，用力大便后忽感剧烈胸痛、气紧，随即发绀，脉搏快弱，面色苍白，经抢救无效死亡。

【尸检摘要】

左右肺动脉内有灰褐灰色长形固体团块物阻塞，表面干燥可见灰白色条纹。左腘静脉呈索状，切开见有暗红色团块状物，中有灰白色条纹，质松脆，局部与血管壁粘连，其远段为均匀暗红色。镜下见固体团块物由粉红色及红色两种成分构成，前者呈分支小梁状。双肺边缘可见多数小楔形暗红实变区，其边缘部呈淡红及灰白色。镜下观暗红实变区仅见肺泡结构轮廓，细胞核消失，肺泡腔内可见红细胞或淡红染小泡（红细胞轮廓），淡红色区为新生毛细血管及成纤维细胞，其中有较多白细胞，灰白色区为胶原纤维。

问题：

1. 针对上述病变，请做出病理诊断，并说明诊断依据。

2. 本例的主要病变是什么？有哪些类型？发生原因是什么？其作用机制及结局为何？

案例 3-1 答案解析

完善的局部血液循环为细胞和组织提供氧气和营养物质，并维持内环境的稳定。局部血液循环障碍可导致局部组织和器官充血、水肿、出血、血栓形成、栓塞或梗死。在现代社会疾病谱中，心脑血管疾病（如心肌梗死、脑出血、脑梗死等）是最主要的致死病因，而这些疾病都涉及局部血液循环障碍。局部血液循环障碍可以是局部因素导致，也可能是全身血液循环障碍的局部表现。

局部血液循环障碍表现为：①器官或局部组织血管内含血量异常，血量增加或减少，即充血或缺血；②血液内出现异常物质，包括血液有形成分析出或凝固形成血栓，血管内出现空气、脂滴、羊水等异常物质阻塞局部血管，造成栓塞和梗死；③血管内成分逸出血管外，水分在组织间隙中积存称水肿，在体腔内积聚称积液；红细胞逸出血管外称出血。局部血液循环障碍及其所引起的病变是疾病的基本病理改变，常出现在许多疾病过程中。

第一节 充血和淤血

充血（hyperemia）和淤血（congestion）都是指局部组织血管内血液含量的增多，但发生的部位、原因、病变和对机体的影响都不同。

一、充血

器官或组织因动脉输入血量增多而发生的充血，称为动脉性充血（arterial hyperemia），是一主动过程，又称主动性充血（active hyperemia），简称充血。

（一）原因和类型

各种原因通过神经体液作用，使血管舒张神经兴奋性增高或血管收缩神经兴奋性降低，引起细动脉扩张，血流加快，使微循环动脉血灌注量增多。按发生原因，动脉性充血可分为：

1. 生理性充血　是指局部组织和器官因生理需要和代谢增强而发生的充血。如进食后的胃肠道黏膜充血、妊娠子宫的充血及运动时的骨骼肌充血等。

2. 病理性充血　指各种病理状态下器官和局部组织的充血。

（1）炎症性充血：较为常见。炎症早期，致炎因子的作用引起神经轴突反射和炎症介质的释放，使细动脉扩张充血，局部组织变红肿胀。

（2）减压后充血：局部器官或组织长期受压，当压力突然解除时，细动脉发生反射性扩张引起的充血，称减压后充血。如绷带包扎肢体或腹水压迫腹腔内器官，组织内的血管张力降低，若突然解开绷带或一次大量抽取腹水，局部压力迅速解除，受压组织内的细动脉发生反射性扩张，导致局部充血。

（二）病变及后果

动脉性充血的器官或组织，由于微循环内血液灌流量增多，体积轻度增大。充血若发生在体表，由于局部微循环内氧合血红蛋白增多，局部组织呈鲜红色。因代谢增强使局部温度增高。镜下见局部细动脉及毛细血管扩张充血。

动脉性充血是短暂的血管反应，原因消除后，局部血量恢复正常，通常对机体无不良影响。但在有高血压或动脉粥样硬化等疾病的基础上，由于情绪激动等原因可造成脑血管（如大脑中动脉）充血、破裂，严重时引起脑出血性卒中。

二、淤血

器官或局部组织由于静脉回流受阻，血液淤积在小静脉和毛细血管内，称为静脉性充血（venous hyperemia），又称被动性充血（passive hyperemia），简称淤血（congestion）。淤血可发生于局部或全身。

（一）原因

1. 静脉受压　多种原因压迫静脉，造成静脉管腔狭窄或闭塞，血液回流障碍，使器官或组织淤血。如妊娠后期增大的子宫压迫髂静脉引起下肢淤血；肠扭转或肠套叠时，肠系膜静脉受压造成局部肠段淤血；肿瘤、绷带过紧等亦可引起相应器官淤血。

2. 静脉腔阻塞　静脉血栓形成或肿瘤细胞瘤栓可阻塞静脉回流而引起淤血。由于组织内静脉分支较多，相互吻合，形成侧支循环，静脉淤血不易发生，只有在侧支循环不能有效建立的情况下，静脉腔阻塞才会引发淤血。

3. 心力衰竭　心力衰竭时，心脏不能排出正常容量的血液进入动脉，心腔内血液滞留，压力增高，静脉回流受阻，造成淤血。二尖瓣或主动脉瓣狭窄和关闭不全、高血压病等引起左心衰竭，肺静脉压增高，造成肺淤血。慢性支气管炎、支气管扩张等疾病引起肺源性心脏病时，出现右心衰竭，导致体循环淤血，常见有肝淤血，严重时脾、肾、胃肠道及下肢也出现淤血。

（二）病理变化

肉眼观，器官体积增大，肿胀，包膜紧张，颜色暗红，重量增加。发生于体表时，由于微循环灌注量减少，血液内氧合血红蛋白含量减少而还原血红蛋白含量增加，皮肤和黏膜呈紫蓝色，称发绀（cyanosis）。由于局部血液停滞，毛细血管扩张，散热增加，体表温度下降。镜下见局部细静脉和毛细血管扩张充血。

（三）后果

淤血的后果取决于器官或组织的性质、淤血的程度和时间的长短等因素。短时间淤血后果轻微。长时间淤血又称慢性淤血，后果较为严重。

1. 淤血性水肿　毛细血管淤血导致血管内流体静压升高和缺氧，其通透性增加，水、盐和少量蛋白质可漏出，漏出液潴留在组织内引起淤血性水肿。漏出液也可以积聚在浆膜腔，引起胸腔积液、腹腔积液和心包积液。

2. 淤血性出血　毛细血管壁受损，通透性进一步增高或破裂，引起红细胞漏出，形成小灶性出血，称淤血性出血。

3. 组织细胞萎缩、变性、坏死　肝、肾等器官的淤血，因缺氧、营养供应不足及中间代谢产物堆积和刺激，导致实质细胞萎缩、变性，甚至坏死。

4. 淤血性硬化　肝和肺的慢性淤血，因组织长期缺氧和细胞崩解产物的刺激，导致组织胶原纤维老化和纤维组织增生，器官逐渐变硬，出现淤血性硬化。

(四) 重要器官的瘀血

1. 肺淤血　由左心衰竭引起。肉眼观，肺脏体积增大，色暗红，切面流出泡沫样血性液体。镜下观，肺泡壁毛细血管和小静脉扩张充血，肺泡壁变厚，部分肺泡腔内有水肿液、红细胞和巨噬细胞。有些巨噬细胞吞噬了红细胞并将其分解，胞浆内形成含铁血黄素颗粒，称为心力衰竭细胞（heart failure cells）。（图 3-1）严重肺淤血时，肺毛细血管内的液体大量漏出，肺泡腔内液体明显增多，造成肺水肿，同时伴不同程度的出血。患者有明显气促、缺氧、发绀、咳大量浆液性粉红色泡沫痰等症状。长期左心衰竭和慢性肺淤血，肺间质网状纤维胶原化和纤维结缔组织增生，使肺质地变硬，肉眼呈棕褐色，称为肺褐色硬化（brown duration）。

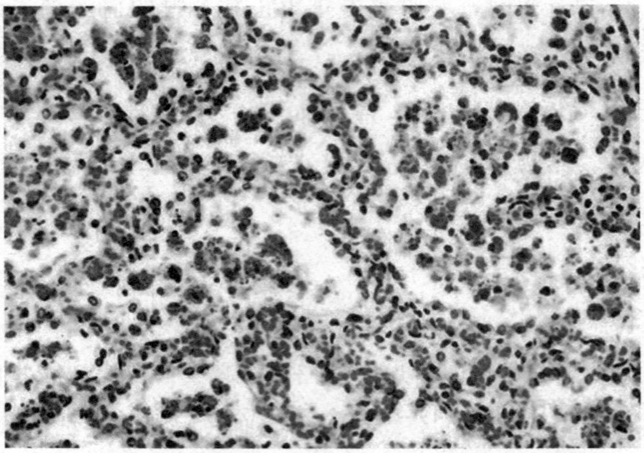

注：肺泡壁毛细血管扩张、充血，肺泡腔内除有漏出的红细胞外，还可见吞噬含铁血黄素的巨噬细胞（心衰细胞）。

图 3-1　慢性肺淤血

2. 肝淤血　常由右心衰竭引起。肝静脉回流受阻，血液淤积在肝小叶循环的静脉端，使肝小叶中央静脉及肝窦扩张淤血。急性肝淤血时，肝脏体积增大，暗红色。镜下观，肝小叶中央静脉和肝窦扩张，充满红细胞，严重时肝小叶中央肝细胞萎缩、坏死。小叶外围汇管区附近的肝细胞因靠近肝小动脉，缺氧程度较轻，可仅出现肝脂肪变性。

慢性肝淤血时，肝小叶中央区除淤血外，肝细胞因缺氧、受压而变性、萎缩或消失，小叶外围肝细胞脂肪变，肉眼可见肝切面上出现红黄相间的网络状图纹，形似槟榔，故称槟榔肝（nutmeg liver）。（图 3-2）镜下见肝小叶中央肝窦高度扩张淤血、出

血、肝细胞萎缩，甚至坏死、消失。肝小叶周边部肝细胞脂肪变，肝细胞胞质可见多个脂肪空泡。(图 3-3)

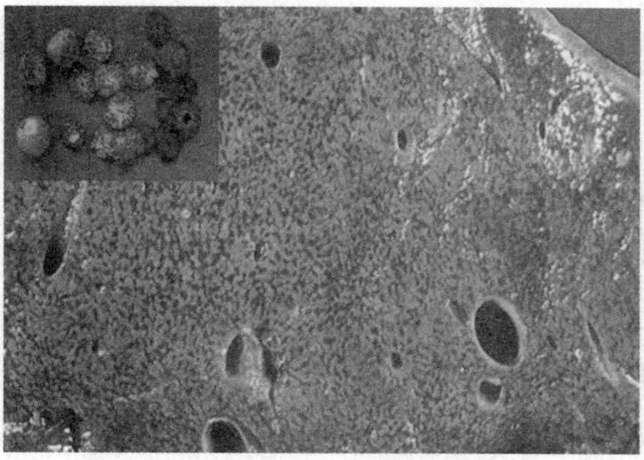

注：肝切面可见红黄相间的条纹，与槟榔相似。(见左上角插图)

图 3-2 槟榔肝

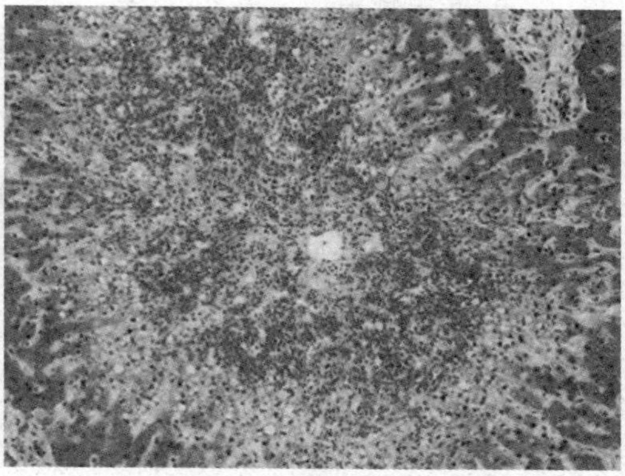

注：肝小叶中央静脉周围和肝窦扩张淤血，周围肝细胞脂肪变性。

图 3-3 慢性肝淤血和肝脂肪变性

长期慢性肝淤血，肝小叶中央区肝细胞萎缩消失，网状纤维塌陷后胶原化，间质纤维结缔组织大量增生，肝脏变硬，形成淤血性肝硬化（congestive liver cirrhosis）。

第二节 出 血

血液从心腔或血管逸出，称为出血（hemorrhage）。逸出的血液进入体腔或组织内，称内出血；血液流出体外称为外出血。

一、病因和机制

出血有生理性出血（如正常月经的子宫内膜出血）和病理性出血（多由创伤、血管病变及出血性疾病引起）。按血液溢出的机制可分为破裂性出血和漏出性出血。

(一) 破裂性出血

心脏或血管壁破裂所致，一般出血量较多。原因有：

1. 心脏或血管壁病变　如心肌梗死后形成的室壁瘤、主动脉瘤或动脉粥样硬化破裂等。

2. 血管壁周围病变侵蚀　如消化性溃疡、结核性空洞和肿瘤等侵蚀破坏血管壁。

3. 血管机械性损伤　如割伤、刺伤、弹伤等。

4. 静脉破裂　常见于肝硬化时食管下段静脉曲张，破裂出血。

5. 毛细血管破裂　多发生于局部软组织的损伤。

（二）漏出性出血

由于毛细血管通透性增加，血液经扩大的内皮细胞间隙和受损的基底膜漏出血管外，称为漏出性出血。常见原因有：

1. 血管壁损害　常由缺氧、感染、中毒、药物、变态反应、维生素 C 缺乏等引起。

2. 血小板减少或功能障碍　如再生障碍性贫血、白血病等血小板生成减少；原发性或继发性血小板减少性紫癜、脾功能亢进、药物、细菌毒素和 DIC 等造成血小板破坏或消耗过多。在血小板数少于 5×10^{9}/L 时，即有出血倾向。

3. 凝血因子缺乏　如与血友病有关的Ⅷ、Ⅸ因子缺乏，或因肝脏病变合成的凝血酶原、纤维蛋白原、Ⅴ因子等减少；DIC 时凝血因子消耗过多等。

二、病理变化

（一）内出血

内出血可见于体内任何部位。血液积聚于体腔内称积血，如胸腔积血、腹腔积血、心包积血和关节腔积血。在组织内局限性的大量出血，称为血肿，如皮下血肿、硬脑膜下血肿等。微小的出血进入皮肤、黏膜、浆膜面形成较小的出血点（直径 1～2 mm）称为瘀点；稍微大（直径 3～5 mm）的出血点称紫癜；直径超过 1～2 cm 的皮下出血灶称为瘀斑。少量出血仅能在显微镜下见到组织内有数量不等的红细胞或含铁血黄素的存在。

（二）外出血

鼻黏膜出血排出体外称鼻衄；肺结核空洞或支气管扩张出血经口排出体外称咯血；消化性溃疡或食管静脉曲张出血经口排出体外称呕血；结肠、胃出血经肛门排出称便血；泌尿道出血经尿排出称尿血。新鲜的出血呈鲜红色，后随红细胞降解形成含铁血黄素而呈棕黄色。镜下，组织血管外可见红细胞和巨噬细胞，巨噬细胞胞质内可见红细胞或含铁血黄素，组织中亦见游离的含铁血黄素。

三、后果

缓慢少量的出血，通过局部受损血管反射性收缩或血管受损处血小板黏集形成血凝块，多可自行停止。局部组织或体腔内的血液，可通过吸收或机化消除，较大的血肿吸收不全可发生机化或包裹。

出血对机体的影响取决于出血的类型、出血量、出血速度和出血部位。破裂性出血较迅速，如短时间内出血量超过循环血量的20%～25%时，可发生失血性休克。漏出性出血比较缓慢，一般出血量较少，但出血广泛时，亦可导致出血性休克。重要器官的出血即使出血量不多，亦可引起严重后果，如心脏破裂、脑出血常危及生命，尤其是脑干出血，因神经中枢受压可致死亡。局部组织或器官的出血，可导致相应的功能障碍，如视网膜出血可引起视力减退或失明。慢性反复性出血还可引起缺铁性贫血。

第三节 血栓形成

在活体的心脏和血管内，血液发生凝固或血液中某些有形成分凝集形成固体质块的过程，称为血栓形成（thrombosis）。形成的固体质块称为血栓（thrombus）。

在生理状态下，血液中存在着凝血和抗凝血系统及纤维蛋白溶解系统的动态平衡，既保证了血液潜在的可凝固性，又保证了血液的流体状态。若在某些诱发凝血过程因素的作用下，上述的动态平衡被破坏，触发了凝血过程，便可形成血栓。

一、血栓形成的条件和机制

血栓形成是血液在流动状态下，血小板的活化和凝血因子被激活导致血液发生凝固。血栓形成的条件有三个：

（一）心血管内皮细胞的损伤

心血管内皮细胞的损伤是血栓形成最重要和最常见的原因。内皮细胞损伤后，暴露出内皮下的胶原，使血小板易于黏附聚集，并激活凝血因子Ⅻ，启动内源性凝血途径。与此同时，损伤的内皮细胞释放组织因子入血，启动外源性凝血途径。在凝血途径启动中，血小板的活化极为重要。主要表现为以下三种连续反应。①黏附反应：血小板通过血管性假性血友病因子（vWF）介导黏附于裸露的胶原表面或直接通过胶原受体与胶原结合；②释放反应：黏附后血小板被激活产生和释放出Ca^{2+}、ADP和血栓素A_2等促凝物质；③黏集反应：在Ca^{2+}、ADP和血栓素A_2等促凝物质作用下，血流中的血小板不断黏集，同时又不断地释放ADP和血栓素A_2，使更多的血小板彼此黏集成堆，称为血小板黏集堆。血小板还可与纤维蛋白和纤维连接蛋白黏附，最终形成不可逆的血小板血栓，成为血栓形成的起始点。

心血管内皮细胞损伤导致血栓形成，多见于风湿性和感染性心内膜炎、心肌梗死区的心内膜、严重动脉粥样硬化斑块溃疡、创伤性或炎症性的动、静脉损伤部位。缺氧、休克、败血症和细菌内毒素等可引起全身广泛的内皮细胞损伤，造成弥散性血管内凝血，在全身微循环内形成血栓。

（二）血流状态的改变

血流状态改变主要指血流缓慢和血流产生旋涡，利于形成血栓。正常血流中，红细胞和白细胞在血流的中轴（轴流），其外是血小板，最外一层是血浆（边流），血浆将血液的有形成分与血管壁隔开，从而阻止血小板与内膜接触和激活。当血流缓慢或产生旋涡时，血小板可进入边流，增加了血小板与内膜的接触机会和黏附内膜的可能性。另外血流缓慢或产生旋涡时，被激活的凝血因子和凝血酶在局部易达到凝血所需的浓度。

静脉血栓比动脉血栓多 4 倍，而下肢深静脉血栓和盆腔静脉血栓常发生于心力衰竭、久病和术后卧床患者。静脉血栓多见的原因是：①静脉内有静脉瓣，静脉瓣膜处的血流不但缓慢，而且出现旋涡，因而静脉血栓形成常以瓣膜处为起始点；②静脉不似动脉那样随心搏动而舒张，其血流有时可出现短暂停滞；③静脉壁较薄，容易受压；④血流通过毛细血管到达静脉后，血液黏性增加，这些因素都有利于血栓形成。

（三）血液凝固性增加

血液凝固性增加是指血液中血小板和凝血因子增多，或纤维蛋白溶解系统活性降低，导致血液的高凝状态。可见于原发性（遗传性）和继发性（获得性）疾病。

1. 遗传性高凝状态　最常见为第Ⅴ因子基因突变。突变的第Ⅴ因子基因编码蛋白能抵抗激活的蛋白 C 对它的降解，蛋白 C 失去抗凝作用，第Ⅴ因子处于易激活状态，因此造成血液高凝状态。遗传性高凝状态还与抗凝血酶Ⅲ、蛋白 C 或蛋白 S 先天性缺乏相关。

2. 获得性高凝状态　广泛转移的晚期恶性肿瘤，如胰腺癌、肺癌、乳腺癌、前列腺癌和胃癌等，癌细胞释放促凝因子，血液常处于高凝状态。弥散性血管内凝血时，血液凝固性增高是凝血因子的激活和组织因子的释放所致。在严重创伤、大面积烧伤、大手术后或产后大出血时，血液浓缩，大量促凝物质进入血液循环，以及血中补充大量幼稚的血小板，其黏性增加，易于发生黏集形成血栓。此外，血小板增多及黏性增加也可见于妊娠高血压综合征、高脂血症、冠状动脉粥样硬化、吸烟和肥胖等。

必须强调上述血栓形成的条件，往往是同时存在的。虽然心血管内皮细胞损伤是血栓形成的最重要和最常见的原因，但在不同的状态下，血流缓慢及血液凝固性增高也可能是重要的因素。

二、血栓形成的过程及血栓的形态

（一）形成过程

在血栓形成的过程中，首先是血小板黏附于内膜损伤后裸露的胶原表面，血小板被激活后释出血小板颗粒，再从颗粒中释放出 ADP、血栓素 A_2、5-HT 及血小板第Ⅳ因子等物质，使血小板不断地在局部黏附，形成血小板小堆，此时血小板的黏附是可逆的，可被血流冲散消失。但随着内、外源性凝血途径启动，黏附的血小板堆牢牢固定于受损的血管内膜表面，成为不可逆的血小板血栓，并作为血栓的起点。（图 3-4）不断生成的凝血酶、ADP 和血栓素 A_2 协同作用，使血小板不断激活和黏附于血小板血栓上，致使血小板血栓不断增大。由于血小板血栓的阻碍，血流在其下游形成旋涡，形成新的血小板小堆。如此反复进行，血小板黏附形成不规则的珊瑚状突起，称为血小板小梁。在血小板小梁间则由网罗大量红细胞的纤维蛋白网填充。（图 3-5）由血小板黏附小堆形成的血小板血栓是血栓形成的第一步，血栓形成后的发展、形态和组成及血栓的大小则取决于血栓发生的部位和局部血流状态。

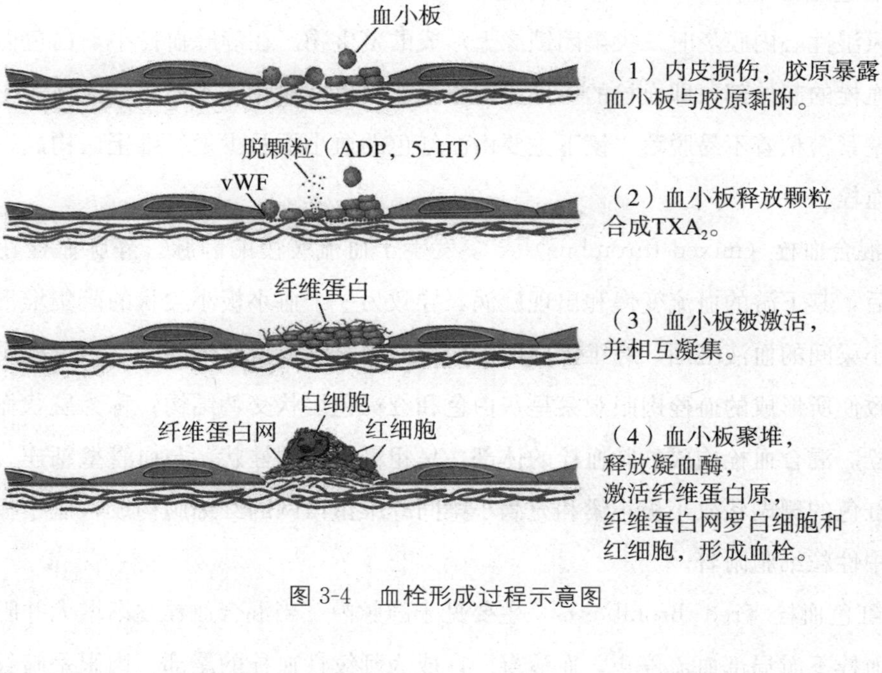

图 3-4 血栓形成过程示意图

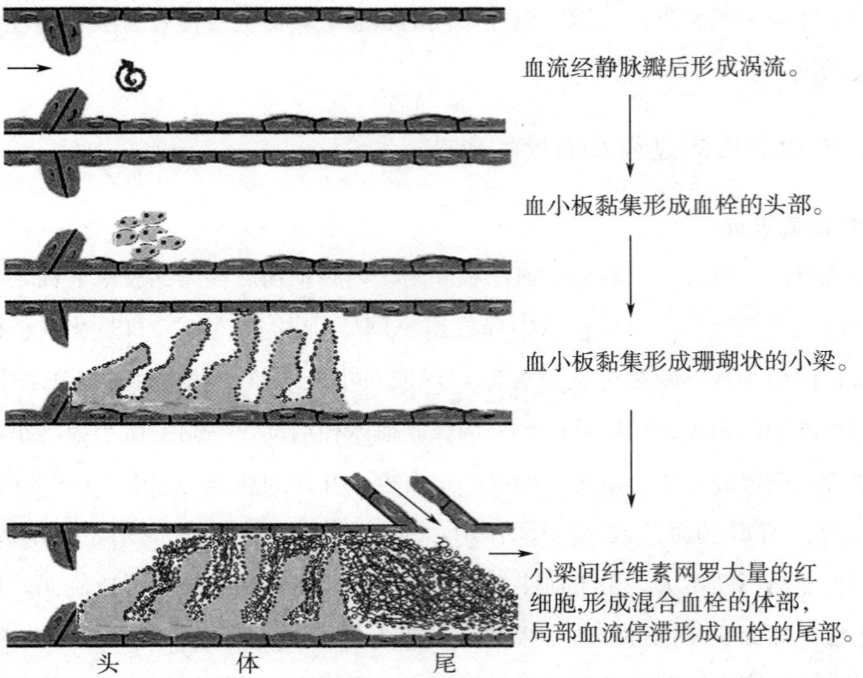

图 3-5 静脉内血栓形成示意图

（二）类型和形态

1. 白色血栓（pale thrombus） 主要见于血流较快的心脏瓣膜、心腔内和动脉内，如急性风湿性心内膜炎时二尖瓣闭锁缘上形成的赘生物。在静脉血栓中，白色血栓位于延续性血栓的起始部，即血栓的头部。肉眼呈灰白色波浪状，表面粗糙，质实，与瓣膜或血管壁紧密粘着不易脱落。镜下主要由淡红色的血小板及少量纤维蛋白构成，又称血小板性血栓。

2. 混合血栓（mixed thrombus） 多发生于血流缓慢的静脉。静脉血栓在形成血栓头部后，其下游的血流变慢和出现旋涡，导致另一个血小板小梁状的凝集堆形成。在血小板小梁间的血液凝固，纤维蛋白网形成，网内充满大量红细胞。这一过程反复交替进行，致使所形成的血栓肉眼观察呈灰白色和红褐色层状交替结构，称为层状血栓，即混合血栓。混合血栓构成静脉血栓的体部，呈粗糙干燥圆柱状，与血管壁粘连。镜下主要由淡红色的珊瑚状血小板小梁和充满小梁间纤维蛋白网的红细胞构成，血小板小梁边缘可见中性粒细胞附着。

3. 红色血栓（red thrombus） 主要见于静脉内。当混合血栓逐渐增大并阻塞血管腔时，血栓下游局部血流停止，血液凝固，成为延续性血栓的尾部。肉眼呈暗红色，新鲜时湿润，有一定弹性，与血管壁无粘连，与血凝块相似。经过一定时间后，由于血栓内水分被吸收而失去弹性，变得干燥、质脆易碎，可脱落引起栓塞。

4. 透明血栓（hyaline thrombus）　发生于微循环的血管内，主要发生在毛细血管，因此只能在显微镜下观察到，又称微血栓（micro thrombus）。透明血栓主要由纤维蛋白构成，又称纤维素性血栓（fibrinous thrombus），最常见于弥散性血管内凝血（DIC）。

三、血栓的结局

（一）溶解、吸收、软化

新鲜血栓，血栓内的纤维蛋白溶酶激活及中性粒细胞释放溶蛋白酶，可使血栓软化并逐渐被溶解。小的新鲜血栓可被快速完全溶解；大的血栓多为部分软化，若被血流冲击可形成碎片或整个脱落形成血栓栓子，造成血栓栓塞。

（二）机化与再通

若纤溶酶系统活性不足，血栓存在时间较长则发生机化。在血栓形成后的1～2天，已开始有新生的肉芽组织从血管壁长入血栓内并逐渐取代血栓，称血栓机化。较大的血栓完全机化约需2周，此时血栓与血管壁紧密黏着不再脱落。在血栓机化过程中，由于水分被吸收，血栓干燥收缩或部分溶解而出现裂隙，周围新生的血管内皮细胞长入并被覆于裂隙表面形成新的血管，并相互吻合沟通，使被阻塞的血管部分重建血流，这一过程称为再通（recanalization）。（图3-6）

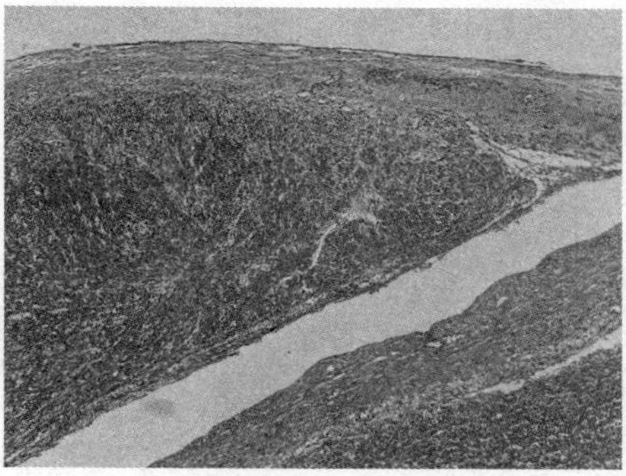

图3-6　血栓的机化与再通

（三）钙化

若血栓未能软化又未完全机化，可发生营养不良性钙化。血栓钙化后可形成静脉石（phlebolith）或动脉石（arteriolith）。

四、血栓形成对机体的影响

血栓形成对破裂的血管起止血作用，这是对机体有利的一面。如胃、十二指肠溃疡底部和肺结核性空洞壁的血管，在病变侵蚀前已形成血栓，可避免大出血。但多数情况下血栓形成对机体有不同程度的不利影响，这取决于血栓的部位、大小、类型和血管腔阻塞的程度，以及有无侧支循环的建立。

（一）阻塞血管

动脉血管腔未完全阻塞时，可引起局部组织或器官缺血，实质细胞萎缩。若完全阻塞而又无有效的侧支循环时，则引起局部组织或器官缺血性坏死（梗死）。如冠状动脉血栓形成引起心肌梗死，脑动脉血栓形成引起脑梗死等。静脉血栓形成，若未能建立有效的侧支循环，则引起局部淤血、水肿、出血，甚至坏死。如肠系膜静脉血栓可引起肠出血性梗死。

（二）栓塞

当血栓与血管壁黏着不牢时，或在血栓软化、碎裂过程中，血栓整体或部分脱落成为栓子，随血流运行引起血栓栓塞。

（三）心脏瓣膜病变

风湿性或亚急性感染性心内膜炎时，心脏瓣膜上的血栓机化，可使瓣膜增厚变硬、粘连，造成瓣膜口狭窄；瓣膜增厚卷缩、扭曲变形等，引起瓣膜关闭不全。

（四）出血

见于DIC，微循环内广泛的微血栓形成，消耗大量的凝血因子和血小板，造成血液的低凝状态，导致全身广泛出血。

第四节 栓 塞

在循环血液中出现不溶于血液的异常物质，随血流运行阻塞血管腔的现象，称为栓塞（embolism）。阻塞血管的异常物质称为栓子（embolus）。栓子可以是固体、液体或气体。最常见的栓子是脱落的血栓栓子。其他包括脂肪滴、羊水、气体和肿瘤细胞团。

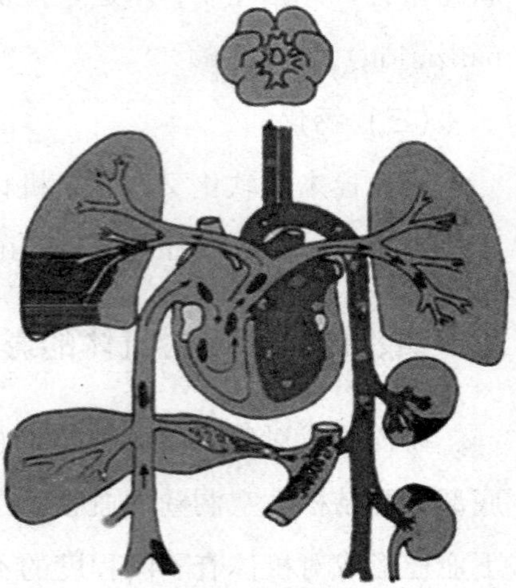
图 3-7 栓子的运行途径与栓塞模式图

一、栓子的运行途径

栓子运行的途径一般与血流方向一致（图3-7），最终停留在口径与其相当的血管并阻断血流。来自不同血管系统的栓子，其运行途径不同。

（一）静脉系统及右心的栓子

来自体循环静脉系统及右心的栓子，随血流进入肺动脉主干及其分支，引起肺栓塞。其中体积小而又富有弹性的栓子（如脂肪栓子），可通过肺泡壁毛细血管回流入左心，再进入体循环动脉系统，阻塞动脉小分支。

（二）主动脉系统及左心的栓子

来自主动脉系统及左心的栓子，随血流运行，阻塞于各器官的小动脉内，常见于脑、脾、肾及四肢的指、趾部等。

（三）门静脉系统栓子

来自肠系膜静脉等门静脉系统的栓子，可引起肝内门静脉分支的栓塞。

（四）交叉性栓塞（crossed embolism）

偶见来自右心或腔静脉系统的栓子，在右心压力升高的情况下通过先天性房（室）间隔缺损到达左心，再进入体循环动脉系统引起栓塞。

（五）逆行性栓塞（retrograde embolism）

极罕见于下腔静脉内的血栓，在胸、腹压突然升高时（如咳嗽或深呼吸时），血栓逆流至肝、肾、髂静脉等下腔静脉所属分支并引起栓塞。

二、栓塞的类型和对机体的影响

（一）血栓栓塞

血栓或血栓的一部分脱落引起的栓塞称为血栓栓塞（thromboembolism），最常见，占所有栓塞的99%以上。

1. 肺动脉栓塞　血栓栓子95%以上来自下肢深静脉，尤其是腘静脉、股静脉和髂静脉，偶可来自盆腔静脉或右心。栓子的大小和数量不同，引起的后果不同：①中、小栓子多栓塞肺动脉的小分支，常见于肺下叶，一般不引起严重后果，因为肺有肺动脉和支气管动脉双重血液供应。但若在栓塞前，肺已有严重淤血，肺循环内压升高，使支气管动脉供血受阻，可引起肺出血性梗死；②大的栓子栓塞肺动脉主干或大分支（图3-8），患者可突然出现呼吸困难、发绀、休克等症状。严重者可因急性呼吸循环衰竭死亡（猝死）；③若栓子小但数量多，可广泛栓塞肺动脉多数小分支，亦可引起右心衰竭而猝死。

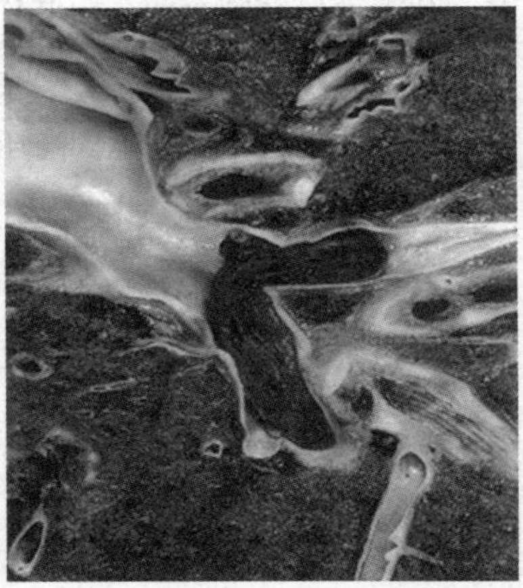

图3-8　肺动脉血栓栓塞

肺动脉栓塞引起猝死的机制尚未完全清楚，一般认为：①肺动脉主干或大分支栓塞时，肺动脉内阻力剧增，造成急性右心衰竭；同时心肌缺血缺氧，左心回心血量减少，冠状动脉灌流量不足导致心肌缺血；②动物实验及临床资料表明，肺栓塞刺激迷走神经，通过神经反射引起肺动脉、支气管动脉、冠状动脉和支气管平滑肌痉挛，导致急性右心衰竭和窒息；血栓内血小板释出血栓素 A_2 和 5-HT，亦可引起肺血管痉挛，故新鲜栓子比陈旧性血栓栓子危害更大。

2. 体循环动脉栓塞　栓子约 80％来自左心，常见于亚急性感染性心内膜炎时左心瓣膜上的赘生物、二尖瓣狭窄时左心房附壁血栓、心肌梗死时的附壁血栓。动脉栓塞以下肢、脑、肠、肾、脾常见。栓塞的后果取决于栓塞的部位和局部的侧支循环情况及组织对缺血的耐受性。肾、脾、脑动脉栓塞因缺乏侧支循环，可引起局部组织梗死。上肢动脉吻合支丰富，肝脏有肝动脉和门静脉双重血供，故很少发生梗死。

（二）气体栓塞

大量空气迅速进入血液循环或原溶于血液内的气体迅速游离，形成气泡而阻塞心血管，称为气体栓塞（gas embolism）。

1. 空气栓塞（air embolism）　多为静脉损伤破裂，外界空气由缺损处进入血流所致。如头颈、胸壁和肺的创伤或手术时损伤静脉、使用正压静脉输液及人工气胸或气腹误伤静脉时，空气可因吸气时静脉腔内负压而被吸引进入静脉。分娩或流产时，由于子宫强烈收缩，可将空气挤入子宫壁破裂的静脉窦内。

空气栓塞的后果取决于气体进入的速度和量。少量空气入血，可溶解于血液内，不会发生气体栓塞。若大量空气（超过 100 ml）迅速进入静脉，随血流到右心后，因心脏跳动，空气和血液搅拌形成大量泡沫血，阻碍静脉血的回流和向肺动脉的输出，可造成严重的循环障碍而猝死。患者可出现呼吸困难、发绀等。进入右心的部分气泡，可直接进入肺动脉，阻塞肺动脉的小分支，引起肺小动脉气体栓塞。小气泡亦可经过肺动脉小分支和毛细血管到左心，引起体循环的一些器官栓塞。

2. 减压病（decompression sickness）　又称沉箱病（caisson disease）和潜水员病（diver disease）　当人体从高压环境迅速进入常压或低压环境，原来溶解于血液和组织液的氧气、二氧化碳和氮气迅速游离形成气泡。氧和二氧化碳易再溶解于体液内被吸收，但氮气溶解迟缓，在血液和组织液内形成气泡，引起气体栓塞，又称氮气栓塞。常见于深潜水或沉箱作业者从深水迅速浮出水面或飞行员从地面迅速升入高空时。

氮气栓塞因气体所在部位不同，其临床表现也不同。位于皮下时引起皮下气肿；位于肌肉、韧带内引起关节和肌肉疼痛；位于局部血管内引起局部缺血和梗死；全身性特别是四肢等末梢血管阻塞可引起痉挛性疼痛；若短期内大量气泡形成，阻塞多数血管，特别是阻塞冠状动脉时，可引起严重血液循环障碍甚至迅速死亡。

（三）羊水栓塞

羊水栓塞（amniotic fluid embolism）是分娩过程中的一种罕见严重并发症（1/50000人），死亡率大于80%。分娩过程中，羊膜破裂、早破或胎盘早期剥离，又逢胎头阻塞产道时，子宫强烈收缩，可将羊水挤压入子宫壁破裂的静脉窦内，经血液循环进入肺动脉分支、小动脉及毛细血管引起羊水栓塞。少量羊水也可通过肺毛细血管到左心，引起体循环器官的栓塞。羊水栓塞的证据是在显微镜下观察到肺毛细血管和小动脉内有羊水成分（如胎毛、胎粪、胎脂和角化鳞状上皮等）。亦可在母体血液中找到羊水成分。

本病发病急，后果严重，患者常在分娩过程中或分娩后突然出现严重呼吸困难、发绀、休克、昏迷甚至死亡。其发病机制为羊水成分引起过敏性休克、反射性血管痉挛及羊水内凝血致活酶样物质引起DIC。

（四）脂肪栓塞

脂肪栓塞（fat embolism）是指循环血流中出现脂肪滴阻塞小血管。脂肪栓塞的栓子常来源于长骨骨折、脂肪组织严重挫伤和烧伤，此时脂肪细胞破裂和释出脂滴，经破裂的小静脉进入血流引起脂肪栓塞。在非创伤性疾病如糖尿病、酗酒和慢性胰腺炎血脂过高或精神受强烈刺激，过度紧张使呈悬乳状态的血脂不能保持稳定而游离并互相融合形成脂肪滴。

脂肪栓塞的后果取决于脂滴的大小、数量多少及全身受累程度，主要影响肺和神经系统。少量脂滴入血，可被巨噬细胞吞噬吸收，或由血中脂酶分解清除，无不良后果。若大量脂滴（9～20 g）短期内进入肺循环，广泛阻塞肺微血管，可引起窒息和急性右心衰竭而死亡。直径大于20 mm的脂滴可引起肺动脉分支、小动脉或毛细血管的栓塞；直径小于20 mm的脂滴可通过肺泡壁毛细血管进入肺静脉至左心体循环的分支，引起全身多器官栓塞，最常阻塞脑血管，引起脑水肿和血管周围点状出血，患者可出现烦躁不安、幻觉、谵妄和昏迷等神经症状。

（五）其他栓塞

肿瘤细胞、胎盘滋养叶细胞及骨髓细胞进入血管引起细胞栓塞；动脉粥样硬化灶内的胆固醇结晶脱落引起动脉栓塞；寄生于门静脉的血吸虫及其虫卵栓塞肝内门静脉小分支；细菌、真菌团和其他异物如子弹偶可进入血液循环引起栓塞。

第五节 梗 死

局部组织或器官由于血管阻塞、血流停止导致缺氧而发生的坏死，称为梗死(infarction)。梗死一般是由于动脉阻塞而引起的局部组织缺血性坏死；但静脉阻塞，使局部血流停滞缺氧，也可引起梗死。

一、梗死形成的原因和条件

任何引起血管管腔阻塞，导致局部组织血液循环中断和缺血的原因均可引起梗死。

(一) 梗死形成的原因

1. 血栓形成 是梗死最常见的原因。主要见于冠状动脉、脑、脾、肾和下肢大动脉的动脉粥样硬化合并血栓形成时。静脉内血栓形成一般只引起淤血、水肿，但肠系膜静脉血栓形成可引起所属静脉局部肠段的梗死。

2. 动脉栓塞 多为血栓栓塞，亦可为气体、羊水和脂肪栓塞，常引起脾、肾、肺和脑的梗死。

3. 动脉痉挛 在严重的冠状动脉粥样硬化的基础上，冠状动脉发生强烈而持久的痉挛，引起心肌梗死。

4. 血管受压闭塞 肿瘤压迫血管；肠套叠、肠扭转及嵌顿性肠疝时，肠系膜静脉和动脉受压或血流中断；卵巢囊肿蒂扭转致血流供应中断等引起的坏死。

(二) 条件

血管阻塞是否造成梗死，还与下列因素有关：

1. 器官供血血管的类型 有双重血液供应的器官，其中一条动脉阻塞，因有另一条动脉维持血供，通常不易引起梗死。如肺有肺动脉和支气管动脉双重血供，肺动脉小分支的血栓栓塞不会引起梗死。肝梗死很少见，因肝有肝动脉和门静脉双重血供，肝内门静脉阻塞一般不会发生肝梗死，但肝动脉血栓栓塞，偶尔会造成梗死。前臂和手有两条平行的桡、尺动脉供血，且有丰富的吻合支，绝少发生梗死。由终末动脉供血的器官，如肾、脾及脑，吻合支少，一旦动脉血流被迅速阻断，由于不易建立有效的侧支循环，很易发生梗死。

2. 局部组织对缺血缺氧的耐受性 大脑的少突胶质细胞和神经细胞耐受性最低，缺血 3～4 分钟即引起梗死。心肌细胞对缺血亦敏感，缺血 20～30 分钟就会死亡。骨骼肌、纤维结缔组织耐受性最强。

二、梗死的病变及类型

（一）梗死的形态特征

1. 梗死灶的形状　取决于该器官的血管分布方式。如肺、肾、脾等器官的动脉呈锥形分支，故梗死灶也呈锥形，切面呈三角形，其尖端位于血管阻塞处，常指向肺门、肾门、脾门，底部为器官的表面。心冠状动脉分支不规则，故心肌梗死灶的形状也不规则，呈地图状。肠系膜血管呈扇形分支支配某一肠段，故肠梗死灶呈节段形。

2. 梗死灶的质地　取决于坏死的类型。心、肾、脾、肝的梗死为凝固性坏死。新鲜时局部肿胀，表面和切面微隆起。陈旧性梗死干燥，质地变硬，表面下陷。肺、肠、下肢的梗死亦属凝固性坏死，可因继发腐败菌感染而变成坏疽。脑梗死为液化性坏死，新鲜时质软疏松，日久后液化成囊状。

3. 梗死灶的颜色　取决于病灶内的含血量。含血量少时颜色灰白，称为贫血性梗死（anemic infarct）或白色梗死（white infarct）。含血量多时颜色暗红，称为出血性梗死（hemorrhagic infarct）或红色梗死（red infract）。

（二）类型

根据梗死灶内含血量的多少，将梗死分为以下两种类型：

1. 贫血性梗死　发生于组织结构较致密，侧支循环不充分的器官，如心、肾、脾和脑。由于梗死灶组织致密，故出血量不多呈灰白色。（图3-9）肉眼观，梗死早期，梗死灶与正常组织交界处因炎症反应常见一充血出血带，数日后因红细胞被巨噬细胞吞噬后转变为含铁血黄素而呈黄褐色。晚期病灶表面下陷，质地变实，黄褐色出血带消失，梗死灶发生机化，形成瘢痕组织。镜下观，贫血性梗死灶呈凝固性坏死，早期细胞尚可见核固缩、核碎裂和核溶解等改变，胞质均质红染，组织结构轮廓尚保存。晚期，细胞崩解呈红染的均质性结构，边缘有肉芽组织长入和瘢痕组织形成，最终被瘢痕组织代替。肾皮质可见一梗死灶，呈锥形，底部靠近肾脏表面，尖端指向肾门。

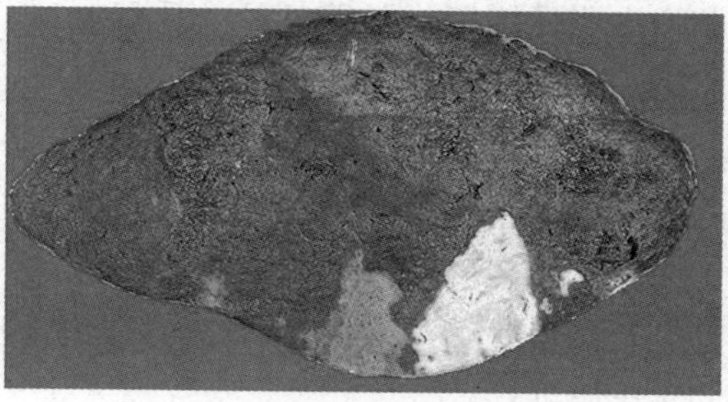

图 3-9　脾贫血性梗死

此外脑梗死一般为贫血性梗死，梗死灶的脑组织坏死、变软、液化，以后形成囊状，或被增生的星形胶质细胞和胶质纤维所替代，最后形成胶质瘢痕。

2. 出血性梗死　主要见于肺和肠等有双重血液供应或血管吻合支丰富、组织结构疏松且有淤血的器官。梗死灶有明显出血而呈红色。

（1）肺出血性梗死：肺有双重血供，一般情况下肺动脉分支的血栓栓塞，不引起梗死。但在严重肺淤血时，肺静脉和毛细血管内压增高，影响了建立有效的肺动脉和支气管动脉侧支循环，致肺出血性梗死。肉眼观，梗死灶呈锥形，尖端朝向肺门，底部紧靠肺膜，肺膜表面有纤维素性渗出物。镜下，梗死灶呈凝固性坏死，可见肺泡轮廓，肺泡腔、小支气管腔及肺间质充满红细胞。梗死灶边缘与正常肺组织交界处的肺组织充血、水肿与出血。临床上，因梗死灶的肺膜发生纤维素性胸膜炎，可出现胸痛；因肺出血及支气管黏膜受刺激，可引起咳嗽、咯血；由于组织坏死可出现发热及白细胞升高。

若肺因为有炎症而实变时，所发生的梗死一般为贫血性梗死。

（2）肠出血性梗死：常见于肠套叠、肠扭转及嵌顿性疝，或肠系膜动脉栓塞和静脉血栓形成等。因肠系膜静脉受压，受累肠段淤血，同时伴动脉受压使血流减少或中断，肠段缺血性坏死，红细胞大量漏出，造成出血性梗死。肉眼观，梗死灶呈节段性暗红或紫黑色，肠壁因淤血、水肿和出血明显增厚，肠壁坏死，质脆易破，肠腔内充满暗红色浑浊液体。（图 3-10）镜下见肠壁坏死，结构模糊，弥漫性出血。临床上，由于血管阻塞，肠壁肌肉缺氧引起持续性痉挛收缩，导致剧烈腹痛；因肠蠕动加强可产生逆蠕动引起呕吐；肠壁坏死累及神经，可引起麻痹性肠梗阻；肠壁全层坏死可致穿孔及腹膜炎，引起严重后果。梗死的肠壁呈暗红色。

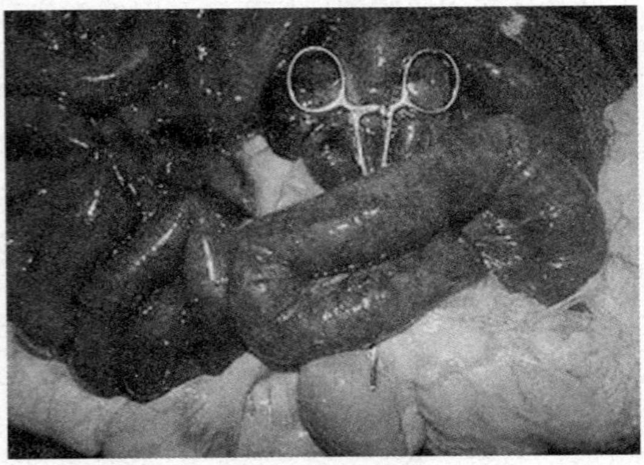

图 3-10　肠出血性梗死

脑梗死一般为贫血性梗死，但在脑血栓栓塞和梗死后出现血液再灌注时，可发生出血性梗死。

三、梗死对机体的影响和结局

（一）梗死对机体的影响

取决于梗死的器官、梗死灶的大小和部位以及有无细菌感染等因素。梗死发生在重要器官，如心肌梗死影响心功能，严重者可导致心力衰竭甚至猝死。脑梗死灶大者也可致死。脾、肾的梗死，对机体影响不大，仅引起局部症状。如肾梗死可出现腰痛和血尿，不影响肾功能。肺梗死有胸痛和咯血。肠梗死常出现剧烈腹痛、血便及腹膜炎症状。四肢的梗死若继发腐败菌感染可引起坏疽，后果严重。

（二）梗死的结局

梗死灶形成时，病灶周围出现炎症反应，血管扩张充血，并有中性粒细胞和巨噬细胞渗出，继而形成肉芽组织，在梗死发生的24～48小时后，肉芽组织已开始向梗死灶内长入，小的梗死灶可被肉芽组织完全取代机化，日后变为瘢痕组织。大的梗死灶不能完全机化，则由肉芽组织和瘢痕组织加以包裹，病灶内部可发生钙化。脑梗死则可液化成囊腔，周围由增生的胶质瘢痕包裹。

思考题

1. 简述长期淤血的后果。
2. 简述血栓的类型和结局。
3. 什么是血栓形成？试述其发生的条件和机制。
4. 简述血栓形成对机体的影响。
5. 病例分析

患者，女，55岁。5年前劳累后即觉心累、气急。一年半前上述症状加重并有反复双下肢水肿及腹胀。入院前一日咳嗽、咳痰，痰中带血，伴高热。体格检查：体温38.5℃，脉搏100次/分，呼吸35次/分，口唇及指趾发绀。颈静脉怒张，双肺湿啰音，心浊音界向左右扩大，心尖区有闻及收缩期杂音和舒张期杂音。肝在肋下4 cm，脾刚触及，肝颈静脉征阳性。治疗无效死亡。

【尸检摘要】

肺：双肺表面可见黑色及黄褐色斑点，切面呈浅褐色，较致密，亦见黑色和黄褐色斑点。镜检肺泡壁增厚，毛细血管扩张充血，纤维组织增生。肺泡腔扩大，腔内有红细胞及成堆含有含铁血黄素的巨噬细胞。

肝：体积增大，包膜紧张，边缘圆钝。表面和切面均见红黄相间网状结构。镜下见中央静脉及周围肝窦扩张，充满红细胞，肝细胞体积变小。周围肝细胞内有大小不等圆形空泡。

脾：体积增大，切面暗红色。

请分析：

（1）请作出各脏器的病理诊断并说明诊断依据。

（2）各脏器病变的本质及其发生机制是什么？

思考题3–1
答案解析

（王国栋）

第四章

炎　症

思维导图4-1

思维导图4-1解析

学习目标

1. 掌握炎症的概念、基本病理变化及局部临床表现和全身反应。
2. 掌握各种炎细胞的功能及各型炎症的病变特点。
3. 熟悉炎症介质的作用及渗出液和漏出液的区别。
4. 了解炎症介质的种类及炎症的结局。

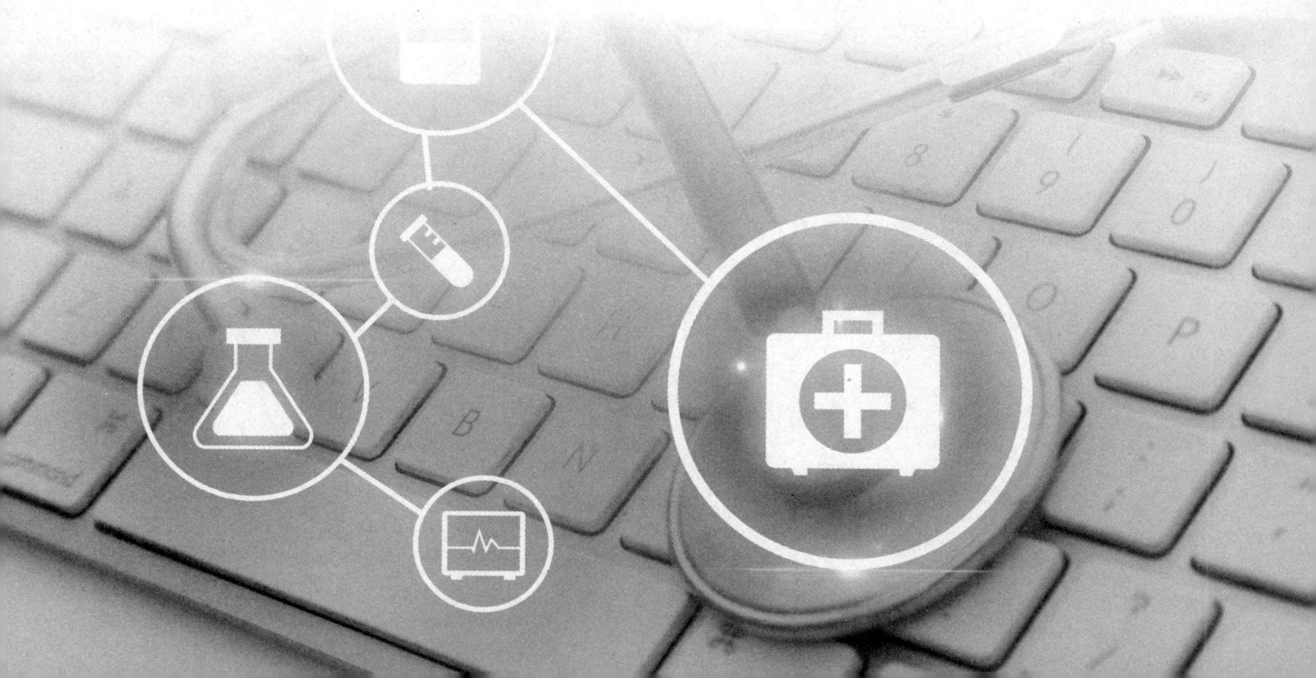

案例 4-1

患者，男性，18 岁，因转移性右下腹痛 2 小时入院。体格检查：全腹压痛，以右下腹麦氏点周围为著。诊断为急性阑尾炎，当晚行阑尾切除术。病理学检查：阑尾肿胀，浆膜面血管充血，并可见黄白色渗出物，阑尾腔内充满脓液。

问题：

1. 该阑尾发生了什么性质的炎症？
2. 该患者可能出现哪些全身反应？
3. 显微镜下，病变阑尾组织主要以哪种炎细胞浸润为主？

案例 4-1 答案解析

炎症（inflammation）是具有血管系统的活体组织对各种损伤因子的刺激所发生的以防御反应为主的基本病理过程。并非所有的活体组织都能发生炎症反应，单细胞和多细胞生物对局部损伤发生的反应，如吞噬损伤因子、通过细胞或细胞器肥大以应对有害刺激等，这些反应均不能称为炎症。生物只有进化到具有血管时，才能发生以血管反应为中心环节，同时又保留了上述吞噬和清除功能的复杂而完善的炎症反应。

在炎症过程中，一方面致炎因子引起细胞和组织发生损伤性变化；另一方面，机体通过一系列复杂的反应，局限和消灭致炎因子，清除、吸收坏死组织和细胞，并通过实质细胞和间质细胞的再生修复损伤。可以说，炎症是损伤、抗损伤和修复的统一过程。

炎症可发生于机体的任何部位，是重要的防御反应。如果没有炎症，感染将无从控制，组织损伤会持续存在，创伤将不能愈合，人类将不能在充满致病因子的自然环境中生存。但在某些情况下，炎症反应对机体也可引起不同程度的危害。

第一节 炎症的原因

凡是能够引起细胞和组织损伤的因子都能引起炎症。致炎因子种类繁多，可归纳为以下几类：

1. 生物性因子　最常见、最重要的致炎因子。包括各种病原微生物和寄生虫，它们在机体内生长繁殖、产生和释放毒素及代谢产物，造成细胞和组织损伤而引起炎症反应。生物性病原体引起的炎症通常称为感染（infection）。

2. 物理性因子　高温、低温、放射线、紫外线、电击、切割、机械性创伤等。

3. 化学性因子　包括外源性和内源性化学物质。外源性化学物质如强酸、强碱和强氧化剂等。内源性化学物质如坏死组织的分解产物和病理条件下堆积于体内的代谢产物，如尿酸、尿素等。药物和其他生物制剂使用不当也会引起炎症。

4. 变态反应　当机体免疫反应状态异常时，可引起不适当或过度的免疫反应，造成组织损伤，发生炎症反应。常见于各型超敏反应及某些自身免疫性疾病，如过敏性鼻炎和肾小球肾炎等。

5. 组织坏死　任何原因引起的组织坏死都是潜在的致炎因子。如在新鲜梗死灶边缘出现的充血出血带和炎细胞浸润，都是炎症的表现。

6. 异物　石棉、手术缝线、滑石粉、隆乳术的填充物等残留在机体组织内均可导致炎症。

第二节　炎症的基本病理变化

炎症的基本病理变化包括变质、渗出和增生。在炎症过程中它们以一定的先后顺序发生，一般病变的早期以变质和渗出为主，后期以增生为主。一般说来，变质是损伤性过程，渗出和增生是抗损伤和修复过程。

一、变质

炎症局部组织发生的变性和坏死，称为变质（alteration）。实质细胞和间质细胞均可发生变质。实质细胞常发生的变质包括细胞水肿、脂肪变性、凋亡、凝固性坏死和液化性坏死等。间质细胞常发生黏液变性、玻璃样变性和纤维素性坏死等。

二、渗出

炎症局部组织血管内的液体成分、纤维素等蛋白质和各种炎细胞通过血管壁进入组织间隙、体腔、体表和黏膜表面的过程，称为渗出（exudation）。渗出的液体和细胞成分统称为渗出物。渗出是炎症最具特征性的变化，以血管反应为中心，包括血流动力学改变、血管通透性增加和白细胞游出及吞噬活动。此过程在炎症早期和急性炎症中表现尤为突出。

（一）血流动力学改变

主要表现为血流量和血管口径的变化。一般按如下顺序发生：

1. 细动脉短暂收缩　神经调节和化学介质引起，损伤后立即出现，仅持续几秒钟。

2. 血管扩张和血流加速　血管扩张的发生机制与轴突反射和炎症介质的作用有关。首先累及细动脉，然后毛细血管扩张，局部血流加快，血流量增加，形成动脉性充血，能量代谢增强，是炎症局部发红和发热的原因。

一般情况下，极轻度的刺激引起血流加快仅持续 10～15 分钟，然后逐渐恢复正常；轻度刺激下血流加快可持续几个小时，随后血流减慢甚至血流停滞；较重的刺激可在 15～30 分钟内出现血流停滞；严重损伤仅在几分钟内就发生血流停滞。

3. 血流速度减慢　是在血管扩张的基础上，血管通透性升高的结果。血管通透性升高使血管内富含蛋白质的液体成分外渗，导致血管内红细胞浓集和血液黏稠度增加，血流速度变慢。最后在扩张的小血管内挤满红细胞，称血流停滞。(图 4-1)

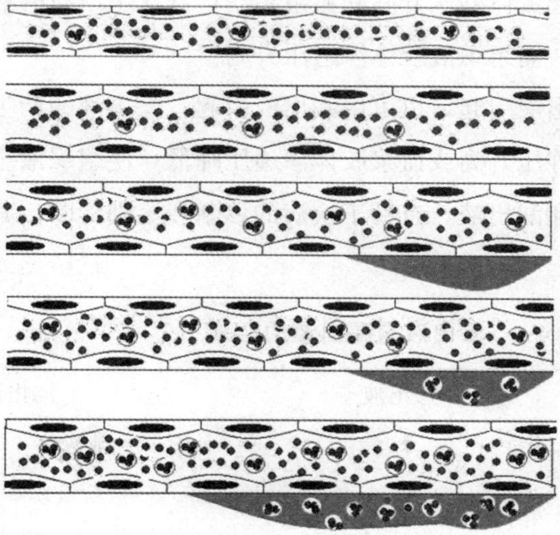

图 4-1　血流动力学变化模式图

(二) 血管通透性增加

微循环血管通透性的维持主要依赖于血管内皮细胞的完整性。血管通透性的增加是导致炎症局部蛋白质和液体渗出血管的重要原因。在炎症过程中下列机制可引起血管通透性增加：

1. 内皮细胞收缩　组胺、缓激肽、LT 和 P 物质等作用于内皮细胞，使内皮细胞收缩并在细胞间出现缝隙（0.5～1.0 μm），是造成血管通透性增加的最常见原因。

2. 穿胞作用增强　在近内皮细胞连接处由相互连接的囊泡所构成的囊泡体，形成穿胞通道，富含蛋白质的液体通过穿胞通道穿越内皮细胞称为穿胞作用（transcytosis），是血管通透性增加的另一机制。

3. 内皮细胞损伤　一些严重的损伤如烧伤和化脓菌感染时，致炎因子或某些炎症介质可直接损伤内皮细胞，使之坏死脱落，血管通透性明显增加并且迅速发生，持续数小时到数天。另外，白细胞黏附于内皮细胞，可使其激活，释放出活性氧代谢产物和蛋白水解酶，引起内皮细胞损伤和脱落，使血管通透性增加。

4. 新生毛细血管高通透性　在炎症修复过程中形成的新生毛细血管内皮细胞细胞间连接不健全，以及血管内皮细胞生长因子等因子的作用，使新生毛细血管具有高通透性。

上述引起血管通透性增加的炎症因素可同时或先后起作用。

渗出液的产生是血管通透性明显增加的结果。积聚于组织间隙的渗出液引起炎性水肿，积聚于体腔则引起积液。炎性水肿常在急性炎症中表现突出，引起炎性水肿的因素包括：血管扩张和血流加速引起流体静压升高和血浆超滤；富含蛋白质的液体外渗到血管外，使血浆胶体渗透压降低，而组织液胶体渗透压升高。

局部组织水肿不但可由渗出液引起，也可由漏出液引起。漏出液的产生是血浆超滤的结果，主要是微血管内流体静压升高或血浆胶体渗透压降低，使组织液生成增多或回流障碍所致。正确区分渗出液和漏出液，有助于疾病的诊断和鉴别诊断。其鉴别要点见表 4-1。

表 4-1　渗出液与漏出液的区别

	渗出液	漏出液
原因	炎症	非炎症
蛋白量	>30 g/L	<30 g/L
相对密度（比重）	>1.018（多数>1.020）	<1.018
细胞数	$>0.50\times10^9$/L	$<0.10\times10^9$/L
Rivalta 试验 *	阳性	阴性
凝固性	能自凝	不自凝
透明度	浑浊	澄清

* Rivalta 试验：为醋酸沉淀试验，渗出液因含大量黏蛋白，为 0.1%的醋酸所沉淀（阳性反应）。

炎性水肿的意义在于：①稀释和中和毒素，减轻损害，并为局部浸润的白细胞带来营养物质，运走代谢产物。②渗出液内含有抗体和补体，有利于消灭病原体。③渗出液中的纤维素互相交织成网，可限制病原微生物的扩散，并有利于白细胞吞噬消灭病原体。④在炎症的后期纤维素网可作为修复的支架，利于成纤维细胞产生胶原纤维。⑤渗出液通过淋巴回流时，炎症局部的病原微生物和毒素可随淋巴回流带到局部淋巴结，有利于细胞免疫和体液免疫的产生。

渗出物过多，亦会给机体带来不利影响：①压迫和阻塞作用，如过多的心包积液和胸腔积液可压迫心脏和肺脏；严重的喉头水肿可引起窒息。②渗出液中的纤维素吸收不良可发生机化，造成组织粘连、硬化，如大叶性肺炎时肺肉质变。

（三）白细胞渗出和吞噬作用

炎症反应最重要的功能是将炎细胞输送到炎症病灶，白细胞渗出是炎症反应最重要的特征。白细胞通过血管壁游出到血管外的过程，称为白细胞渗出（inflammatory cellular exudation）。渗出到血管外的白细胞称为炎细胞。白细胞渗出是一种主动复杂的连续过程，包括白细胞边集和滚动、黏附及游出，随后在趋化因子的作用下到达炎症病灶，在局部发挥防御作用。

1. 白细胞边集和滚动　随着血流变慢和血液成分的渗出，在毛细血管后小静脉内，白细胞由血管轴流入边流，称为白细胞边集。随后白细胞与内皮细胞表面的黏附分子不断结合、分离，在内皮细胞表面滚动，称为白细胞滚动。

2. 白细胞黏附　白细胞和内皮细胞紧紧黏着，是白细胞从血管中游出的前提。该过程是靠细胞表面的黏附分子相互识别、相互作用来完成的。

3. 白细胞游出　白细胞穿过血管壁进入周围组织的过程，称为白细胞游出，通常发生在毛细血管后小静脉。首先白细胞在内皮细胞连接处伸出伪足，整个白细胞以阿米巴运动的形式从内皮细胞缝隙中逸出，到达内皮细胞和基底膜之间，最后穿过基底膜到达血管外。一个白细胞常需 2～12 分钟才能完全通过血管壁。

在炎症的不同阶段，游出的白细胞种类有所不同。在急性炎症的早期（24 小时内）中性粒细胞首先游出，24～48 小时则以单核细胞浸润为主。此外，致炎因子不同，渗出的白细胞也不同。化脓性细菌感染以中性粒细胞浸润为主，病毒感染以淋巴细胞浸润为主，寄生虫感染则以嗜酸性粒细胞浸润为主。

4. 趋化作用（chemotaxis）　是指白细胞向着化学刺激物定向移动，移动的速度为每分钟 5～20 μm。这些具有吸引白细胞定向移动的化学刺激物称为趋化因子。趋化因子具有特异性，不同的趋化因子吸引不同的白细胞。不同的炎细胞对趋化因子的反应不同，中性粒细胞和单核细胞对趋化因子反应明显，而淋巴细胞反应较弱。

5. 白细胞在局部的吞噬作用（phagocytosis）　渗出的白细胞在炎症病灶局部主要发挥吞噬和免疫作用。

（1）吞噬作用：是指白细胞游出到炎症病灶，吞噬病原体和组织碎片的过程。具有吞噬作用的细胞主要为中性粒细胞和巨噬细胞。吞噬过程包括识别和附着、吞入、杀伤和降解三个阶段。

（2）免疫作用：发挥免疫作用的细胞主要为巨噬细胞、淋巴细胞和浆细胞。抗原进入机体后，巨噬细胞将其吞噬处理，并将抗原信息递呈给 T 细胞和 B 细胞。致敏的 T 细胞释放淋巴因子，B 细胞产生抗体，分别发挥细胞免疫和体液免疫作用。

（3）组织损伤作用：白细胞在化学趋化、激活和吞噬过程中可释放溶酶体酶、活性氧代谢产物、炎症介质及组织损伤因子。这些产物可引起内皮细胞和组织损伤，加重原始致炎因子的损伤作用。

不同的炎细胞其功能不同，总结于表 4-2。

表 4-2　常见各类炎细胞的功能及临床意义

类别	来源	功能	临床意义
嗜中性粒细胞	血液	运动活跃，吞噬能力强，能吞噬细菌、组织碎片、抗原抗体复合物，崩解后释放蛋白溶解酶，释放内源性致热原	见于急性炎症、炎症早期、化脓性炎症
单核细胞及巨噬细胞	血液及单核巨噬细胞系统	运动及吞噬能力很强，能吞噬非化脓菌、较大组织碎片、异物，转变为类上皮细胞、多核巨细胞等；参与特异性免疫，释放内源性致热原	见于急性炎症后期、慢性炎症、非化脓性炎症（结核、伤寒等）及病毒和寄生虫感染
嗜酸性粒细胞	血液	吞噬抗原抗体复合物及组织胺	见于寄生虫感染、变态反应性炎症
淋巴细胞及浆细胞	血液及淋巴组织	T 细胞参与细胞免疫，致敏后产生淋巴因子，杀伤靶细胞；B 淋巴细胞在抗原刺激下转变为浆细胞，产生抗体，参与体液免疫	见于慢性炎症、病毒感染
嗜碱性粒细胞	血液	释放组胺、5-HT、肝素	参与变态反应性炎症

三、增生

炎症增生（inflammatory proliferation）包括实质细胞和间质细胞的增生。实质细胞的增生如鼻黏膜慢性炎症时被覆上皮和腺体的增生；慢性肝炎中肝细胞的增生。间质成分的增生包括巨噬细胞、血管内皮细胞和成纤维细胞增生。成纤维细胞增生可产生大量胶原纤维，易形成炎症局部纤维化。通常增生在急性炎症后期或慢性炎症中较明显，但少数疾病在炎症初期即可见明显增生，如伤寒初期即有大量巨噬细胞增生；急性肾小球肾炎毛细血管内皮细胞和球内系膜细胞的增生。

炎症增生也是一种重要的防御反应，具有限制炎症扩散和修复损伤组织的作用。但过度的纤维组织增生会对机体产生不利影响，如慢性病毒性肝炎时，间质纤维组织过度增生，可引起肝硬化。

第三节 炎症介质

某些致炎因子可直接引起机体局部炎症反应，但多数急性炎症反应主要是通过一系列化学因子的作用而实现的。这些参与并诱导炎症反应的具有生物活性的化学因子称为炎症介质（inflammatory mediator）。炎症介质种类繁多，可来自细胞和血浆，其中以细胞产生和释放的炎症介质最重要。

一、细胞释放的炎症介质

（一）血管活性胺

血管活性胺包括组胺和5-羟色胺（5-HT），储存在细胞的分泌颗粒中，急性炎症反应时最先释放。组胺主要存在于嗜酸性粒细胞和肥大细胞的颗粒中，也存在于血小板内，其主要作用是通过 H_1 受体使细动脉扩张和细静脉通透性增加。5-HT 主要存在于血小板，当血小板与胶原纤维、免疫复合物及凝血酶等接触后，血小板聚集并释放 5-HT，引起血管收缩。

（二）花生四烯酸代谢产物

花生四烯酸（arachidonic acid，AA）是二十碳不饱和脂肪酸，来源于饮食或亚油酸转换产生，并以脂化的方式与细胞的膜磷脂结合。在磷脂酶的作用下释放，AA 通过环氧化酶或脂质氧化酶途径分别生成前列腺素（prostaglandin，PG）、白细胞三烯（leukotriene，LT）和脂氧素（lipoxins，LXs）。PG 具有使血管扩张、通透性增加及致热和致痛等作用。LT 可使支气管痉挛以及静脉血管通透性增加，并对中性粒细胞具有趋化作用。临床上应用的抗炎药如阿司匹林、吲哚美辛和类固醇激素等有抑制 AA 代谢的作用，从而减轻炎症反应。LX 是白细胞三烯的内源性拮抗剂，主要是抑制中性粒细胞的趋化作用及黏附于内皮细胞，与炎症消散有关。

（三）白细胞溶酶体酶

中性粒细胞和单核细胞溶酶体颗粒内的酶可杀伤和降解吞噬的微生物，促进炎症反应和破坏组织，成为炎症介质。溶酶体颗粒内含酸性水解酶、中性蛋白酶、溶菌酶等。其作用包括：①酸性水解酶降解细菌及其碎片；②中性蛋白酶可降解细胞外胶原纤维、基底膜、纤维素、弹力蛋白和软骨基质等，在化脓性炎症的组织破坏中起重要作用，中性蛋白酶还可促进激肽原产生缓激肽样多肽；③溶酶体酶可破坏溶解各种细胞成分，导致组织严重坏死、溶解。

（四）细胞因子

细胞因子（cytokine）主要由激活的淋巴细胞和单核细胞产生，包括 IL、TNF、IFN、集落刺激因子等，参与免疫反应和炎症反应，在介导炎症反应中的作用：①促进内皮黏附分子的表达及其他细胞因子的分泌；②促进骨髓释放中性粒细胞进入末梢血液循环；③引起发热、嗜睡及心率加快等。

（五）活性氧

中性粒细胞和巨噬细胞受到炎症因子刺激后，合成和释放活性氧，杀死和降解吞噬的微生物及坏死细胞。少量释放活性氧可增强和放大炎症反应，大量释放可引起组织损伤。

（六）血小板激活因子

血小板激活因子（platelet activating factor，PAF）由嗜碱性粒细胞、血小板、中性粒细胞、单核巨噬细胞和血管内皮细胞产生。其作用包括：①激活血小板；②增加血管通透性；③引起支气管收缩等。

（七）神经肽

神经肽（例如 P 物质）可传导疼痛，引起血管扩张和血管通透性增加。肺和胃肠道的神经纤维分泌较多的神经肽。

二、血浆中的炎症介质

血浆中存在着三种相互关联的系统：激肽、补体和凝血系统/纤维蛋白溶解系统，是重要的炎症介质。

（一）激肽系统

激肽系统激活的最终产物是缓激肽。缓激肽可引起小血管扩张、血管壁通透性增加、支气管平滑肌收缩及致痛作用。

（二）补体系统

补体是抵抗病原微生物的重要因子，还是重要的炎症介质。补体可经过经典途径、替代途径和凝集素途径激活，产生重要的炎症介质 C3a 和 C5a，其作用为：①使血管扩张，血管通透性增加；②对中性粒细胞和单核细胞有强烈趋化作用；③增强中性粒细胞和单核细胞的吞噬活性。

（三）凝血系统/纤维蛋白溶解系统

凝血系统/纤维蛋白溶解系统主要通过凝血酶、活化的凝血因子Ⅹ（Ⅹa）、纤溶酶及纤维蛋白降解产物发挥炎症介质的作用。其主要作用有：①使血管通透性升高；②对白细胞有趋化作用；③可激活激肽系统和补体系统。

主要炎症介质的作用总结于表4-3。

表4-3 主要炎症介质及其作用

功能	炎症介质
血管扩张	组胺、前列腺素、NO
血管通透性升高	组胺、5-HT、缓激肽、C3a、C5a，LTD_4、LTC_4、LTE_4、PAF、P物质
趋化作用、白细胞渗出和激活	化学趋化因子、C3a、C5a、LTB_4、IL-1、TNF
发热	前列腺素、IL-1、TNF
致痛	P物质、缓激肽、前列腺素
组织损伤	活性氧、白细胞溶酶体酶、NO

第四节 炎症的局部表现和全身反应

一、局部表现

1. 红　炎症早期由于动脉性充血，局部血管扩张，血流量增加。随着炎症发展，血流变慢，发生静脉性充血，局部血液中还原血红蛋白增多而呈暗红色。

2. 肿　主要由于局部血管通透性增加，液体和细胞成分渗出所致。在慢性炎症和炎症后期主要与局部组织和细胞的增生有关。

3. 热　主要是由于炎症时动脉性充血、血流加快及分解代谢增强，产热增多所致。

4. 痛　前列腺素、5-HT、缓激肽等炎症介质具有致痛作用；渗出物压迫和刺激神经末梢也可引起疼痛。

5. 功能障碍　主要由于：①在炎症过程中组织细胞变性、坏死或组织结构被破坏；②炎症时局部组织肿胀或渗出物压迫引起功能障碍；③疼痛引起的保护性反应。

二、全身反应

1. 发热　是内源性和外源性致热原共同刺激的结果。细菌产物等外源性致热原，可以刺激白细胞释放内源性致热原，如白细胞介素和肿瘤坏死因子。内源性致热原作用于下丘脑体温调节中枢，引起发热。一定程度的发热可促进抗体形成，增强单核巨噬细胞系统功能，加强肝脏解毒功能，有一定的防御意义。但长期或过高发热，则可导致各系统，特别是中枢神经系统功能紊乱。

2. 白细胞增加　末梢血白细胞计数增加是炎症反应的常见表现，特别在细菌感染引起的炎症时更是如此。白细胞计数增加主要是由于 IL-1 和 TNF 引起白细胞从骨髓储存库释放加速，而且相对不成熟的杆状核中性粒细胞所占比例增加，称之为“核左移”。多数细菌感染引起中性粒细胞增多；慢性炎症和一些病毒感染时以单核巨噬细胞或淋巴细胞增多为主；寄生虫感染和过敏反应，以嗜酸性粒细胞增多为主。但多数病毒、立克次体和原虫感染，甚至极少数细菌（如伤寒杆菌）感染，则引起末梢血白细胞计数减少。临床上常通过检查白细胞总数和分类来辅助诊断疾病。

3. 单核巨噬细胞系统增生　临床上表现为肝、脾及局部淋巴结肿大。单核巨噬细胞系统激活是慢性炎症的一个重要特征，该系统细胞增生、功能增强，有利于吞噬消灭病原体和崩解坏死组织。

4. 实质器官病变　炎症严重时，心、肝、肾等器官的实质细胞常发生不同程度的变性、坏死，以致功能障碍。

第五节　炎症的类型

炎症依其病程长短和起病缓急分为两大类：急性炎症（acute inflammation）和慢性炎症（chronic inflammation）。急性炎症反应迅速，持续时间短，常常仅几天，一般不超过一个月，局部病变常以渗出为主，炎细胞浸润以中性粒细胞为主。慢性炎症持续时间长，病程为数月到数年，局部病变常以增生为主，炎症灶内以淋巴细胞和巨噬细胞浸润为主。

一、急性炎症

在急性炎症过程中，血流动力学改变、血管通透性增加和白细胞渗出这三种改变非常明显，目的是将抵抗病原微生物的两种主要成分白细胞和抗体运送到炎症病灶。变质性炎症和渗出性炎症大多属于急性炎症。

（一）变质性炎

以组织、细胞的变性和坏死为主要特征的炎症。主要病变特点是变质，渗出和增生较轻微。常见于心、肝、脑等实质性器官，如中毒性心肌炎、急性病毒性肝炎、流行性乙型脑炎等，可出现明显的器官功能障碍。

（二）渗出性炎

渗出性炎症病灶内常有大量渗出物，根据渗出物的主要成分和病变特点，可分为浆液性炎、纤维素性炎、化脓性炎和出血性炎。

1. 浆液性炎（serous inflammation） 以浆液渗出为主要特征。浆液性渗出物以血浆成分为主，含有3%～5%的蛋白质（主要为白蛋白），同时混有少量纤维素和中性粒细胞。浆液性炎常发生于浆膜、滑膜、黏膜、皮肤和疏松结缔组织。如皮肤二度烫伤引起的水疱、感冒初期的清鼻涕、口周疱疹，关节炎、胸、腹膜炎时引起的浆膜腔积液等。浆液性炎一般较轻，容易吸收消退。但浆液性渗出物过多也可产生不利影响，甚至导致严重后果。如喉头浆液性炎造成的喉头水肿可引起窒息。胸膜和心包腔大量浆液渗出可影响心肺功能。

2. 纤维素性炎（fibrinous inflammation） 以纤维蛋白原渗出为主，继而形成纤维蛋白即纤维素的炎症。在HE染色中，纤维素呈红染、相互交织的网状、条状或颗粒状，常混有中性粒细胞和坏死的细胞碎片。纤维蛋白原大量渗出说明血管壁损伤严重，通透性明显增加。多由毒力强的细菌毒素（如白喉杆菌、痢疾杆菌、肺炎球菌的毒素）或各种内、外源性毒物如汞、尿毒症的尿素等引起。纤维素性炎常发生于黏膜、浆膜和肺组织。

（1）黏膜的纤维素性炎：渗出的纤维素、坏死组织和中性粒细胞共同形成一灰白色的伪膜，故又称伪膜性炎，常见于白喉和细菌性痢疾。白喉的伪膜性炎，若发生于咽部不易脱落则称为固膜性炎；发生于气管较易脱落则称为浮膜性炎，可引起窒息。（图4-2）

（2）浆膜的纤维素性炎：常见于胸腔和心包腔。如风湿性心外膜炎，渗出的纤维素随心脏搏动形成绒毛状物覆盖于心脏表面，称“绒毛心”。如果渗出的纤维素不能完全吸收，则可发生机化引起粘连。

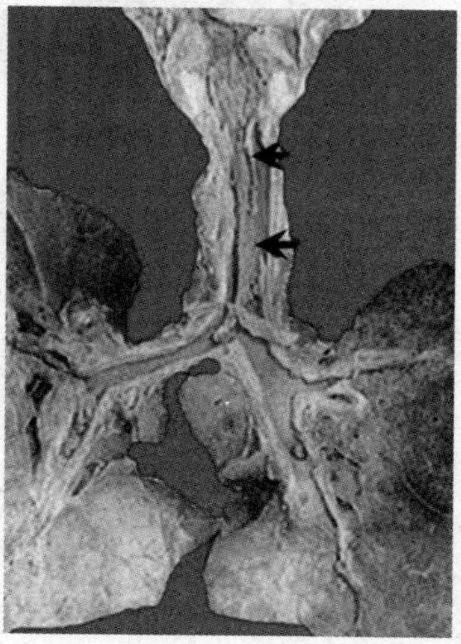

图4-2 气管白喉（箭头示伪膜）

(3) 肺的纤维素性炎：肺泡腔内充满大量纤维素，还可见大量中性粒细胞，常见于大叶性肺炎。渗出的纤维素如不能被完全溶解吸收，则由肉芽组织取代而形成肺肉质变。

3. 化脓性炎（suppurative or purulent inflammation） 以中性粒细胞渗出为主，并伴有不同程度的组织坏死和脓液形成为特征的炎症。化脓性炎多由化脓菌（如葡萄球菌、链球菌、大肠杆菌、脑膜炎双球菌）感染所致；也可由组织坏死继发感染引起。脓性渗出物称脓液，是一混浊的凝乳状液体，呈灰黄或黄绿色。脓液中的中性粒细胞除极少数仍有吞噬能力外，大多数已发生变性和坏死，这些变性、坏死的中性粒细胞称为脓细胞。脓细胞、细菌、坏死组织碎片和少量浆液共同构成脓液。葡萄球菌引起的脓液较黏稠，由链球菌引起的脓液较稀薄。依其病因及发生部位的不同，化脓性炎可分为以下三种类型：

(1) 脓肿（abscess）：为局限性化脓性炎症，其主要特点是组织发生溶解坏死，形成充满脓液的腔。常发生于皮下和内脏，如肝、肾、肺等。脓肿主要由金黄色葡萄球菌引起。金黄色葡萄球菌可产生血浆凝固酶，使渗出的纤维蛋白原转变成纤维素，因而病变较局限。小脓肿可吸收消散，较大脓肿由于脓液过多，吸收困难，需要切开排脓或穿刺抽脓。脓腔局部由肉芽组织修复。如果较大脓肿未及时切开引流，可因脓液过多、脓腔内压力较大而自行溃破。皮肤、黏膜的脓肿向表面溃破形成溃疡；深部脓肿向体表、体腔或自然管道穿破，在组织内形成只有一个开口的病理性盲管，称为窦道（sinus）；深部脓肿向体表、体腔或自然管道穿破，在组织内形成两端相通的管道，称为瘘管（fistula）。如肛瘘即是肛周深部的脓肿一端开口于体表皮肤，另一端开口于直肠肠腔内。（图 4-3）

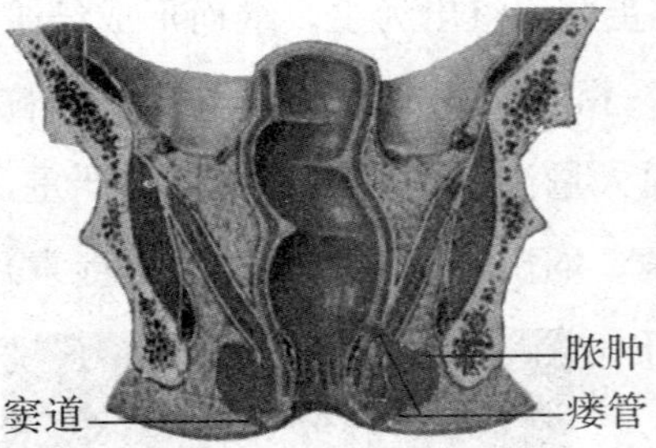

图 4-3 窦道与瘘管模式图

疖是毛囊、皮脂腺及其周围组织的脓肿。疖中心部分液化变软后，脓液便可排出。痈是多个疖的融合，在皮下脂肪和筋膜组织中形成多数相互沟通的脓肿，必须及时切开排脓。

(2) 蜂窝织炎（phlegmonous inflammation）：是指疏松结缔组织的弥漫性化脓性炎。常发生于皮肤、肌肉和阑尾。主要由溶血性链球菌引起。链球菌能分泌透明质酸酶和链激酶。透明质酸酶可降解结缔组织中的透明质酸，链激酶可溶解纤维素，因此细菌易于通过组织间隙和淋巴管蔓延扩散，表现为组织内大量中性粒细胞弥漫性浸润，与周围组织界限不清。由于单纯蜂窝织炎一般不发生明显的组织坏死和溶解，痊愈后一般不留痕迹。

(3) 表面化脓和积脓：发生于黏膜和浆膜表面的化脓性炎称表面化脓。此时中性粒细胞主要向黏膜或浆膜表面渗出，深部组织的中性粒细胞浸润不明显。如化脓性尿道炎和化脓性支气管炎，渗出的脓液可经尿道和支气管排出体外。当化脓性炎发生于浆膜、胆囊和输卵管时，脓液则在浆膜腔、胆囊和输卵管腔内积存，称为积脓（empyema）。

4. 出血性炎（hemorrhagic inflammation） 炎症病灶内血管损伤严重，渗出物中含有大量红细胞。常见于流行性出血热、鼠疫和钩端螺旋体病等。

上述各型炎症可单独发生，亦可合并存在，如浆液性纤维素性炎、纤维素性化脓性炎等。在炎症的发展过程中一种炎症可转变成另一种炎症，如浆液性炎症可转变成纤维素性炎或化脓性炎。

二、慢性炎症

慢性炎症指持续数周甚至数年的炎症。慢性炎症多由急性炎症迁延而来，也可隐匿发生而无急性炎症过程；或者在急性炎症反复发作的期间存在。

慢性炎症常发生于以下情况：①病原微生物持续存在，如结核菌、梅毒螺旋体及某些真菌等；②长期暴露于内源性或外源性毒性因子，如长期暴露于二氧化硅等可引起硅沉着病；③对自身组织产生免疫反应，如系统性红斑狼疮和类风湿性关节炎等。

慢性炎症的病理变化以增生为主。根据其形态学特点可分为：一般慢性炎症（又称非特异性慢性炎）和肉芽肿性炎（又称特异性慢性炎）。

（一）一般增生性炎症

一般增生性炎症的主要特点是：①炎症灶内浸润的细胞主要为单核细胞、淋巴细胞和浆细胞，反映了机体对损伤的持续反应；②组织破坏：主要由炎细胞的产物引起；③修复反应：常有较明显的成纤维细胞和血管内皮细胞增生，以及被覆上皮和腺上皮等实质细胞的增生，以代替和修复损伤的组织。

1. 炎性息肉 见于黏膜的慢性炎症。局部被覆的黏膜上皮、腺体和肉芽组织增生，形成带蒂的肿块，突出于黏膜表面，称炎性息肉。常见有鼻息肉、子宫颈息肉及肠息肉。

2. 炎性假瘤 是指炎性增生时形成境界清楚的瘤样肿块，本质是炎症。其大体形态和X线检查都与肿瘤相似，称为炎性假瘤。好发于眼眶和肺。

（二）肉芽肿性炎（granulomatous inflammation）

肉芽肿性炎是一种特殊的慢性炎症，以肉芽肿形成为特点。所谓肉芽肿，是由炎症局部巨噬细胞及其衍生细胞增生形成的境界清楚的结节状病灶。病灶较小，直径一般在0.5～2 mm。

肉芽肿的主要细胞成分是巨噬细胞及其衍生的细胞，具有诊断意义。巨噬细胞衍生的细胞包括上皮样细胞和多核巨细胞等。上皮样细胞的胞质丰富，淡粉色，略呈颗粒状，胞质界限不清；细胞核呈圆形或长圆形，染色浅淡，核膜可有折叠，核内有1～2个核仁。因其形态与上皮细胞相似，故称上皮样细胞。

肉芽肿内的多核巨细胞是由上皮样细胞融合而来，细胞核数目可达几十个，甚至几百个。若细胞核排列于细胞周边呈马蹄形或花环状，称为 Langhans 巨细胞；若细胞核杂乱无章地分布于细胞内，则称为异物巨细胞。

不同病因可引起形态不同的肉芽肿，病理学家常可根据肉芽肿的形态特点作出病因诊断，如典型的结核肉芽肿可诊断结核病。根据致病原因不同，肉芽肿可分为以下类型：

1. 感染性肉芽肿　是由某些病原体（如结核杆菌、伤寒杆菌、梅毒螺旋体、血吸虫等）引起的具有特征性的肉芽肿。其中以结核肉芽肿最常见。典型的结核肉芽肿中心为干酪样坏死，周围为上皮样细胞，其间散在分布数量不等的 Langhans 巨细胞，再向外为大量淋巴细胞浸润，结节周围还可见纤维结缔组织包绕。

2. 异物性肉芽肿　是由于异物（如外科缝线、粉尘、木刺、寄生虫虫卵、隆乳术的填充物等）不易被消化，刺激长期存在形成的慢性炎症。异物性肉芽肿的形态特征是以异物为中心，周围为数量不等的巨噬细胞、异物巨细胞和成纤维细胞等，形成结节状病灶。

3. 原因不明肉芽肿　如结节病肉芽肿。

第六节　炎症的结局

大多数急性炎症能够痊愈，少数迁延为慢性炎症，极少数可蔓延扩散到全身。

一、痊愈

（一）完全痊愈

在炎症过程中病因被清除，若少量的炎性渗出物和坏死组织被溶解吸收，通过周围健康细胞的再生加以修复，最后完全恢复组织原有的结构和功能。

（二）不完全痊愈

炎症病灶的坏死范围较广，则需要肉芽组织修复，形成瘢痕，不能完全恢复组织原有的结构和功能。

二、迁延不愈转为慢性炎症

如果机体抵抗力低下或治疗不及时、不彻底，致炎因子不能在短期清除而持续存在，不断损伤组织，造成炎症过程迁延不愈，可使急性炎症转变成慢性炎症，病情可时轻时重。

三、蔓延扩散

少数情况下，由于机体抵抗力低下或病原微生物毒力强、数量多，病原微生物可不断繁殖，并沿组织间隙或脉管系统向周围和全身器官扩散。

（一）局部蔓延

炎症局部的病原微生物可通过组织间隙或自然腔道向周围组织和器官扩散蔓延。如急性膀胱炎可向上蔓延至输尿管或肾盂。

（二）淋巴道蔓延

急性炎症渗出的富含蛋白的炎性水肿液或部分白细胞可通过淋巴管回流至淋巴结，引起淋巴管炎和淋巴结炎。如足部感染时可引起同侧腹股沟淋巴结肿大，在足部感染灶和肿大的腹股沟淋巴结之间出现红线，即为淋巴管炎。

（三）血行蔓延

病原微生物及其毒素或毒性产物可直接侵入或随淋巴液回流进入血液循环，引起菌血症、毒血症、败血症和脓毒败血症。

1. 菌血症（bacteremia） 细菌由局部病灶入血，全身无中毒症状，但在血液中可查到细菌，称菌血症。一些炎症性疾患早期就有菌血症，如大叶性肺炎、流行性脑脊髓膜炎。此时，肝、脾和骨髓的吞噬细胞可吞噬清除细菌。

2. 毒血症（toxemia） 细菌的毒素或毒性产物被吸收入血，称毒血症。临床上出现高热、寒战等全身中毒症状，同时伴心、肝、肾等实质细胞的变性、坏死，严重时出现中毒性休克。

3. 败血症（septicemia） 侵入血中的细菌未被清除，反而大量繁殖，并产生毒素，引起全身中毒症状和病理变化，称败血症。临床上常有高热、寒战、皮肤和黏膜多发性出血点或瘀斑，以及脾脏和全身淋巴结肿大等。此时血培养可找到细菌。

4. 脓毒败血症（pyemia） 由化脓菌引起的败血症称脓毒败血症。患者除有败血症的表现外，血中的细菌菌落随血流到达全身各处并栓塞毛细血管，在皮肤、软组织及肺、肝、肾、脑等脏器形成多发性栓塞性脓肿。

思考题

1. 简述炎症的概念和基本病理变化。
2. 简述炎细胞的种类和功能。
3. 说出炎症介质的共同作用。
4. 请举例说明渗出性炎症的种类。
5. 病例分析

患儿，陈某，男性。三天前出现精神萎靡，食欲不振。1天前早上起床后感到右膝关节疼痛并红肿。当晚患部疼痛加剧，红肿也加重，不敢活动。次日于医院就诊，初步诊断为“右膝急性化脓性关节炎”。

试用所学病理学知识分析：

（1）该患儿可能出现的局部临床表现和全身反应是什么？

（2）其镜下主要的病理变化是什么？

思考题4–1
答案解析

（荆丽丽　王　枫）

第五章

肿 瘤

思维导图5-1

思维导图5-1解析

学习目标

1. 掌握肿瘤的概念，肿瘤的组织形态，肿瘤的异型性，肿瘤的生长方式与扩散途径，肿瘤的分级与分期方法，良、恶性肿瘤对机体的影响，良、恶性肿瘤的区别，良、恶性肿瘤的命名，癌前病变的常见类型及原位癌的概念。

2. 熟悉肿瘤细胞的生长特点、肿瘤的大体形态、副肿瘤综合征及异位内分泌综合征、肿瘤的分类、癌前病变的概念、异型增生的分级、上皮组织肿瘤和间叶组织肿瘤的好发部位及病变特点。

3. 了解肿瘤性增殖与非肿瘤性增殖、上皮内瘤变的分级及肿瘤的病因和发病机制。

案例 5-1

林某，男，62 岁。上腹部周期性餐后痛 5 年，服用抗胃酸药可缓解。5 个月前上腹部持续性疼痛，3 个月前出现胃部烧灼感、反酸，并有便血。胃镜检查：幽门处可见一溃疡型肿物。

既往史：慢性胃溃疡 5 年。

体格检查：左锁骨上淋巴结肿大、变硬。因考虑有转移，未能手术，只做化疗。患者逐渐消瘦，贫血，呈恶病质状态，入院两个月后死亡。

【尸检摘要】

一般情况：恶病质状态，左锁骨上淋巴结肿大。血性腹腔积液 2500 ml。大网膜、肠系膜、腹后壁、肝门淋巴结均肿大变硬，切面呈灰白色。胃：胃小弯近幽门处有一椭圆形肿瘤，中间是 4.0 cm×3.0 cm 的溃疡。溃疡边缘不规则隆起，切面呈灰白色，质硬，溃疡底部凹凸不平，可见坏死出血。镜下，可见大量腺癌癌巢，癌细胞侵入黏膜下层、肌层及浆膜层，并可见病理性核分裂象。淋巴结：胃周边淋巴结、肠系膜、大网膜、纵隔、肝门、肺门等处淋巴结代之以与胃组织相同的肿瘤组织。

问题：

1. 本病例有哪些病变？它们之间有何联系？

2. 如何判断此病例肿瘤的良、恶性？

案例 5-1 答案解析

肿瘤（tumor）是以细胞异常增殖为特点的一大类疾病。肿瘤种类繁多，具有不同的生物学行为和临床表现。生长缓慢，没有侵袭性或侵袭性弱，不播散，对人体的危害小，这样的肿瘤称为良性肿瘤。相反，生长迅速，侵袭性强，易播散，对人体的危害大，这样的肿瘤称为恶性肿瘤。

恶性肿瘤严重威胁人类的生命，是我国居民死亡的主要原因之一。2016 年我国城市居民疾病死因第一位的是恶性肿瘤；在农村地区，恶性肿瘤居疾病死因的第二位。目前我国十大常见的恶性肿瘤为肺癌、肝癌、胃癌、食管癌、结直肠癌、乳腺癌、子宫颈癌、胰腺癌、脑肿瘤和膀胱癌。2012 年全世界新增恶性肿瘤患者约 1410 万，死亡人数 820 万。2015 年全球恶性肿瘤死亡人数约 880 万。

恶性肿瘤对人类的危害，不仅是威胁患者的生命，还在于它给患者带来的躯体痛苦、精神压力和经济负担。肿瘤的诊断、预防和治疗，是医学科学十分重要的组成部分，形成一个专门的分支——肿瘤学。肿瘤的发生发展机制和肿瘤的病理诊断是病理学和肿瘤学的重要内容。本章主要从病理学角度介绍关于肿瘤的基本知识，包括肿瘤的形态和分类、生物学特点、病因和发病机制等。掌握这些知识，对肿瘤的预防、诊断和治疗具有重要的临床意义。

第一节 肿瘤的概念和形态

一、肿瘤的概念

肿瘤是机体在各种致瘤因素的作用下，局部组织的细胞在基因水平上失去对其生长的正常调控，导致克隆性异常增生而形成的新生物（白血病除外）。这种新生物常表现为局部肿块。形成肿瘤的过程，称为肿瘤形成（neoplasia）。

肿瘤的形成，是机体细胞异常增殖的结果，也与细胞的死亡机制发生障碍有关。这种导致肿瘤形成的细胞增殖称为肿瘤性增殖。

与肿瘤性增殖相对的概念是非肿瘤性增殖，如炎症和损伤修复时的细胞增殖，二者是有本质区别的。肿瘤细胞一般呈单克隆性增殖，不同程度的丧失了分化成熟的能力，表现出异常的形态、代谢和功能。肿瘤细胞生长旺盛，失去控制，具有相对自主性，即使致瘤因素已去除，肿瘤细胞的生长和代谢特点仍可继续维持，提示肿瘤细胞的这种生物学特征可遗传给子代细胞。非肿瘤性增殖一般是多克隆性，增殖的细胞或组织能够分化成熟，基本上具有原组织的结构与功能，一旦病因消除，增殖即告停止。

二、肿瘤的大体形态

大体观察时，应注意肿瘤的数目、大小、形状、颜色和质地等。通过大体观察有助于判断肿瘤的组织来源和良、恶性。

1. 数目　肿瘤多为单发，也可先后或同时发生多个肿瘤（多发肿瘤），如子宫多发性平滑肌瘤、神经纤维瘤病等。

2. 大小　肿瘤的大小差别很大，与肿瘤的性质、生长时间和发生部位等有关。小者只有几毫米，很难发现，需在显微镜下才能发现，如原位癌；大者数十厘米，重量可达数千克甚至数十千克，如巨大卵巢囊腺瘤。发生在体表或大的体腔（如腹腔）内的肿瘤，生长空间充裕，体积可以很大；发生在密闭的狭小腔道内的肿瘤（如颅腔、椎管）内的肿瘤，生长受限，体积通常较小。生长缓慢、生长时间长的肿瘤，体积可以很大。良性肿瘤生长缓慢，生长时间长，通常比较大；而恶性肿瘤生长速度快，易发生转移和引起患者死亡，常长不大。

3. 形状　肿瘤的形状多种多样，与肿瘤的组织类型、发生部位、生长方式及良、恶性密切相关。常见的形状有息肉状、菜花状、乳头状、结节状、分叶状、囊状、浸润性包块状、弥漫肥厚状、溃疡状等。（图 5-1）

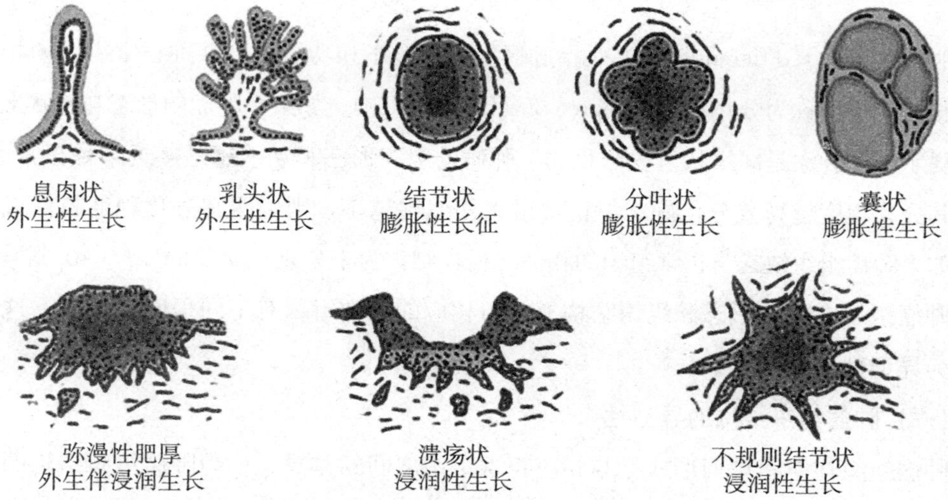

图 5-1　肿瘤的形状和生长方式模式图

4. 颜色　肿瘤的颜色由组成肿瘤的组织、细胞及其产物的颜色决定。如血管瘤呈红色，脂肪瘤呈黄色，黑色素瘤则呈黑色或灰褐色。恶性肿瘤的切面多呈灰白色或灰红色。肿瘤发生继发性改变，如变性、出血、坏死时，其颜色会发生相应改变。

5. 质地　肿瘤的质地与其类型、肿瘤细胞与间质的比例等因素有关。不同组织来源的肿瘤，其质地取决于来源的组织。如脂肪瘤一般比较软，而骨瘤较坚硬。同一来源的肿瘤，其质地取决于实质与间质的比例，间质多而实质少者较硬，反之则较软。

三、肿瘤的组织形态

肿瘤的组织形态千变万化，是组织病理学的重要内容，也是肿瘤组织病理学诊断的基础。肿瘤组织由实质和间质两部分组成。

1. 肿瘤实质　即肿瘤细胞，是肿瘤的主要成分，决定着肿瘤的生物学特性。通常根据肿瘤细胞的形态、形成的结构或其产物来判断肿瘤的分化方向并进行组织学分类。

2. 肿瘤间质　一般由结缔组织、血管和淋巴管组成，对肿瘤实质起着支持和营养的作用。间质不具特异性，通常生长快的肿瘤间质血管多，反之则较少。一般情况下，肿瘤间质内有丰富的淋巴细胞、浆细胞、巨噬细胞等浸润，与机体对肿瘤组织的免疫反应有关。

第二节　肿瘤的异型性

肿瘤的分化（differentiation）是指肿瘤组织在形态和功能上与某种正常组织的相似之处；相似的程度称为分化程度（degree of differentiation）。如某个肿瘤的形态与鳞状上皮相似，提示这个肿瘤是向鳞状上皮分化的。肿瘤的组织形态和功能越是接近某种正常组织，说明其分化程度越高或分化好；与正常组织相似性越小，则说明其分化程度越低或分化差。如果肿瘤组织缺乏与正常组织的相似之处，则称为未分化（undifferentiated）肿瘤。

肿瘤组织在细胞形态和组织结构上，与相应的正常组织有不同程度的差异，这种差异称为异型性（atypia）。

（一）肿瘤组织结构的异型性

肿瘤组织在空间排列形式上与相应正常组织之间的差异，称为肿瘤组织结构的异型性。良性肿瘤组织结构有不同程度的异型性，如子宫平滑肌瘤，细胞排列呈束状，相互编织，同一束内的细胞排列与正常平滑肌细胞相似，但核有时排列成栅状。恶性肿瘤组织结构的异型性明显，如纤维肉瘤，瘤细胞很多，胶原纤维很少，细胞排列紊乱，与正常的组织结构相差甚远，有时甚至无法判断其组织来源。（图 5-2、图 5-3）

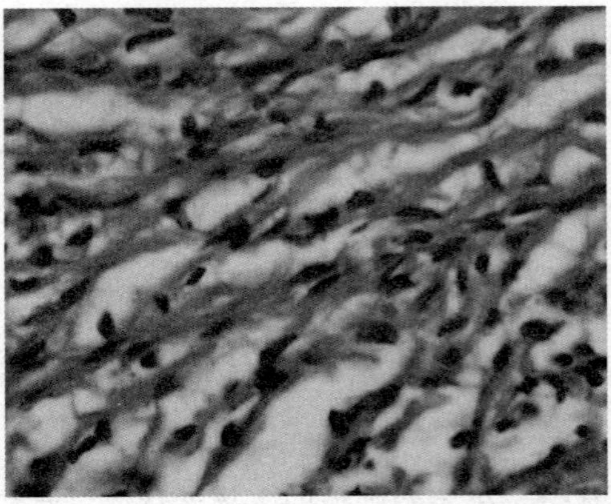

图 5-2　纤维瘤

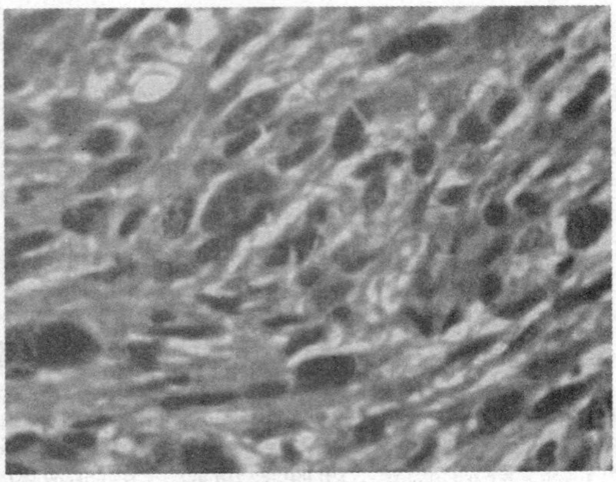

图 5-3　纤维肉瘤

（二）肿瘤细胞形态的异型性

良性肿瘤细胞形态异型性较小，与起源的正常细胞相似。恶性肿瘤细胞分化程度低，异型性明显，其特点如下：

1. 肿瘤细胞的多形性　恶性肿瘤细胞一般比相应的正常细胞大，但大小不一、形态各异，并可出现瘤巨细胞，即体积巨大的肿瘤细胞。有些分化很差的肿瘤，肿瘤细胞常比相应的正常细胞小，大小也较一致，如肺燕麦细胞癌。

2. 肿瘤细胞核的多形性　表现为：①核体积增大，使核/浆比例增大（正常为1∶4～1∶6，恶性肿瘤细胞接近1∶1）；②核大小不一，形态各异，可出现多核、巨核、双核或奇异形核；③核染色加深，染色质呈粗颗粒状，分布不均，常堆积于核膜下；④核仁肥大，数目增多（2～5个不等）；⑤核分裂象多见，出现异常的核分裂象（病理性核分裂象），如不对称性核分裂、多极性核分裂等（图5-4），对诊断恶性肿瘤具有重要价值。

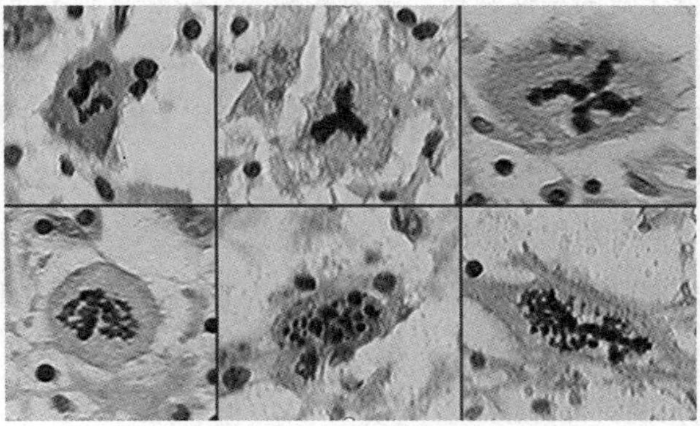

图5-4　恶性肿瘤细胞病理性核分裂示意图

肿瘤异型性的大小反映了肿瘤组织的分化成熟程度。异型性越小，说明肿瘤组织分化成熟程度越高，恶性程度越低；反之，异型性越大，说明肿瘤组织分化成熟程度越低，恶性程度越高。很明显的异型性称为间变（anaplasia），具有间变特征的肿瘤，称为间变性肿瘤（anaplastic tumor），多为高度恶性的肿瘤。因此，肿瘤异型性的大小是区别肿瘤性增殖和非肿瘤性增殖，诊断肿瘤良、恶性以及肿瘤恶性程度的主要组织学依据。

第三节　肿瘤的命名与分类

肿瘤的命名（nomenclature）与分类（classification），是肿瘤病理诊断的重要内容，对于临床实践非常重要。医务工作者必须了解肿瘤病理诊断名称的含义并能正确使用。

一、肿瘤的命名

人体的任何部位、组织和器官几乎都可以发生肿瘤，因此肿瘤种类繁多，命名复杂。一般根据其组织或细胞类型及生物学行为来命名。

（一）良性肿瘤的命名

一般原则是在肿瘤组织或细胞类型的名称之后加一个“瘤”字。如脂肪组织的良性肿瘤，称为脂肪瘤；腺上皮的良性肿瘤，称为腺瘤。有时还结合肿瘤的形态特点命名，如腺瘤呈乳头状生长并有囊腔形成者称为乳头状囊腺瘤。

（二）恶性肿瘤的命名

1. 癌（carcinoma） 上皮组织的恶性肿瘤统称为癌。这些肿瘤表现出向某种上皮分化的特点，其命名原则是在上皮名称之后加一个“癌”字。如鳞状上皮的恶性肿瘤，称为鳞状细胞癌；腺上皮的恶性肿瘤，称为腺癌。有些癌具有不止一种上皮分化，例如，肺的腺鳞癌同时具有腺癌和鳞状细胞癌的成分。未分化癌（undifferentiated carcinoma）是指形态或免疫表型可以确定为癌，但缺乏特定上皮分化特征的癌。

2. 肉瘤（sarcoma） 间叶组织的恶性肿瘤统称为肉瘤。这些肿瘤表现出向某种间叶组织分化的特点。间叶组织包括纤维组织、脂肪、血管、淋巴管、肌肉、骨、软骨、滑膜组织等，其命名原则是在间叶组织名称之后加“肉瘤”二字。如平滑肌肉瘤、骨肉瘤。未分化肉瘤（undifferentiated sarcoma）是指形态或免疫表型可以确定为肉瘤，但缺乏特定间叶组织分化特征的肉瘤。

如果一个肿瘤既有癌的成分又有肉瘤的成分，则称为癌肉瘤（carcinosarcoma）。

应当强调，在病理学上，癌是指上皮组织的恶性肿瘤。而癌症（cancer）则是泛指所有的恶性肿瘤。

（三）肿瘤的其他命名

由于历史原因，有少数肿瘤的命名已经约定俗成，不按上述原则进行。①有些肿瘤的形态类似发育过程中的某种幼稚组织或细胞，称为“母细胞瘤”，恶性者如视网膜母细胞瘤、神经母细胞瘤和肾母细胞瘤；良性者如软骨母细胞瘤、骨母细胞瘤等；②有些恶性肿瘤因成分复杂或沿袭传统习惯，则在肿瘤名称前加“恶性”二字，如恶性畸胎瘤、恶性淋巴瘤、恶性黑色素瘤等。在临床上，恶性淋巴瘤、恶性黑色素瘤有时省去恶性二字，但依然是恶性；③有的肿瘤以起初描述或研究该肿瘤的学者的名字命名，如尤文（Ewing）肉瘤、霍奇金（Hodgkin）淋巴瘤；④还有些恶性肿瘤采用习惯名称，如精原细胞瘤、白血病、蕈样霉菌病等；⑤瘤病多用于多发性良性肿瘤，如多发神经纤维瘤病、脂肪瘤病等；⑥有些肿瘤以肿瘤细胞的形态命名，如肺燕麦细胞癌。

二、肿瘤的分类

肿瘤分类在医学实践包括病理学实际工作中有重要作用。不同类型的肿瘤具有不同的临床病理特点、治疗反应和预后。肿瘤的正确分类是拟定治疗计划、判断患者预后的重要依据；也是诊断和研究工作的基础。恰当的分类，有助于明确诊断标准，统一诊断术语，是临床病理诊断工作的前提。

根据肿瘤的组织类型、细胞类型和生物学行为对其进行分类。常见肿瘤的简单分类见表 5-1。

表 5-1 常见肿瘤的分类

	良性肿瘤	恶性肿瘤
上皮组织		
鳞状细胞	鳞状细胞乳头状瘤	鳞状细胞癌
基底细胞		基底细胞癌
尿路上皮（移行细胞）	尿路上皮乳头状瘤	尿路上皮癌
腺上皮细胞	腺瘤	腺癌
间叶组织		
纤维组织	纤维瘤	纤维肉瘤
脂肪	脂肪瘤	脂肪肉瘤
平滑肌	平滑肌瘤	平滑肌肉瘤
横纹肌	横纹肌瘤	横纹肌肉瘤
血管	血管瘤	血管肉瘤
淋巴管	淋巴管瘤	淋巴管肉瘤
骨	骨瘤	骨肉瘤
软骨	软骨瘤	软骨肉瘤
滑膜		滑膜肉瘤
间皮		恶性间皮瘤
淋巴造血组织		
淋巴细胞		淋巴瘤
造血细胞		白血病
神经组织和脑脊膜		
神经鞘细胞	神经鞘瘤	恶性神经鞘瘤
胶质细胞	胶质瘤	恶性胶质瘤

续表

	良性肿瘤	恶性肿瘤
脑膜	脑膜瘤	恶性脑膜瘤
神经细胞	神经节细胞瘤	神经母细胞瘤，髓母细胞瘤
其他组织		
黑色素细胞		黑色素瘤
胎盘滋养叶细胞	葡萄胎	恶性葡萄胎，绒毛膜上皮癌
生殖细胞		精原细胞瘤、无性细胞瘤、胚胎性癌
性腺或胚胎剩件中的全能细胞	畸胎瘤（成熟畸胎瘤）	恶性畸胎瘤（不成熟畸胎瘤）

第四节　肿瘤的生长与扩散

一、肿瘤的生长

（一）肿瘤的生长速度

不同肿瘤及肿瘤的不同阶段生长速度差别很大。一般来说，良性肿瘤分化程度高，大部分瘤细胞处于非增殖状态，故生长缓慢。恶性肿瘤分化程度低，生长速度快，短时间内即可形成肿块，且常因血管及营养供应相对不足，发生坏死、出血等继发性改变。如果良性肿瘤在短时间内生长速度突然加快，要考虑到恶性变的可能。影响肿瘤生长速度的因素很多，如肿瘤细胞的倍增时间（doubling time）、生长分数（growth fraction）及肿瘤细胞的生成和死亡的比例等。

肿瘤细胞的倍增时间是指细胞分裂繁殖为两个子代细胞所需的时间。多数恶性肿瘤细胞的倍增时间并不比正常细胞快，所以恶性肿瘤生长迅速可能主要不是肿瘤细胞倍增时间缩短引起的。生长分数是指肿瘤细胞群体中处于增殖状态的细胞的比例。处于增殖状态的细胞，不断分裂繁殖。恶性肿瘤形成初期，细胞分裂增殖活跃，生长分数高。随着肿瘤的生长，有的肿瘤细胞进入静止期，分裂增殖停止。许多抗肿瘤药物都是通过干扰细胞增殖而起作用的。因此，生长分数高的肿瘤对化学药物治疗敏感。对于生长分数低的肿瘤，在化疗前可以先进行放射治疗或手术，以缩小或大部去除瘤体，此时，残余的静止期肿瘤细胞可再进入增殖期，从而增加肿瘤对化学治疗的敏感性。

肿瘤细胞的生成和死亡的比例是影响肿瘤生长速度的一个重要因素，可能在很大程度上决定着肿瘤是否能持续生长、能以多快的速度生长。肿瘤生长过程中，由于营养供应和机体抗肿瘤反应等因素的影响，有些肿瘤细胞会死亡，且往往以凋亡的形式发生。

（二）肿瘤血管生成

肿瘤直径达到1～2 mm后，若无新生血管生成来提供营养，则不能继续增长。实验显示，肿瘤有诱导血管生成的能力。肿瘤细胞本身及巨噬细胞等炎细胞能产生血管内皮细胞生长因子（vascular endothelial growth factor，VEGF）等血管生成因子，诱导新生血管的生成。血管内皮细胞和成纤维细胞表面有血管生成因子受体。血管生成因子与其受体结合后，可促进血管内皮细胞分裂和毛细血管生长。因此，抑制肿瘤血管生成有望成为治疗肿瘤的新途径。

（三）肿瘤的演进与异质性

恶性肿瘤生长过程中，其侵袭性增加的现象，称为肿瘤的演进（progression），可表现为生长速度加快、浸润周围组织和发生远处转移。肿瘤演进与它获得越来越大的异质性（heterogeneity）有关。恶性肿瘤细胞虽然是从一个发生恶性转化的细胞单克隆性增殖而来，但在生长过程中，经过许多代分裂繁殖产生的子代细胞，可出现不同的基因改变或其他大分子的改变，其生长速度、侵袭能力、对生长信号的反应、对抗癌药的敏感性等方面都可以有差异。这时，这一肿瘤细胞群体不再是由完全一样的肿瘤细胞组成的，而是具有异质性的肿瘤细胞群体，是具有各自特性的“亚克隆”。在获得这种异质性的肿瘤演进过程中，具有生长优势和较强侵袭力的细胞压倒了没有生长优势和侵袭力弱的细胞。

（四）肿瘤的生长方式

1. 膨胀性生长　是多数良性肿瘤的生长方式。肿瘤生长缓慢，不侵袭周围正常组织，随着体积增大，将周围组织慢慢推开或挤压，肿瘤呈结节状，有完整包膜，与周围组织界限清楚。位于皮下者临床触诊推之易动，手术容易摘除，术后不易复发。

2. 浸润性生长　是大多数恶性肿瘤的生长方式。肿瘤细胞长入并破坏周围组织（包括组织间隙、淋巴管或血管），这种现象叫作浸润（invasion）。呈浸润性生长的肿瘤无包膜，与周围组织界限不清，触诊时固定、不活动。手术不易切除干净，术后容易复发。

3. 外生性生长　发生于体表、体腔（如胸腔、腹腔）内或自然管道（如消化道）腔面的肿瘤多呈外生性生长，形成突起的乳头状、息肉状或菜花状肿物。良、恶性肿瘤均可呈外生性生长，但恶性肿瘤在外生性生长的同时，其基底部常呈浸润性生长。外生性生长的恶性肿瘤，由于生长迅速，肿瘤中央部位血液供应相对不足，易发生坏死，坏死组织脱落后形成底部高低不平、边缘隆起的溃疡（恶性溃疡）。

二、肿瘤的扩散

恶性肿瘤不仅可在原发部位浸润生长、累及邻近器官或组织，还可通过多种途径扩散到身体其他部位。这是恶性肿瘤最重要的生物学特点。其扩散方式如下：

（一）直接蔓延（direct spread）

恶性肿瘤细胞常沿组织间隙、淋巴管、血管或神经束膜向周围正常组织或器官生长，并破坏其结构，这种现象称为直接蔓延。如晚期子宫颈癌可直接蔓延至膀胱和直肠。

（二）转移（metastasis）

恶性肿瘤细胞从原发部位侵入淋巴管、血管或体腔，迁徙到其他部位，继续生长，形成与原发瘤同样类型的肿瘤，这个过程称为转移。所形成的肿瘤称为转移瘤或继发瘤。原发部位的肿瘤称为原发肿瘤。发生转移是恶性肿瘤的特点，但并非所有恶性肿瘤都会发生转移。如皮肤基底细胞癌，多造成局部破坏，很少发生转移。恶性肿瘤的转移途径主要有以下几种：

1. 淋巴道转移　是癌的主要转移途径。恶性肿瘤细胞侵入淋巴管，随淋巴液首先到达局部淋巴结（区域淋巴结）。如乳腺癌转移到同侧腋窝淋巴结，形成淋巴结的乳腺癌转移。肿瘤细胞先聚集于边缘窦，之后累及整个淋巴结，使淋巴结肿大、质地变硬、切面呈灰白色。肿瘤组织浸出被膜，可使相邻的淋巴结融合成团。局部淋巴结转移后，可继续转移到下一站淋巴结。（图 5-5）最后可经胸导管入血，继发血道转移。

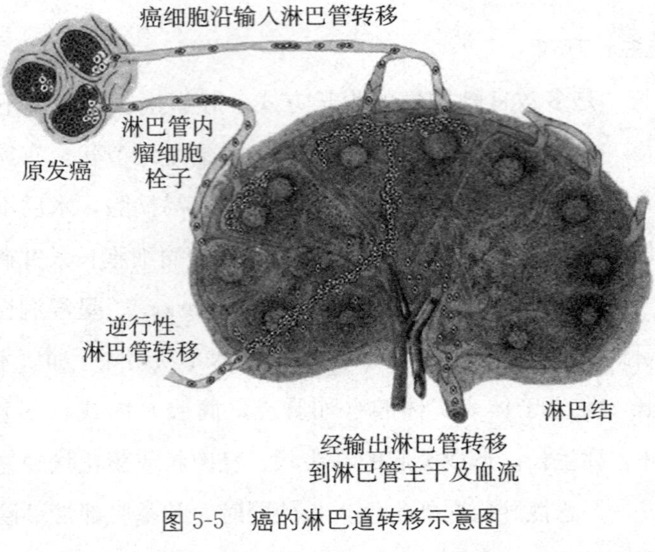

图 5-5　癌的淋巴道转移示意图

2. 血道转移　是肉瘤的主要转移途径。肿瘤细胞侵入血管后，可随血流到达远处器官，继续生长，形成转移瘤。由于静脉管壁薄，管腔内压力低，因此恶性肿瘤细胞多经静脉入血，少数也可经淋巴管间接入血。肿瘤细胞血道转移的途径与栓子的运行途径相似，即侵入体循环静脉的肿瘤细胞经右心到肺，在肺内形成转移瘤。（图 5-6）侵入门静脉系统的肿瘤细胞首先发生肝转移。侵入肺静脉的肿瘤细胞，可经左心随主动脉血流到达全身各器官，常转移到脑、骨、肾及肾上腺等处，因此这些器官的转移常发生在肺内已有转移之后。侵入胸、腰、骨盆静脉的肿瘤细胞，也可通过吻合支进入脊椎静脉丛，直接转移到脊椎和脑。

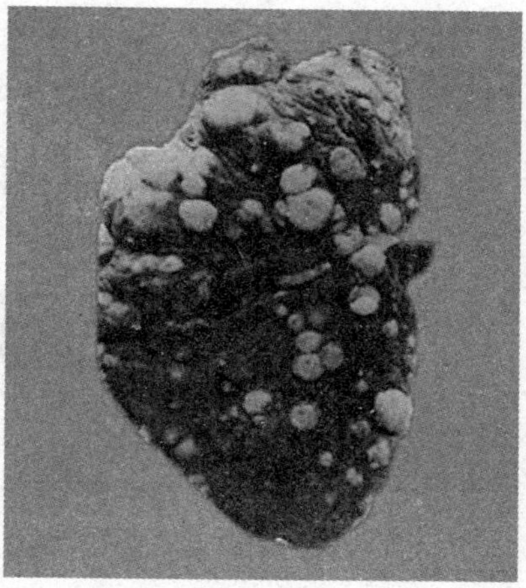

图 5-6 肺转移癌

血道转移可累及许多器官，但最常受累的脏器是肺，其次是肝。临床上判断有无血道转移，以确定患者的临床分期和治疗方案时，应做肺及肝的影像学检查。血道转移瘤的特点是多发、边界清楚、散在分布且多位于器官表面。位于器官表面的转移瘤，由于瘤结节中央出血、坏死而下陷，可形成所谓的“癌脐”。

3. 种植性转移　胸腹腔等体腔内器官的恶性肿瘤蔓延到器官表面时，瘤细胞可以脱落，像播种一样种植在体腔内各器官的表面，形成多处转移瘤。如晚期胃癌破坏胃壁侵及浆膜后，可种植到大网膜、腹膜、盆腔器官如卵巢等处。在卵巢可表现为双侧卵巢体积增大，镜下见富于黏液的印戒细胞癌弥漫浸润，这种特殊的卵巢转移性肿瘤称为 Krukenberg 瘤。（图 5-7）但 Krukenberg 瘤不一定都是种植性转移，也可通过淋巴道和血道转移形成。

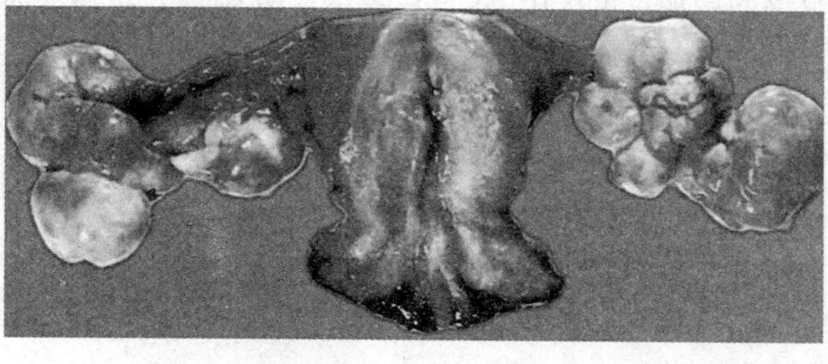

注：胃肠道癌侵及浆膜后，种植转移到卵巢，表现为双侧卵巢肿大。

图 5-7 卵巢的转移性腺癌

浆膜腔的种植性转移常伴有浆膜腔积液，可为血性浆液性积液，原因是浆膜下淋巴管或毛细血管被瘤栓堵塞，毛细血管通透性增加，血液漏出或者是肿瘤细胞破坏毛细血管引起出血。积液中可含有数量不等的肿瘤细胞。抽取积液进行脱落细胞学检查，以发现恶性肿瘤细胞，是诊断恶性肿瘤的重要方法之一。瘤细胞浸润也可引起浆膜腔器官粘连。极少数情况下，在施行外科手术时医护人员也可能造成医源性种植性转移。

第五节 肿瘤的分级与分期

肿瘤的分级与分期一般用于恶性肿瘤，是临床制定治疗方案和估计预后的重要参考。医学上常使用“五年生存率”“十年生存率”等统计指标来衡量肿瘤的恶性行为和对治疗的反应，这些指标与肿瘤的分级和分期有密切关系。一般来说，肿瘤的分级和分期越高，患者的生存率越低。

1. 分级　恶性肿瘤的分级（grade）是描述其恶性程度的指标。病理学上，根据肿瘤的分化程度、异型性、核分裂象的数目等将恶性肿瘤分为Ⅰ、Ⅱ、Ⅲ三级。Ⅰ级为高分化，恶性程度低；Ⅱ级为中等分化，中度恶性；Ⅲ级为低分化或未分化，恶性程度高。此分级法简单易行，但易受主观因素的影响。

2. 分期　肿瘤的分期（stage）是指恶性肿瘤的生长范围和播散程度。肿瘤体积越大，生长范围和播散程度越广，患者的预后越差。肿瘤分期有多种方案，其主要原则是根据原发肿瘤的大小、浸润的深度、扩散的范围以及是否有转移等来确定肿瘤发展的程度或早晚。目前国际上广泛采用 TNM 分期系统。T 指原发瘤的大小或浸润的深度，用 T_1～T_4表示，Tis 代表原位癌；N 指局部淋巴结受累情况，N_0表示无淋巴结转移，随淋巴结受累程度和范围的增加，依次用 N_1～N_3表示；M 指远处转移（通常是血道转移），用 M_0、M_1表示，M_0表示无远处转移，M_1表示有远处转移。

第六节 肿瘤对机体的影响

肿瘤因其良、恶性不同，发展阶段不同，对机体的影响也不同。

一、良性肿瘤对机体的影响

良性肿瘤分化好，生长缓慢，在局部生长，不浸润，不转移，通常对机体影响较小，主要表现为局部压迫和阻塞症状。这些症状的有无或严重程度，主要与肿瘤发生部位和继发变化有关。但生长在重要部位的肿瘤，也可引起较为严重的后果。如生长在颅内或椎管内的良性肿瘤，可压迫脑或脊髓，引起颅内高压等相应的神经系统症状。一些内分泌腺的良性肿瘤常因能引起某种激素分泌过多而产生全身性影响，如胰岛细胞瘤因胰岛素产生过多而引起阵发性低血糖；肾上腺嗜铬细胞瘤产生去甲肾上腺素而引起阵发性高血压；垂体生长激素腺瘤分泌过多的生长激素，可引起巨人症或肢端肥大症。

二、恶性肿瘤对机体的影响

恶性肿瘤由于分化程度低，生长迅速，呈浸润性生长并可发生转移，对机体的影响严重。主要表现为：

1. 局部压迫和阻塞　如食管癌阻塞食管引起吞咽困难，肺癌引起呼吸困难。

2. 破坏组织器官的结构和功能　如骨肉瘤侵袭破坏正常骨组织，可引起病理性骨折；晚期肝癌破坏肝组织，引起肝功能障碍。

3. 出血和感染　恶性肿瘤常因侵袭破坏血管或缺血坏死而发生出血。如鼻咽癌导致鼻出血、肺癌导致咯血、直肠癌出现便血、膀胱癌可发生无痛性血尿等。肿瘤坏死、出血可继发感染，常排出腥臭分泌物，如晚期子宫颈癌、阴茎癌等。

4. 疼痛　恶性肿瘤晚期，由于肿瘤局部压迫或侵犯神经，可引起相应部位疼痛。如肝癌时肝被膜神经受压迫而出现肝区疼痛、鼻咽癌侵犯三叉神经引起头疼等。肿瘤累及局部神经，可引起顽固性疼痛。

5. 发热　肿瘤代谢产物、坏死分解产物或继发感染时均可引起发热。

6. 恶病质　多见于恶性肿瘤病人晚期，是指患者机体出现进行性消瘦、乏力、贫血和全身衰竭的状态。恶病质的发生可能与多种因素有关，如恶性肿瘤生长迅速，消耗体内大量营养物质；肿瘤组织坏死分解产物及继发出血、感染、发热等引起机体代谢紊乱；疼痛和不良的心理状态影响病人进食和睡眠；此外，消化道的恶性肿瘤可直接影响进食和消化吸收，因此恶病质出现早且严重。

7. 副肿瘤综合征（paraneoplastic syndrome，PNS）　一些非内分泌腺的肿瘤可产生和分泌激素或激素样物质，这类激素称为异位激素，如促甲状腺激素、促肾上腺皮质激素、胰岛素、生长激素、抗利尿激素等十余种。产生异位激素的肿瘤大多数是恶性肿瘤，其中以癌为多，如小细胞肺癌、胃癌、肝癌、胰腺癌、结肠癌等，有时也可见于肉瘤。异位激素引起内分泌紊乱而出现的相应临床症状，称为异位内分泌综合征（ectopic endocrine syndrome）。

异位内分泌综合征属于副肿瘤综合征。肿瘤的产物（如异位激素）或异常免疫反应或其他不明原因，引起患者内分泌、神经、消化、造血、骨关节、皮肤及肾脏等系统发生病变，出现相应的临床表现，称为副肿瘤综合征，这些表现不能用肿瘤的直接蔓延或远处转移来解释。需要注意的是，内分泌腺的肿瘤（如垂体腺瘤）产生原内分泌腺固有的激素（如生长激素）而导致的病变或临床表现，不属于副肿瘤综合征。

副肿瘤综合征见于少数晚期肿瘤患者，也可以是一些隐匿肿瘤的早期表现。一些肿瘤患者在发现肿瘤之前，先表现出副肿瘤综合征，如果医护人员能够考虑到副肿瘤综合征并进一步搜寻，可能及时发现肿瘤。另一方面，已确诊的肿瘤患者出现此类症状时，应考虑到副肿瘤综合征的可能，避免将之误认为是肿瘤转移所致。

第七节　良性肿瘤与恶性肿瘤的区别

良性肿瘤与恶性肿瘤的生物学特性和对机体的影响差别很大，临床上治疗措施和治疗效果也完全不同。良性肿瘤一般易于治疗，治疗效果好；恶性肿瘤危害大，治疗措施复杂，效果尚不理想。若将恶性肿瘤误诊为良性肿瘤，可能延误治疗或者治疗不彻底。相反，若将良性肿瘤误诊为恶性肿瘤，可能导致过度治疗。因此，正确区分良、恶性肿瘤（表 5-2），具有重要意义。

表 5-2　良性肿瘤与恶性肿瘤的区别

	良性肿瘤	恶性肿瘤
分化程度	分化好，异型性小	分化差，异型性大
核分裂象	无或稀少，不见病理性核分裂象	多，可见病理性核分裂象
生长速度	缓慢	较快
生长方式	膨胀性或外生性生长	浸润性或外生性生长
继发改变	少见	常发生出血、坏死、溃疡形成等
转移	不转移	常有转移
复发	很少复发	较多复发
对机体影响	较小，主要为局部压迫或阻塞	较大，局部压迫和阻塞，破坏组织结构，引起坏死、出血、合并感染，甚至造成恶病质、死亡

需要指出的是，良、恶性肿瘤的区别是相对的，无绝对的界限。如血管瘤为良性肿瘤但无包膜，常呈浸润性生长；而皮肤基底细胞癌虽为恶性肿瘤，却几乎不发生转移；再如甲状腺滤泡性腺癌，细胞分化好，异型性小，但可以浸润和转移。有些肿瘤的组织形态和

生物学行为介于良、恶性之间，称交界性肿瘤，如卵巢交界性囊腺瘤。肿瘤的良恶性也并非一成不变，有些良性肿瘤如不及时治疗，可转变为恶性肿瘤；极个别恶性肿瘤（如黑色素瘤），有时由于机体免疫力增强等原因，可以停止生长甚至完全自然消退（1/10 万）。

第八节 癌前病变、异型增生和原位癌

一、癌前病变（precancerous lesions）

是指某些具有癌变潜在可能性的病变，如长期存在有可能转变为癌。应该注意，癌前病变并不是一定会发展为恶性肿瘤。从癌前病变发展为癌，可经过很长时间。在上皮组织，有时可观察到先出现非典型增生，再发展为上皮内的原位癌，再进一步发展为浸润性癌。正确认识和积极治疗癌前病变对肿瘤的预防具有重要意义。常见的癌前病变有以下几种：

1. 黏膜白斑　常发生于食管、口腔、外阴、宫颈等处，局部黏膜呈白色斑块。镜下表现为鳞状上皮过度增生和过度角化，并有一定的异型性。长期不愈有可能转变为鳞状细胞癌。

2. 纤维囊性乳腺病　常见于 40 岁左右的妇女，其发展为浸润性乳腺癌的相对危险度为普通女性的 4～5 倍。病变主要为乳腺导管囊性扩张、小叶和导管上皮细胞增生。

3. 大肠腺瘤　常见。单发或多发，有绒毛状腺瘤、管状腺瘤等。绒毛状腺瘤发生癌变的机会更大。家族性腺瘤性息肉病（familial adenomatous polyposis，FAP）几乎均会发生癌变。

4. 慢性胃炎与肠上皮化生　胃的肠上皮化生与胃癌的发生有一定关系。慢性幽门螺杆菌性胃炎与胃的黏膜相关淋巴组织发生的 B 细胞淋巴瘤及胃腺癌有关。

5. 皮肤慢性溃疡　经久不愈的皮肤溃疡和瘘管，由于长期慢性炎症刺激，鳞状上皮增生和非典型增生，可进一步发展为癌。

6. 慢性溃疡性结肠炎　是一种炎性肠病。在反复发生溃疡和黏膜增生的基础上可发生结肠腺癌。

二、异型增生

过去的文献常使用非典型增生（atypical hyperplasia）这一术语来描述细胞增生并出现

异型性，多用于上皮的病变，包括被覆上皮（如鳞状上皮和尿路上皮）和腺上皮（如乳腺导管上皮、子宫内膜腺上皮）。由于在修复、炎症等情况下，也可以出现非典型增生，因此，近年来学术界倾向使用异型增生这一术语来描述与肿瘤形成相关的非典型增生。

异型增生是癌前病变的组织学改变，表现为细胞大小不一，形态多样，核大深染，核/浆比增大，核分裂象增多，细胞排列紊乱，极向消失。根据病变累及的范围和异型性大小，异型增生分为轻、中、重三级。以被覆上皮为例，异型性较小，异型细胞累及上皮层的下 1/3 为轻度；异型细胞累及上皮层的下 1/3～2/3 为中度；增生的异型细胞超过全层的 2/3，但尚未累及上皮全层的为重度。（图 5-8）轻度异型增生当病因消除后可恢复正常，而中、重度则较难逆转。

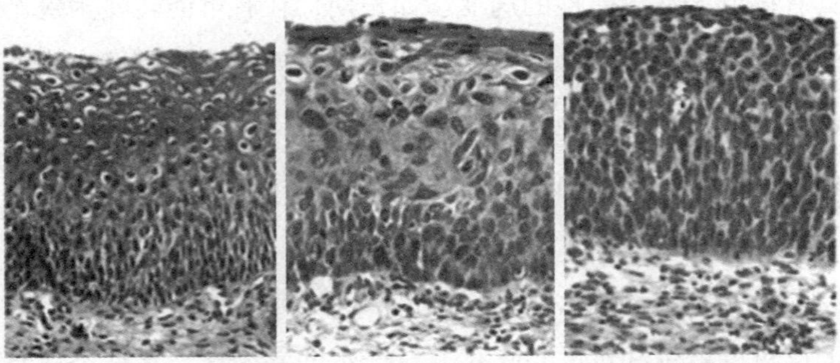

图 5-8　子宫颈上皮内瘤变（CIN）Ⅰ、Ⅱ、Ⅲ级图

三、原位癌

原位癌（carcinoma in situ）一词通常用于上皮的病变，是指异型增生的细胞在形态和生物学特性上与癌细胞相同，并累及上皮的全层，但没有突破基底膜向下浸润（图 5-9），有时也称为上皮内癌（intraepithelial carcinoma）。原位癌常见于鳞状上皮或尿路上皮，如子宫颈、食管、皮肤、膀胱等处；也可见于发生鳞状上皮化生的黏膜表面，如鳞化的支气管黏膜。乳腺导管上皮发生癌变而未侵破基底膜向间质浸润者，称为导管原位癌或导管内癌。原位癌是一种早期癌，如果能早期

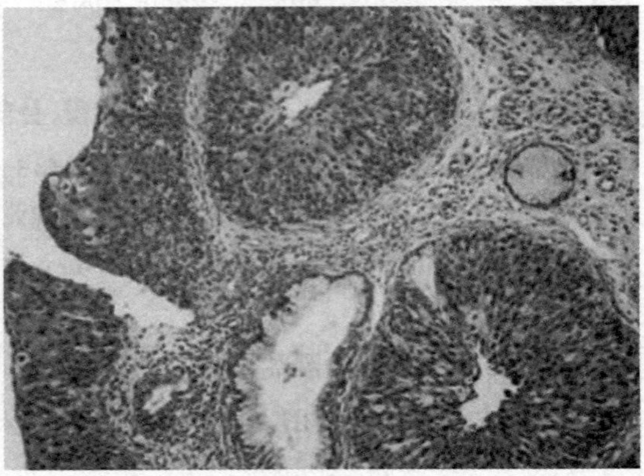

注：异型细胞占据宫颈上皮全层并累及腺体，但基底膜完整。

图 5-9　子宫颈原位癌累及腺体（CIN Ⅲ级）

发现、积极治疗可防止其发展为浸润癌，从而提高治愈率。肿瘤防治的一个重要工作是建立早期发现原位癌的技术方法。

目前，较多使用上皮内瘤变（intraepithelial neoplasia）这一概念来描述上皮细胞从异型增生到原位癌这一连续的过程，将轻度异型增生称为上皮内瘤变Ⅰ级，中度异型增生称为上皮内瘤变Ⅱ级，重度异型增生和原位癌称为上皮内瘤变Ⅲ级。如子宫颈上皮内瘤变（cervical intraepithelial neoplasia，CIN）Ⅰ级、Ⅱ级和Ⅲ级（CIN Ⅰ、CIN Ⅱ、CIN Ⅲ）。将重度异型增生和原位癌统称为上皮内瘤变Ⅲ级，主要是因为重度异型增生和原位癌二者实际上难以截然划分，而且临床处理原则基本一致。

第九节 常见肿瘤举例

一、上皮组织肿瘤

上皮组织包括被覆上皮与腺上皮。上皮组织肿瘤常见，人体的恶性肿瘤大部分是上皮组织恶性肿瘤（癌），对人类危害甚大。

（一）上皮组织良性肿瘤

1. 乳头状瘤（papilloma） 是被覆上皮（鳞状上皮、尿路上皮等）的良性肿瘤。肿瘤呈外生性向体表或腔面生长，形成指状或乳头状突起，也可呈菜花状或绒毛状。肿瘤的根部有蒂与正常组织相连。镜下见，乳头的轴心由血管和结缔组织等间质成分构成，表面被覆增生的上皮。其中发生在阴茎、外耳道、膀胱的乳头状瘤较易发生恶变。

2. 腺瘤（adenoma） 是腺上皮的良性肿瘤。常见于甲状腺、乳腺、胃肠道、涎腺、卵巢等处。腺器官内的腺瘤多呈膨胀性生长，形成结节状肿块，有完整包膜。黏膜表面的腺瘤多呈外生性生长，形成息肉状突起。镜下，腺瘤的腺体与相应的正常腺体结构相似，可具有分泌功能。但腺瘤的腺体大小不一、形态不规则、排列较密集，无导管结构，腺腔可扩大并融合形成囊腔。根据腺瘤的组成成分或形态特点，可将其分为管状腺瘤、绒毛状腺瘤、囊腺瘤、纤维腺瘤、多形性腺瘤和息肉状腺瘤等类型。

（二）上皮组织恶性肿瘤

癌是人类最常见的恶性肿瘤。在40岁以上的人群中，癌的发生率显著增加。

癌多呈浸润性、外生性生长。切面常为灰白色、较干燥，质硬。镜下，癌细胞可呈腺状、巢状或条索状排列，与间质分界一般较清楚。少数低分化的癌在间质内弥漫浸

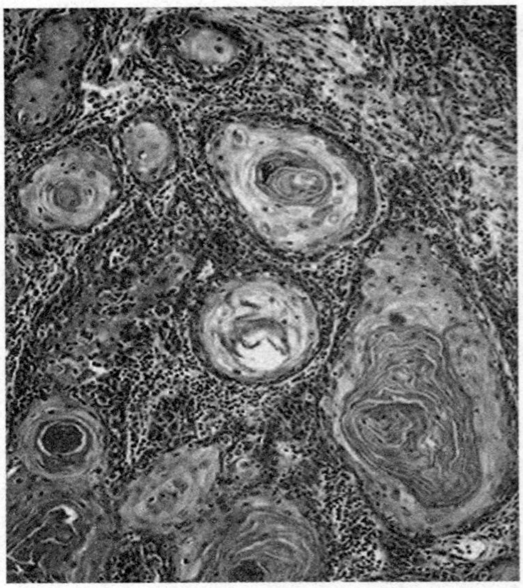

图 5-10　高分化鳞状细胞癌

润，与间质分界不清。癌巢周围网状纤维染色阳性，免疫组织化学染色癌细胞表达上皮标记，如角蛋白。癌的转移，在早期多经淋巴道，晚期经血道转移。

1. 鳞状细胞癌（squamous cell carcinoma）　简称鳞癌，常发生于皮肤、口腔、唇、食管、喉、宫颈、阴道、阴茎等被覆鳞状上皮的部位；也可见于胆囊、支气管、肾盂等黏膜发生鳞状上皮化生的部位。肉眼观，癌组织常呈菜花状，表面可因坏死而形成溃疡。镜下，分化好的鳞癌癌巢中，细胞间可见细胞间桥，在癌巢的中央可见层状排列的角化物，称为角化珠（keratin pearl）或癌珠（图 5-10）；中等分化的鳞癌，有细胞角化现象，但无角化珠形成，可见细胞间桥；分化差的鳞癌，癌细胞异型性明显并见较多病理性核分裂象，无细胞内角化及角化珠形成，细胞间桥少或无。

2. 基底细胞癌（basal cell carcinoma）　多见于老年人面部，如眼睑、颊及鼻翼等处。由表皮原始上皮芽或基底细胞发生。镜下，癌巢由深染的基底细胞样癌细胞构成，有浅表型、结节型等组织类型。基底细胞癌生长缓慢，表面常形成溃疡，浸润破坏深层组织，但很少发生转移，对放射治疗敏感，临床上呈低度恶性经过。

3. 尿路上皮癌（urothelial carcinoma）　亦称移行细胞癌（transitional cell carcinoma），发生于肾盂、膀胱、输尿管等部位。肿瘤多呈乳头状，可破溃形成溃疡或广泛浸润深部组织。镜下，癌细胞似移行上皮，呈多层排列，异型性明显。

4. 腺癌（adenocarcinoma）　是腺上皮的恶性肿瘤。多见于胃肠道、肺、乳腺及女性生殖系统等。癌细胞形成大小不等、形状不一、排列不规则的腺体或腺样结构，细胞常不规则地排列成多层，核大小不一，核分裂象多见。乳头状结构为主的腺癌称为乳头状腺癌；腺腔高度扩张呈囊状的腺癌称为囊腺癌；伴乳头状生长的囊腺癌称为乳头状囊腺癌。

分泌大量黏液的腺癌称为黏液癌，又称胶样癌。常见于胃和大肠。肉眼观，癌组织呈灰白色、湿润，半透明似胶冻样。镜下，可见腺腔扩张，含大量黏液，并可由于腺体崩解形成黏液池，癌细胞似漂浮在黏液中。有时黏液聚集在癌细胞内，将核挤向一侧，使癌细胞呈印戒状，称为印戒细胞。以印戒细胞为主要成分的癌，称为印戒细胞癌。

二、间叶组织肿瘤

间叶组织肿瘤的种类很多，包括脂肪组织、平滑肌、横纹肌、血管、淋巴管、纤维组织、骨组织等的肿瘤。骨肿瘤以外的间叶组织肿瘤又常称为软组织肿瘤。间叶组织肿瘤中，良性肿瘤较常见，恶性肿瘤（肉瘤）不常见。

（一）间叶组织良性肿瘤

1. 纤维瘤（fibroma） 纤维组织的良性肿瘤，常见于四肢及躯干皮下。肿瘤呈结节状，有完整包膜，切面灰白色，可见编织状条纹，质地韧硬。镜下，肿瘤主要由分化良好的纤维细胞和丰富的胶原纤维组成，瘤细胞排列成束，互相编织。间质为少量血管和疏松结缔组织。纤维瘤生长缓慢，手术摘除后不易复发。

2. 脂肪瘤（lipoma） 是最常见的良性软组织肿瘤。主要发生于成人，好发于背、肩、颈及四肢近端皮下组织。外观常呈分叶状，有包膜，质软，切面淡黄色。多单发，亦可多发。镜下，脂肪瘤与正常脂肪组织极为相似，其区别仅在于脂肪瘤有包膜及纤维组织间隔。脂肪瘤很少恶变，手术易摘除，不易复发。

3. 血管瘤（hemangioma） 常见，可发生在许多部位，如皮肤、肌肉、内脏器官等。可分为毛细血管瘤（由多数密集的毛细血管构成）、海绵状血管瘤（由扩张的血窦构成）、静脉血管瘤等类型。血管瘤无被膜，界限不清。在皮肤或黏膜可呈突起的鲜红肿块，或呈紫红或暗红色斑块。内脏血管瘤多呈结节状。血管瘤常见于儿童，可为先天性，一般随身体发育而长大，成年后一般停止发展，甚至可以自然消退。

4. 淋巴管瘤（lymphangioma） 由增生的淋巴管构成，内含淋巴液。若淋巴管呈囊性扩张并互相融合，内含大量淋巴液，称为囊状水瘤，多见于小儿。

5. 平滑肌瘤（leiomyoma） 多见于子宫，其次为胃肠道。可单发或多发。肿瘤呈球形，境界清楚，切面灰白色编织状。（图 5-11）瘤组织由形态较一致的梭形细胞构成，

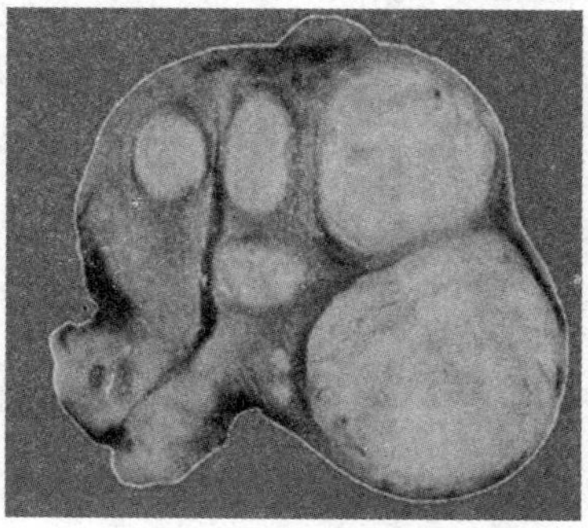

图 5-11 子宫多发性平滑肌瘤

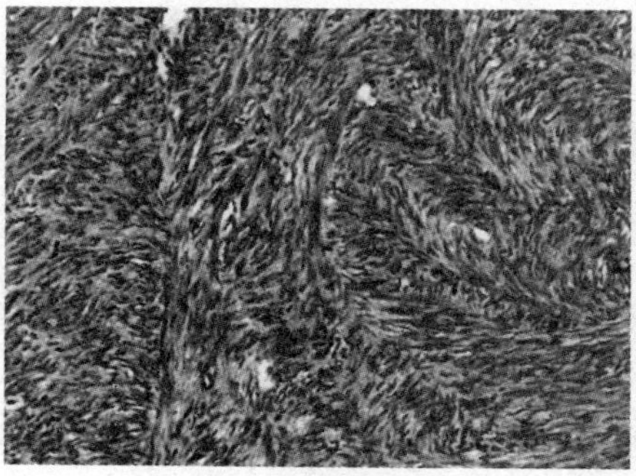

图 5-12 子宫平滑肌瘤

核呈长杆状，两端钝圆，形态类似平滑肌细胞，排列成束状、编织状。核分裂象罕见。(图 5-12)

（二）间叶组织恶性肿瘤

间叶组织恶性肿瘤统称为肉瘤，较癌少见。有些类型的肉瘤较多见于儿童或青少年，如胚胎性横纹肌肉瘤多见于儿童，60%的骨肉瘤发生在 25 岁以下；有些肉瘤则主要发生于中老年人，如脂肪肉瘤。肉瘤体积常较大，切面灰红色、质软、湿润，似新鲜的鱼肉状；易继发出血、坏死、囊性变等改变。镜下，肉瘤细胞不形成巢，弥漫生长，与间质分界不清。肉瘤间质结缔组织少，但血管较丰富，故易发生血道转移。癌与肉瘤的区别见表 5-3。

表 5-3　癌与肉瘤的区别

	癌	肉瘤
组织来源	上皮组织	间叶组织
发病率	较高，约为肉瘤的 9 倍，多见于 40 岁以后的中、老年人	较低，大多见于青少年
大体特点	质较硬、色灰白、较干燥	质软、色灰红、湿润、鱼肉状
组织学特点	多形成癌巢，实质与间质分界清楚，纤维组织常有增生	肉瘤细胞多弥漫分布，实质与间质分界不清，间质内血管丰富，纤维组织少
网状纤维	癌巢周围有，癌细胞间多无网状纤维	肉瘤细胞间多有网状纤维
免疫组化	上皮细胞性标记物，如角蛋白（keratin）、上皮细胞膜抗原（EMA）等阳性	间充质标记物，如波形蛋白（vimentin）、结蛋白（desmin）阳性
转移	多经淋巴道转移	多经血道转移

1. 横纹肌肉瘤（rhabdomyosarcoma）　儿童较多见，主要发生于 10 岁以下儿童和婴幼儿，少见于成年人。好发于头颈部、泌尿生殖道等，偶见于四肢。肿瘤由不同分化阶段的横纹肌母细胞组成，分化较好的横纹肌母细胞胞质红染，有时可见纵纹和横纹。横纹肌肉瘤的组织学类型有胚胎性横纹肌肉瘤、腺泡状横纹肌肉瘤和多形性横纹肌肉瘤等。恶性程度高，生长迅速，易早期发生血道转移，预后差。

2. 骨肉瘤（osteosarcoma）　是最常见的骨恶性肿瘤。多见于青少年，好发于四肢长骨的干骺端，尤其是股骨下端和胫骨上端。切面灰白色、鱼肉状，常见出血坏死；肿瘤呈梭形膨大，侵犯破坏骨皮质，掀起其表面的骨外膜。局部骨外膜产生大量新生骨，在肿瘤上下两端的骨皮质和掀起的骨外膜之间形成三角形隆起，X 线检查称为 Codman 三角。由于骨膜被掀起，在骨外膜和骨皮质之间可形成与骨表面垂直的放射状反应性新生骨小梁，X线上表现为日光放射状阴影。上述两种现象是X线诊断骨肉瘤的重要依据。镜下，骨肉瘤细胞异型性明显，梭形或多边形，可见肿瘤性骨样组织或骨组织形成，这是诊断骨肉瘤最重要的组织学依据。骨肉瘤内也可见软骨肉瘤和纤维肉瘤样成分。骨肉瘤恶性程度很高，生长迅速，发现时常已有血道转移。

3. 脂肪肉瘤（liposarcoma） 来自原始间叶细胞，起始即具恶性，而非脂肪瘤恶变，是成人多见的肉瘤之一，好发于腹膜后及大腿深部软组织。肿瘤多呈结节状或分叶状，类似脂肪瘤，亦可呈黏液样或鱼肉样。镜下见，肿瘤由分化程度不等的脂肪细胞和脂肪母细胞构成。脂肪母细胞可呈星形、梭形、小圆形或多形性，胞质内可见大小不等的脂质空泡。

4. 平滑肌肉瘤（leiomyosarcoma） 较多见于子宫及胃肠，也可见于腹膜后、肠系膜、大网膜及皮肤等处。软组织平滑肌肉瘤多为中老年人。肿瘤细胞凝固性坏死和核分裂象的多少对平滑肌肉瘤的诊断及其恶性程度的判断有重要意义。

5. 纤维肉瘤（fibrosarcoma） 不多见，好发于四肢皮下组织，呈浸润性生长，切面灰白色、鱼肉状，常伴有出血、坏死；镜下典型的形态是异型的梭形细胞呈“鲱鱼骨”样排列。发生于婴儿和幼儿的婴儿型纤维肉瘤较成人纤维肉瘤的预后好。

三、其他组织来源的肿瘤

(一) 恶性淋巴瘤（malignant lymphoma）

恶性淋巴瘤又称淋巴瘤，是原发于淋巴结和结外淋巴组织的恶性肿瘤，起源于T、B淋巴细胞及其前体细胞、NK细胞等。根据瘤细胞形态及组织结构特点可分为霍奇金淋巴瘤和非霍奇金淋巴瘤。临床主要表现为淋巴结无痛性肿大，随病情进展，可逐渐出现发热、消瘦、贫血和局部压迫等症状，可伴有肝、脾肿大。

1. 霍奇金淋巴瘤（Hodgkin lymphoma, HL） 以往称霍奇金病（Hodgkin's disease, HD）约占所有淋巴瘤的10%～20%，青少年多见。最常累及颈部和锁骨上淋巴结，其次为腋窝、腹股沟、纵隔、肺门、腹膜后及主动脉旁淋巴结，晚期可累及脾、肝和骨髓等处。病变从一个或一组淋巴结开始，逐渐向周围淋巴结扩散。受累淋巴结肿大，相互粘连形成不规则结节状

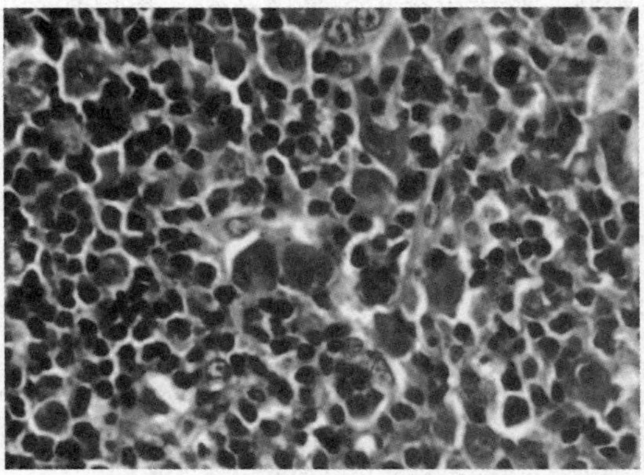
图5-13 霍奇金淋巴瘤

巨大肿块。切面灰白色，质较硬，有时可见灰黄色坏死区。镜下，淋巴结正常结构被破坏，瘤组织在以淋巴细胞为主的多种炎细胞混合浸润的背景上，散在分布不等量的肿瘤细胞，即 R-S 细胞及其变异细胞。R-S 细胞是诊断霍奇金淋巴瘤的重要形态学标志。典型的 R-S 细胞为双核或多核的瘤巨细胞（图 5-13），其胞质丰富，略嗜酸或嗜碱性，核仁肥大，直径与红细胞相当，核仁周围有空晕。最典型的 R-S 细胞其双核面对面对称性排列，形如镜影，又称镜影细胞。

瘤组织的多种炎细胞浸润的背景在一定程度上反映了机体抗肿瘤的状态，与淋巴瘤的组织学分型和预后关系密切。WHO 将霍奇金淋巴瘤分为经典型霍奇金淋巴瘤和结节性淋巴细胞为主型霍奇金淋巴瘤两大类。经典型霍奇金淋巴瘤又分为结节硬化型、富于淋巴细胞的经典型、混合细胞型和淋巴细胞减少型四个亚型。

2. 非霍奇金淋巴瘤（non-Hodgkin lymphoma，NHL）　约占所有淋巴瘤的 80%～90%，多见于 40～60 岁人群，男性多于女性。其中约三分之二原发于淋巴结，如颈部、纵隔、腋窝、腹股沟及腹腔等处的淋巴结；约三分之一发生于结外淋巴组织（如胃肠道、呼吸道、皮肤、涎腺、胸腺、泌尿生殖道等处）和脾、骨髓等。与霍奇金淋巴瘤相比，非霍奇金淋巴瘤具有发病部位的随机性或不定性、病理形态学分类的复杂性和临床表现的多样性等特点。某些情况下，随着病情进展，可以出现白血病像。因此，淋巴瘤与淋巴细胞白血病为同一疾病的不同发展阶段，在淋巴瘤的分类中包括了淋巴细胞性白血病。WHO（2000）对非霍奇金淋巴瘤进行了分类，分为前 B 或 T 细胞肿瘤、成熟（外周）B 或 T 细胞肿瘤和 NK 细胞肿瘤，它们又分别包括若干相应的组织学亚型。

（二）色素痣与黑色素瘤

1. 色素痣（pigmented nevus）　是表皮基底层黑色素细胞的良性增生性病变。见于全身各处的皮肤，痣大小不一，平坦或隆起于皮肤表面，可有少数毛发。痣细胞分化成熟，胞质内含不等量黑色素。根据其在皮肤组织内发生部位的不同，可分为：①皮内痣，最常见，痣细胞在真皮内呈巢状或条索状排列；②交界痣，痣细胞在表皮与真皮交界处生长，形成多个细胞巢团，此型痣较易恶变；③混合痣，同时存在皮内痣和交界痣。如色素痣生长突然加快，体积增大，颜色加深或发炎、破溃、出血及周围出现卫星小黑点，则是恶变的征象。

2. 黑色素瘤（melanoma）　又称恶性黑色素瘤，是高度恶性的黑色素细胞肿瘤。皮肤的黑色素瘤通常由交界痣恶变而来。大多数发生在 30 岁以上的人。常见于头颈部、足底部、外阴和肛门周围的皮肤，也可发生于黏膜和内脏等部位。肿瘤呈灰黑色。镜下，瘤细胞呈巢状、条索状或腺泡状排列。瘤细胞可呈多边形或梭形，核大，常有粗大的嗜酸性核仁，胞质中可有黑色素颗粒。但有的黑色素瘤胞质内无黑色素颗粒，称无黑色素性黑色素瘤。黑色素瘤易经淋巴道和血道转移，预后极差。

第十节 肿瘤的病因和发病机制

一、肿瘤的病因学

可导致肿瘤形成的各种因素统称为致瘤因子。可以导致恶性肿瘤形成的物质统称为致癌物（carcinogen）。致癌物起启动作用（也叫激发作用），引起癌症发生过程中的始发变化。某些物质本身无致癌性，但可增加致癌物的致癌性，这些物质叫作促癌物。促癌物起促发作用。恶性肿瘤的发生常要经过启动和促发这两个阶段。致癌因素种类众多，包括外源性（环境性）和内源性两大类。

（一）外界致癌因素

1．化学致癌因素　是主要因素，大多数肿瘤与化学致癌因素有关。化学致癌物可分为两大类，直接致癌物和间接致癌物。多数化学致癌物需在体内（主要是肝脏）代谢活化后才致癌，称为间接致癌物。少数化学致癌物不需在体内进行代谢转化即可致癌，称为直接致癌物。化学致癌物多数是致突变剂，具有亲电子集团，能与DNA大分子的亲核集团共价结合，导致其结构改变。同一致癌物可引起不同器官发生不同的肿瘤，同一肿瘤也可由不同的致癌物引起，且致癌物间常有协同作用。因此，就某一种肿瘤而言，可能是多种致癌物共同作用的结果。

（1）多环芳香烃：存在于石油、煤焦油中。致癌性特别强的有3,4-苯并芘、1,2,5,6-双苯并蒽和3-甲基胆蒽等。3,4-苯并芘是煤焦油的主要致癌成分，可由有机物燃烧产生，存在于工厂排出的煤烟、内燃机废气及烟草点燃后的烟雾中。近几十年来肺癌的发病率日益增加，与吸烟和大气污染有密切关系。此外，烟熏和烧烤的鱼、肉等食品中也含有多环芳烃，这可能和某些地区胃癌的发病率较高有一定关系。

（2）氨基偶氮染料：此类化合物具有颜色，可为纺织品、食品和饮料的染料。如奶油黄（二甲基氨基偶氮苯）、猩红，可引起实验性大白鼠肝细胞癌。

（3）芳香胺类化合物：多为工业用品或染料，如乙萘胺、连苯胺、品红等。从事印染、橡胶等生产或作业的人员，膀胱癌的发生率较高。

（4）亚硝胺类化合物：是一类致癌作用强、致癌谱很广的化合物。与食管癌、胃癌、肝癌等的发生有关。此类化合物因化学性质不稳定，在自然界中存在并不多。但合成亚硝胺的前体物质，如硝酸盐、亚硝酸盐和二级胺却广泛存在于水和食物中，在变质的蔬菜、食物及短期腌制的咸菜中含量较高。亚硝酸盐也可作为鱼、肉类食品的保鲜剂和着色剂进入人体，在胃内酸性环境中合成具有致癌作用的亚硝胺。我国河南林县的食管癌发病率很高，与食物中的亚硝胺含量高有关。

（5）生物毒素：黄曲霉菌广泛存在于霉变的食物中。霉变的花生、玉米及谷类中含量最多。黄曲霉毒素有多种，其中黄曲霉毒素 B_1 致癌性最强，可诱发肝细胞癌。黄曲霉毒素 B_1 与 HBV 具有协同致肝癌作用，可能是我国肝癌高发地区的重要致肝癌因素。

（6）烷化剂和酰化剂：是直接化学致癌物。有些烷化剂用于临床，如环磷酰胺既是抗癌药物又是很强的免疫抑制剂，用于肿瘤治疗和抗免疫治疗。但可诱发恶性肿瘤（如粒细胞性白血病），应谨慎使用。

（7）一些非金属元素和金属元素：亦具有致癌作用，如三价砷与皮肤癌有关；镍、铬与鼻咽癌、肺癌发生有关；苯可致白血病；镉与前列腺癌和肾癌的发生有关。

2. 物理致癌因素　电离辐射包括 X 射线、γ 射线及粒子形式的辐射（如 β 粒子等），可引起癌症。放射工作者如长期接触射线而又缺乏有效防护措施，皮肤癌和白血病的发病率较一般人高。辐射能使染色体断裂和易位、缺失，导致原癌基因激活或者肿瘤抑制基因失活而引发肿瘤。紫外线（UV）可引起皮肤鳞状细胞癌、基底细胞癌和黑色素瘤。UV 可使 DNA 中相邻的两个嘧啶形成二聚体，造成 DNA 分子复制错误。在正常人，这种 DNA 损伤通过 DNA 切除修复机制进行修复。着色性干皮病（XP）是一种罕见的常染色体隐性遗传病，患者先天缺乏修复 DNA 所需的酶，不能修复紫外线导致的 DNA 损伤，对日照十分敏感，皮肤癌的发生率很高，且在幼年即发病。

3. 生物性致癌因素　包括病毒、支原体、细菌、霉菌和寄生虫等。

（1）病毒：是主要的生物性致癌因素。导致肿瘤形成的病毒称为肿瘤病毒，分为 DNA 肿瘤病毒和 RNA 肿瘤病毒，主要与动物肿瘤有关。人类某些肿瘤也与病毒有关。与人类肿瘤发生密切相关的 DNA 肿瘤病毒主要有以下几种。①乙型肝炎病毒（hepatitis virus B，HBV），与肝细胞肝癌的发生有关；②人类乳头状瘤病毒（human papilloma virus，HPV），有多种类型。其中 HPV-6 和 HPV-11 与生殖道和喉等部位的乳头状瘤有关；HPV-16 和 HPV-18 与宫颈等部位的原位癌和浸润癌有关；③EB 病毒（Epstein-Barr，EBV），与鼻咽癌和 Burkitt 淋巴瘤有关。RNA 肿瘤病毒是逆转录病毒，可分为急性转化病毒和慢性转化病毒。急性转化病毒含有病毒癌基因，如 v-src，v-abl，v-myb 等。慢性转化病毒本身不含有癌基因，但有很强的促进基因转录的启动子或增强子。逆转录后引起原癌基因激活和过度表达，使宿主细胞转化。发生在日本和加勒比海地区的成人T细胞白血病/淋巴瘤（ATL），与人类T细胞白血病/淋巴瘤病毒Ⅰ（human T cell leukemia /lymphoma virus Ⅰ，HTLV-Ⅰ）有关。

（2）寄生虫：已知日本血吸虫病和结肠癌的发生有关；埃及血吸虫病与膀胱癌的发生有关；华支睾吸虫病与胆管细胞肝癌的发生有关。

（3）其他：幽门螺杆菌与胃的黏膜相关淋巴组织（mucosa-associated lymphoid tissue，MALT）发生的MALT淋巴瘤密切相关，与一些胃腺癌的发生也有关。

（二）肿瘤发生的内在因素

机体在化学、物理及生物性致癌因素的作用下有可能发生肿瘤，但并非必然发生肿瘤。这是因为细胞具有精密的DNA损伤修复机制。同时，机体的内在因素在肿瘤的发生和发展中也起着非常重要的作用。

1. 遗传因素　多数肿瘤细胞的遗传学改变主要是体细胞的遗传物质在患者的生命过程中发生突变和积累的结果，并非与生俱来的，既不存在于其父母，也不遗传到子代，因此，肿瘤不是遗传病。流行病学研究显示，某些肿瘤的发生具有家族聚集现象，如视网膜母细胞瘤、家族性腺瘤性息肉病、胃肠癌、乳腺癌等。这是由于发生肿瘤的某些个体可具有一定的遗传素质，如某些家族的个体存在抑癌基因或DNA损伤修复基因的遗传性基因丢失或突变，导致其对肿瘤的易感性增高。肿瘤的发生是遗传因素与环境致癌因素协同作用所致。具有肿瘤遗传素质的个体成为肿瘤发生高危人群中的易感者，是预防和追踪检查的主要对象。

2. 免疫因素　虽然肿瘤的本质是肿瘤细胞遗传物质及其表达的改变，但肿瘤的发生、发展与细胞的微环境息息相关；肿瘤细胞能否在宿主体内长期存活，由宿主的免疫状态所决定。因此，免疫因素在机体抗肿瘤机制中发挥着重要作用。机体的免疫功能较强时，可杀灭、溶解瘤细胞，从而抑制肿瘤的生长与扩散；当免疫功能低下或缺陷时，肿瘤发生率明显提高，预后差。如AIDS患者，肿瘤的发病率明显升高。这一现象提示，正常机体存在免疫监视机制，可以清除发生了肿瘤性转化的细胞，起到抗肿瘤的作用。免疫监视功能的下降，可能参与了一些肿瘤的发生。

3. 内分泌因素　内分泌紊乱与某些肿瘤的发生密切相关。如雌激素过多与乳腺癌有密切关系；垂体前叶激素可促进肿瘤的发生和转移；而肾上腺皮质激素对某些造血系统的恶性肿瘤有抑制其生长和扩散的作用。

4. 种族因素　一些肿瘤在不同种族中发生率有显著差别。如欧美国家乳腺癌的发生率甚高；而日本、波罗的海沿岸国家胃癌的发生率明显高于其他国家；我国广东地区鼻咽癌相当常见，移居海外的华裔，其发病率也高于当地人。

二、肿瘤的发病学

近几十年来，随着分子细胞生物学的发展，人们对肿瘤的发生机制进行了大量研究，其结果显示，肿瘤形成是一个十分复杂的过程，是细胞生长与增殖的调控发生严重紊乱的结果。数十年来的大量研究表明，肿瘤发生具有复杂的分子基础，包括原癌基因激活、肿瘤抑制基因失活、凋亡调节基因和DNA修复基因功能紊乱。遗传因素和环境致瘤因素通过影响这些基因的结构功能导致肿瘤。以下简述这些重要分子变化在肿瘤发生中的作用。

（一）原癌基因

1. 原癌基因及其产物　原癌基因是细胞正常生命活动所必需的基因，其编码的产物是对促进细胞生长增殖十分重要的蛋白质，如生长因子、生长因子受体、信号转导蛋白和转录因子。

2. 原癌基因的激活　当原癌基因发生某些异常时，能使细胞发生恶性转化，此时这些基因称为细胞癌基因，如c-ras，c-myc等。原癌基因转变为细胞癌基因的过程，称为原癌基因的激活。

原癌基因主要是通过基因突变、染色体易位/重排及基因扩增等方式引起原癌基因的结构发生改变或表达过度而被激活，成为癌基因。

癌基因以显性的方式发挥作用，即只要等位基因的单一基因发生突变便可导致原癌基因的活化。活化的癌基因编码的蛋白质结构异常，活性增强或过表达产生过多的正常生长促进蛋白，导致细胞生长刺激信号的过度或持续存在，使细胞增殖失控、去分化或分化异常，而成为肿瘤细胞。

（二）肿瘤抑制基因

与原癌基因编码的蛋白质促进细胞生长相反，在正常情况下细胞内的另一类基因—肿瘤抑制基因，其产物能抑制细胞的生长。肿瘤抑制基因的两个基因都发生突变或丢失（纯合性丢失）时，其功能丧失，导致细胞的肿瘤性转化。目前了解最多的两种肿瘤抑制基因是Rb基因和p53基因，此外还有结肠腺瘤性息肉（adenomatous polyposis coli，APC）基因、NF1基因等。

（三）凋亡调节基因

肿瘤的生长，取决于肿瘤细胞增殖和死亡的比例。除了原癌基因激活与肿瘤抑制基因的失活外，调节细胞凋亡的基因及其产物在某些肿瘤的发生中也起着重要作用。如B

细胞淋巴瘤/白血病家族中的 Bcl-2 蛋白可抑制凋亡，而 Bax 蛋白则可促进细胞凋亡。正常情况下，Bcl-2 和 Bax 在细胞内保持平衡。如 Bcl-2 蛋白增多，细胞长期存活；若 Bax 蛋白增多，则促进细胞凋亡。

（四）DNA 修复基因

人类在生活中会接触到许多致癌物，如电离辐射、紫外线、化学物质等，均可引起 DNA 损伤。除了外源性因素外，DNA 还可因为复制过程中出现的错误及碱基的自发改变而出现异常。DNA 损害如果超过细胞能忍受的范围，受损细胞会以凋亡的形式死亡；如果 DNA 损害轻微，可通过正常细胞内的 DNA 修复机制及时修复。这对维持基因组的稳定性非常重要。DNA 损伤修复有切除修复和错配修复两种方式。当 DNA 修复机制存在异常时，这些 DNA 损伤就会保留下来，可能在肿瘤的发生中起作用。如着色性干皮病患者，就是因为缺乏 DNA 损伤修复的内切酶，不能修复紫外线导致的 DNA 损伤，其皮肤癌发生率极高，且发病年龄较轻。

（五）端粒、端粒酶和肿瘤

染色体末端存在着一叫端粒的 DNA 重复序列，其长度控制着细胞的复制次数。细胞每复制一次，端粒就缩短一点。细胞复制一定次数后，端粒缩短到一定程度，细胞即死亡。因此端粒可以称为细胞的生命计时器。生殖细胞有端粒酶的存在，可使缩短的端粒长度得到恢复，因此具有十分强大的自我复制能力。而大多数体细胞没有端粒酶活性，只能复制大约 50 次。实验表明，很多恶性肿瘤都具有端粒酶活性，可使其端粒不缩短。因此，端粒的缩短也可以看成是一种肿瘤抑制机制。

（六）多步癌变的分子基础

流行病学、分子遗传学及化学致癌的动物模型等研究证明，肿瘤的发生是一个长期多因素的分阶段的过程。单个基因改变尚不足以造成细胞的完全恶性转化。细胞要完全恶性转化，需要多个基因的改变，如原癌基因激活，肿瘤抑制基因失活，以及凋亡调节基因和 DNA 修复基因的改变。一个细胞要积累这些基因改变，往往需要较长的时间。这也是癌症在年龄较大的人群中发生率较高的原因。

肿瘤的发生发展是异常复杂的。尽管目前对肿瘤的病因与发病机制有了很大的研究进展，但了解的仍只是冰山一角，还有许多未知的领域需要继续探索。以下几点是迄今比较肯定的：①肿瘤从遗传学上来说是一种基因病；②肿瘤的形成是瘤细胞单克隆性扩增的结果；③环境和遗传的致癌因素引起细胞遗传物质（DNA）改变的主要靶基因是原癌基因和肿瘤抑制基因。原癌基因激活和（或）肿瘤抑制基因失活可导致细胞的恶性转化；④肿瘤的发生不只是单个基因突变的结果，而是一个长期的分阶段的多种基因突变积累的过程；⑤机体的免疫监视体系在防止肿瘤的发生上起重要作用，肿瘤的发生是免疫监视功能丧失的结果。

思考题

1. 什么是肿瘤？肿瘤细胞的生长特点是什么？
2. 简述异型性，分化程度及肿瘤良、恶性之间的关系。
3. 简述良、恶性肿瘤的命名原则。
4. 简述肿瘤的生长方式与扩散途径。
5. 简述良、恶性肿瘤的区别。
6. 何谓癌前病变？常见类型有哪些？
7. 病例分析

某女，54岁，慢性胃病16年。最近发现腹部包块，消瘦贫血，腹胀。查体：左锁骨上淋巴结肿大，胃镜检查发现贲门部有灰白色菜花样肿物，显微镜下见该肿物来源于胃黏膜上皮，细胞形态和组织结构具有明显的异型性，且病理性核分裂象多见。

请分析：

(1) 该病的病理诊断是什么？

(2) 该病变可能的扩散途径有哪些？

(3) 患者左锁骨上淋巴结肿大，如镜检结果与贲门部肿物相同，说明什么？

思考题5–1
答案解析

（曲晓媛）

第六章

水、电解质代谢紊乱

思维导图6-1

思维导图6-1解析

学习目标

1. 掌握各型脱水的原因及其对机体的影响。

2. 掌握低钾血症和高钾血症的原因及对机体的影响，低钾血症时补钾的原则。

3. 熟悉水肿的发生机制、特点及对机体的影响。

4. 了解机体正常水、电解质的代谢与调节，水中毒的原因和机制、对机体的影响及防治的病理生理基础。

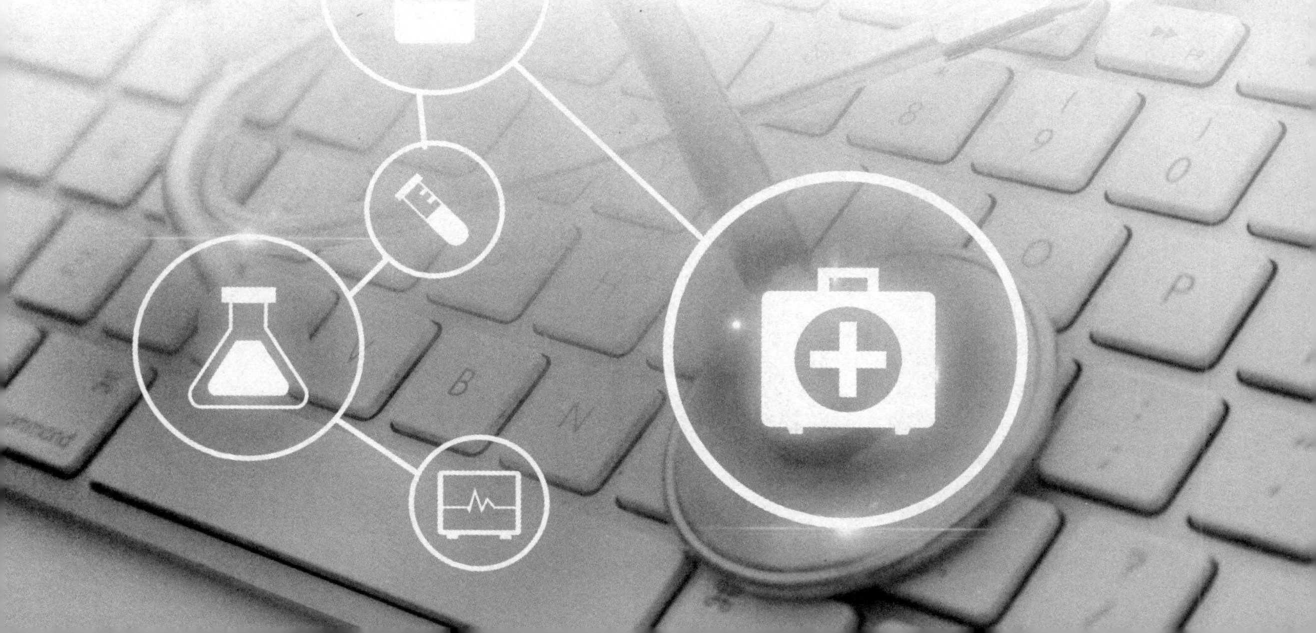

案例 6-1

王某，男，15 个月，因腹泻、呕吐 4 天入院。发病以来，每天腹泻 6～8 次，水样便，呕吐 4 次，不能进食，每日补 5%葡萄糖溶液 1000 ml，尿量减少，腹胀。

体检：精神萎靡，体温 37.5℃（肛）（正常 36.5～37.7℃），脉搏速弱，150 次/分，呼吸浅快，55 次/分，血压 86/50 mmHg（11.5/6.67 kPa），皮肤弹性减退，两眼凹陷，前囟下陷，腹胀，肠鸣音减弱，腹壁反射消失，膝反射迟钝，四肢凉。

实验室检查：血清 Na^+ 125 mmol/L，血清 K^+ 3.2 mmol/L。

问题：

该患儿发生了何种水、电解质代谢紊乱？为什么？

案例 6-1 答案解析

水是机体的重要组成成分和生命活动的必需物质。水和溶解于其中的电解质、低分子有机化合物以及蛋白质等组成体液，广泛分布于机体细胞内外。分布于细胞内的液体称细胞内液，它的容量和成分与细胞的代谢和生理功能密切相关。浸润在细胞周围的是组织间液，与血浆（血管内液）共同构成细胞外液。细胞外液是细胞生活的液体环境，构成了人体的内环境，是沟通组织细胞之间和机体与外界环境之间的媒介。内环境的相对稳定是细胞新陈代谢和各种生理功能正常进行的保证。

体内水的容量及电解质的成分和浓度通过机体的自稳调节机制控制在一个相对稳定的、较窄的范围内，疾病和外界环境的剧烈变化常会引起水、电解质平衡紊乱，从而导致体液的容量、分布、电解质浓度和渗透压的异常变化。这些紊乱得不到及时纠正，常会引起严重后果，甚至危及生命。本节主要介绍比较常见的水、钠代谢紊乱和钾代谢紊乱。

第一节　水、钠代谢紊乱

正常成人体液的含量约占体重的 60%，其中细胞内液约占 40%，细胞外液占 20%（血浆约占 5%，组织液约占 15%）。细胞外液的主要电解质是 Na^+、Cl^- 和 HCO_3^-，Na^+ 占血浆正离子的 90%以上，是形成血浆渗透压的主要成分之一，临床一般以测量血清钠浓度来判断血浆渗透压的高低。正常血清钠浓度为 130～150 mmol/L，血浆渗透压为 280～310 mmol/L。水、钠代谢紊乱往往是同时或相继发生，并且相互影响，关系密切，故临床上常将两者同时考虑。在分类时，一般是根据体液容量和渗透压分为脱水、水中毒和水肿。

一、脱水

脱水（dehydration）是指各种原因引起的体液容量明显减少，并出现一系列代谢和功能紊乱的一组临床症候群。根据脱水时细胞外液渗透压的变化，将脱水分为高渗性脱水（即细胞外液减少合并高血钠）、低渗性脱水（即细胞外液减少合并低血钠）和等渗性脱水（即细胞外液减少而血钠正常）。

（一）高渗性脱水

高渗性脱水（hypertonic dehydration）的特点是失水多于失钠，血清钠浓度＞150 mmol/L，血浆渗透压＞310 mmol/L，细胞外液量和细胞内液量均减少，又称低容量性高钠血症。

1. 原因和机制

（1）水摄入减少：①不会或不能饮水，如婴幼儿，极度衰弱、吞咽困难或频繁呕吐者等；②水源断绝，如沙漠迷路；③丧失口渴感，如脑外伤、脑血管意外等，口渴中枢损伤。一日不饮水，丢失水约 1200 ml（约占体重的 2%）。婴儿一日不饮水，失水可达体重的 10%，对水丢失更为敏感，故临床上更应特别注意。

（2）水丢失过多：①经呼吸道失水，任何原因引起的过度通气（如癔症、代谢性酸中毒等）都会使呼吸道黏膜不感蒸发加强而丢失水分；②经皮肤失水，高热、剧烈运动时大量出汗和甲状腺功能亢进时，均可通过皮肤丢失大量低渗液体；③经肾失水，如中枢性尿崩症时，因 ADH 产生和释放不足；肾性尿崩症时肾远曲小管和集合管对 ADH 反应缺乏及肾浓缩功能不良时，肾排出大量低渗性尿液；大量使用脱水剂如甘露醇、50%葡萄糖等高渗溶液，可产生渗透性利尿而导致失水；④经胃肠道丢失，如频繁呕吐、严重腹泻及持续消化道引流等可导致等渗或含钠量低的消化液丢失。

2. 对机体的影响

（1）口渴明显：由于细胞外液高渗，通过渗透压感受器刺激口渴中枢，引起口渴感。

（2）尿量减少，尿比重增加：细胞外液渗透压升高，刺激渗透压感受器，使 ADH 分泌增加，肾小管对水的重吸收增加，尿量减少而尿比重增高。若脱水进一步加重，血容量不足，会导致循环功能障碍，甚至发生休克。

（3）脱水热：严重脱水时，皮肤蒸发，水分减少，使散热受到影响，导致体温升高，称脱水热，多见于小儿。

（4）中枢神经系统功能障碍：细胞外液高渗，使渗透压相对较低的细胞内水分向细胞外转移，引起细胞脱水导致中枢神经系统功能障碍。可出现烦躁不安、嗜睡、肌肉抽搐、昏迷，甚至死亡。脑体积因脱水而缩小显著时，颅骨与脑皮质之间的血管张力增大，可导致静脉破裂而出现局部脑出血和蛛网膜下腔出血。

高渗性脱水早期，细胞内水分向细胞外转移，使细胞外液容量得到了一定程度的补充，对循环影响不大，但晚期可发生循环功能衰竭。

（二）低渗性脱水

低渗性脱水（hypotonic dehydration）的特点是失钠多于失水，血清钠浓度＜130 mmol/L，血浆渗透压＜280 mmol/L，伴有细胞外液量的减少。也可称低容量性低钠血症。

1. 原因和机制

多见于失液后处理不当所致，如只补充水或葡萄糖，而未注意补充电解质。

（1）经肾丢失：①长期连续使用排 Na^+ 性利尿剂，如呋塞米、利尿酸、噻嗪类等，抑制髓袢升支对 Na^+ 的重吸收；②肾上腺皮质功能不全，如 Addison 病时，醛固酮分泌不足，肾小管对 Na^+ 的重吸收减少；③肾实质性疾病，髓袢升支功能受损，髓质正常间质结构破坏，导致钠重吸收减少；④肾小管酸中毒时，集合管分泌 H^+ 能力降低，H^+-Na^+ 交换减少，导致 Na^+ 随尿排出增加。

（2）肾外丢失：①经消化道丢失，如严重呕吐、腹泻导致大量含 Na^+ 的消化液丢失；②经皮肤丢失，大量出汗、大面积烧伤可导致液体和 Na^+ 的大量丢失；③液体在第三间隙积聚，如胸膜炎形成大量胸腔积液，肝硬化形成大量腹腔积液等。在上述情况下如只补水而忽视了补钠，可导致低渗性脱水。

2. 对机体的影响

（1）无口渴感：由于血浆渗透压降低，下丘脑渗透压感受器受抑制，无口渴感，故机体虽缺水但不思饮。

（2）外周循环衰竭：由于细胞外液渗透压降低，细胞外水分向渗透压较高的细胞内转移，导致细胞外液量进一步减少。血容量明显减少，早期易发生低血容量性休克，患者可有直立性眩晕、血压下降、四肢厥冷、脉搏细速等症状。

（3）脱水征明显：因血容量减少，组织液向血管内转移，使组织液减少更为明显。病人出现明显的脱水征，如皮肤弹性减退，眼窝和婴幼儿囟门凹陷。

（4）尿的变化：①尿量，早期血浆渗透压降低，抑制渗透压感受器，使 ADH 分泌减少，肾小管对水的重吸收减少，导致多尿和低比重尿。晚期当血容量明显减少时，刺激容量感受器使 ADH 分泌增多，肾小管重吸收水增多，可出现少尿；②尿钠，经肾失钠的患者，尿钠含量增多；肾外性失钠的患者则因血容量降低，激活肾素-血管紧张素-醛固酮系统，使肾小管对钠的重吸收增加，导致尿 Na^+ 含量减少。

（5）细胞水肿：细胞外液向细胞内转移，造成细胞水肿。严重的脑细胞水肿可引起颅内压增高，出现头痛、恶心、呕吐、表情淡漠、神志恍惚、嗜睡、昏迷及视神经乳头水肿等中枢神经系统功能紊乱的症状，甚至引起脑疝，导致呼吸心跳停止。

（三）等渗性脱水

等渗性脱水（isotonic dehydration）的特点是钠、水成比例丢失，血清钠浓度和血浆渗透压仍在正常范围内，细胞外液减少，细胞内液变化不明显。

1. 原因和机制

（1）消化液大量丢失：见于严重呕吐、腹泻、胃肠道引流、肠梗阻等。

（2）大量血浆丢失：见于大面积烧伤，血浆从创面大量渗出而丢失。

（3）大量抽放胸腔积液、腹腔积液等。

2. 对机体的影响　等渗性脱水时主要丢失细胞外液，血浆容量及组织液量均减少，患者可出现皮肤弹性减退，眼窝和婴幼儿囟门凹陷。血容量减少，使 ADH 和醛固酮分泌增多，肾脏重吸收水、钠增多，而使细胞外液容量得到部分补充。患者尿量减少，尿钠减少。如果细胞外液明显减少，则血压下降，甚至会出现休克和急性肾衰竭。

等渗性脱水如处理不及时，患者可通过皮肤不感蒸发和呼吸等途径不断丢失水分而转变为高渗性脱水；如果补给过多的低渗溶液则可转变为低渗性脱水或水中毒。因此，单纯性的等渗性脱水临床上较少见。

表 6-1　三种类型脱水的比较

	高渗性脱水	等渗性脱水	低渗性脱水
特点	失水＞失钠	水、钠成比例丢失	失水＜失钠
血清 Na^+ 浓度（mmol/L）	＞150	130～150	＜130
血浆渗透压（mmol/L）	＞310	280～310	＜280
细胞内、外液变化	细胞内、外液↓	细胞外液↓	细胞外液↓细胞内液↑
口渴感	明显	有	轻者无，严重者有
尿量	减少	严重者减少	轻者减少不明显，严重者减少
血压	严重者降低	严重者降低	降低，严重者休克

（四）防治的病理生理基础

1. 积极防治原发病，消除引起脱水的病因，避免不适当的医疗措施。

2. 补液原则　应按照“缺什么、补什么”“缺多少、补多少”的原则。高渗性脱水时因血钠浓度高，应首先补充足够的水分，应先糖后盐，不能口服者可静脉滴注5%葡萄糖溶液，严重者可静脉内注射2.5%或3%葡萄糖溶液，待缺水基本纠正后，再适当补充生理盐水。低渗性脱水原则上以补盐为主，先盐后糖，应补充等渗或高渗盐水以恢复细胞外液容量和渗透压。如患者已发生休克，则需按照休克的治疗原则进行抢救。等渗性脱水应补充偏低渗的溶液。

二、水中毒

水中毒（water intoxication）是指过多的水在体内潴留，引起细胞内、外液容量增多和渗透压降低，并出现一系列临床症状和体征。特点是体液量明显增多，血清钠浓度＜130 mmol/L，血浆渗透压＜280 mmol/L，但体内钠总量正常或增多，故又称高容量性低钠血症。

（一）原因和机制

在肾功能良好的情况下，一般不易发生水中毒。故水中毒最常发生于急性肾功能不全的病人而又输液不恰当时。

1. 水的排出减少

(1) ADH分泌过多：可见于急性应激状态（如创伤、大手术、疼痛、恐惧、休克等）、使用止痛剂（如吗啡、哌替啶）、某些恶性肿瘤等。

(2) 肾脏排水减少：多见于急性肾衰竭少尿期、慢性肾衰竭晚期。心力衰竭及肝硬化腹腔积液时，因肾血流量减少，致肾脏排水减少，如不限制摄入水量，亦可引起钠、水潴留。

2. 水的摄入过多　见于用无盐水灌肠、精神性饮水和持续性大量饮水及静脉输液不当等。临床上引起水摄入过多的主要原因是静脉输入含盐少或不含盐的液体过多、过快，超出了肾的排水能力。婴幼儿对水电解质调节能力差，更容易发生水中毒。

（二）对机体的影响

1. 细胞外液量增加，血液稀释。

2. 细胞水肿　体内水潴留，使细胞外液增多，细胞外液渗透压降低，细胞外液向渗透压较高的细胞内转移，引起细胞水肿。

3. 中枢神经系统症状　水中毒对机体影响最大、危害最严重的是脑水肿。脑水肿使颅内压增高，可引起头痛、恶心、呕吐、表情淡漠、神志恍惚、嗜睡、昏迷及视神经乳头水肿等，严重者发生脑疝，导致呼吸、心跳停止。

轻度或慢性水中毒的患者，症状常不明显，多被原发病所掩盖。一般当血清钠浓度降至 120 mmol/L 以下时，出现较明显的症状。

（三）防治的病理生理基础

1. 积极治疗原发疾病，消除原因。

2. 轻症患者，严格控制水的摄入，造成水的负平衡即可自行恢复。

3. 重症或急症患者，除严格进水外，尚应给予高渗盐水，以迅速纠正脑细胞水肿，或静脉给予甘露醇等渗透性利尿剂，或呋塞米等强利尿剂以促进体内水分的排出。

三、水肿

过多的体液在组织间隙或体腔内积聚称为水肿（edema）。水肿不是独立的疾病，而是多种疾病的一种重要的病理过程。体液在体腔大量积聚时，称为积水（hydrops），如心包积水、胸腔积水、腹腔积水、脑积水等。

水肿的分类：①按水肿波及的范围可分为全身性水肿和局部性水肿；②按发病原因可分为心性水肿、肾性水肿、肝性水肿、营养不良性水肿、淋巴性水肿、炎性水肿等；③按水肿发生的部位可分为皮下水肿、脑水肿、肺水肿等。

（一）水肿的发生机制

生理情况下，人体体液容量和组织液容量是相对恒定的，这种恒定依赖于机体内外液体交换平衡和血管内外液体交换平衡的完善调节。上述平衡失调时，即可引起水肿的发生。

1. 血管内外液体交换平衡失调　正常情况下组织液和血浆之间不断进行液体交换，使组织液的生成和回流保持动态平衡。当各种因素引起组织液生成增多或/和回流减少时，则组织液在组织间隙过多积聚引起水肿。

（1）毛细血管流体静压增高：毛细血管流体静压增高时，有效流体静压增大，组织液生成增多，当超过了淋巴回流的代偿能力时，便可引起水肿。毛细血管流体静压增高的常见原因是静脉压增高，如充血性心力衰竭、局部静脉受压或阻塞。动脉性充血也可引起毛细血管流体静压增高，是炎性水肿发生的重要原因之一。

（2）血浆胶体渗透压降低：血浆胶体渗透压的高低主要取决于血浆蛋白，尤其是白蛋白的含量。血浆胶体渗透压降低，使平均有效滤过压增大，组织液生成增加。引起血浆白蛋白含量下降的原因主要有：①蛋白质合成障碍，见于肝硬化和严重的营养不良；

②蛋白质丢失过多，见于肾病综合征时大量的蛋白质从尿中丢失；③蛋白质分解代谢增强，见于慢性消耗性疾病如慢性感染、恶性肿瘤等。

(3) 微血管壁通透性增加：正常情况下毛细血管只允许微量蛋白质滤出，因而在毛细血管内外形成了很大的胶体渗透压梯度。当微血管壁通透性增高时，血浆蛋白从毛细血管和微静脉壁滤出，使血浆胶体渗透压降低、组织液的胶体渗透压升高，平均有效滤过压增高，组织液生成增加。常见于各种炎症，包括感染、烧伤、冻伤、化学伤以及昆虫咬伤等。这类水肿液的特点是所含蛋白量较高，可达 30～60 g/L。

(4) 淋巴回流受阻：正常情况下，组织液的 10%～20%通过淋巴回流重吸收，并将其所含蛋白运回到血液循环，而且在组织液生成增多时还能代偿回流，具有重要的抗水肿作用。当淋巴回流受阻时，含蛋白的水肿液在组织间隙中积聚，形成淋巴水肿。常见的原因有：①丝虫病时主要的淋巴管道被成虫阻塞，可引起下肢和阴囊的慢性水肿；②恶性肿瘤侵入并阻塞淋巴管，或进行广泛的淋巴结摘除术，可引起相应部位水肿。这类水肿液的特点是蛋白质含量较高，可达 40～50 g/L。

2. 体内外液体交换平衡失调——钠、水潴留　正常人钠、水的摄入量和排出量处于动态平衡状态，故体液量维持相对恒定。钠、水排出主要通过肾脏，所以钠、水潴留的基本机制是肾脏调节功能障碍。正常经肾小球滤过的钠、水总量中只有 0.5%～1%最终排出体外，99%～99.5%被肾小管重吸收。当各种因素引起肾小球滤过率降低或肾小管重吸收功能增强时，便可导致钠、水潴留，从而引起水肿。

(1) 肾小球滤过率降低：当肾小球滤过率降低，而肾小管重吸收未相应减少时，就会导致钠、水潴留。引起肾小球滤过率降低的常见原因有：①广泛的肾小球病变，如急、慢性肾小球肾炎，大量肾小球病变，肾小球滤过膜面积明显减少；②有效循环血量减少，如充血性心力衰竭、肝硬化腹腔积液和肾病综合征等使有效循环血量减少、肾血流量下降，继发的交感-肾上腺髓质系统、肾素-血管紧张素系统兴奋，使肾入球小动脉收缩，肾血流量进一步减少，肾小球滤过率下降，导致钠、水潴留。

(2) 近曲小管重吸收钠、水增多：当有效循环血量减少时，近曲小管对钠、水的重吸收增加使肾排水减少，成为某些全身性水肿发病的重要原因。①心房钠尿肽（ANP）分泌减少，如有效循环血量明显减少时，心房的牵张感受器兴奋性降低，致使 ANP 分泌减少，近曲小管对钠、水的重吸收增加，从而导致或促进水肿的发生；②肾小球滤过分数（filtration fraction，FF）升高，FF＝肾小球滤过率/肾血浆流量。正常时约有 20%的肾血浆流量经肾小球滤过。在充血性心力衰竭或肾病综合征时，肾血流量随循环血量减少而下降，儿茶酚胺和肾素-血管紧张素系统活性增强，使肾出球小动脉收缩比肾入球小动脉收缩更明显，肾小球滤过率相对升高，FF升高，此时由于无蛋白滤液相对增多，而通过肾小球后，流入肾小管周围毛细血管的血液，其蛋白和血浆胶体渗透压也相应增高，同时由于血流的减少，流体静压下降。于是，近曲小管重吸收钠和水增加，导致钠、水潴留。

(3) 远曲小管和集合管重吸收钠、水增多：远曲小管和集合管重吸收钠、水受激素调节。①醛固酮增多，促进远曲小管和集合管重吸收钠增多，进而引起钠、水潴留。各种原因使肾血流量减少或血钠浓度下降均可激活肾素-血管紧张素-醛固酮系统，使醛固酮分泌增多；肝硬化患者肝细胞灭活醛固酮的功能减退，使醛固酮增多；②抗利尿激素（ADH）释放增多，使肾远曲小管和集合管对水的通透性增加，水重吸收增多，引起水潴留。有效循环血量减少或血浆渗透压增高，均可使ADH分泌与释放增多。

以上是水肿发生机制中的基本因素。在各种不同类型水肿的发生发展中，通常是多种因素先后或同时发挥作用，同一因素在不同的水肿发生机制中所处的地位也不同。

（二）水肿的特点及对机体的影响

1. 水肿的特点

(1) 水肿液的性状：水肿液含血浆的全部晶体成分，根据蛋白含量的不同分为漏出液和渗出液。①漏出液的比重低于1.015，蛋白质含量低于25 g/L，细胞数少于500/100 ml；②渗出液的比重高于1.018，蛋白质含量约30～50 g/L，可见较多的白细胞。

(2) 水肿的皮肤特点：皮下水肿是全身或躯体局部水肿的重要体征。当皮下组织有过多的液体积聚时，皮肤肿胀、弹性差、皱纹变浅，用手指按压时可能有凹陷，称为凹陷性水肿，又称为显性水肿。实际上，全身性水肿患者在出现凹陷之前已有组织液的增多，并可达原体重的10%，称为隐性水肿。

(3) 全身性水肿的分布特点：最常见的全身性水肿是心性水肿、肾性水肿和肝性水肿。水肿出现的部位各不相同。心性水肿首先出现在低垂部位；肾性水肿先表现为眼睑或面部水肿；肝性水肿则以腹腔积液为多见。

2. 水肿对机体的影响　除炎性水肿具有稀释毒素、运送抗体等抗损伤作用外，其他水肿对机体都有不同程度的不利影响。其影响的大小取决于水肿的部位、程度、发生速度及持续时间。

(1) 细胞营养障碍：过量的液体在组织间隙中积聚，使细胞与毛细血管间的距离增大，增加了营养物质在细胞间弥散的距离。受皮质坚实的包膜限制的器官和组织，急速发生重度水肿时，压迫微血管使营养血流减少，可致细胞发生严重的营养障碍。

（2）水肿对器官组织功能活动的影响：取决于水肿发生的速度及程度。急速发展的重度水肿因来不及适应及代偿，可能引起比慢性水肿更严重的功能障碍。若为生命活动的重要器官，则可造成更为严重的后果，如脑水肿引起颅内压升高，甚至脑疝致死；喉头水肿可引起气道阻塞，严重者窒息死亡。

第二节 钾代谢紊乱

钾是机体内最重要的无机阳离子之一，正常成人体内含钾总量约为 50～55 mmol/kg 体重。其中约 90%存在于细胞内，骨钾约占 7.6%，跨细胞液约占 1%，仅约 1.4%的钾存在于细胞外液中。钾的摄入和排出处于动态平衡，且保持血浆钾的浓度在正常范围内。天然食物含钾比较丰富，成人每天随饮食摄入 50 mmol～120 mmol。摄入的钾 90%经肾随尿排出，排钾量与摄入量相关，即多吃多排、少吃少排，但不吃也排，说明肾虽也有保钾能力，但不如保钠能力强。摄入的钾 10%随粪便和汗液排出。

正常血清钾浓度为 3.5～5.5 mmol/L。机体过以下五种途径维持血浆钾的平衡：①通过细胞膜 Na^+-K^+ 泵，改变钾在细胞内外液的分布；②通过细胞内外的 H^+-K^+ 交换，影响细胞内外液钾的分布；③通过肾小管上皮细胞内外跨膜电位的改变影响其排钾量；④通过醛固酮和远端小管液流速，调节肾排钾量；⑤通过结肠的排钾及出汗形式调节钾平衡。钾具有维持细胞新陈代谢、保持细胞静息膜电位、调节细胞内外的渗透压及调控酸碱平衡等多种生理功能。

钾代谢紊乱主要是指细胞外液中钾离子浓度的异常变化，包括低钾血症和高钾血症两大类。

一、低钾血症

血清钾浓度低于 3.5 mmol/L 称为低钾血症（hypokalemia）。多数情况下，低钾血症常伴有机体缺钾。

（一）原因和机制

1. 钾摄入不足　常见于消化道梗阻、昏迷、神经性厌食及手术后较长时间禁食的患者，因静脉补液中未补钾或补钾不足，而肾脏每天仍继续排钾，发生低钾血症。

2. 钾丢失过多　是低钾血症最常见的原因，常见于：

（1）经消化道失钾：消化液中钾含量丰富，严重呕吐、腹泻、胃肠减压及肠瘘等引起钾大量丢失。若同时导致血容量明显减少，可引起醛固酮分泌增多，使肾排钾增多。消化道失钾是小儿低钾血症的常见原因。

（2）经肾失钾：常见于：①长期大量使用利尿剂，如呋塞米、利尿酸、氯噻嗪等，抑制钾的重吸收，使尿排钾增多；②肾上腺皮质激素分泌过多，如原发或继发性醛固酮增多，肾脏远曲小管和集合管泌钾增多；③急性肾衰竭多尿期，使肾排钾增多；④肾小管性酸中毒，肾小管上皮细胞分泌 H^+减少，H^+-Na^+交换减少，K^+-Na^+交换增多，肾排钾增多；⑤镁缺失，肾小管上皮细胞 Na^+-K^+-ATP 酶失活，钾重吸收障碍，引起钾丢失过多。

（3）经皮肤失钾：汗液含钾不多，约为 5～10 mmol/L。在高温或剧烈运动时大量出汗，丢失较多的钾，若没有及时补充可引起低钾血症。

3. 钾的跨细胞分布异常　指细胞外钾向细胞内转移而引起的低钾血症，但体内钾的总量并不减少。常见于：

（1）碱中毒：碱中毒时细胞外液 H^+减少，细胞内 H^+与细胞外 K^+进行交换，以维持体液的离子平衡，导致细胞外液低钾；同时肾小管上皮细胞 H^+-Na^+交换减弱，而 K^+-Na^+交换加强，尿钾排出增多。

（2）胰岛素使用过量：胰岛素一方面可直接激活细胞膜上 Na^+-K^+-ATP 酶的活性，使细胞外钾转入细胞内；另一方面可促进细胞糖原合成，使细胞外 K^+随同葡萄糖转入细胞增多。

（3）β-肾上腺素能受体活性增强：如 β-受体激动剂肾上腺素、沙丁胺醇等可通过 cAMP 机制激活 Na^+-K^+泵促进细胞外钾内移。

（4）低钾性周期性麻痹症：是一种家族遗传性疾病，发作时细胞外 K^+进入细胞内，导致血钾急剧减少。剧烈运动、应激等是其常见的诱发因素，但发生机制目前尚不清楚。

（5）钡中毒、粗制棉籽油（含有棉酚）中毒：钾通道被阻滞，使 K^+外流减少。

（二）对机体的影响

低钾血症时，机体功能代谢变化因个体不同有很大差异，主要取决于血钾浓度降低的速度和程度及伴随的缺钾严重程度。

1. 对神经-肌肉兴奋性的影响

（1）急性低钾血症：当血清钾浓度低于 3 mmol/L 时神经肌肉兴奋性降低，导致骨骼肌和消化道平滑肌松弛无力；低于2.5 mmol/L时发生迟缓性麻痹，严重时可出现呼吸肌麻痹或麻痹性肠梗阻（腹胀、肠鸣音减弱甚至消失）。其机制在于低钾血症时，细胞内、外液 K^+ 浓度差增大，细胞内 K^+ 外流增加，使静息电位（Em）负值增大，与阈电位（Et）之间的距离（Em-Et）增大，细胞处于超极化阻滞状态，兴奋性降低，严重时甚至不能兴奋。（图6-1）

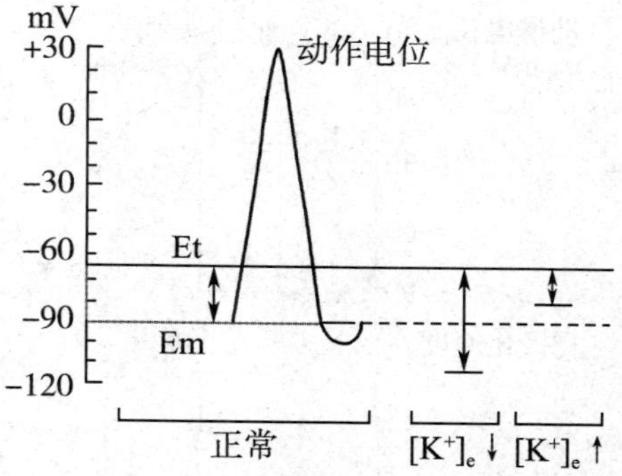

图6-1 细胞外液钾浓度与正常骨骼肌静息膜电位和阈电位的关系

（2）慢性低钾血症：由于病程缓慢，细胞内钾逐渐移到细胞外，使细胞内外 K^+ 浓度差别不大，静息电位因而基本正常，细胞兴奋性无明显变化，故临床表现不明显。

2. 对心肌的影响　主要表现为心肌生理特性的改变及引发的心电图变化和心功能的损害。

（1）心肌生理特性的改变

1）兴奋性增高：心肌兴奋性大小主要与Em-Et间距离长短有关。低钾血症时，心肌细胞膜对 K^+ 的通透性降低，钾离子外流减少，Em绝对值减少，Em-Et间距离缩短，心肌兴奋性增高。

2）传导性降低：心肌传导性快慢主要与动作电位0期去极化的速度和幅度有关。低钾血症时，因心肌细胞膜Em绝对值减少，去极化时 Na^+ 内流速度减慢，动作电位0期去极的速度减慢、幅度降低，兴奋的扩布减慢，心肌传导性降低。

3）自律性增高：心肌自律性的产生依赖于动作电位复极化4期的自动去极化。低钾血症时，心肌细胞膜对 K^+ 的通透性降低，复极化4期 K^+ 外流减慢，而 Na^+ 内流相对加速，导致4期自动除极加快，心肌自律性增高。

4）收缩性改变：心肌细胞外的 K^+ 对 Ca^+ 内流有抑制作用。轻度低钾血症时，其对 Ca^+ 内流抑制作用减弱，Ca^+ 内流增多，心肌收缩性增强；但严重或慢性低钾血症时，细胞内缺钾，使心肌细胞代谢障碍而发生变性坏死，心肌收缩性减弱。

（2）心电图的变化：典型表现有S-T段压低，因钙内流加速，复极化2期（平台期）缩短所致；T波压低和增宽，出现明显的U波，Q-T间期延长，主要是膜对 K^+ 的通透性降低，心肌复极化3期延长的结果；传导性降低引起P-R间期延长，QRS波增宽。（图6-2）

第七章

发　热

思维导图7-1

思维导图7-1解析

学习目标

1. 掌握发热的概念和原因、发热的时相及热代谢的特点。
2. 熟悉发热时机体的代谢和功能改变。
3. 了解发热的发生机制及防治的病理生理基础。

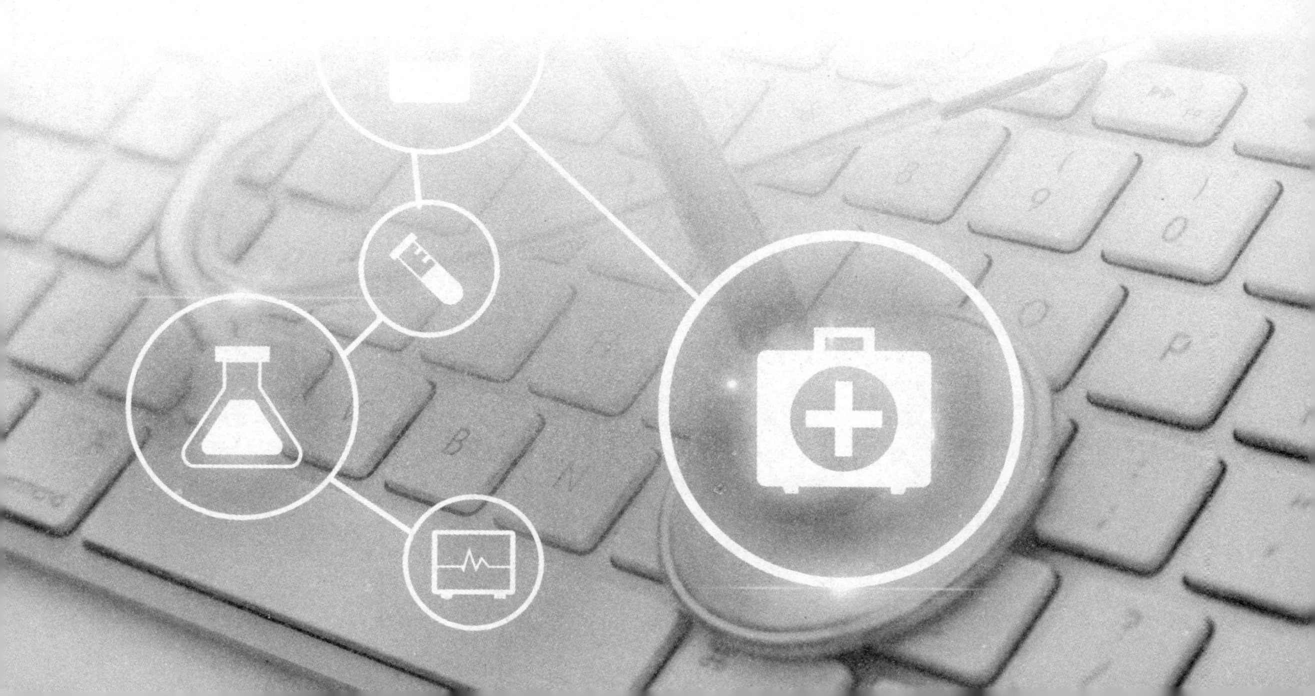

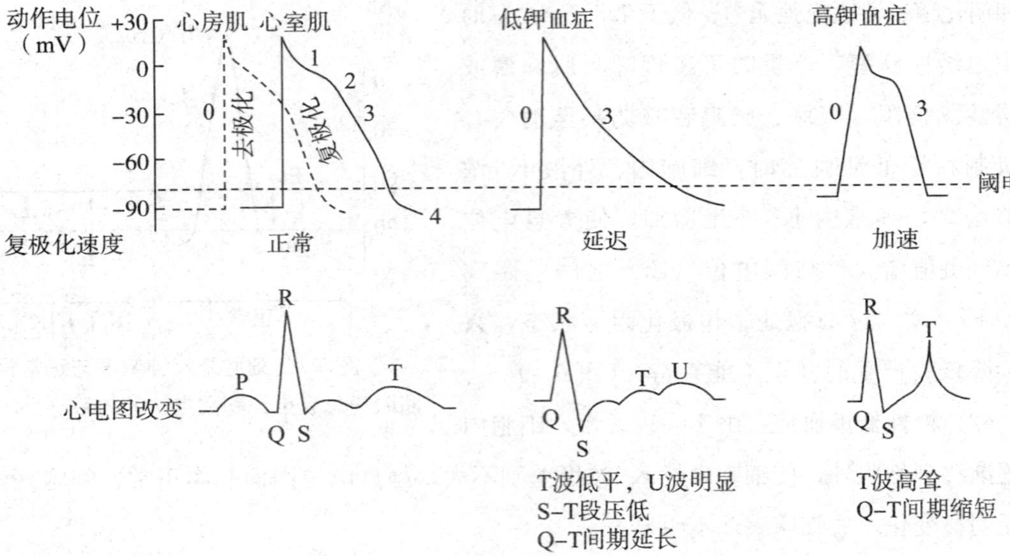

图 6-2　细胞外液钾浓度对心肌细胞动作电位及心电图的影响图

（3）心肌功能的损害：①心律失常，如窦性心动过速、房性或室性期前收缩、阵发性心动过速等；②心肌对洋地黄类强心药物的敏感性增加。低钾血症时，洋地黄与 $Na^{+}-K^{+}-$ATP酶的亲和力增高而增强了洋地黄的毒性作用，并显著降低其治疗效果。

3. 对酸碱平衡的影响　低钾血症可引起代谢性碱中毒，同时常发生反常性酸性尿。其发生机制是：①低钾血症时，细胞外液 K^{+} 浓度降低，细胞内液 K^{+} 外流，细胞外液 H^{+} 向细胞内移，引起细胞外液代谢性碱中毒；②肾小管上皮细胞内 K^{+} 浓度降低，H^{+} 浓度增高，造成肾小管 $K^{+}-Na^{+}$ 交换减弱而 $H^{+}-Na^{+}$ 交换增强，尿排 K^{+} 减少，排 H^{+} 增多，尿液呈酸性，称反常性酸性尿。

4. 对中枢神经系统的影响　低钾血症时，中枢神经系统兴奋性降低，轻者表现为精神萎靡、表情淡漠；严重时出现反应迟钝、定向力障碍、嗜睡甚至昏迷。主要由于缺 K^{+} 引起糖代谢障碍和脑细胞能量供应不足有关。

5. 对肾脏的影响　形态上主要表现为髓质集合管上皮细胞肿胀、增生等，严重者可波及各段肾小管，甚至肾小球，出现间质性肾炎样表现。功能上主要表现为尿浓缩功能障碍而出现多尿、夜尿和低比重尿。

6. 横纹肌溶解　局部钾浓度增加引起血管扩张，致使血流量增加。严重缺乏钾（血钾低于 2.5 mmol/L）时，肌肉运动时不能从细胞释出足够的钾，以致发生缺血缺氧而引起肌痉挛、坏死和横纹肌溶解。

（三）防治的病理生理基础

1. 防治原发病，尽快恢复饮食和肾功能。

2. 补钾　最好口服，不能口服者或病情严重时，才考虑静脉滴注补钾。切忌静脉推注，以免心搏骤停。静脉补钾时必须注意：

（1）见尿补钾：每天尿量不少于 500 ml，每小时 30 ml 以上较安全。肾功能不全患者应严密监测。

（2）慢速：静脉补钾不宜过多、过快，每小时输入量以 10～20 mmol 为宜。

（3）低浓度：输入液钾浓度以 20～40 mmol/L 为宜。

（4）限量：补钾量需视缺钾严重程度而定。每天滴入总量不宜超过 120 mmol，严防医源性高钾血症。

（5）治疗过程中密切观察心率、心律，定时测定血钾浓度。

3. 纠正水和其他电解质代谢紊乱　引起低钾血症的原因常常同时引起水和其他电解质代谢紊乱，应及时检查并加以纠正。

二、高钾血症

高钾血症（hyperkalemia）是指血清钾浓度高于 5.5 mmol/L。

（一）原因和机制

1. 肾排钾减少　是高钾血症最主要的原因。

（1）肾功能不全：常见于急、慢性肾衰竭少尿期、休克、严重腹腔积液等，肾小球滤过率降低或肾小管排钾障碍而导致血钾升高。

（2）醛固酮分泌减少：肾上腺皮质功能减退（Addison 病）时，醛固酮分泌减少，使肾排钾减少，血钾升高。或间质性肾炎损害肾小管，使其对醛固酮的反应性降低而发生高钾血症。

（3）长期大量应用保钾利尿剂：如螺内酯、氨苯蝶啶等可抵抗醛固酮的保钠排钾作用，引起钾在体内潴留。

2. 钾的跨细胞分布异常　细胞内钾迅速大量转移到细胞外，当超过了肾的排钾能力时，血钾升高。常见于：

（1）酸中毒：酸中毒时细胞外液 H^+ 浓度升高，H^+ 进入细胞内被缓冲，而细胞内 K^+ 转运到细胞外以维持电荷平衡；同时肾小管上皮细胞内也发生此种离子转移，致使 H^+-Na^+ 交换加强，而 K^+-Na^+ 交换减弱，尿排钾减少。

（2）组织分解：如大量溶血、严重挤压综合征时，细胞内 K^+ 大量释出而引起高钾血症。

（3）缺氧：缺氧时细胞 ATP 生成不足，细胞膜上 Na^+-K^+ 泵功能障碍，Na^+ 潴留于细胞内，而细胞外 K^+ 不易进入细胞内。

（4）某些药物的使用：β受体阻滞剂、洋地黄类药物中毒等通过干扰 Na^+-K^+-ATP 酶活性而妨碍细胞摄钾。

（5）其他：家族性高钾性周期性麻痹、胰岛素缺乏等。

3. 钾摄入过多　主要见于处理不当，如经静脉输入过多钾或输入大量库存血，超过了肾脏的排钾能力。

4. 假性高钾血症　是指测得的血清钾浓度增高而实际上血钾浓度并未增高的情况。临床上可见于白细胞增多或血小板增多患者，但更多见于静脉穿刺造成的红细胞机械性损伤。

（二）对机体的影响

1. 对神经-肌肉兴奋性的影响

（1）急性高钾血症：随着血清钾浓度的逐渐升高，神经肌肉先兴奋后抑制。①发生急性轻度高钾血症（血清钾 5.5～7.0 mmol/L）时，细胞内外 K^+ 浓度差减小，K^+ 外流减少，使 Em 绝对值减少，与阈电位间距离缩短而兴奋性增高。主要表现为感觉异常、刺痛等症状；②严重高钾血症（血清钾 7.0～9.0 mmol/L）时，细胞外液钾浓度急剧升高，细胞内外 K^+ 浓度差更小，Em 下降或几乎接近于阈电位水平。肌肉细胞膜上的快钠通道失活，细胞处于除极化阻滞状态而不能兴奋。表现为肌肉软弱无力乃至弛缓性麻痹。

（2）慢性高钾血症：很少出现神经-肌肉方面的症状，主要是细胞内、外钾浓度梯度变化不大，细胞内、外 K^+ 变化不明显之故。

2. 对心肌的影响　高钾血症对心肌的毒性作用极强，严重者可发生致命性心室颤动和心脏骤停。主要表现为心肌生理特性的改变及引发的心电图变化和心功能的损害。

（1）心肌生理特性的改变

1）兴奋性改变：急性高钾血症时，心肌兴奋性的改变随血钾浓度升高的程度不同而有所不同。急性轻度高钾血症时，心肌的兴奋性增高；急性重度高钾血症时，心肌的兴奋性降低。慢性高钾血症时，心肌兴奋性变化不甚明显。其发生机制与高钾血症时神经-肌肉的变化机制相似。

2）传导性降低：高钾血症时，心肌细胞膜 Em 绝对值变小，与阈电位接近，则 0 期钠通道不易开放，使除极化的速度减慢、幅度变小，心肌传导性降低。

3）自律性降低：高钾血症时，心肌细胞膜对 K^+ 的通透性增高，复极化 4 期 K^+ 外流增加而 Na^+ 内流相对缓慢，自动除极化减慢，心肌自律性降低。

4）收缩性减弱：高钾血症时，细胞外液 K^+ 对 Ca^+ 内流抑制作用增强，Ca^+ 内流减慢，心肌收缩性减弱。

（2）心电图的改变：因传导性降低，心房内、房室间或心室内均可发生传导延缓或阻滞，心电图上显示 P 波压低、增宽或消失；P-R 间期延长，QRS 综合波增宽；R 波降低。复极化 3 期缩短，心电图上显示 T 波狭窄高耸，Q-T 间期轻度缩短。（图 6-2）

（3）心肌功能的损害：主要引起严重的心律失常。

3. 对酸碱平衡的影响　高钾血症时可引起代谢性酸中毒，并出现反常性碱性尿。其发生机制是：①高钾血症时，细胞外液 K^+ 升高，细胞外液 K^+ 内移，而细胞内 H^+ 外移，引起细胞外液代谢性酸中毒；②肾小管上皮细胞内 K^+ 浓度升高，H^+ 浓度减低，造成肾小管 H^+-Na^+ 交换减弱，而 K^+-Na^+ 交换增强，尿排 K^+ 增加，排 H^+ 减少，尿液呈碱性，称反常性碱性尿。

（三）防治的病理生理基础

1. 防治原发病，去除引起高钾血症的原因。

2. 降低体内总钾量，减少钾的摄入，用透析疗法和其他方法（口服或灌肠阳离子交换树脂），增加肾脏和肠道的排钾量。

3. 使细胞外钾转入细胞内，静脉输入葡萄糖和胰岛素促进糖原合成，或输入碳酸氢钠提高血液 pH，促使钾向细胞内转移，从而降低血钾浓度。

4. 应用钙剂和钠盐拮抗高钾血症的心肌毒性作用。

5. 纠正其他电解质代谢紊乱。

思考题

1. 试比较低渗性脱水与高渗性脱水的异同。

2. 为什么低渗性脱水比高渗性脱水更易发生休克？

3. 在低渗性脱水的早、晚期尿量有何变化？阐述其发生机制。

4. 低钾血症和高钾血症对骨骼肌影响有何异同？其机制如何？

5. 在高钾血症和低钾血症时，心肌兴奋性的变化有何异同？阐述其机制。

6. 试述高钾血症和低钾血症心肌自律性的变化有何异同？阐述其机制。

思考题6–1
答案解析

（卢　强）

案例 7-1

患者，男性，17 岁，学生。因发热、咽痛 2 天来院就诊。2 天前自觉畏寒和寒战，并出现“鸡皮疙瘩”，当晚开始发热，自感咽部疼痛，无恶心、呕吐。

体格检查：体温 39.1℃，脉搏 100 次/分，呼吸 22 次/分，血压 100/70 mmHg，咽部充血，双侧扁桃体肿大，颈软。两肺呼吸音稍粗糙，未闻及啰音。心律齐。腹软，肝脾未触及。

实验室检查：WBC 19.3×10^9/L，中性粒细胞 83%；胸透无异常。

入院后给予抗生素治疗。在输液过程中出现畏寒、发抖、烦躁不安，测体温 39.9℃，心率 110 次/分，呼吸 26 次/分，浅快。立即停止输液，肌注异丙嗪，并用乙醇擦浴，头部置冰袋。次日，体温降至 37.6℃，出汗较多，继续输液及抗感染治疗。住院 5 天后痊愈出院。

问题：

1. 试分析该患者发热的原因和体温升高的机制。
2. 该患者的体温变化表现出哪几个期？
3. 为什么对患者采用乙醇擦浴、头部置冰袋的方式？

案例 7-1 答案解析

人类和一些哺乳类动物都具有相对恒定的体温，以适应正常生命活动的需要。而体温的相对稳定是在体温调节中枢的调控下实现的。

正常成人体温维持在 37℃左右，一昼夜上下波动范围不超过 1℃。个体间差异一般也在 1℃左右的范围内。致热原的作用使体温调节中枢调定点上移，而引起调节性体温升高，就称之为发热（fever）。

发热不是体温调节障碍，而是将体温调节到较高水平。当体温上升超过正常值的 0.5℃时，称为体温升高。但体温升高并不等同于发热，体温升高包括：①生理性体温升高，指生理功能增强，产热过多引起的体温升高，体温调定点并无变化，见于剧烈运动、月经前期、心理性应激等。生理性体温升高随生理过程的结束自动恢复正常体温；②发热，属于调节性体温升高。由于调定点上移，体温调节中枢在较高的水平上对体温进行调节；③过热，属于非调节性体温升高，是被动性体温升高，体温调节中枢的调定点并未上移。例如体温调节中枢损伤导致体温调节障碍，使体温调节机构不能将体温控制在与调定点相适应的水平，引起体温升高；癫痫大发作剧烈抽搐、甲状腺功能亢进等，可使机体过度产热引起体温升高；先天性或后天性汗腺缺陷、环境温度过高引起的中暑等，则是因机体散热障碍而引起体温升高。过热和发热都属于病理性体温升高。

发热不是独立的疾病，而是许多疾病的重要病理过程和临床表现，也是疾病发生的重要信号。所以，了解发热的特点，对判断病情、评价疗效和估计预后，均有重要参考意义。

第一节 病因和发病机制

一、发热的原因

能引起人体和动物发热的物质，称为致热原，即发热的原因。致热原可来源于体外，也可由体内生成，包括发热激活物和内生致热原。通常，发热是由发热激活物作用于机体，激活产内生致热原细胞产生和释放内生致热原，再经一些后继环节引起体温升高。

（一）发热激活物

能刺激机体产生和释放内生致热原的物质，称为发热激活物，包括外致热原和某些体内产物。

1. 外致热原　来自体外的发热激活物称为外致热原。

（1）细菌：①革兰氏阳性菌，革兰氏阳性菌感染是常见的发热原因，主要有金黄色葡萄球菌、链球菌、肺炎球菌、白喉杆菌等，细菌菌体及其产生的外毒素皆可致热；②革兰氏阴性菌，致热的革兰氏阴性菌主要有大肠杆菌、伤寒杆菌、淋球菌、脑膜炎球菌等，此类细菌的致热性除全菌体和细胞壁中所含的肽聚糖外，最突出的是其细胞壁所含的内毒素（endotoxin，ET）。ET 的主要成分是脂多糖（lipopolysaccharide，LPS），具有高度的水溶性和很强的致热效应，是最常见的外致热原。因其具有较强的耐热性（干热 160℃2 小时才能灭活），且在自然界中分布极广，一般灭菌方法难以清除，是血液制品和输液过程中的主要污染源；③分枝杆菌，典型的菌群为结核杆菌。其全菌体及细胞壁中所含的肽聚糖、多糖和蛋白质都具有致热作用。

（2）病毒：常见的有流感病毒、麻疹病毒、柯萨奇病毒、出血热病毒、SARS 病毒等。流感和 SARS 等疾病，主要的症状之一就是发热。病毒是以其全病毒体和所含的血细胞凝集素致热。流感病毒含有一种毒素样物质，也可引起发热。

（3）真菌：许多真菌感染引起的疾病也伴有发热。如白色念珠菌感染引起的肺炎、鹅口疮、肺炎；新型隐球菌感染引起的慢性脑膜炎等。真菌是以全菌体及菌体内所含的荚膜多糖和蛋白质致热。

(4) 其他：立克次体、衣原体、螺旋体等致病微生物细胞壁中亦含有脂多糖成分，其致热性可能与此有关。此外，尚有许多病原微生物并不产生特异性致热物质或其致热物质尚不清楚，它们引起发热的可能机制是其在体内繁殖引起相应抗原表达或细胞自身抗原的变异，激活了体内产内生致热原的细胞。

2. 体内产物

(1) 抗原-抗体复合物：实验证明，抗原-抗体复合物对产内生致热原的细胞有激活作用。如系统性红斑狼疮、类风湿等许多自身免疫性疾病都有顽固性发热。

(2) 类固醇代谢产物：体内某些类固醇产物有致热作用，典型代表是睾酮的中间代谢产物-本胆烷醇酮。石胆酸也有类似作用。

(3) 致炎物：尿酸盐结晶、硅酸盐结晶对产内生致热原细胞也有一定的激活作用。组织坏死过程或坏死组织引起的无菌性炎症，可能释放某些发热激活物。

(二) 内生致热原

内生致热原（endogenous pyrogen，EP）是机体在发热激活物的作用下，由产内生致热原细胞合成和释放的能引起体温升高的物质。

1. 内生致热原的产生和释放　能够产生和释放 EP 的细胞称产 EP 细胞，包括单核细胞、巨噬细胞、成纤维细胞、淋巴细胞、内皮细胞、肿瘤细胞等。EP 的产生和释放是一个复杂的细胞信息传递和基因表达控制的过程。此过程包括发热激活物与产 EP 细胞结合并使之激活，激活的产 EP 细胞合成和释放 EP。

2. 内生致热原的种类

(1) 白细胞介素-1（interleukin-1，IL-1）：是由单核细胞、巨噬细胞、内皮细胞、星形细胞、肿瘤细胞等产生的多肽类物质，不耐热，70℃下 30 分钟即失活。IL-1 受体广泛分布于脑内，尤其靠近体温调节中枢的下丘脑外侧密度最大。给动物静脉内注射 IL-1 可引起典型的发热反应，并可被水杨酸类药物阻断。

(2) 肿瘤坏死因子（tumor necrosis factor，TNF）：是由巨噬细胞和淋巴细胞等分泌的一种小分子蛋白质，具有许多与 IL-1 相似的生物学活性，是多种外致热原导致的发热、肿瘤发热的主要内生致热原。给动物静脉内注射 TNF 可引起明显的发热反应，并可被环加氧酶抑制剂布洛芬阻断。

(3) 干扰素（interferon，IFN）：是一种具有抗病毒、抗肿瘤作用的蛋白质，主要由白细胞产生，是病毒感染发热的主要内生致热原。IFN 不耐热，60℃下 40 分钟可灭活，反复注射可产生耐药性。

(4) 白细胞介素-6（interleukin-6，IL-6）：IL-6是由单核细胞、成纤维细胞和内皮细胞等分泌的蛋白质，ET、病毒、IL-1、TNF、血小板生长因子等可诱导其产生和释放。IL-6致热活性弱于IL-1、IFN，布洛芬可阻断其致热作用。

(5) 巨噬细胞炎症蛋白-1（macrophage inflammatory protein-1，MIP-1）：是内毒素作用于巨噬细胞所诱生的肝素结合蛋白质。它包括MIP-1α和MIP-1β两种类型，两者具有很高的同源性。已证明用纯化MIP-1给家兔静脉注射引起剂量依赖性单相热。

二、发热时的体温调节机制

（一）体温调节中枢

体温调节中枢位于视前区-下丘脑前部（preoptic anterior hypothalamus，POAH），该区的温度敏感神经元对来自外周和深部温度信息起整合作用。损伤该区可导致体温调节障碍。而脑内另外一些部位如中杏仁核、腹中膈和弓状核，则对发热时的体温调节产生负向影响。因此，一些学者认为发热体温调节中枢是由正、负调节中枢构成的复杂的功能系统。

（二）致热信息传入中枢的途径

血液循环中的EP将致热信息传入体温调节中枢引起发热，可能通过以下三种途径：

1. EP通过终板血管器作用于体温调节中枢　终板血管器（organum vasculosum laminae terminalis，OVLT）位于第三脑室视上隐窝上方，紧靠POAH，是血脑屏障的薄弱部位。该处存在有孔毛细血管，通透性高，EP可能由此入脑。但也有人认为EP并不直接入脑，而是通过与此处的巨噬细胞、神经胶质细胞等细胞膜受体识别结合，产生新的信息，将致热原的信息传入POAH。

2. EP通过血-脑屏障转运入脑　这是一种较直接的信号传递方式。据推测，EP可能通过血-脑屏障的特异性转运机制入脑，也可能从脉络丛部位渗入或易化扩散入脑，通过脑脊液循环分布到POAH。但这些推测尚有待于进一步证实。

3. EP通过迷走神经向体温调节中枢传递发热信号　实验研究发现，EP可刺激肝脏巨噬细胞周围的迷走神经将信息传入中枢。切断膈下迷走神经后，腹腔内注射IL-1则不再引起发热。目前认为，胸、腹腔内的致热信息可能通过迷走神经传入中枢。

（三）发热中枢调节介质

大量研究证明，EP仍然不是引起调定点上移的最终物质，EP可能是先作用于体温调节中枢，引起发热中枢介质的释放，继而引起调定点改变。发热中枢调节介质可分为两类：正调节介质和负调节介质。

1. 正调节介质

（1）前列腺素 E（prostaglandin E，PGE）：动物实验发现，向动物脑室内注射 PGE 引起明显的发热反应，体温升高的潜伏期比 EP 短，同时伴有代谢率的改变。

（2）Na^{+}/Ca^{2+} 比值升高：实验显示，给多种动物脑室内灌注 Na^{+} 可使体温很快升高，灌注 Ca^{2+} 则使体温很快下降，脑室内灌注降 Ca^{2+} 剂也可引起体温升高。这表明 Na^{+}/Ca^{2+} 比值升高在发热机制中可能起重要的中介作用。

（3）环磷酸腺苷（cAMP）：发热期间，动物脑脊液中 cAMP 明显增高，并与发热效应呈明显正相关。但高温引起的过热期间，脑脊液中 cAMP 无明显改变。向动物脑室内注入外源性 cAMP，可迅速引起发热，潜伏期明显短于 EP 性发热。目前许多学者认为，cAMP 可能是更接近终末环节的发热介质。

（4）促肾上腺皮质激素释放激素（corticotrophin releasing hormone，CRH）：中枢注入 CRH 可使动物体温升高；并且在发热的动物，脑室内给予 CRH 可使正在发热的动物体温下降。因此，目前倾向于认为 CRH 可能是一种双向调节介质。

（5）一氧化氮（nitric oxide，NO）：NO 是广泛分布于中枢神经系统的一种新型神经递质。目前研究显示，NO 与发热有关。其机制可能是：通过作用于 POAH、OVLT 等部位，介导发热时的体温升高；刺激棕色脂肪组织的代谢活动使产热增多；抑制发热时负调节介质的合成和释放。

2. 负调节介质　临床和实验研究均表明，发热时的体温升高极少超过 41℃，即使大大增加致热原的量，也难以超过此热限。这说明体内存在着自我限制发热的因素。现已证实，体内确实存在能对抗体温升高或降低体温的物质。主要包括：

（1）精氨酸加压素（arginine vasopressin，AVP）：又称抗利尿激素，由下丘脑神经元合成，是一种与多种中枢神经系统功能有关的神经递质。脑室内微量注射 AVP 具有解热作用，应用 AVP 拮抗剂可阻断其解热作用。

（2）α-黑素细胞刺激素（α-melanocyte-stimulating hormone，α-MSH）：是由腺垂体分泌的多肽激素，具有极强的解热作用，可能控制发热的高度和持续时间。

（3）膜联蛋白 A1（annexin A1）：又称脂皮质蛋白-1（lipocortin-1），是一种钙依赖性磷酸酯结合蛋白。它在体内分布十分广泛，尤以脑、肺等器官为主。向大鼠脑室内注射重组的脂皮质蛋白-1，可明显抑制白细胞介素诱导的发热反应。研究发现，糖皮质激素的解热作用依赖于脂皮质蛋白-1 的释放。

在 EP 引起调定点上移的形成机制中，正调节介质和负调节介质可能同时或先后被释放，共同控制着调定点上、下移动的水平及发热的幅度和时程，保证了发热时体温不至于过高、过长，从而避免了高热引起脑细胞损伤。这是机体的自我保护功能和自稳调节机制使然，具有非常重要的生物学意义。

发热的发生机制概括起来为：发热激活物作用于产 EP 细胞，产生和释放 EP，EP 经不同途径将信息传递到体温调节中枢，启动了体温正负调节机制，一方面通过正调节介质的释放使体温上升，另一方面通过负调节介质的释放限制体温升高，二者的相互作

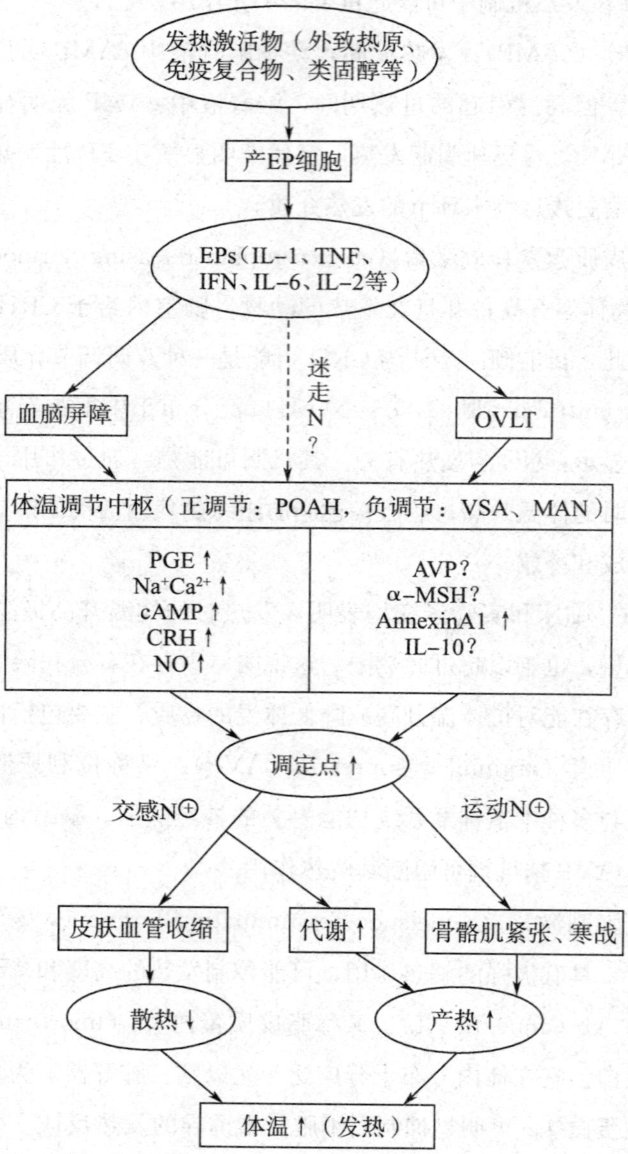

图 7-1　发热发病机制示意图

用决定调定点上移的幅度。调定点上移高于正常中心温度时，体温调节中枢对产热和散热进行调节，一方面通过运动神经引起骨骼肌紧张度增强，使产热增加；另一方面经交感神经系统引起皮肤血管收缩，使散热减少。最终使体温升高到与调定点相适应的水平。(图 7-1) 发热持续一定时间后，随着发热激活物被抑制或消失，EP 被清除或降解，调定点迅速或逐渐恢复正常水平，体温也相继被调控下降到正常水平。

第二节 发热的时相及热代谢特点

发热过程大致可分为三个时相：体温上升期、高温持续期、体温下降期。(图 7-2)

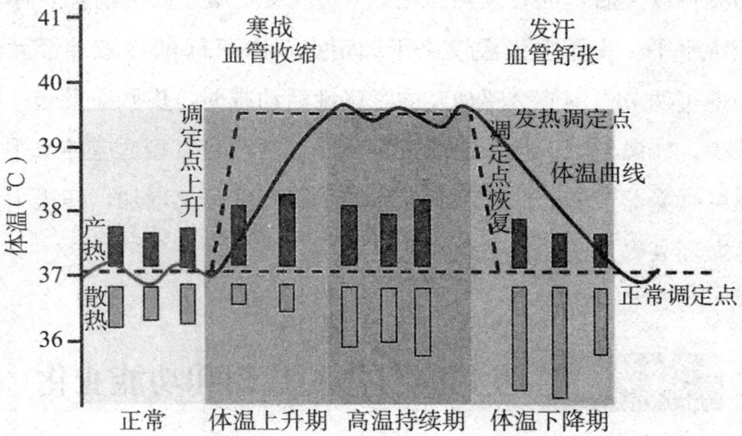

图 7-2 发热的时相

一、体温上升期

在发热的开始阶段，由于正调节占优势，故调定点上移，此时，原来的正常体温变成了“冷刺激”，中枢冷敏神经元兴奋，发出指令经交感神经到达散热器官，使皮肤血管和竖毛肌收缩，皮肤血流量减少，导致皮肤温度降低，散热随之减少，病人主要表现为自感发冷或恶寒和皮肤苍白。竖毛肌收缩引起皮肤出现“鸡皮疙瘩”。同时指令到达产热器官，引起物质代谢加强和骨骼肌不随意的节律性收缩，使产热增多，患者主要表现为寒战。皮肤温度下降也可刺激皮肤冷感受器，传入中枢引起寒战。机体因产热增多，散热减少，结果产热大于散热，体温不断上升，直至体温到达与新调定点相适应的水平。

二、高温持续期

当体温上升到与新的调定点水平相适应的高度后，便不再继续上升，而是波动于该高度附近，所以称高温持续期，也称高峰期或稽留期。此期体温已与调定点相适应，寒战停止并开始出现散热反应，此时产热与散热也在较高水平上保持动态平衡状态。病人表现为皮肤血管扩张，血流速度加快，皮肤温度上升，故患者不再感到寒冷，反而皮肤潮红，有酷热的感觉，皮肤的“鸡皮疙瘩”也消失。由于皮肤温度升高，水分蒸发增多，因而皮肤和口唇比较干燥。

三、体温下降期

经历了高温持续期后，随着发热激活物、EP及发热介质的清除，体温调节中枢调定点恢复到正常水平。由于血液温度高于调定点，POAH的冷敏神经元受抑制，热敏神经元兴奋，通过调节作用使交感神经的紧张性活动减弱，皮肤血管进一步扩张，散热增强，产热减少，体温开始下降，逐渐恢复到与正常调定点相适应的水平。此期由于高血温及皮肤温度感受器传来的信息刺激发汗中枢，汗腺分泌增加，病人大量出汗，易造成脱水，甚至循环衰竭，应注意补充水和电解质。

第三节 发热时机体的代谢和功能变化

一、物质代谢的变化

体温升高时物质代谢明显加快。一般认为，体温每升高1℃，基础代谢率约升高13%，所以发热病人的物质消耗明显增多。如果持久发热，营养物质得不到相应补充，就会消耗病人自身物质，导致消瘦和体重下降。

（一）糖代谢

发热时由于产热需要，糖分解代谢加强，糖原储备减少。机体代谢率明显提高，耗氧量增加，使部分组织相对缺氧，无氧糖酵解增强，ATP生成减少，乳酸生成增多，患者可出现肌肉酸痛，严重者可发生代谢性酸中毒。

（二）脂肪代谢

发热时因能量消耗的需要，脂肪分解也明显加强。由于糖原储备不足，加上发热病人食欲差，营养摄入不足，机体动员脂肪储备。脂肪分解加强且氧化不全，可引起酮血症。患者长期发热易致脂肪大量消耗而引起消瘦。

（三）蛋白质代谢

发热时蛋白质分解加强，尿素氮比正常人增加 2～3 倍。如果此时未能及时补充足够的蛋白质，将产生负氮平衡，不利于急性期反应蛋白的合成和损伤组织的修复。

（四）维生素代谢

发热尤其是长期发热的病人，由于糖、脂肪、蛋白质分解代谢加强，各种维生素的消耗也增多，应注意及时补充。

（五）水、电解质代谢

在发热的体温上升期，肾血流量减少，尿量明显减少，可致水、钠和氯在体内潴留。体温下降期，因尿量恢复及大量出汗，钠、氯排出增加。高温持续期皮肤和呼吸道水分蒸发增加及退热期的大量出汗可导致水分大量丢失，严重者可引起脱水。因此，高热病人退热期应及时补充水分和适量电解质。

二、器官系统的功能变化

（一）中枢神经系统功能改变

发热使神经系统兴奋性增高，特别是高热（40℃～41℃）时，病人可能出现烦躁、头晕、头痛、谵妄、幻觉。有的高热患者神经系统可处于抑制状态，表现为淡漠、嗜睡等，可能与 IL-1 的作用有关。小儿高热时易出现抽搐症状，称高热惊厥，常见于 6 个月到 4 岁的幼儿，可能与小儿中枢神经系统尚未发育成熟有关。

（二）循环系统功能改变

发热时心率加快，体温每升高 1℃，心率约增加 18 次/分，儿童增加更快，这是血液温度升高刺激窦房结所致。在一定限度内（150 次/分），心率加快可增加心输出量，但如超过此限度，心输出量反而下降。同时心率过快、心肌收缩力加强还可增加心脏负荷，对原有心脏病损或心脏有潜在病灶的人，容易诱发心力衰竭。因此，发热患者应安静休息，尽量减少体力活动和情绪波动。

（三）呼吸系统功能改变

发热时血液温度升高，可刺激呼吸中枢并提高呼吸中枢对 CO_2 的敏感性，再加上代谢加强，CO_2 及乳酸等酸性代谢产物增多，这些因素共同促使呼吸加深加快，使肺通气加强，呼吸道散热量也增加。但 CO_2 过度排出可导致呼吸性碱中毒。

(四) 消化系统功能改变

发热时由于交感神经兴奋，消化液分泌减少，胃肠蠕动减弱，胃排空减慢，病人常出现食欲不振、腹胀、便秘等现象。发热时中枢发热介质 PG 产生增多，可引起厌食、恶心。由于唾液分泌减少及发热时水分蒸发增加，易出现口腔黏膜干燥、口腔异味等。

(五) 泌尿系统功能改变

在体温上升期，由于交感神经兴奋，肾血管收缩，肾血流量下降，病人尿量减少，尿比重升高；高热持续期可引起肾小管上皮细胞水肿，可出现蛋白尿和管型尿；体温下降期，尿量增加，尿比重逐渐降至正常。

(六) 免疫系统功能改变

一些研究表明，发热时的高温环境（40℃以下）和细胞产生、释放的大量内生致热原可通过一系列调节机制提高免疫防御功能：①刺激淋巴细胞增殖、分化，并产生抗体、淋巴因子增多；②增强吞噬细胞的趋化作用和吞噬功能，并诱导其他细胞因子的生成等；③促进肝细胞产生急性期蛋白；④可抑制或杀灭对热敏感的致病微生物和肿瘤细胞（体温高达 41℃左右）。但也有资料表明，发热可降低免疫细胞的功能和机体抗感染的能力，如抑制自然杀伤细胞的活性。

综上所述，发热对机体防御功能的影响是利弊并存的，这可能与发热程度有关。中等程度的发热可能有利于提高免疫系统的功能，但高热就有可能造成免疫系统的功能紊乱，过高热还可使巨噬细胞的化学趋向性、吞噬功能降低。因此，发热对免疫系统功能的影响不能一概而论，应全面分析，具体对待。

第四节 发热防治的病理生理基础

一、治疗原发病，清除致热原

找出致热原因，针对发热的原因进行积极处理是解决发热的根本方法。如细菌感染可选用有效的抗生素；发生药物反应时应立即停药并进行抗过敏治疗等。

二、一般性发热的处理

发热是疾病的信号，体温曲线的变化可以反映病情，可作为诊断疾病、评价疗效和估计预后的重要参考，且适度发热有利于增强机体的免疫功能。过早给予解热，容易掩盖病情，延误原发疾病的诊断和治疗。因此，对于一般发热（体温＜38.5℃）又不伴有其他严重疾病者，可不急于解热，应注意纠正水、电解质和酸碱平衡紊乱，适当补充营养物质、维生素和水等。尤其在退热期或用解热药致大量排汗时，要预防脱水的发生。

三、下列情况应及时解热

若发热可使病情加重或促进疾病的发生发展甚至威胁患者生命，应及时解热：

1. 高热（T≥40℃）　高热病例，尤其是＞41℃者，中枢神经细胞和心肌细胞可能受到较大影响。对于高热病例，无论有无明显的原发病，都应尽早解热。尤其是小儿高热，容易诱发惊厥，更应及早预防为佳。

2. 心脏病患者　发热时心率加快、心脏负荷加重，易诱发心力衰竭。

3. 妊娠期妇女　发热可导致胎儿发育障碍，妊娠早期发热有致畸胎的危险。妊娠中晚期母体循环血量增加，心脏负荷加重，发热会进一步增加心脏负荷，易诱发心力衰竭。

4. 肿瘤患者　大部分肿瘤患者，当肿瘤得到有效控制后发热可自行缓解。目前，肿瘤免疫治疗是引发肿瘤患者发热的另一个主要原因。

四、解热措施

1. 药物解热　常用糖皮质激素、乙酰水杨酸类药物，清热解毒的中草药也有一定的解热作用，可适当应用。

2. 物理降温　对高热或危重患者，也可采用物理方法降温，如用冰帽或冰袋冷敷头部，酒精擦浴等；也可将患者置入较低的环境温度中，加强空气流通，以增加对流散热。

思考题

1. 体温升高就是发热吗？为什么？
2. 内毒素通过哪些基本环节使体温升高？
3. 试述体温上升期的体温变化、临床表现及其机制。
4. 简述发热的发病机制。
5. 发热时机体心血管系统有哪些功能变化？

思考题7-1
答案解析

（卢　强）

第八章

缺　氧

思维导图8-1

思维导图8-1解析

学习目标

1. 掌握缺氧的概念和类型、各型缺氧的原因及血氧变化特点。
2. 熟悉常用血氧指标的正常值和意义、缺氧时机体的功能和代谢变化。
3. 了解影响机体对缺氧耐受性的因素及氧疗与氧中毒。

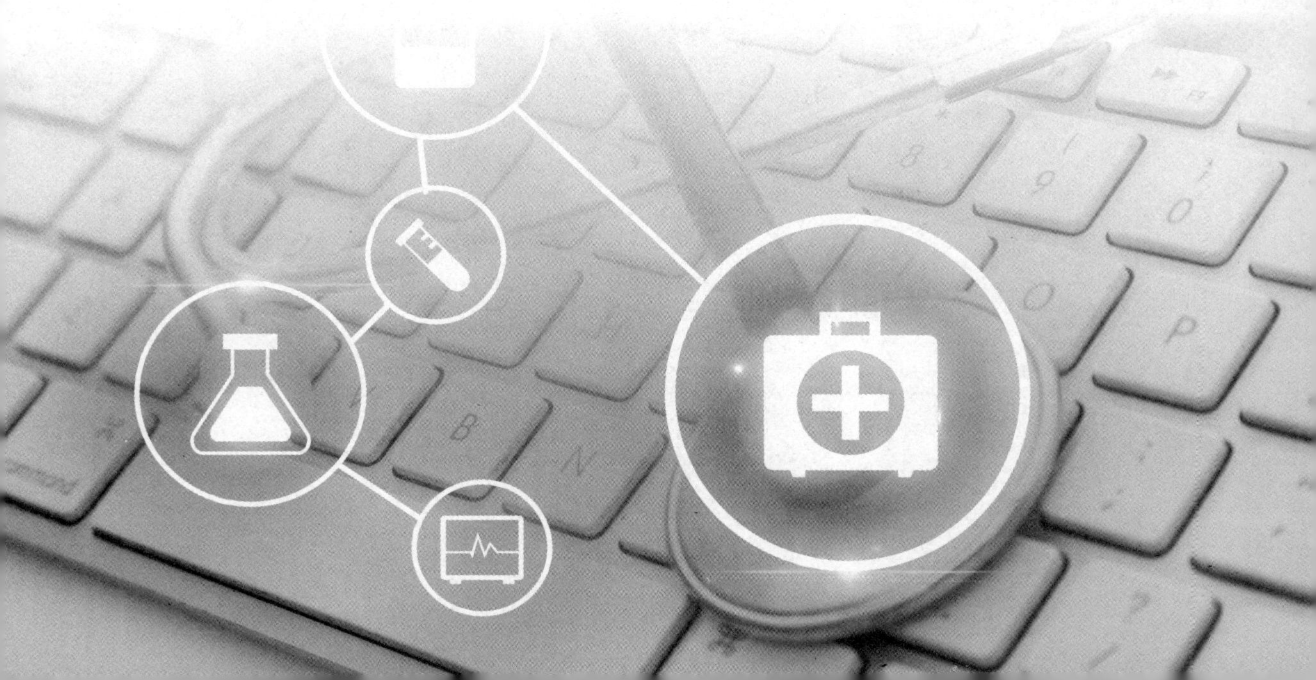

案例 8-1

患者，男，77 岁，反复咳嗽，咳痰，喘憋 20 年，病情加重伴发热 3 天入院。

体检：T 38.9℃，P 120 次/分，R 28 次/分。口唇、指尖皮肤发绀，胸廓呈桶状，肋间隙增宽，两肺呼吸音粗，可闻及大量痰鸣音。

辅助检查：白细胞 13.9×10^{9}/L；pH 7.14；PaO_2 42 mmHg，$PaCO_2$ 82 mmHg。胸片：双肺纹理加重，右下肺见片絮状阴影。

问题：

1. 该患者有哪种类型的缺氧？
2. 用所学病理生理学知识分析诊断依据。

案例 8-1 答案解析

氧是人体所必需的。组织供氧减少或不能充分利用氧，导致组织代谢、功能和形态结构异常变化的病理过程称为缺氧（hypoxia）。缺氧是造成细胞损伤最常见的原因。缺氧是休克、慢性阻塞性肺病、急性呼吸窘迫综合征、心肌梗死、心力衰竭、CO 中毒等多种疾病共有的病理过程，心、脑等生命重要器官缺氧也是导致机体死亡的重要原因。

正常成人在静息状态下需氧量为 250 ml/min，剧烈运动时可增加 8～9 倍，而体内贮存的氧仅有 1500 ml，一旦呼吸、心跳停止，数分钟内即可死于缺氧。临床常用血氧指标反映组织供氧和耗氧量的变化。

组织的供氧量＝动脉血氧含量×组织血流量

组织的耗氧量＝（动脉血氧含量－静脉血氧含量）×组织血流量

第一节 常用的血氧指标

氧在体内主要由血液携带并随血液循环运输。与此有关的血气检测指标，称为血氧指标。

一、血氧分压

血氧分压（partial pressure of oxygen，PO_2）为物理溶解于血液中的氧产生的张力。正常人动脉血氧分压（arterial partial pressure of oxygen，PaO_2）约为 100 mmHg，主要取决于吸入气体的氧分压和外呼吸功能；静脉血氧分压（venous partial pressure of oxygen，PvO_2）约为 40 mmHg，主要取决于组织摄取氧和利用氧的能力。

二、血氧容量

血氧容量（oxygen binding capacity in blood，CO_2 max）为在标准状态下（温度38℃，氧分压 150 mmHg，二氧化碳分压 40 mmHg）100 ml 血液中的血红蛋白（Hb）被氧充分饱和时的最大携氧量。在氧充分饱和时 1 g 血红蛋白可结合 1.34 ml 氧，按 15 gHb/dl计算，血氧容量正常值约为 20 ml/dl。血氧容量主要取决于血红蛋白的量及血红蛋白结合氧的能力，反映了血液携氧能力的强弱。

三、血氧含量

血氧含量（oxygen content in blood，CO_2）为 100 ml 血液的实际携氧量，包括血红蛋白结合的氧和溶解于血浆中的氧。由于溶解的氧仅有 0.3 ml/dl，故血氧含量主要是指100 ml 血液中的血红蛋白实际结合的氧量，主要取决于血氧分压和血氧容量。动脉血氧含量（CaO_2）约为 19 ml/dl；静脉血氧含量（CvO_2）约为 14 ml/dl。

四、血红蛋白氧饱和度

血红蛋白氧饱和度（oxygen saturation of Hb，SO_2）为血红蛋白与氧结合的百分数，简称氧饱和度，主要取决于 PaO_2，两者的关系可用氧合血红蛋白解离曲线（ODS）表示。由于血红蛋白结合氧的生理特点，氧解离曲线呈“S”形。(图 8-1)

$$SO_2 = （血氧含量-溶解氧量）/血氧容量 \times 100\%$$

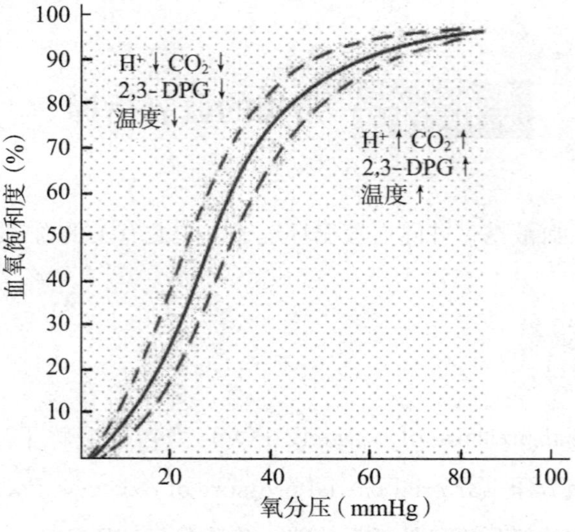

图 8-1　氧合血红蛋白解离曲线及其主要影响因素

正常动脉血氧饱和度（SaO_2）为95%，静脉血氧饱和度（SvO_2）为75%。当红细胞内2，3-二磷酸甘油酸（2,3-DPG）、二氧化碳、[H^+] 增多及血液温度升高时，血红蛋白与O_2的亲和力降低，HbO_2释放氧增多，氧解离曲线右移；反之氧解离曲线则左移，此时血红蛋白与O_2的亲和力增大，与血红蛋白结合的O_2不易释出。

五、动-静脉血氧含量差

动-静脉血氧含量差（A-VdO_2）是指动脉血氧含量与静脉血氧含量的差值，即A-VdO_2＝CaO_2－CvO_2，正常值约为5 ml/dl，表示1dl血液流经组织细胞时约有5 ml氧被利用。主要反映组织细胞的摄氧能力。

第二节 缺氧的类型和血氧变化的特点

大气中的氧通过呼吸进入肺泡，弥散入血，与血红蛋白结合，经血液循环运送到全身，被组织细胞摄取利用。整个呼吸过程主要涉及“肺部摄氧—血液携氧—循环运氧—组织用氧”四个环节，其中任一环节发生障碍都可引起缺氧。根据缺氧的原因和血氧变化的特点，将缺氧分为以下四种类型：

一、低张性缺氧

以动脉血氧分压降低、血氧含量减少为基本特征的缺氧，称为低张性缺氧（hypotonic hypoxia），又称乏氧性缺氧（hypoxic hypoxia）。

（一）原因和机制

1. 吸入气氧分压过低　多见于海拔3000 m以上的高原或高空，或通风不良的矿井、坑道等。因吸入气PO_2过低，导致进入肺泡进行气体交换的氧不足，血液向组织弥散氧的速度减慢，以致供应组织的氧不足，造成细胞缺氧。此型缺氧又称大气性缺氧。

2. 外呼吸功能障碍　肺通气或换气功能障碍导致PaO_2和CaO_2降低，又称呼吸性缺氧。见于窒息、肺炎、呼吸中枢抑制、慢性阻塞性肺疾患等。

3. 静脉血分流入动脉　见于某些先天性心脏病，如法洛四联症，因室间隔缺损伴有肺动脉狭窄或肺动脉高压时，右心压力高于左心，未经氧合的静脉血直接掺入到左心的动脉血中，导致PaO_2和血氧含量降低。

（二）血氧变化特点

低张性缺氧时，血液中溶解氧减少，PaO_2降低；与 Hb 结合的氧减少，导致 CaO_2降低；SaO_2主要取决于 PaO_2，氧分压在 60 mmHg 以上时，PaO_2的变化幅度较小，当 PaO_2降至 60 mmHg 以下时，CaO_2和 PaO_2显著降低，引起组织细胞缺氧；因血红蛋白无明显变化，故 CO_2max 多正常，但慢性缺氧患者可因红细胞和 Hb 代偿性增加而导致 CO_2max 增高；PaO_2、CaO_2降低，使同量血液中向组织弥散的氧量减少，故 A-VdO_2多降低，但慢性缺氧时组织用氧的能力代偿性增强，则 A-VdO_2可无明显变化。

正常情况下，毛细血管中脱氧血红蛋白的平均浓度为 2.6 g/dl。低张性缺氧时，血液中 HbO_2含量降低，而脱氧 Hb 增多。当毛细血管血液中脱氧 Hb 的平均浓度≥5 g/dl 时，皮肤、黏膜呈青紫色，称为发绀（cyanosis），也是该型缺氧的特点之一。需要注意的是，发绀是缺氧的表现，但是缺氧的患者不一定都有发绀。

二、血液性缺氧

血液性缺氧（hemic hypoxia）是指血红蛋白含量减少或性质改变，使血液携氧能力降低或血红蛋白结合的氧不易释出而引起的缺氧。因外呼吸功能正常，PaO_2及 SaO_2正常，又称等张性缺氧（isotonic hypoxia）。

（一）原因和机制

1. 贫血　严重贫血时，血红蛋白数量减少，血液携氧量降低，以致细胞供氧不足，又称为贫血性缺氧（anemic hypoxia）。严重贫血时面色苍白。

2. 一氧化碳中毒　一氧化碳（CO）是一种窒息性气体，可与 Hb 结合生成碳氧血红蛋白（HbCO）。CO 与 Hb 的亲和力是 O_2的 210 倍。当吸入气中含 0.1%的 CO 时，血液中约 50%的 Hb 即可转变为 HbCO 而失去携氧能力。此外，CO 还能抑制红细胞内糖酵解，使 2,3-DPG 生成减少，导致氧解离曲线左移，HbO_2中 O_2不易释出，进一步加重组织缺氧。因此 CO 中毒既阻碍 O_2与 Hb 的结合，又阻碍 O_2的解离，造成组织严重缺氧。由于血中 HbCO 增多，皮肤、黏膜呈樱桃红色。

3. 高铁血红蛋白血症　Hb 中的二价铁（Fe^{2+}）在氧化剂的催化下，可氧化成三价铁（Fe^{3+}），形成高铁血红蛋白（Hb-Fe^{3+}-OH）。在正常生理情况下，血液中的还原剂如 NADH、维生素 C 和还原型谷胱甘肽等不断将高铁血红蛋白还原成二价铁的血红蛋白，使高铁血红蛋白仅占血红蛋白总量的 1%～2%。当食用大量含硝酸盐的腌菜或变质剩菜后，硝酸盐在肠道细菌作用下还原为亚硝酸盐，后者可使大量血红蛋白氧化成高铁血红蛋白，其分子中的 Fe^{3+}因与羟基牢固结合而丧失携氧能力。而且当 Hb 结构中部

分 Fe^{2+} 氧化成 Fe^{3+} 后，剩余的 Fe^{2+} 与 O_2 的亲合力增大，使 Hb 向组织释放 O_2 减少，导致氧解离曲线左移，加重组织缺氧。此时患者皮肤、黏膜呈咖啡色或青石板色，临床称肠源性紫绀（enterogenous cyanosis）。过氯酸盐也可引起高铁血红蛋白血症。

（二）血氧变化特点

由于外呼吸功能正常，故 PaO_2、SaO_2 正常；但 Hb 数量减少或性质改变，使 CO_2max 和 CaO_2 降低；由于 CaO_2 降低，血液流经毛细血管时，弥散到组织细胞的氧减少或速度减慢，导致组织缺氧和 A-VdO_2 低于正常。

三、循环性缺氧

循环性缺氧（circulatory hypoxia）是指组织血流量减少使组织供氧不足引起的缺氧，又称低动力性缺氧（hypokinetic hypoxia）。

（一）原因

循环性缺氧可由动脉血灌流不足引起缺血性缺氧，亦可由静脉血回流受阻导致淤血性缺氧。循环性缺氧可为全身性，也可为局部性。

1. 全身性循环障碍　常见于心力衰竭和休克。因心输出量减少，引起全身组织缺血、缺氧；缺氧严重时，患者可因心、脑、肾等重要器官功能衰竭而死亡。

2. 局部性循环障碍　多见于动脉血栓形成、动脉炎、动脉粥样硬化等导致的动脉血管狭窄或管腔阻塞。静脉栓塞或静脉炎时，局部血液回流受阻，可造成局部组织淤血性缺氧。

（二）血氧变化特点

未累及肺血流的循环性缺氧时，因氧可进入肺毛细血管与 Hb 结合，因此 PaO_2、CO_2max、CaO_2 和 SaO_2 均正常。由于血液循环障碍，血流缓慢，使血液流经毛细血管的时间延长，从单位容量血液弥散给组织的氧量较多，使静脉血氧含量降低，故 A-VdO_2 增大；但单位时间内流经毛细血管的血液总量减少，故弥散至组织细胞的氧量减少，导致组织缺氧。缺血性缺氧，因组织供血量不足，皮肤苍白。淤血性缺氧，血液淤滞在毛细血管床形成了更多的脱氧血红蛋白，可出现发绀症状。

全身性循环障碍累及肺，如左心衰竭引起肺气肿，或休克引起急性呼吸窘迫综合征时，则可合并有呼吸性缺氧，使 PaO_2 与 CaO_2 低于正常。

四、组织性缺氧

在组织供氧正常的情况下，因组织、细胞氧利用障碍所引起的缺氧称为组织性缺氧

（histogenous hypoxia）或称氧利用障碍性缺氧（dysoxidative hypoxia）。

（一）原因和机制

1. 组织中毒　可见于氰化物、砷化物、硫化物、磷等物质引起的组织细胞中毒，最典型的是氰化物（HCN、KCN、NaCN 等）中毒。各种氰化物可由呼吸道、消化道或皮肤进入机体，其 CN^- 迅速与氧化型细胞色素氧化酶的 Fe^{3+} 结合，形成氰化高铁细胞色素氧化酶，使之不能还原成还原型细胞色素氧化酶而失去传递电子的能力，导致呼吸链中断，组织细胞不能利用氧。此外，硫化物、砷化物等也可抑制细胞色素氧化酶而导致呼吸链阻断，引发细胞氧利用障碍。

2. 线粒体损伤　生物氧化过程主要在线粒体内进行。高温、大量放射线照射、细菌毒素等均可抑制线粒体呼吸功能或造成其结构损伤，引起细胞生物氧化障碍。

3. 维生素缺乏　维生素 B_1、B_2 及维生素 PP 等均是呼吸链中脱氢酶的辅酶组成成分，参与氧化还原反应。严重缺乏时，可抑制细胞生物氧化，导致细胞用氧障碍。

（二）血氧变化特点

本型缺氧 PaO_2、CO_2max、CaO_2 和 SaO_2 等均正常。因组织细胞利用氧障碍，PvO_2 和 CvO_2 均较高，故 A-VdO_2 减小。由于细胞用氧障碍，毛细血管血液内 HbO_2 含量较高，患者皮肤、黏膜呈玫瑰红色或鲜红色。

应当指出，临床上某些患者还可发生混合性缺氧。如心力衰竭主要引起循环性缺氧，若并发肺水肿又可出现低张性缺氧。各型缺氧的血氧变化特点见表 8-1。

表 8-1　各型缺氧的血氧变化特点

缺氧类型	PaO_2	SaO_2	CO_2max	CaO_2	A-VdO_2
低张性缺氧	↓	↓	N 或 ↑	↓	↓ 或 N
血液性缺氧	N	N	↓ 或 N	↓	↓
循环性缺氧	N	N	N	N	↑
组织性缺氧	N	N	N	N	↓

注：↑升高，↓降低，N 不变。

第三节　缺氧时机体的功能和代谢变化

缺氧可对机体多个系统器官组织产生广泛的、非特异性的影响，影响的程度和后果取决于缺氧的原因、发生速度、程度、持续时间以及机体的功能代谢状态。轻度缺氧机体往往以适应和代偿反应为主；重度缺氧而机体代偿不全时，出现细胞的功能和代谢障碍，甚至组织结构破坏。急性缺氧时由于机体来不及代偿，以损伤表现为主；而慢性缺氧时机体的代偿反应和缺氧的损伤作用并存。现以低张性缺氧为例，介绍缺氧对机体的影响。

一、呼吸系统的变化

（一）代偿性反应

PaO_2低于 60 mmHg 时，可刺激颈动脉窦和主动脉体的外周化学感受器，反射性兴奋呼吸中枢，使呼吸加深加快，肺泡通气量增加，肺泡气氧分压增加，PaO_2随之升高。胸廓呼吸运动增强使胸腔负压增大，促进静脉回流和增加回心血量，使心输出量和肺血流量增加，有利于氧的摄取和运输。由此可见，肺通气量增加是急性低张性缺氧的最重要的代偿反应。

但持续缺氧因过度通气使 $PaCO_2$降低，可抑制呼吸中枢，限制肺通气的增强。长期低张性缺氧，可使外周化学感受器的敏感性降低，肺通气反应减弱。单纯循环性缺氧、血液性缺氧和组织性缺氧因 PaO_2基本正常，呼吸系统的代偿不明显。

（二）损伤性变化

急性低张性缺氧，如快速进入海拔 2500 米以上的高原，可在 1～4 天内发生肺水肿，称高原肺水肿，临床表现为头痛、胸闷、呼吸困难、发绀、咳嗽、咳粉红色泡沫痰或白色泡沫痰，肺部听诊有湿啰音等。高原肺水肿的发病机制尚不明了，可能与肺动脉高压有关，主要包括以下几方面：①急性缺氧使外周血管收缩，回心血量和肺血流量增加；②缺氧使肺血管收缩，肺循环阻力增加，均可导致肺动脉高压，毛细血管内压增加，引起肺水肿；③肺血管收缩强度不一，致使肺血流分布不均，在肺血管收缩较轻或不收缩的部位肺泡毛细血管血流增加，毛细血管压增高，从而引起肺水肿；④严重者继发炎症反应，使呼吸膜损伤，加重肺水肿。肺水肿一旦发生，可引起氧的弥散障碍，使 PaO_2进一步下降。重度缺氧（PaO_2<30 mmHg）时，缺氧对呼吸中枢的抑制作用超过了 PaO_2降低对外周化学感受器的兴奋作用，使呼吸变浅变慢，呼吸节律不规则，肺泡通气量减少，发生中枢性呼吸衰竭。

二、循环系统的变化

（一）代偿性反应

1. 心输出量增加　低张性缺氧时心输出量增加，单位时间内供应组织细胞的血量增多，可提高组织的供氧量，对急性缺氧有一定的代偿意义。心输出量增加的主要机制是：①心率加快。PaO_2降低引起胸廓运动增强，刺激肺牵张感受器，反射性引起交感神经兴奋，使心率加快。②心肌收缩力增加。PaO_2降低引起交感-肾上腺髓质系统兴奋，儿茶酚胺释放增多，作用于心肌β-肾上腺素能受体，使心肌收缩力增强。③回心血量增加。缺氧时呼吸运动增强，使胸腔负压增大，有利于静脉血液回流，增加回心血量，使心输出量增多。

2. 血液重新分布　急性缺氧时，由于交感-肾上腺髓质系统兴奋性增高，使皮肤、内脏器官血管收缩，而心、脑血管则因局部产生大量乳酸、腺苷和前列腺素等扩血管物质而扩张，故血流量增加。这种血液的重新分布现象，对确保心、脑等重要生命器官的血液供应，具有重要的代偿作用。

3. 肺血管收缩　肺循环的主要功能是使血液充分氧合。当部分肺泡气PO_2降低时，可引起该部位肺小动脉收缩，使血液流向通气充分的肺泡，这是肺循环特有的生理现象，称为缺氧性肺血管收缩。此现象有利于维持肺泡通气与血流的适当比例，使流经这部分肺泡的血液仍能获得较充分的氧，从而可维持较高的PaO_2。缺氧引起肺血管收缩的机制较复杂，可能与下列因素有关：①交感神经兴奋。肺血管α-受体密度较高，交感神经兴奋时肺小动脉收缩；②体液因子的作用。缺氧时肺血管内皮细胞、肥大细胞、肺泡巨噬细胞释放多种缩血管物质如内皮素、血管紧张素Ⅱ、血栓素A_2等，使肺小动脉收缩；③缺氧的直接作用。缺氧使肺血管平滑肌细胞膜对Na^+、Ca^{2+}通透性增加，Na^+、Ca^{2+}内流增多引起肺血管收缩。

4. 组织毛细血管的密度增加　长期缺氧可促使毛细血管增生，特别是心、脑和骨骼肌的毛细血管增生更明显，其密度增加可使氧自毛细血管弥散至细胞的距离缩短，增加对细胞的供氧量。

（二）损伤性变化

严重缺氧时，患者可能出现心功能障碍甚至心力衰竭。主要原因是：①心肌细胞变性、坏死，心肌舒缩功能降低；②细胞内外离子分布异常，易发生心律失常；③乳酸、腺苷等扩血管物质增多，使外周血管扩张，回心血量减少，导致心输出量减少；④肺血管收缩，使右心负荷加重。慢性缺氧使肺小动脉持续收缩，导致肺动脉高压，肺循环阻力增大，久之造成肺源性心脏病、右心肥大甚至右心衰竭。

三、血液系统的变化

（一）代偿性反应

1. 红细胞和血红蛋白增多　急性缺氧时，由于交感神经兴奋，脾、肝等贮血器官收缩，血液进入体循环，使血液中红细胞数量迅速增多；慢性缺氧时肾脏合成和释放促红细胞生成素增多，使骨髓造血功能增强，红细胞生成增多。红细胞增多可提高血氧容量和血氧含量，从而增加组织的供氧量。

2. 氧解离曲线右移　缺氧时红细胞内 2,3-DPG 增加，使 Hb 与 O_2 的亲和力降低，氧解离曲线右移，有利于结合的氧向细胞释放。

（二）损伤性变化

如果血液中红细胞过度增加，可使血液黏滞度增加，循环阻力增大，血流速度减慢，反而加重组织缺氧。同时循环阻力增大，使心脏的后负荷增加，易诱发心力衰竭。当 PaO_2 低于 60 mmHg 时，红细胞内过多的 2，3-DPG 将妨碍 Hb 与 O_2 的结合，使动脉血氧含量明显降低，组织供氧严重不足。

四、中枢神经系统的变化

大脑是一个“低贮备、高供应、高消耗”的器官。脑重仅为体重的 2%左右，而脑血流量约占心输出量的 15%，其耗氧量可高达机体总耗氧量的 23%。所以脑对缺氧十分敏感。脑所需要能量主要来自葡萄糖有氧氧化，而脑内葡萄糖和氧的贮备很少，因此脑组织对缺氧极为敏感。一般情况下，脑组织完全缺氧 15 秒，即可引起昏迷；完全缺氧 3 分钟以上，可致昏迷数日；完全缺氧 8～10 分钟，常致脑组织发生不可逆损害。急性缺氧常有头痛、情绪激动、记忆力、判断力降低及运动不协调，严重者可出现惊厥和昏迷。慢性缺氧常有易疲劳、注意力不集中、嗜睡及精神抑郁等症状。缺氧引起脑组织形态学变化主要是脑细胞肿胀、变形、坏死及脑间质水肿。

五、组织细胞的变化

（一）代偿性反应

缺氧时，组织细胞可通过增强无氧糖酵解和提高利用氧能力以获取维持生命活动所必需的能量。

1. 细胞利用氧的能力增强　慢性缺氧时，细胞内线粒体数目和膜表面积增加，呼吸链中酶的含量增多，活性增高，使细胞用氧能力增强。如胎儿在母体内处于相对缺氧的环境，其细胞线粒体的呼吸功能为成人的3倍，出生后10～14天，线粒体呼吸功能降至成人水平。

2. 糖酵解增强　磷酸果糖激酶是糖酵解的限速酶。缺氧时，ATP生成减少，ATP/ADP比值降低，可激活磷酸果糖激酶，使糖酵解增强，在一定程度上补偿能量的不足。

3. 肌红蛋白增加　肌红蛋白与氧的亲和力明显高于血红蛋白。慢性缺氧或久居高原的人骨骼肌内肌红蛋白含量增多，可从血液中摄取更多的氧，增加氧在体内的贮存。当PaO_2降低时，肌红蛋白可释放出一定量的氧供细胞利用。

4. 低代谢状态　缺氧可抑制细胞的各种合成代谢和离子泵功能，使之耗能过程减弱，细胞处于低代谢状态，有利于在缺氧环境中生存。

肺通气量及心输出量增加是急性缺氧时主要的代偿方式，但这些代偿活动本身增加了能量和氧的消耗。红细胞增加和组织细胞利用氧的能力增强是慢性缺氧的主要代偿方式，通过提高血液的携氧能力和更充分地利用氧，增加对缺氧的耐受性。由于其本身不增加耗氧，是较为经济的代偿方式。

（二）损伤性变化

缺氧时细胞损伤主要表现为细胞膜、线粒体及溶酶体的损伤。

1. 细胞膜的损伤　细胞膜是细胞缺氧最早发生损伤的部位。其损伤机制是：①Na^+内流。缺氧时ATP生成减少，细胞膜Na^+-K^+泵功能障碍，使细胞内Na^+增加，促使水进入细胞导致细胞水肿。②Ca^{2+}内流。因细胞膜通透性增加，细胞外Ca^{2+}顺浓度差进入细胞内。缺氧时ATP生成减少，Ca^{2+}转运出细胞及肌浆网摄取Ca^{2+}均减少，造成细胞内Ca^{2+}浓度增高。Ca^{2+}增多可抑制线粒体的呼吸功能；可激活磷脂酶，使膜磷脂分解，引起溶酶体损伤及水解酶释放；可增强Ca^{2+}依赖性蛋白激酶的活性，促进氧自由基生成，加重对细胞的损伤。③K^+外流。细胞膜通透性增加，细胞内K^+顺浓度差流出细胞，使细胞外K^+浓度升高。细胞内缺钾，影响合成代谢和酶的功能。

2. 线粒体的损伤　轻度缺氧或缺氧早期，线粒体的呼吸功能代偿性增强。严重缺氧时，除明显抑制线粒体功能和氧化过程外，还可引起线粒体肿胀、嵴崩解、外膜破裂和基质外溢等结构损伤。

3. 溶酶体的损伤　酸中毒和细胞内高Ca^{2+}可激活磷脂酶，分解磷脂膜，使溶酶体膜稳定性降低，通透性增高，严重时溶酶体膜可破裂。溶酶体膜破裂释放大量蛋白水解酶，可引起细胞及其周围组织溶解、坏死；溶酶体酶进入血液循环可破坏多种组织，造成广泛的细胞损伤。

第四节 影响机体对缺氧耐受性的因素

影响机体对缺氧耐受性的因素很多，主要是代谢耗氧率与机体的代偿能力。

一、机体的代谢耗氧率

基础代谢高者，如甲状腺功能亢进、发热的患者，由于耗氧量多，对缺氧的耐受性较低。寒冷、体力活动、情绪激动等可增加机体耗氧量，使机体对缺氧的耐受性降低。基础代谢率低者，由于耗氧量少，机体对缺氧的耐受性较高，如中枢神经抑制、体温降低时。因此临床上常采用低温麻醉、镇静剂、人工冬眠等措施以提高病人对缺氧的耐受性，如低温麻醉可用于心脏外科手术，以延长手术所必需阻断血流的时间。

二、机体的代偿能力

机体通过呼吸、循环和血液系统的代偿性反应能增加机体的供氧，通过组织细胞的代偿性反应能提高机体利用氧的能力。这些代偿性反应存在着明显的个体差异，因而不同的个体对缺氧的耐受性也很不相同。有心、肺疾病，血液病者及老年人对缺氧的耐受性低。

机体对缺氧的耐受性可以通过正确锻炼提高。轻度的缺氧刺激可调动机体的代偿能力，如登山者缓慢阶梯式的登高比快速登高时能更好地适应高山缺氧环境；慢性贫血者Hb即使很低仍可维持正常生命活动，而急性失血使Hb减少至同等程度就可能引起严重的代谢功能障碍。

第五节 氧疗与氧中毒

缺氧治疗的主要原则是针对病因治疗和纠正缺氧。

去除病因或消除缺氧的原因是缺氧治疗的前提和关键。如对高原脑水肿患者应尽快脱离高原缺氧环境；对慢性阻塞性肺病、支气管哮喘、严重急性呼吸综合征等患者应积极治疗原发病，改善肺的通气和换气功能；对先天性心脏病患者，应及时进行手术治疗；对各类中毒引起缺氧的患者，应及时解毒。

一、氧疗

低张性缺氧氧疗效果最好。由于患者 PaO_2、SaO_2 明显低于正常水平，吸氧可提高肺泡气氧分压，使 PaO_2、SaO_2 及 CaO_2 均升高，因而对组织的供氧量增加。但因静脉血分流引起的低张性缺氧，因分流的血液未经肺泡而直接流入动脉血，故吸氧对改善缺氧的作用较小。

血液性缺氧、循环性缺氧和组织性缺氧者 PaO_2 和 SaO_2 正常，因可结合氧的 Hb 饱和度已达 95%左右，故吸氧虽可明显提高 PaO_2，但 SaO_2 增加却很有限。CO 中毒者可吸入纯氧或高压氧，使血液的 PaO_2 升高，有利于氧和 CO 竞争与 Hb 的结合，从而加速 HbCO 的解离，促进 CO 排出，故氧疗效果较好。组织性缺氧的主要问题是细胞用氧障碍，解除呼吸链酶的抑制是治疗的关键。但氧疗可提高血液和组织液之间 PO_2 梯度，增加氧向组织弥散，可有一定治疗作用。

氧疗时，应注意吸入氧浓度不宜过高，以免引起氧中毒；给氧时注意保持呼吸道通畅；随时监测氧疗效果，对严重慢性肺疾病者因常伴二氧化碳潴留，吸氧宜采用低浓度（30%）、低流量和持续给氧的原则，以保持轻度缺氧对呼吸中枢的刺激，防止因突然解除低氧血症而出现呼吸衰竭。

二、氧中毒

O_2 虽为生命活动所必需，但当吸入气 PO_2 过高时，活性氧产生增加，反而可引起组织细胞损伤，称氧中毒（oxygen intoxication）。氧中毒的发生主要取决于吸入气 PO_2 而不是氧浓度。吸入气 PO_2 过高时，使血液与组织、细胞之间的 PO_2 差增大，氧的弥散加速，组织细胞因获得氧过多而中毒。氧中毒有肺型与脑型两种：

（一）脑型氧中毒

吸入 2～3 个大气压以上的氧，可在短时间内引起脑型氧中毒。病人主要出现视觉和听觉障碍、恶心、抽搐、晕厥等神经症状，严重者甚至昏迷、死亡。高压氧疗时病人出现神经症状，应区分脑型氧中毒与缺氧引起的缺氧性脑病。前者病人先抽搐后昏迷，后者则先昏迷后抽搐。对脑型氧中毒者应控制吸氧，但对缺氧性脑病者则应加强氧疗。

（二）肺型氧中毒

持续吸入约一个大气压的氧 8 小时以上可导致肺型氧中毒。病人出现胸骨后疼痛、咳嗽、呼吸困难、PaO_2 降低。肺部呈炎性病变，可见炎细胞浸润、充血、水肿、出血、肺不张等。

氧疗时如发生氧中毒，PaO_2降低，加重缺氧，造成难以调和的治疗矛盾。因此，在常压吸氧时应控制氧的浓度和时间，严防氧中毒的发生。

思考题

1. 缺氧可分为几种类型？各种类型的血氧变化特点是什么？
2. 试述低张性缺氧的常见原因。
3. 简述肠源性紫绀的形成及其导致缺氧的机制。
4. 循环性缺氧的原因是什么？

思考题8-1
答案解析

（刘晓岚）

第九章

酸碱平衡紊乱

思维导图9-1

思维导图9-1解析

学习目标

1. 掌握酸碱平衡紊乱的概念，机体酸、碱物质的来源，机体对酸碱平衡的调节方式及判断单纯型酸碱平衡紊乱类型的方法。

2. 掌握各类单纯型酸碱平衡紊乱的概念、原因及其对机体的影响。

3. 熟悉酸碱平衡的常用指标及意义及各类单纯型酸碱平衡紊乱机体的代偿调节。

4. 了解各类单纯型酸碱平衡紊乱的防治原则，混合型酸碱平衡紊乱的类型、主要原因及其特点。

案例 9-1

患者，男，60 岁，肾衰竭，因无尿留置导尿管，两天后出现低血压和发热。实验室检查发现尿中含大量白细胞和细菌。血气检查结果：pH 7.32，$PaCO_2$ 20 mmHg，SB 10 mmol/L。

问题：

1. 目前患者有无酸碱平衡紊乱？

2. 如果有，是哪一型？如何分析判断的？

案例 9-1 答案解析

机体的代谢活动必须在具有适宜酸碱度的体液内环境中进行。体液酸碱度的相对恒定是维持内环境稳态的重要组成部分之一。正常情况下，机体会摄入一些酸性或碱性食物，在代谢过程中亦可不断生成酸性或碱性物质，但体液的酸碱度依靠体内的缓冲和调节功能仍能维持在正常范围内。正常人体适宜的酸碱度在范围很窄的弱碱性环境内变动，用动脉血 pH 表示是 7.35～7.45，平均值为 7.40，这种维持体液酸碱度相对稳定的过程，称为酸碱平衡（acid-base balance）。

病理状态下，酸碱负荷过重、严重不足或调节机制障碍，导致体液内环境酸碱度稳定性破坏，称为酸碱平衡紊乱（acid-base disturbance）。临床上酸碱平衡紊乱并不少见。很多情况下，酸碱平衡紊乱是某些疾病或病理过程的继发性变化，一旦发生，会使病情加重和复杂化，对生命造成严重威胁。因此，及时发现和正确处理酸碱平衡紊乱十分重要。

第一节 酸碱平衡的调节

一、体液中酸碱物质的来源

体液中的酸性或碱性物质主要在细胞内物质分解代谢的过程中产生，少量来自食物。正常人体在普通膳食条件下，酸性物质的生成量远远超过碱性物质。

（一）酸性物质的来源

1. 挥发酸（volatile acid） 即碳酸（H_2CO_3），由糖、脂肪和蛋白质氧化分解的最终产物 CO_2 与 H_2O 结合生成。安静状态下，正常成人每天可生成 CO_2 300～400 L，若

全部与水生成 H_2CO_3，则可释放出约 15 mol 的 H^+，是体内代谢过程中产生最多的酸性物质。H_2CO_3 可释出 H^+，也可转变成气体 CO_2，经肺排出体外，故称为挥发酸。挥发酸可通过肺进行调节，称为酸碱的呼吸性调节。

$$CO_2 + H_2O \longrightarrow H_2CO_3 \rightleftharpoons H^+ + HCO_3^-$$

CO_2 和 H_2O 结合为碳酸的可逆反应可自发进行，但主要在碳酸酐酶的作用下进行。碳酸酐酶主要存在于红细胞、肾小管上皮细胞、肺泡上皮细胞及胃黏膜细胞中。

2. 固定酸（fixed acid）　是体内除碳酸外所有酸性物质的总称，不能变成气体从肺呼出，只能通过肾由尿排出，故称为固定酸，又称非挥发酸（involatile acid）。固定酸可以通过肾进行调节，称为酸碱平衡的肾性调节。

固定酸主要来源于糖、蛋白质和脂肪分解代谢的中间代谢产物，如蛋白质分解代谢过程中产生的磷酸、硫酸和尿酸；糖酵解生成的甘油酸、丙酮酸及乳酸；脂肪代谢产生的β-羟丁酸、乙酰乙酸等。一般情况下，固定酸主要来源是蛋白质的分解产物。因此，体内固定酸的生成量与食物中蛋白质的摄入量成正比。

此外，固定酸还可来自机体摄入的一些酸性食物或酸性药物，如水杨酸、氯化铵等。

（二）碱性物质的来源

主要来源于食物，尤其是蔬菜、水果中的有机酸盐，如柠檬酸盐、苹果酸盐和草酸盐，与 H^+ 发生反应，分别转化为柠檬酸、苹果酸和草酸，K^+ 或 Na^+ 则可与 HCO_3^- 结合形成碳酸氢盐。此外，体内代谢过程中亦可产生碱性物质，如氨基酸脱氨基所生成的 NH_3，主要在肝脏转变成尿素，对体液酸碱度影响不大。

二、酸碱平衡的调节

尽管机体不断生成和摄取酸碱性物质，但血液的 pH 值却保持相对稳定，这是由于机体对酸碱负荷有强大的调节能力，从而保持了酸碱的稳态。

（一）血液的缓冲作用

血液的缓冲作用是通过血液的缓冲系统来完成的。缓冲系统由弱酸（缓冲酸）及其相对应的共轭碱（缓冲碱）组成。血液中的缓冲系统主要有碳酸氢盐缓冲系统、磷酸盐缓冲系统、血浆蛋白缓冲系统、血红蛋白与氧合血红蛋白缓冲系统五种。（表 9-1）

表 9-1 全血的五种缓冲系统

缓冲酸		缓冲碱
H_2CO_3	⇔	$HCO_3^- + H^+$
$H_2PO_4^-$	⇔	$HPO_4^{2-} + H^+$
HPr	⇔	$Pr^- + H^+$
HHb	⇔	$Hb^- + H^+$
$HHbO_2$	⇔	$HbO_2^- + H^+$

表 9-2 全血中各缓冲体系的含量与分布

缓冲体系	占全血缓冲系统（%）
血浆 HCO_3^-	35
红细胞 HCO_3^-	18
HbO_2 及 Hb	35
血浆蛋白	7
磷酸盐	5

当血液中 H^+ 过多时，反应向左移动，避免 H^+ 浓度大幅度增高，同时由于中和作用，缓冲碱的浓度会降低；当 H^+ 减少时，反应则向右移动，使 H^+ 浓度得到部分恢复，同时缓冲碱的浓度会增加。

血液缓冲系统中以碳酸氢盐缓冲系统最重要，缓冲能力最强。碳酸氢盐缓冲系统含量最多，占血液缓冲总量的 1/2 以上（表 9-2），直接影响血液的 pH，只有 HCO_3^-/H_2CO_3 比值维持在 20∶1，pH 才能稳定在正常范围。但碳酸氢盐缓冲系统只能缓冲固定酸，不能缓冲挥发酸，挥发酸的缓冲主要靠非碳酸氢盐缓冲系统，特别是 Hb 及 HbO_2 缓冲。

磷酸盐缓冲系统存在于细胞内外液中，主要在细胞内液中发挥缓冲作用；蛋白质缓冲系统存在于血浆及细胞内，只有当其他缓冲系统都被调动后，其作用才显示出来；血红蛋白与氧合血红蛋白缓冲系统主要缓冲挥发酸。

（二）肺在酸碱平衡中的调节作用

肺通过改变肺泡通气量改变 CO_2 的排出量，以调节血浆 H_2CO_3 浓度，使血浆中 HCO_3^- 与 H_2CO_3 的比值接近正常，以维持血浆 pH 相对恒定。

当 P_aCO_2 升高或血浆 pH 降低时，肺通过刺激中枢或外周化学感受器，反射性地引起呼吸加深加快，CO_2 排出增多，血浆 H_2CO_3 含量降低；当 P_aCO_2 降低或血浆 pH 升高时，呼吸则变浅变慢，CO_2 排出减少，血浆 H_2CO_3 含量增加。

（三）肾在酸碱平衡中的调节作用

肾主要通过肾小球过滤排泄固定酸和肾小管重吸收、新生成 $NaHCO_3$ 来维持血浆 HCO_3^- 的浓度，以保持血浆 pH 正常。其调节方式主要有以下三种。

1. 近端肾小管泌 H^+ 和 $NaHCO_3$ 的重吸收 生理状态下，肾小球滤过的 $NaHCO_3$ 有 80%～85%被近曲小管重吸收，主要是由近曲小管上皮细胞主动分泌 H^+，并通过 H^+－Na^+ 交换实现的。肾小球滤过的 $NaHCO_3$ 在小管液中解离为 Na^+ 和 HCO_3^-，其中的

Na^+与近曲小管上皮细胞内H^+进行转运交换，Na^+进入细胞后即与近曲小管上皮细胞内的HCO_3^-一同转运至血液。（图9-1左）H^+-Na^+交换是一继发性耗能过程，所需能量来自基侧膜上Na^+-K^+-ATP酶主动转运所造成的细胞内外钠离子浓度差。由于小管液中的HCO_3^-不易透过管腔膜，因而很难进入细胞，于是小管液中的HCO_3^-先与近曲小管上皮细胞分泌的H^+结合，生成H_2CO_3，然后H_2CO_3分解，生成H_2O和CO_2。高度脂溶性的CO_2能迅速通过管腔膜进入近曲小管上皮细胞，并在细胞内碳酸酐酶的催化下与H_2O结合生成H_2CO_3。H_2CO_3解离为HCO_3^-和H^+，H^+由近曲小管上皮细胞分泌进入小管液中，与小管液中的Na^+进行交换。近曲小管上皮细胞内的HCO_3^-与通过H^+-Na^+交换进入细胞内的Na^+一起被转运到血液内，从而完成$NaHCO_3$的重吸收。其结果是小管细胞向管腔每分泌1 mol H^+，则在血浆内同时增加1 mol HCO_3^-。一般，H^+-Na^+交换的H^+分泌量最大，约占近端肾小管H^+总分泌量的2/3。

2. 远曲小管和集合管泌H^+和HCO_3^-的重吸收　远曲小管和集合管的闰细胞（又称泌氢细胞）可通过H^+-ATP酶分泌H^+入小管腔，同时在基侧膜以$Cl^--HCO_3^-$交换的方式重吸收HCO_3^-。（图9-1右）此细胞分泌的H^+与尿液中碱性的Na_2HPO_4结合，转变为酸性的NaH_2PO_4，使尿液酸化。但这种缓冲作用有限，当尿液pH降至4.8左右时，尿液中大多数磷酸盐都被酸化而失去缓冲作用。远曲小管和集合管这种泌H^+和重吸收HCO_3^-的方式，又称为远端酸化作用。

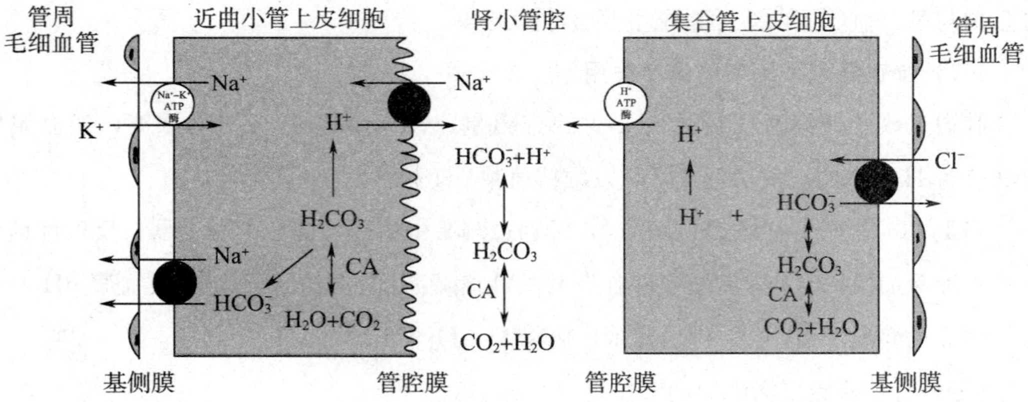

○代表主动转运；●代表继发性主动转运；CA：碳酸酐酶

图9-1　近曲小管和集合管泌H^+、重吸收HCO_3^-过程示意图

3. NH_4^+的排出　NH_4^+的生成和排出是pH依赖性的，即酸中毒越严重，尿排NH_4^+量就越多。近曲小管上皮细胞是产NH_4^+的主要场所，主要由谷氨酰胺酶水解谷氨酰胺生成NH_3和α-酮戊二酸。α-酮戊二酸可进一步生成HCO_3^-，经基侧膜的$Na^+-HCO_3^-$

同向转运体同向转运入血，而 NH_3 与细胞内 H_2CO_3 解离的 H^+ 结合形成 NH_4^+，通过管腔膜的 $NH_4^+-Na^+$ 载体与 Na^+ 交换进入小管腔，由尿中排出。（图 9-2）远曲小管和集合管上皮细胞内也有谷氨酰胺酶，其分解产生的 NH_3 被扩散泌入小管液，与小管液中的 H^+ 结合生成 NH_4^+，然后与 Cl^- 结合生成 NH_4Cl 从尿中排出。酸中毒时，谷氨酰胺酶活性增加，近曲小管的 $NH_4^+-Na^+$ 交换与远曲小管泌 NH_3 作用加强，从而加速了 H^+ 的排出和 HCO_3^- 的重吸收。

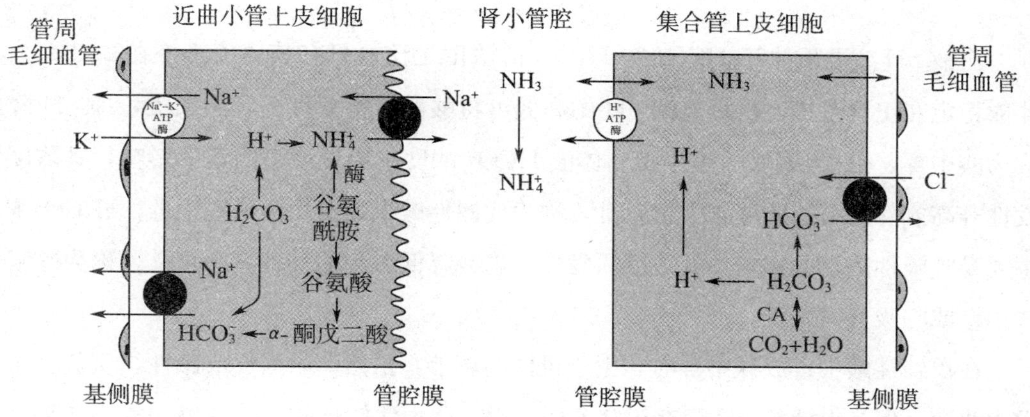

图 9-2 近曲小管和集合管泌 NH_4^+、重吸收 HCO_3^- 过程示意图

（四）组织细胞的调节作用

组织细胞调节酸碱平衡主要是以离子交换的方式（如 H^+-Na^+，K^+-Na^+，H^+-K^+ 等）进行。当细胞外液 H^+ 增加时，H^+ 弥散入细胞，而细胞内 K^+ 则移出细胞，因此，酸中毒时往往伴有高血钾。当细胞外液 H^+ 降低时，H^+ 则从细胞内移出，而 K^+ 则移入细胞，故碱中毒时可伴有低血钾。细胞内外 $Cl^--HCO_3^-$ 的交换也很重要，主要是调节血浆 HCO_3^- 浓度，当血浆 HCO_3^- 升高时，它的排出只能由 $Cl^--HCO_3^-$ 交换来完成。

此外，肝可以通过尿素的合成清除 NH_3 调节酸碱平衡，骨骼的钙盐分解有利于对 H^+ 的缓冲。

上述四方面调节因素共同维持体内的酸碱平衡，但在作用时间及强度上又各有特点。血液缓冲系统反应迅速，但因缓冲系统自身被消耗，缓冲作用不能持久；肺的调节作用效能最大，在几分钟内启动，缓冲作用于 30 分钟时达最高峰，但仅对体内的 H_2CO_3 有调节作用，不能缓冲固定酸；细胞内液的缓冲作用强于细胞外液，但 3～4 小时后才发挥调节作用，并常导致血钾异常；肾的调节作用比较缓慢，常在 12～24 小时后才发挥作用，3～5 天才达高峰，但效率高，作用较久，特别是对排出固定酸和保留

$NaHCO_3$有重要作用。

第二节 酸碱平衡紊乱的类型及常用指标

一、酸碱平衡紊乱的分类

血液 pH 主要取决于 HCO_3^- 与 H_2CO_3的浓度之比，只有其比值维持在 20∶1，pH 才能稳定在正常范围。根据血液 pH 的高低可将酸碱平衡紊乱分为两大类，即 pH 降低称为酸中毒，pH 升高称为碱中毒。体液 HCO_3^- 浓度主要受代谢因素的影响，其浓度原发性升高或降低引起的酸碱平衡紊乱，称为代谢性碱中毒或代谢性酸中毒；H_2CO_3浓度主要受呼吸性因素的影响，其浓度原发性升高或降低引起的酸碱平衡紊乱，称为呼吸性酸中毒或呼吸性碱中毒。

在单纯性酸中毒或碱中毒时，由于机体的调节，虽然体内酸性或碱性物质的含量已发生改变，但是血液的 pH 尚在正常范围之内，称为代偿性酸中毒或碱中毒。如果血液 pH 低于或高于正常范围，则称为失代偿性酸中毒或碱中毒，可以反映机体酸碱平衡紊乱的代偿情况和严重程度。

在临床工作中，病人的情况往往是复杂的，在同一病人不但可以发生一种酸碱平衡紊乱，还可以同时发生两种或两种以上的酸碱平衡紊乱。若是单一的紊乱，称为单纯型酸碱平衡紊乱（simple acid-base disturbance）；若是两种或两种以上的酸碱平衡紊乱同时存在，称为混合型酸碱平衡紊乱（mixed acid-base disturbance）。

二、常用检测指标及意义

（一）pH 和 H^+ 浓度

溶液的酸碱度取决于所含的 H^+ 浓度。由于血液中 H^+ 浓度很低，因此广泛采用 H^+ 浓度的负对数即 pH 来表示。根据 Henderson-Hassalbach 方程式。

$$pH = pKa + Lg\frac{[HCO_3^-]}{[H_2CO_3]}$$

其中 pKa 为碳酸电离常数的负对数，在 38℃条件下，其值为 6.1。由以上公式可得出 pH 主要取决于 HCO_3^-/H_2CO_3 比值。只有 HCO_3^- 与 H_2CO_3 比值维持在 20∶1 左右时，血浆 pH 才能维持在 7.40 左右。

正常人动脉血 pH 为 7.35～7.45，平均 7.40。pH 的变化反映了酸碱平衡紊乱的性质及严重程度，pH<7.35 为酸中毒；pH>7.45 为碱中毒。但动脉血 pH 本身并不能区分酸碱平衡紊乱的类型，不能判定是代谢性的还是呼吸性的。pH 在正常范围内，可表示酸碱平衡正常，亦可表示代偿性酸碱平衡紊乱或酸碱中毒相互抵消的混合型酸碱平衡紊乱。

（二）动脉血 CO_2 分压

动脉血 CO_2 分压（$PaCO_2$）是指物理溶解于动脉血浆中的 CO_2 分子所产生的张力。$PaCO_2$ 是反映呼吸性酸碱平衡紊乱的重要指标。正常值 33～46 mmHg（4.39～6.25 kPa），平均 40 mmHg（5.32 kPa）。如 $PaCO_2$>46 mmHg，表示肺通气不足，有 CO_2 潴留，见于呼吸性酸中毒或代偿后代谢性碱中毒；如 $PaCO_2$<30 mmHg，表示肺通气过度，CO_2 排出过多，见于呼吸性碱中毒或代偿后代谢性酸中毒。

（三）标准碳酸氢盐和实际碳酸氢盐

1. 标准碳酸氢盐（standard bicarbonate，SB）是全血在标准条件下（即血液温度 38℃、血红蛋白氧饱和度 100%、$PaCO_2$ 40 mmHg）测得的血浆 HCO_3^- 的含量。由于标准化后的 HCO_3^- 已排除了呼吸因素的影响，所以 SB 是判断代谢性因素的指标。正常值 22～27 mmol/L，平均 24 mmol/L。SB 降低，见于代谢性酸中毒或代偿后的呼吸性碱中毒；SB 增高，见于代谢性碱中毒或代偿后的呼吸性酸中毒。

2. 实际碳酸氢盐（actual bicarbonate，AB）是指隔绝空气的血液标本，在实际温度、实际 $PaCO_2$ 和血氧饱和度条件下所测得的血浆 HCO_3^- 浓度。AB 受呼吸和代谢两方面因素的影响。正常人 AB=SB。如果 AB>SB，表明 $PaCO_2$>40 mmHg，CO_2 有潴留，见于呼吸性酸中毒或代偿后的代谢性碱中毒；反之 AB<SB，则表明 $PaCO_2$<40 mmHg，CO_2 排出过多，见于呼吸性碱中毒或代偿后的代谢性酸中毒。

（四）缓冲碱

缓冲碱（buffer base，BB）是指血液中一切具有缓冲作用的负离子碱的总和。包括血浆和红细胞中的 HCO_3^-、Hb^-、HbO_2^-、Pr^- 和 HPO_4^{2-}，通常以全血在标准条件下测定，正常值 45～52 mmol/L，平均值 48 mmol/L。缓冲碱不受呼吸因素的影响，是反映代谢因素的指标。代谢性酸中毒时 BB 减少，代谢性碱中毒时 BB 增加。

（五）碱剩余

碱剩余（base excess，BE）是指标准条件下，用酸或碱滴定全血标本至 pH 值为 7.40 时所需的酸或碱的量（mmol/L）。若用酸滴定，使血液 pH 达 7.40，则表示被测血液的碱过多，BE 用正值表示；若需用碱滴定，说明被测血液的碱缺失，BE 用负值表示。BE 不受呼吸因素的影响，是反映代谢因素的指标，反映血液缓冲碱的量。BE 正常范围为 0±3.0 mmol/L。代谢性酸中毒时 BE 负值增加；代谢性碱中毒时 BE 正值增加。

（六）阴离子间隙

阴离子间隙（anion gap，AG）是指血浆中未测定的阴离子（UA）与未测定的阳离子（UC）的差值，即 AG＝UA－UC。Na^+ 占血浆阳离子总量的 90%，称为可测定阳离子，血浆中未测定阳离子包括 K^+、Ca^{2+}、Mg^{2+}。Cl^-、HCO_3^- 占血浆阴离子总量的 85%，称为可测定阴离子，血浆中未测定的阴离子包括 Pr^-、HPO_4^{2-}、SO_4^{2-} 和有机酸阴离子。正常机体血浆中的阳离子与阴离子总量相等，以维持电荷平衡，故可表示为：

$$Na^+ + UC = HCO_3^- + Cl^- + UA$$

$$AG = UA - UC = Na^+ - (HCO_3^- + Cl^-) = 140 - (24 + 104) = 12\ mmol/L$$

AG 正常值是 12±2 mmol/L。AG 主要是反映血浆固定酸含量的指标，可帮助区分代谢性酸中毒的类型和诊断混合型酸碱平衡紊乱。目前多以 AG＞16 mmol/L，作为判断是否有 AG 增高性代谢性酸中毒的界限，常见于固定酸增多的情况，如磷酸盐和硫酸盐潴留、乳酸堆积、酮体过多、水杨酸中毒、甲醇中毒等。AG 降低在诊断酸碱平衡紊乱方面意义不大。

第三节 单纯型酸碱平衡紊乱

一、代谢性酸中毒

代谢性酸中毒（metabolic acidosis）是指细胞外液 H^+ 增加和（或）HCO_3^- 丢失而引起的血浆 HCO_3^- 原发性减少、pH 降低为特征的酸碱平衡紊乱。通常根据 AG 值的变化，将其分为两类：AG 增高型代谢性酸中毒和 AG 正常型代谢性酸中毒。

（一）原因与机制

1. AG 增高型代谢性酸中毒　其特点是血中固定酸增多，AG 增高，血氯含量正常，又称正常血氯代谢性酸中毒。常见原因有：

（1）固定酸摄入过多：大量服用阿司匹林，经缓冲 HCO_3^- 浓度降低，引起酸中毒。

（2）固定酸生成过多：①乳酸酸中毒，如休克、心力衰竭、低氧血症、严重贫血、肺水肿等，组织缺氧，无氧糖酵解增强，产生大量乳酸，造成乳酸酸中毒。②酮症酸中毒，常见于糖尿病、严重饥饿、酒精中毒等体内脂肪被大量动员的情况下。因糖利用障碍或储备不足，导致体内大量贮脂被动用，产生过多的酮体（如β-羟丁酸、乙酰乙酸），超过了外周组织的氧化利用能力及肾的排泄能力时，可发生酮症酸中毒。

（3）固定酸排出减少：严重肾衰竭少尿、无尿时，体内固定酸如硫酸、磷酸等不能被充分排出而在体内积聚，H^+浓度增加导致HCO_3^-浓度降低，引起代谢性酸中毒。

2. AG正常型代谢性酸中毒　其特点是血中HCO_3^-浓度原发性降低，血氯含量增高，AG正常，故又称高血氯代谢性酸中毒。

（1）经消化道丢失HCO_3^-过多：严重腹泻、小肠和胆道瘘管、肠道引流等均可引起含大量HCO_3^-的碱性肠液、胰液和胆汁丢失，使血浆HCO_3^-浓度降低，肾小管H^+-Na^+交换减少，Na^+与Cl^-一起被重吸收，导致血氯浓度增高。

（2）肾脏丢失HCO_3^-过多：①轻、中度肾衰竭，肾小球滤过率无明显降低，体内固定酸尚不致发生潴留，而肾小管泌H^+和重吸收HCO_3^-减少；②肾小管性酸中毒，因遗传、重金属（汞、铅）及药物（磺胺类）的影响，肾小管泌H^+、泌NH_3和重吸收HCO_3^-减少，而肾小球滤过率一般正常；③应用碳酸酐酶抑制剂，如乙酰唑胺能抑制肾小管上皮细胞内的碳酸酐酶活性，使肾小管上皮细胞重吸收HCO_3^-减少。

（3）摄入含氯酸性药物过多：长期或大量服用氯化铵、盐酸精氨酸等药物，在体内代谢过程中生成HCl，可消耗血浆中HCO_3^-，导致AG正常型代谢性酸中毒。

（4）高钾血症：高血钾时，K^+与细胞内H^+交换，引起细胞外H^+增加，使HCO_3^-减少，导致代谢性酸中毒。肾脏远曲小管由于小管上皮细胞泌H^+减少，尿液呈碱性，引起反常性碱性尿。

（二）机体的代偿调节

1. 血液的缓冲作用与细胞内外离子交换　代谢性酸中毒时，血液中增多的H^+首先被血液的缓冲系统所缓冲，HCO_3^-及其他缓冲碱不断被消耗。同时H^+通过离子交换的方式进入细胞内，2～4小时后，约有1/2的H^+进入细胞内被缓冲，K^+则从细胞内逸出，引起高钾血症。

2. 肺的代偿调节作用　血液H^+浓度升高或pH降低，刺激颈动脉体和主动脉体化学感受器，反射性地兴奋呼吸中枢，使呼吸加深加快，肺泡通气量增加，CO_2排出增多。呼吸加深加快是代谢性酸中毒的主要临床表现，其代偿意义是使血液中H_2CO_3浓度（或$PaCO_2$）继发性降低，以维持HCO_3^-/H_2CO_3比值接近正常，使血液pH趋于正常。

3. 肾的代偿调节作用　酸中毒时，肾小管上皮细胞内的碳酸酐酶和谷氨酰胺酶活性增高，肾泌 H^+、泌 NH_3 作用增强，重吸收 HCO_3^- 增多，使血浆 HCO_3^- 浓度有所恢复。尿液因小管泌 H^+ 增多而呈酸性。在肾功能障碍引起的代谢性酸中毒时，肾的纠酸作用几乎不能发挥作用。

（三）动脉血气变化

HCO_3^- 原发性降低，所以 AB、SB、BB 均降低，AB＜SB，BE 负值增大，pH 下降，$PaCO_2$ 继发性降低。

（四）对机体的影响

1. 心血管系统

（1）心肌收缩力减弱：血浆 H^+ 浓度升高可减少心肌 Ca^{2+} 内流、抑制肌浆网释放 Ca^{2+} 并竞争性抑制 Ca^{2+} 与肌钙蛋白结合，影响心肌兴奋-收缩偶联，使心肌收缩力减弱。

（2）心律失常：酸中毒引起的心律失常与血钾升高密切相关。高血钾可使心肌的自律性、传导性、收缩性降低，表现为心动过缓、传导阻滞，严重时出现心室纤颤甚至心搏骤停。

（3）血管对儿茶酚胺的反应性降低：受血液 H^+ 增高的影响，毛细血管前括约肌及微动脉平滑肌对儿茶酚胺的反应性降低，致血管扩张，血管容量扩大，回心血量减少，血压下降。

2. 中枢神经系统　主要表现为抑制，如意识障碍，乏力，反应迟钝，甚至嗜睡或昏迷等。其发生机制：①H^+ 浓度升高使谷氨酸脱羧酶活性增强，导致抑制性神经递质 γ-氨基丁酸（GABA）生成增多；②H^+ 浓度升高抑制生物氧化酶类的活性，使氧化磷酸化过程减弱，ATP 生成减少，脑组织能量供应不足。

3. 骨骼系统　慢性代谢性酸中毒时，由于 H^+ 不断进入骨细胞，骨骼不断释放碳酸钙或磷酸钙，从而影响骨骼的生长发育，延迟小儿的生长，甚至引起纤维性骨炎或佝偻病。在成人则可导致骨软化症。

（五）防治的病理生理基础

1. 积极治疗原发病　及时去除发病原因，如纠正水、电解质紊乱，恢复有效循环血量和改善肾功能等。

2. 合理应用碱性药物　首选碳酸氢钠。应根据酸中毒的程度，在血气监护下分次补碱，补碱量宜小不宜大。此外，也可选用作用较慢的乳酸钠，但其通过肝可转化为 HCO_3^-，因此乳酸酸中毒及肝病患者应当慎用或不用。

二、呼吸性酸中毒

呼吸性酸中毒（respiratory acidosis）是指CO_2排出障碍或吸入过多引起的以血浆H_2CO_3浓度升高、pH降低为特征的酸碱平衡紊乱。

（一）原因与机制

引起呼吸性酸中毒的原因多数情况下都是由于肺通气功能不足而致的CO_2排出受阻，也可是CO_2吸入过多。

1. CO_2排出减少　以外呼吸通气障碍所致的CO_2排出受阻最为常见。

（1）呼吸中枢抑制：见于颅脑损伤、脑炎、脑血管意外、呼吸中枢抑制剂（吗啡、巴比妥类）应用过量、酒精中毒等，可抑制呼吸中枢，造成体内急性CO_2潴留。

（2）呼吸肌麻痹：如脊髓灰质炎、脊神经根炎、重症肌无力、有机磷中毒及重度低钾血症等，呼吸运动动力不足，肺泡扩张受限，以致CO_2排出障碍。

（3）呼吸道阻塞：喉头痉挛、水肿、溺水、异物堵塞气管等可导致急性CO_2潴留，常引起急性呼吸性酸中毒；而支气管哮喘、慢性阻塞性肺疾病常引起慢性呼吸性酸中毒。

（4）胸廓病变：如胸部创伤、严重气胸或大量胸腔积液、胸廓畸形等，胸廓活动受限，肺泡通气障碍，CO_2排出减少。

（5）肺部疾患：如呼吸窘迫综合征、急性心源性肺水肿、重度肺气肿、肺组织广泛纤维化等，均可因严重通气障碍和肺泡通气锐减而引起CO_2排出减少。

（6）呼吸机使用不当：人工呼吸机使用不当，通气量设定过小，使CO_2排出减少。

2. CO_2吸入过多　较少见。多因坑道、矿井等作业，通风不良致吸入过多的CO_2。

（二）机体的代偿调节

呼吸性酸中毒最主要的发病环节是肺通气功能障碍或吸入气CO_2浓度过高，因此肺难以发挥代偿调节作用。故呼吸性酸中毒时，机体的主要代偿调节方式为：

1. 细胞内外离子交换和细胞内缓冲　是急性呼吸性酸中毒的主要代偿方式。当血浆CO_2浓度不断升高时：①CO_2在血浆中生成H_2CO_3，H_2CO_3解离成H^+和HCO_3^-，H^+与细胞内K^+交换，进入细胞内的H^+可被蛋白质缓冲，HCO_3^-则留在血浆中，发挥一定的代偿作用；②CO_2弥散入红细胞内，在碳酸酐酶的催化下CO_2与水生成H_2CO_3，H_2CO_3解离出H^+和HCO_3^-，HCO_3^-与细胞外的Cl^-交换进入血浆，使血浆HCO_3^-有所恢复。H^+在细胞内被血红蛋白缓冲。但这种离子交换和缓冲十分有限，不足以维持

HCO_3^-/H_2CO_3的正常比值，因此急性呼吸性酸中毒时 pH 往往低于正常值，呈失代偿状态。

2. 肾的调节作用　是慢性呼吸性酸中毒的主要代偿方式。慢性呼吸性酸中毒一般是指持续 24 小时以上的CO_2潴留。$PaCO_2$升高和H^+浓度增加可增强肾小管上皮细胞碳酸酐酶和谷氨酰胺酶活性，使肾小管泌H^+、泌NH_3作用增强，重吸收HCO_3^-增多，使血浆HCO_3^-代偿性增加。由于肾的保碱作用较强大，故轻度和中度慢性呼吸性酸中毒时有可能代偿。

(三) 动脉血气变化

$PaCO_2$原发性升高；pH 降低；AB、SB、BB 均继发性升高，BE 正值增加，AB>SB。

(四) 对机体的影响

呼吸性酸中毒时，对机体的影响基本上与代谢性酸中毒时相似，但中枢神经系统的功能紊乱更为明显。患者表现为头痛、视物模糊、疲乏无力等，严重时出现震颤、精神错乱、嗜睡、昏迷等，即“CO_2麻醉”，临床上称为肺性脑病。其机制为：①中枢酸中毒更明显，CO_2为脂溶性，呼吸性酸中毒尤其是急性呼吸性酸中毒时，血液中积聚的大量CO_2可迅速通过血脑屏障，使脑内H_2CO_3含量明显升高，而HCO_3^-为水溶性，不易透过血脑屏障进入脑组织，因此，脑脊液 pH 的降低较血液更为明显。②脑血管扩张，CO_2潴留可使脑血管明显扩张，脑血流量增加，引起颅内压增高。而且CO_2潴留往往伴有明显的缺氧，故病人中枢神经系统功能紊乱的表现更为突出。

(五) 防治的病理生理基础

1. 改善肺泡通气功能　积极治疗原发病，保持呼吸道畅通。如慢性阻塞性肺疾病患者，及时控制感染、强心、解痉和祛痰；呼吸道梗阻者，尽早排出气道异物或解除支气管平滑肌痉挛；呼吸中枢抑制者，须果断应用呼吸中枢兴奋剂或人工呼吸机。但使用呼吸机时，应避免过度通气，以免并发呼吸性碱中毒。

2. 正确使用碱性药物　呼吸性酸中毒时应慎用碱性药物，尤其是在通气尚未改善前要严加控制，以免并发代谢性碱中毒的同时又加重呼吸性酸中毒的病情。

三、代谢性碱中毒

代谢性碱中毒（metabolic alkalosis）是指细胞外液碱增多或H^+丢失而引起的以血浆HCO_3^-增多、pH 升高为特征的酸碱平衡紊乱。根据给予生理盐水后的疗效分为盐水反应性碱中毒和盐水抵抗性碱中毒两类。

（一）原因与机制

1. H^+丢失过多

（1）经消化道丢失：剧烈呕吐或胃液引流时，大量 HCl 随胃液丢失，来自胃腺壁细胞和肠液的 HCO_3^- 得不到足够的 H^+ 中和而被吸收入血，导致血浆 HCO_3^- 浓度升高。

（2）经肾丢失：①应用呋塞米、噻嗪类利尿剂，抑制髓袢升支粗段对 Cl^-、Na^+ 的主动重吸收，使小管液 NaCl 含量增高，因而刺激远曲小管、集合管泌 H^+、泌 K^+ 增加，重吸收 Na^+ 和 HCO_3^- 增多，引起低氯性代谢性碱中毒。②盐皮质激素分泌过多，常见于肾上腺皮质增生或肿瘤引起的原发性醛固酮增多及有效循环血量不足引起继发性醛固酮增多。醛固酮可增强肾远曲小管和集合管对 Na^+ 和 HCO_3^- 的重吸收，并促进 K^+ 和 H^+ 的排出，导致 H^+ 经肾丢失和 HCO_3^- 重吸收增加，引起代谢性碱中毒及低钾血症。

2. 碱性物质摄入过多　口服或输入过量的 $NaHCO_3$；摄入大量乳酸钠、乙酸钠或输入大量含柠檬酸钠抗凝剂的库存血液，这些有机酸盐在体内代谢可产生 $NaHCO_3$。

3. 低钾血症　细胞外液 K^+ 浓度降低，细胞内 K^+ 向细胞外转移，而细胞外液中的 H^+ 向细胞内移动。同时，低血钾可导致肾小管上皮细胞 K^+-Na^+ 交换减弱，H^+-Na^+ 交换增强，H^+ 排出增加，HCO_3^- 的重吸收增加，发生缺钾性碱中毒。

（二）机体的代偿调节

1. 血液的缓冲作用和细胞内外离子交换　血浆中 HCO_3^- 升高，可被缓冲系统中弱酸（$HHbO_2$、HHb、Hpr、$H_2PO_4^-$）所缓冲，如 $HCO_3^- + H_2PO_4^- \rightarrow H_2CO_3 + HPO_4^{2-}$，结果血浆中 H_2CO_3 升高，HCO_3^- 浓度下降。同时，细胞外 H^+ 浓度降低，细胞内 H^+ 逸出，细胞外 K^+ 进入细胞内，使血浆 H^+ 升高而 K^+ 的浓度下降。

2. 肺的代偿调节　血中 H^+ 浓度降低和 pH 升高，可反射性抑制呼吸中枢，使呼吸变浅变慢，CO_2 排出减少，血中 H_2CO_3 代偿性升高，以使 HCO_3^-/H_2CO_3 浓度比接近正常。这种代偿调节迅速但有限。

3. 肾脏的代偿调节　血中 H^+ 浓度降低和 pH 升高，使肾小管上皮细胞内的碳酸酐酶和谷氨酰胺酶活性降低，故肾小管上皮细胞泌 H^+、泌 NH_3 和重吸收 HCO_3^- 减少，使血中 HCO_3^- 浓度降低，而尿液呈碱性。但在缺钾、缺氯和醛固酮分泌增多所致的代谢性碱中毒时，因肾小管上皮细胞 H^+-Na^+ 交换增强，H^+ 排出增多，尿液呈酸性，称反常性酸性尿。

（三）动脉血气变化

血 pH 升高；AB、SB、BB 均原发性升高，BE 正值加大，AB＞SB；$PaCO_2$ 继发性

升高。

（四）对机体的影响

轻度代谢性碱中毒患者通常无症状。严重的代谢性碱中毒则可引起一系列功能代谢的改变。

1. 中枢神经系统　病人表现出烦躁不安、精神错乱、谵妄、意识障碍等中枢神经系统兴奋症状。机制为：血中 pH 升高时，脑组织内 γ-氨基丁酸转氨酶活性增高而谷氨酸脱羧酶活性降低，因此抑制性递质 γ-氨基丁酸分解增强而生成减少。

2. 神经肌肉　碱中毒时，pH 升高可引起血浆中游离钙浓度降低，使神经肌肉的应激性增高，病人表现出面部和肢体肌肉的抽动、腱反射亢进、手足搐搦等症状。若患者伴有明显的低钾血症以致引起肌肉无力或麻痹时，可暂不出现抽搐，但一旦低钾血症纠正后，抽搐症状即可发生。

3. 血红蛋白氧解离曲线左移　血液 pH 升高可使血红蛋白氧解离曲线左移，血红蛋白与 O_2 的亲和力增强，不易将结合的 O_2 释出，造成组织供氧不足。

4. 低钾血症　碱中毒时，细胞外液 H^+ 浓度降低，细胞内 H^+ 逸出，细胞外 K^+ 内移；同时，肾小管上皮细胞 H^+-Na^+ 交换减少，而 K^+-Na^+ 交换增加，肾排 K^+ 增多，二者均可导致低血钾。

（五）防治的病理生理基础

1. 积极治疗原发病，去除代谢性碱中毒的病因与维持因素。

2. 盐水反应性碱中毒　轻者输入生理盐水或葡萄糖盐溶液即可纠正。对低氯、低钾者，需补充氯化钾。严重者可用弱酸性药物纠正。

3. 盐水抵抗性碱中毒　可用碳酸酐酶抑制剂（如乙酰唑胺），抑制肾小管上皮细胞内碳酸酐酶的活性，增加 Na^+ 和 HCO_3^- 的排出。肾上腺皮质激素分泌过多者，需用抗醛固酮药物（如螺内酯），同时适当补钾。

四、呼吸性碱中毒

呼吸性碱中毒（respiratory alkalosis）是指肺通气过度引起的血浆 H_2CO_3 浓度原发性降低、pH 升高为特征的酸碱平衡紊乱。

（一）原因与机制

肺通气过度是各种原因引起呼吸性碱中毒的基本发病环节。

1. 低氧血症　见于初入高原地区由于吸入气 PO_2 过低或心肺疾患、胸廓病变的患者，机体缺氧，使 PaO_2 降低，反射性引起呼吸加深、加快，CO_2 排出增多，血浆 H_2

CO_3浓度降低。

2. 呼吸中枢受到直接刺激或精神性过度通气　常见于：①中枢神经系统疾病，如脑炎、脑外伤、脑肿瘤等；②精神障碍，如癔症发作；③某些药物，水杨酸类、氨等；④机体代谢旺盛，如甲状腺功能亢进、高热等。

3. 人工呼吸机使用不当　通气量过大导致机械性通气过度，使 CO_2 排出过多，引起医源性呼吸性碱中毒。

（二）机体的代偿调节

呼吸性碱中毒是由肺通气过度所致，因此肺不能有效发挥其代偿作用。

1. 细胞内外离子交换和细胞内缓冲作用　是急性呼吸性碱中毒的主要代偿方式。呼吸性碱中毒时，血浆 H_2CO_3 浓度迅速降低，HCO_3^- 浓度相对增高，H^+ 从细胞内移出至细胞外，与血浆 HCO_3^- 结合形成 H_2CO_3，因而血浆 HCO_3^- 浓度下降，H_2CO_3 浓度有所回升。同时，细胞外的 K^+ 进入细胞内，引起低血 K^+。血浆中部分 HCO_3^- 与 Cl^- 交换进入红细胞内，并在碳酸酐酶作用下形成 H_2CO_3，H_2CO_3 进一步解离成 CO_2 和 H_2O，CO_2 弥散入血浆，使血浆 $PaCO_2$ 有所回升。但上述代偿调节作用是极有限的，因此急性呼吸性碱中毒时 pH 往往高于正常值，呈失代偿状态。

2. 肾的代偿调节　是慢性呼吸性碱中毒的主要代偿调节方式。主要表现为肾小管上皮细胞泌 H^+、泌 NH_3 和重吸收 HCO_3^- 减少，使 HCO_3^- 随尿排出增多，血浆 HCO_3^- 浓度代偿性降低。

（三）动脉血气变化

血 pH 值升高；$PaCO_2$ 原发性降低；SB、AB、BB 继发性减少，BE 负值增加，AB$<$SB。

（四）对机体的影响

呼呼吸性碱中毒对机体的影响与代谢性碱中毒相似。但手足搐搦较为多见，严重者可发生肌肉震颤、抽搐。由于 $PaCO_2$ 降低，脑血管收缩，脑血流量降低，故病人常有头痛、头晕。

（五）防治的病理生理基础

以防治原发病和去除导致通气过度的原因为主要措施。急性呼吸性碱中毒者可采用吸入含 5%CO_2 的混合气体或纸袋罩口、鼻反复吸入呼出气体等措施，以逐渐恢复其血浆 H_2CO_3 浓度。精神性通气过度患者可酌情使用镇静剂。有手足搐搦者可静脉注射葡萄糖酸钙。

第四节 混合型酸碱平衡紊乱

混合型酸碱平衡紊乱（mixed acid-base disorders）是指同一病人同时发生两种或两种以上单纯型酸碱平衡紊乱的病理过程。可分为双重性酸碱平衡紊乱和三重性酸碱平衡紊乱。

一、双重性酸碱平衡紊乱

双重性酸碱平衡紊乱是指同一病人同时发生两种单纯型酸碱平衡紊乱。根据其 pH 效应分以下两种：

（一）酸碱一致性双重性酸碱平衡紊乱

1. 呼吸性酸中毒合并代谢性酸中毒　常见于：①慢性阻塞性肺疾病合并心力衰竭或休克；②心脏、呼吸骤停，肺通气障碍引起呼吸性酸中毒，组织缺氧引起代谢性酸中毒。

动脉血气变化：pH 显著降低；AB、SB、BB 均降低、BE 负值增大；血 K^+ 升高；$PaCO_2$ 升高。

2. 呼吸性碱中毒合并代谢性碱中毒　见于高热合并呕吐、肝硬化腹水应用利尿剂治疗。高热、肝硬化引起血氨升高，兴奋呼吸中枢，通气过度，引起呼吸性碱中毒；呕吐或因治疗腹水而长期应用利尿剂，又可引起代谢性碱中毒。

动脉血气变化：pH 显著升高；AB、SB、BB 均升高；AB＜SB；BE 正值增大；$PaCO_2$ 下降。

（二）酸碱混合性双重性酸碱平衡紊乱

1. 呼吸性酸中毒合并代谢性碱中毒　见于慢性阻塞性肺疾病患者，因肺通气障碍引起呼吸性酸中毒，又因严重呕吐或心力衰竭应用排 K^+ 利尿剂，使 Cl^-、K^+ 丢失引起代谢性碱中毒。

动脉血气变化：pH 变化不大，甚至可正常；AB、SB、BB 均升高，AB＞SB；BE 正值增大；$PaCO_2$ 升高。

2. 呼吸性碱中毒合并代谢性酸中毒　见于：①糖尿病酮症酸中毒、肾衰竭、中毒性休克等合并高热，前一种因素引起代谢性酸中毒，而高热则引起呼吸性碱中毒；②水杨酸中毒，血中大量水杨酸可使有机酸增加，消耗大量 HCO_3^- 引起代谢性酸中毒。水杨酸又可直接刺激呼吸中枢，使肺通气过度导致呼吸性碱中毒；③慢性肝病，高血氨并发肾衰竭。

动脉血气变化：pH 变化不大，甚至可正常；AB<SB，SB、AB、BB 均降低；BE 负值增大；$PaCO_2$降低。

3. 代谢性酸中毒合并代谢性碱中毒　见于：①肾衰竭或糖尿病人因频繁呕吐使胃液大量丢失；②剧烈呕吐伴严重腹泻。

动脉血气变化：血浆 HCO_3^- 和 pH 正常；$PaCO_2$正常或略高略低变动。

应该指出，在同一个病人身上不可能同时发生 CO_2过多又过少，故呼吸性酸中毒和呼吸性碱中毒不可能同时发生。

二、三重性酸碱平衡紊乱

较少见，病理生理变化更复杂，有以下两种类型：

1. 呼吸性酸中毒合并代谢性酸中毒和代谢性碱中毒　其特点是 $PaCO_2$明显升高，AG>16 mmol/L；HCO_3^- 浓度一般也升高，血 Cl^- 浓度下降十分明显。

2. 呼吸性碱中毒合并代谢性酸中毒和代谢性碱中毒　其特点是 $PaCO_2$降低，AG>16 mmol/L，HCO_3^- 浓度可高可低；血 Cl^- 一般低于正常。

临床上，酸碱平衡紊乱比较复杂，亦并非一成不变。因此，在诊断和治疗酸碱平衡紊乱时，一定要注意密切结合病史，通过血气检测结果的动态变化，综合分析病情，才能及时作出正确的诊断和治疗。

第五节　分析判断单纯型酸碱平衡紊乱的方法

患者的病史和临床表现为判断酸碱平衡紊乱提供了重要线索，血气检测结果是判断酸碱平衡紊乱类型的决定性依据，血清电解质检测也是有价值的参考资料，计算 AG 值有助于区别单纯型代谢性酸中毒的类型以及诊断混合型酸碱平衡紊乱。

单纯型酸碱平衡紊乱主要靠血气分析诊断，其规律如下：

1. 根据 pH 或 H^+ 的变化，可判断是酸中毒还是碱中毒　pH<7.35 则为酸中毒；pH>7.45，则为碱中毒。

2. 根据病史和原发性平衡紊乱可判断为呼吸性还是代谢性酸碱平衡紊乱

如原发 $PaCO_2\uparrow$，引起 pH$\downarrow$称为呼吸性酸中毒。

如原发 $PaCO_2$↓，引起 pH↑称为呼吸性碱中毒。

如原发 HCO_3^-↓，引起 pH↓称为代谢性酸中毒。

如原发 HCO_3^-↑，引起 pH↑称为代谢性碱中毒。

各种单纯型酸碱平衡紊乱的发病环节及检测指标的变化见表 9-3。

表 9-3 各型酸碱平衡紊乱发病环节及检测指标变化的比较

	代谢性酸中毒	呼吸性酸中毒	代谢性碱中毒	呼吸性碱中毒
原因	酸潴留或碱丢失	通气不足	碱潴留或酸丢失	通气不足
原发环节	H^+↑/$NaHCO_3$↓	H_2CO_3↑	H^+↓/$NaHCO_3$↑	H_2CO_3↓
血浆 pH	正常或↓	正常或↓	正常或↑	正常或↑
$PaCO_2$	↓	↑↑	↑	↓↓
HCO_3^-	↓↓	↑（慢性）	↑↑	↓（慢性）
尿液 pH	↓或↑	↓或↑	↑或↓	↑或↓

3. 根据代偿情况可判断为单一性酸碱平衡紊乱还是混合性酸碱平衡紊乱　代偿的规律是代谢性酸碱平衡紊乱主要靠肺代偿，而呼吸性酸碱平衡紊乱主要靠肾代偿；单一性酸碱平衡紊乱继发性代偿变化与原发性平衡紊乱同向，但继发性代偿变化一定小于原发性平衡紊乱，其代偿公式见表 9-4。

表 9-4 常用单纯型酸碱平衡紊乱的预计代偿公式

原发失衡	原发性变化	继发性变化	预计代偿公式	代偿时限
代谢性酸中毒	〔HCO_3^-〕↓	$PaCO_2$↓	⊿$PaCO_2$↓=1.2⊿〔HCO_3^-〕±2	12～24 小时
代谢性碱中毒	〔HCO_3^-〕↑	$PaCO_2$↑	⊿$PaCO_2$↑=0.7⊿〔HCO_3^-〕±5	12～24 小时
呼吸性酸中毒	$PaCO_2$↑	〔HCO_3^-〕↑		
急性			⊿〔HCO_3^-〕↑=0.1⊿$PaCO_2$±1.5	几分钟
慢性			⊿〔HCO_3^-〕↑=0.35⊿$PaCO_2$±3	3～5 天
呼吸性碱中毒	$PaCO_2$↓	〔HCO_3^-〕↓		
急性			⊿〔HCO_3^-〕↓=0.2⊿$PaCO_2$±2.5	几分钟
慢性			⊿〔HCO_3^-〕↓=0.5⊿$PaCO_2$±2.5	3～5 天

注：有“⊿”者为变化值，无“⊿”者表示绝对值；代偿时限是指体内达到最大代偿反应所需的时间。

酸碱平衡紊乱时，机体代偿调节有一定的规律性，即有一定的方向性、一定的代偿范围（代偿预计值）和代偿的最大限度。符合规律者为单纯型酸碱平衡紊乱，不符合规律者为混合型酸碱平衡紊乱。混合型酸碱平衡紊乱时，$PaCO_2$与HCO_3^-变化方向相反者为酸碱一致性混合型酸碱平衡紊乱；若$PaCO_2$与HCO_3^-变化方向一致者为酸碱混合型酸碱平衡紊乱。

思考题

1. 什么是酸碱平衡紊乱？
2. 机体内的酸、碱物质，其来源分别是什么？
3. 机体对酸碱平衡的调节方式有哪几种？
4. 代谢性酸中毒对心血管系统的影响？
5. 病例分析

患者，女，56岁。既往有十二指肠球部溃疡病史，近1个月来经频繁呕吐，钡餐检查发现有幽门梗阻。实验室检查：pH 7.52，$PaCO_2$ 50 mmHg，BB 63 mmol/L，BE +13 mmol/L，SB 36 mmol/L。

请问该患者有何种酸碱平衡紊乱？为什么？

思考题9-1
答案解析

（曲晓媛）

第十章

缺血-再灌注损伤

思维导图10-1

思维导图10-1解析

学习目标

1. 掌握缺血-再灌注损伤的概念、原因及条件。
2. 熟悉缺血-再灌注损伤时机体的功能及代谢变化。
3. 了解缺血-再灌注损伤的发生机制及防治的病理生理基础。

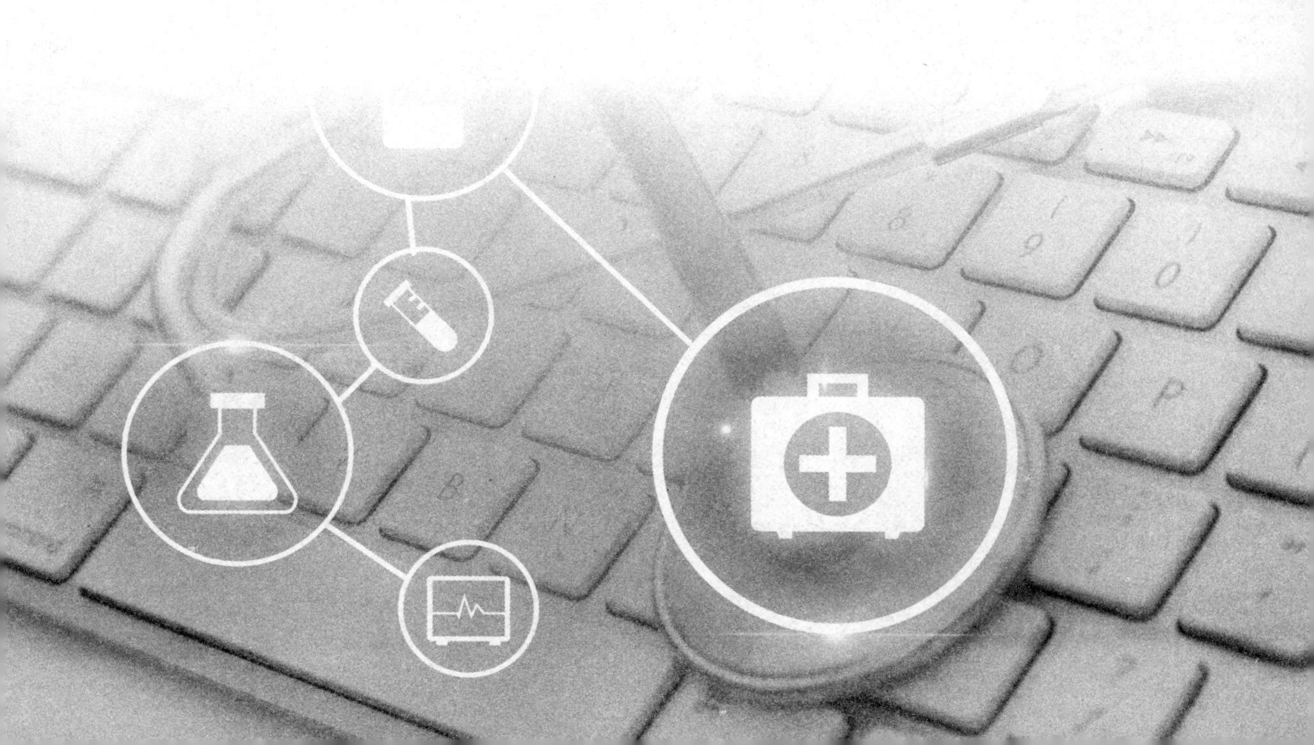

案例 10-1

患者，男，60 岁，因胸闷、大汗 40 分钟，急诊入院。患者于上午 7 时突感胸闷，伴大汗。含服硝酸甘油未能缓解，7 时 40 分来诊。体检：意识清楚，血压 75/50 mmHg，心率 55 次/分，律齐。既往有原发高血压病史 10 年。心电图示：急性前壁心肌梗死。给予扩冠，降脂，心肌营养治疗。紧急行经皮腔内冠状血管成形术（PTCA），术中冠脉造影显示左前降支连续性中断，90%狭窄。球囊扩冠后，患者立即出现室颤，给予 300 J 除颤一次，恢复窦性心律。术中反复发作室颤及室性心动过速，给予除颤及利多卡因后转变为窦性心律，生命体征逐渐平稳。

问题：

1. 请说出该患者行 PTCA 治疗后为何发生室颤？
2. 引起这一病理过程的常见原因有哪些？
3. 在此病理过程中，患者的心肌可发生哪些变化？

案例 10-1 答案解析

机体的组织细胞必须不断获得氧，生成 ATP 以维持正常的功能代谢，充足的血液灌注对于维持氧及营养物质的供应至关重要。各种原因造成的组织血液灌流量减少可使细胞发生缺血性损伤，尽早恢复组织的血液灌流是治疗缺血性损伤最重要的策略。

多数情况下，缺血后再灌注可使组织器官功能得到恢复，损伤的结构得到修复，患者病情好转康复。但有时缺血后再灌注，不仅不能使组织器官功能恢复，反而会加重组织器官的功能障碍和结构损伤。这种在缺血基础上恢复血流后组织损伤反而加重，甚至发生不可逆性损伤的现象称为缺血-再灌注损伤（ischemia-reperfusion injury）。

现已证实，心、脑、肾、肝、肺、胃肠道、肢体及皮肤等多种组织器官都存在缺血-再灌注损伤的现象。目前，缺血-再灌注损伤的发生机制尚不清楚，明确缺血-再灌注损伤的病因及发生机制，对于预防和减轻缺血-再灌注损伤非常重要。

第一节 缺血-再灌注损伤的原因及条件

一、常见原因

凡在组织器官缺血基础上的血液再灌注都可能成为缺血-再灌注损伤的发生原因。

1. 组织器官缺血后恢复血液供应　如休克时微循环痉挛解除、冠状动脉痉挛的缓解、断肢再植、器官移植等。

2. 某些新医疗技术的应用　如动脉搭桥术、经皮腔内冠状血管成形术（PTCA）、溶栓疗法等。

3. 体外循环条件下的心脏手术、心肺复苏、脑复苏等。

二、常见条件

缺血的组织器官在血流恢复后并不一定都会发生缺血-再灌注损伤，其发生发展及严重程度受到许多因素的影响。

(一) 缺血时间

缺血时间长短与再灌注损伤密切相关。缺血时间过短或过长均不易发生再灌注损伤。缺血时间短，恢复血供后可无明显的再灌注损伤。缺血时间长，恢复血供则易导致再灌注损伤。缺血时间过长，缺血器官因发生不可逆性损伤，甚至坏死，则观察不到再灌注损伤。例如，阻断大鼠左冠状动脉 5～10 分钟，恢复血供后心律失常的发生率很高，但短于 2 分钟或超过 20 分钟的缺血，心律失常较少发生。不同器官发生再灌注损伤所需的缺血时间不同，如冠状动脉一般为 15～45 分钟，肝脏一般为 45 分钟，肾脏、小肠一般为 60 分钟，骨骼肌甚至为 4 小时。另外，不同动物发生再灌注损伤所需的缺血时间也不同，小动物相对较短，大动物相对较长。

(二) 侧支循环

缺血后侧支循环容易形成者，因可缩短缺血时间和减轻缺血程度，不易发生再灌注损伤。

(三) 需氧程度

心、脑等需氧量高的器官易发生再灌注损伤。

(四) 再灌注条件

低温（25℃）、低压、低 pH、低钠、低钙灌流液灌注，可减轻再灌注损伤；反之则可诱发或加重再灌注损伤。

第二节　缺血-再灌注损伤的发生机制

缺血-再灌注损伤的发生机制尚未完全阐明。目前认为自由基增多、细胞内钙超载和白细胞激活是缺血-再灌注损伤的重要发病环节。

一、自由基增多

（一）自由基的概念及分类

自由基（free radical）是外层电子轨道上含有单个不配对电子的原子、原子团或分子的总称。自由基的种类很多，可分为：

1. 氧自由基　由氧诱发的自由基称为氧自由基（oxygen free radical，OFR），包括超氧阴离子（$O_2^{\bar{\cdot}}$）和羟自由基（OH·）。OH·是目前发现最活跃的氧自由基。另外，机体中的过氧化氢（H_2O_2）、单线态氧（$^1O_2$）和臭氧等化学性质活泼的含氧化合物与含氧自由基共同组成活性氧（reactive oxygen species，ROS）。

2. 脂性自由基　指氧自由基与多价不饱和脂肪酸作用后生成的中间代谢产物，如烷自由基（L·）、烷氧自由基（LO·）、烷过氧自由基（LOO·）等。

3. 其他　如氯自由基（Cl·）、甲基自由基（CH_3·）和一氧化氮自由基（NO·）等。

自由基化学性质活泼，在体内可通过引起脂类过氧化、破坏蛋白质、核酸的结构与功能，导致机体发生损伤。为防御自由基对机体的损伤，机体可通过抗氧化酶如：超氧化物歧化酶（superoxide dismutase，SOD）歧化 $O_2^{\bar{\cdot}}$ 生成 H_2O_2，过氧化氢酶（catalase）清除 H_2O_2，谷胱甘肽过氧化物酶（glutathione peroxidase，GSH-Px）清除 OH·；还可以通抗氧化物质如：过辅酶 Q、维生素 E、β-胡萝卜素、维生素 C、谷胱甘肽等提供电子使自由基还原而清除自由基。

（二）缺血-再灌注导致自由基生成增多的机制

1. 黄嘌呤氧化酶形成增多　黄嘌呤氧化酶（xanthine oxidase，XO）及其前身黄嘌呤脱氢酶（xanthine dehydrogenase，XD）主要存在于毛细血管内皮细胞内。正常时只有 10%以 XO 的形式存在，90%为 XD。缺血时，一方面由于 ATP 减少，钠泵功能障碍，Ca^{2+} 进入细胞内激活 Ca^{2+} 依赖性蛋白酶使 XD 大量转变为 XO；另一方面 ATP 依次分解为 ADP、AMP 和次黄嘌呤，故缺血组织内次黄嘌呤大量堆积。再灌注时，大量 O_2 随血液进入缺血组织，XO 催化次黄嘌呤转变为黄嘌呤并进而催化黄嘌呤转变为尿酸的两步反应中（图 10-1），都同时以 O_2 为电子接受体，产生大量的 $O_2^{\bar{\cdot}}$ 和 H_2O_2，H_2O_2 在金属离子的参与下形成更为活跃的 OH·，因此再灌注时组织内 $O_2^{\bar{\cdot}}$、H_2O_2 和 OH·等活性氧大量增加。

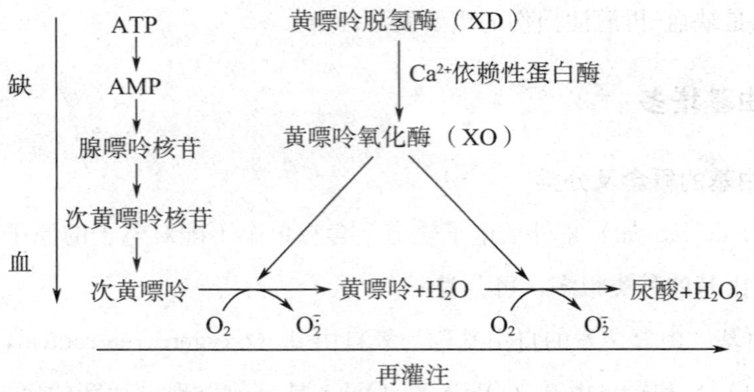

图 10-1　黄嘌呤氧化酶催化 ROS 生成增多

2. 中性粒细胞的聚集及激活　中性粒细胞在吞噬活动时耗氧量显著增加，其摄入 O_2 的 70%～90%经 NADPH 氧化酶和 NADH 氧化酶的催化，接受电子形成氧自由基，用以杀灭病原微生物。

缺血时所产生的自由基作用于细胞膜，生成多种具有趋化活性的物质，如 C_3 片段、白三烯等，可吸引大量中性粒细胞聚集并激活。再灌注期间组织重新获得 O_2，激活的中性粒细胞耗氧显著增加，产生大量氧自由基，称为呼吸爆发（respiratory burst）或氧爆发（oxygen burst），进一步造成组织细胞损伤。

3. 线粒体受损　缺血缺氧使线粒体氧化磷酸化功能障碍 ATP 减少，Ca^{2+} 进入线粒体增多，细胞色素氧化酶系统功能失调，电子传递链受损，SOD、catalase，GSH-Px 等抗氧化酶类活性下降，清除自由基的能力降低，导致再灌期间进入细胞内的 O_2 在氧化磷酸化过程中单电子还原而形成的活性氧增多（图 10-2），特别是 H_2O_2 和 OH・生成

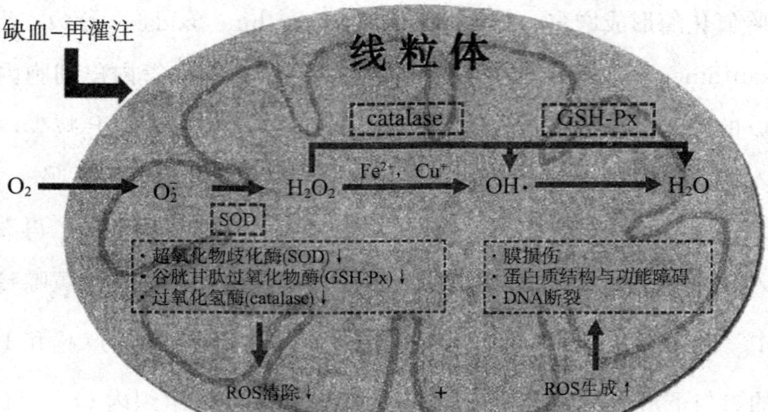

图 10-2　缺血-再灌注引起线粒体内 ROS 生成增多及清除减少的机制

增多，使线粒体内自由基水平增高。

4. 儿茶酚胺自身氧化增加　缺血-再灌注也是一种应激反应，可使交感-肾上腺髓质系统兴奋产生大量的儿茶酚胺。儿茶酚胺一方面具有重要的代偿调节作用，另一方面通过自氧化可产生大量氧自由基。

（三）自由基增多引起机体损伤的机制

自由基性质极为活泼，可与其他物质反应，甚至相互反应形成二聚体或多聚体。自由基可使不饱和脂肪酸过氧化，氧化蛋白质，破坏多糖，造成细胞结构功能障碍，甚至水解。（图 10-3）

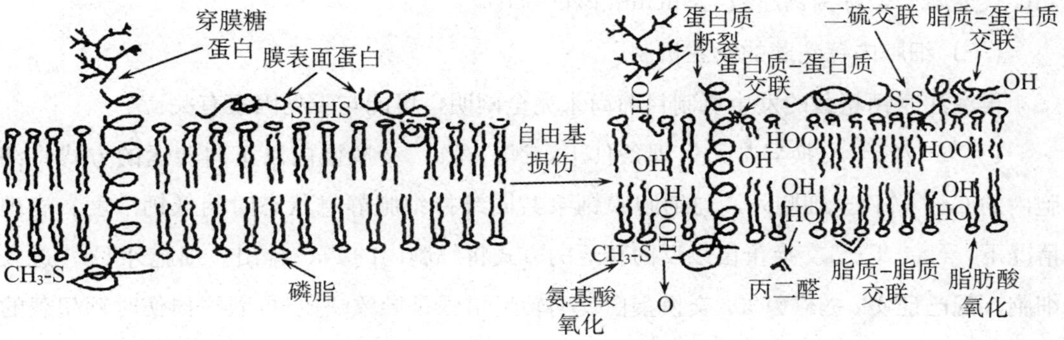

图 10-3　自由基对生物膜的损伤作用

1. 膜脂质过氧化　自由基与膜脂质不饱和脂肪酸作用引发脂质过氧化反应，使膜结构受损、功能障碍，引发以下损伤：

（1）破坏膜的正常结构：脂质过氧化使膜不饱和脂肪酸减少，不饱和脂肪酸/蛋白质的比例失调，细胞膜及线粒体、溶酶体等的液态性、流动性降低而通透性增高，细胞外 Na^+ 和 Ca^{2+} 内流增加，引起细胞水肿和钙超载。

（2）ATP 生成减少：线粒体膜脂质过氧化使线粒体功能抑制，ATP 生成减少，细胞能量代谢障碍加重。

（3）生物活性物质生成增多：膜脂质过氧化可激活磷脂酶 C 和磷脂酶 D，进一步分解膜磷脂，催化花生四烯酸代谢反应，生成多种生物活性物质如前列腺素、血栓素 A_2、白三烯等，促进再灌注损伤。

2. 蛋白功能抑制　自由基可使细胞结构蛋白和酶的巯基氧化形成二硫键；氨基酸残基氧化，胞质及膜蛋白和某些酶交联形成二聚体或更大的聚合物，直接损伤蛋白质的功能。如离子通道蛋白（钠泵、钙泵）功能抑制，同时膜磷脂微环境的改变共同导致跨膜离子梯度异常，Na^+、Ca^{2+} 内流，造成细胞肿胀、钙超载；还可抑制膜受体、G 蛋白与效应器的偶联，引起细胞信号转导功能障碍。

3. 破坏核酸及染色体　自由基可引起染色体畸变、核酸碱基改变或DNA断裂。

总之，缺血-再灌注可使自由基生成增多，特别是氧自由基与活性氧，从而加重细胞损伤。由于氧化物质增多而抗氧化防御机制降低之间的不平衡导致的损伤，又被称为“氧化应激”（oxidative stress）。

二、钙超载的作用

各种原因引起细胞 Ca^{2+} 转运机制异常、细胞内钙含量增多，导致细胞结构损伤和功能代谢障碍，称为钙超载（calcium overload）。

（一）细胞内钙超载的发生机制

再灌注时钙超载的发生机制目前尚未完全阐明，可能与下列因素有关：

1. Na^{+}/Ca^{2+} 交换异常　生理条件下，Na^{+}/Ca^{2+} 交换蛋白以正向转运的方式将细胞内的 Ca^{2+} 转移至细胞外，与细胞膜钙泵共同维持细胞静息状态时的低钙浓度。病理情况下，Na^{+}/Ca^{2+} 交换蛋白以反向转运的方式将细胞内的 Na^{+} 排出，细胞外 Ca^{2+} 进入细胞。现已证实，Na^{+}/Ca^{2+} 交换蛋白反向转运增强是导致缺血-再灌注损伤时钙超载的主要途径。

2. 生物膜损伤

（1）细胞膜损伤：①缺血时细胞膜正常结构受损，对 Ca^{2+} 通透性增加；②再灌注时生成大量氧自由基，引发膜脂质过氧化，进一步加重膜结构的损伤；③细胞内 Ca^{2+} 增加激活磷脂酶，使磷脂膜降解，进一步增加膜对 Ca^{2+} 的通透性，共同促进细胞质内 Ca^{2+} 浓度增高。

（2）线粒体膜及内质网膜损伤：正常时线粒体内 Ca^{2+} 含量为胞质的500倍，因此线粒体有细胞“钙库”之称。缺血-再灌损伤导致线粒体膜损伤，线粒体内的 Ca^{2+} 释放入胞质，引起钙超载。缺血-再灌注损伤生成的大量自由基可引起膜磷脂分解增强，造成内质网膜损伤，使其钙泵功能出现障碍，对 Ca^{2+} 的摄取减少，引起胞质 Ca^{2+} 浓度升高，促进钙超载的发生。

（二）钙超载引起缺血-再灌注损伤的机制

钙超载引起缺血-再灌注损伤的机制目前尚未完全阐明，可能与以下因素有关：

1. 能量代谢障碍　细胞内的 Ca^{2+} 增多被肌浆网、线粒体摄取过程中消耗大量ATP；同时，线粒体内的 Ca^{2+} 与含磷酸根的化合物结合，形成磷酸钙，干扰线粒体氧化磷酸化，而加重能量代谢障碍，ATP生成减少。

2. 细胞膜及结构蛋白分解　细胞内 Ca^{2+} 增加可激活磷脂酶，使膜磷脂降解，造成细胞膜结构损伤；还可激活钙依赖性蛋白酶活性，促进细胞膜和结构蛋白分解；激活核酸内切酶，引起染色体损伤。

3. 加重酸中毒　细胞能量代谢障碍，有氧氧化生成 ATP 减少，无氧糖酵解增强，乳酸增多，细胞酸中毒；细胞内 Ca^{2+} 浓度升高可激活某些 ATP 酶，导致细胞高能磷酸盐水解，释放出大量 H^{+}，加重细胞内酸中毒。

综上所述，钙超载既是缺血-再灌注的结果，又是缺血-再灌注细胞损伤的原因。细胞内 Ca^{2+} 聚积不仅激活磷脂酶，使膜磷脂降解，又进一步增加细胞膜对 Ca^{2+} 的通透性，促进钙超载。

三、白细胞的作用

白细胞聚集、激活介导的微血管损伤在缺血-再灌注损伤的发生中起重要作用。

（一）缺血-再灌注时白细胞增多的机制

1. 趋化因子和细胞因子生成增多　组织损伤时，细胞膜磷脂降解，花生四烯酸代谢产物如白三烯、补体、激肽等细胞因子增多，具有很强的趋化作用，能吸引大量白细胞黏附于血管内皮或渗出到组织损伤区域。

2. 黏附分子生成增多　黏附分子（adhesion molecule）是指由细胞合成的、可促进细胞与细胞之间、细胞与细胞外基质之间黏附的一大类分子的总称，如整合素、选择素、细胞间黏附分子、血管细胞黏附分子等，在维持细胞结构完整和细胞信号转导中起重要作用。缺血-再灌注时中性粒细胞和血管内皮细胞的多种黏附分子表达增强，导致中性粒细胞和血管内皮细胞之间的广泛黏附、聚集。

（二）白细胞介导缺血-再灌注损伤的机制

1. 微血管损伤　激活的中性粒细胞与血管内皮细胞之间的相互作用，是造成微血管损伤的决定因素。

（1）微血管内血液流变学改变：缺血-再灌注损伤可引起大量中性粒细胞黏附、聚集于血管内皮细胞上，且不易分离，极易嵌顿、堵塞微循环血管；加之血管内皮细胞肿胀、血小板黏附和微血栓形成等，更易形成无复流现象（no-reflow phenomenon），加重组织缺血缺氧。无复流现象是指恢复血液灌注后，缺血区依然得不到充分的血液灌注的现象。

（2）微血管通透性增高：缺血可损伤血管内皮细胞，使细胞间隙增大，同时激肽等炎症因子可使微血管通透性增高，引发组织液外渗，又可导致血液浓缩，加重无复流现象。中性粒细胞自血管内游出并释放细胞因子又使微血管通透性进一步增高。

2. 细胞损伤　激活的中性粒细胞与血管内皮细胞可释放大量致炎物质，如自由基、蛋白酶、细胞因子等，不但改变了自身的结构和功能，而且造成周围组织细胞损伤。

第三节　缺血-再灌注损伤时器官的功能、代谢变化

缺血-再灌注损伤主要表现为再灌注组织器官的代谢紊乱、功能障碍及结构损伤。损伤的程度因缺血程度、再灌注时的条件及组织器官的不同而异。其中，心脏和脑对氧需求高，较易发生缺血-再灌注损伤。

一、心肌缺血-再灌注损伤的变化

（一）再灌注性心律失常

缺血心肌再灌注过程中出现的心律失常，称为再灌注心律失常（reperfusion arrhythmia）。此类心律失常多发生于再灌注早期，其特点主要表现为：①再灌区存在有功能上可以恢复的心肌细胞越多，心律失常发生率越高；②缺血心肌数量多、缺血程度重、再灌注恢复速度快，心律失常的发生率高；③以室性心律失常居多，如室性心动过速和心室纤颤等。

再灌注性心律失常的发生机制尚未阐明，可能与下列因素有关：①再灌注心肌之间动作电位时程的不均一性，为折返性心律失常的发生提供了电生理基础；②再灌注心肌动作电位后延迟后除极的形成，为再灌注性心律失常的发生奠定了基础；③自由基导致心肌细胞损伤、ATP 生成减少、ATP 敏感性钾离子通道激活等引起心肌电生理特征性的改变；④增多的儿茶酚胺刺激 α 受体，提高了心肌细胞的自律性；⑤再灌注时纤颤阈降低，易致严重心律失常。

（二）心肌舒缩功能降低

缺血-再灌注导致的心肌可逆或不可逆性损伤均会造成心肌舒缩功能降低，表现为心输出量减少，心室内压最大变化速率降低，左室舒张末期压力升高等。缺血心肌在恢复血液灌注后，心肌舒缩功能要经过较长的一段时间（数天到数周）后才能恢复，此为可逆的心肌功能障碍，称为心肌顿抑（myocardial stunning）。心肌顿抑是缺血-再灌注损伤的表现形式之一，主要发生机制与自由基爆发性生成和细胞内钙超载有关。

（三）心肌结构变化

缺血-再灌注损伤时，心肌的结构变化程度较单纯缺血时更为严重。表现为细胞膜破坏；线粒体肿胀、嵴断裂、溶解、空泡形成，基质内致密颗粒增多；肌原纤维断裂、节段性溶解、出现收缩带。再灌注还可造成不可逆性损伤，出现心肌出血、坏死。

二、脑缺血-再灌注损伤的变化

脑是对缺氧最敏感的器官，其活动主要依靠葡萄糖有氧氧化提供能量。一旦缺血缺氧，线粒体呼吸链功能障碍，ATP 合成减少，无氧酵解增强，乳酸增多，细胞内酸中毒，离子分布异常，Na^{+} 和 Ca^{2+} 内流，细胞水肿，神经元功能障碍。另外，再灌注又会引起自由基增多、兴奋性氨基酸生成增多，钙超载及炎症反应过度激活而引起继发性损伤，脑组织形态学最明显的改变是脑水肿和脑细胞坏死。临床表现为感觉、运动或意识等脑功能障碍，严重时甚至死亡。

三、其他器官缺血-再灌注损伤的变化

（一）肠缺血-再灌注损伤的变化

缺血后再灌注时，肠壁毛细血管通透性升高，肠黏膜损伤加重，其特征性表现为广泛的上皮与绒毛分离，上皮坏死，大量中性粒细胞浸润，固有层破损，出血及溃疡形成。同时，肠腔大量有毒物质，如氨、内毒素等经肠壁吸收增多。小肠缺血时，液体通过毛细血管滤出而形成间质水肿。

（二）肾缺血-再灌注损伤的变化

肾缺血-再灌注损伤时，血清肌酐明显增加，肾功能严重受损。缺血-再灌注时，肾组织损伤较单纯缺血时更明显，表现为线粒体高度肿胀、变形、嵴减少，排列紊乱，甚至崩解，空泡形成等。

（三）肺缺血-再灌注损伤的变化

肺缺血-再灌注时，光镜下可见：肺不张伴不同程度的肺气肿，肺间质增宽、水肿，炎细胞浸润，肺泡内较多红细胞渗出。黄嘌呤氧化酶产生的氧自由基，是引起肺缺血-再灌注损伤的主要介质；内皮细胞收缩，肺微血管通透性增加，引起细胞渗出、肺水肿。

（四）肝缺血-再灌注损伤的变化

肝缺血-再灌注时，血清谷丙转氨酶、谷草转氨酶及乳酸脱氢酶活性明显增高，肝功能受损。再灌注时肝组织损伤较单纯缺血明显加重，光镜下可见肝细胞肿胀、脂肪变

性、空泡变性及点状坏死。

第四节 缺血-再灌注损伤防治的病理生理基础

一、消除缺血原因，尽早恢复血流

这是预防再灌注损伤的首要环节。针对缺血原因，采取有效措施，尽可能在再灌注损伤发生的缺血时间以前恢复血流，以减轻损伤。

二、控制再灌注条件

采用适当低温、低压、低流、低 pH、低钠及低钙灌注，可减轻再灌注损伤。低流、低压灌注可避免产生大量自由基及引起组织水肿；适当低温灌注有助于降低组织代谢率，减少耗氧量和代谢产物堆积；低 pH 液灌注可减轻细胞内碱化，抑制磷脂酶和蛋白酶分解细胞，降低 $Na^{+}-Ca^{2+}$ 交换的过度激活；低钙液灌注可减轻因钙超载所致的细胞损伤；低钠液灌注有利于减轻细胞肿胀。

三、清除与减少自由基、减轻钙超载

（一）自由基清除剂

主要有：①抗氧化物质：辅酶 Q、维生素 E、β-胡萝卜素、维生素 C、谷胱甘肽等。这些物质能提供电子使自由基还原而清除自由基；②抗氧化酶：SOD 可歧化 $O_2^{\bar{}}$ 生成 H_2O_2，过氧化氢酶可清除 H_2O_2，GSH-Px 可清除 OH·。

（二）减少自由基生成

转铁蛋白、铜蓝蛋白等可结合游离 Fe^{2+}、Cu^{2+} 而减少自由基的生成。

（三）减轻钙超载

应用钙通道拮抗剂、线粒体 Ca^{2+} 转运体以及 $Na^{+}-H^{+}$ 交换体可减轻 Ca^{2+} 超载，从而保护缺血-再灌注损伤的细胞及组织。

四、应用细胞保护剂与抑制剂

缺血组织有氧代谢低下，糖酵解过程增强，因而补充糖酵解底物如磷酸己糖有保护缺血组织的作用；外源性 ATP 作用于细胞表面与 ATP 受体结合，可使细胞膜蛋白磷酸

化，有利于细胞膜功能恢复，并可穿过细胞膜进入细胞直接供能。针对缺血时线粒体损伤所致的氧化磷酸化受阻，可用氢醌、细胞色素C等治疗，延长缺血组织的可逆性改变期限。

五、激活内源性保护机制

长时间或永久缺血之前、之后或远端肢体的适应性缺血与再灌的反复实施，可激活内源性保护机制，提高机体缺氧耐受性，减轻缺血-再灌注损伤。

缺血-再灌注损伤的病因及确切的发病机制及环节目前尚不清楚。同时，究竟是缺血本身造成的损伤，或是缺血后再灌注造成的继发性损伤难以界定。治疗既要尽早恢复缺血组织的血流，又要减轻或防止再灌注继发损伤的发生，这是缺血-再灌注损伤防治中亟待解决的重要问题。

思考题

1. 什么是缺血-再灌注损伤？在何种情况下易发生缺血-再灌注损伤？
2. 简述钙超载引起缺血-再灌注损伤的发生机制。
3. 简述缺血-再灌注损伤的发生机制。
4. 病例分析

患者，男，54岁，因胸闷、胸痛、大汗1小时急诊入院。行心电图检查，诊断为急性心肌梗死。查体：血压65/40 mmHg，意识淡漠，心率37次/分，律齐。既往有高血压病史10年，否认冠心病史。心电图示Ⅲ度房室传导阻滞。给予阿托品、多巴胺、低分子右旋糖酐等进行扩冠治疗。上午10时用尿激酶静脉溶栓，用药完毕患者胸痛消失。10时40分出现阵发性心室颤动（室颤）立即给予除颤，至11时20分反复发生室性心动过速、室颤，共除颤7次，同时给予利多卡因、小剂量异丙肾上腺素后心律转为窦性，血压平稳，意识清楚。冠状动脉造影：右冠状动脉上段85%狭窄，中段78%狭窄。

请分析：

（1）在溶栓治疗后出现严重的心律失常与哪种病理过程有关？

（2）简述此种心律失常发生的特点。

思考题10-1
答案解析

（王 枫）

第十一章

休　克

思维导图11-1

思维导图11-1解析

学习目标

1. 掌握休克、SIRS、MODS的概念，休克的原因、始动环节及休克的分类。
2. 掌握休克各期微循环变化的变化特点及对临床表现。
3. 熟悉休克各期微循环变化的发生机制及休克时机体的代谢与功能变化。
4. 了解休克防治的病理生理基础。

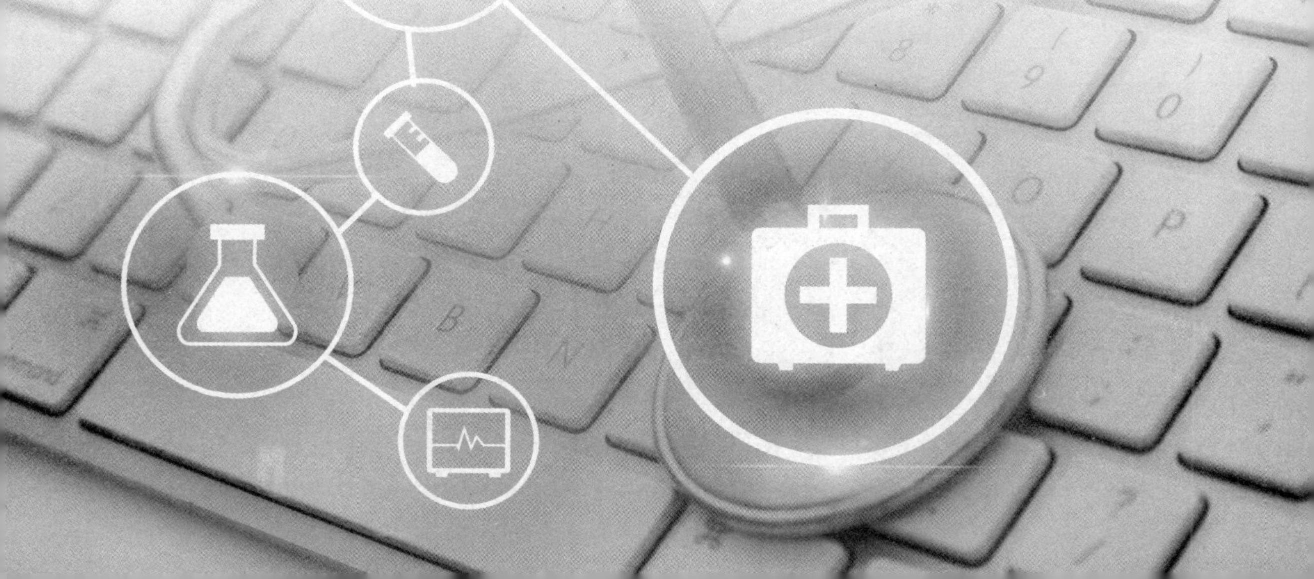

案例 11-1

患者，男，19 岁，不慎从高处坠落。体检：面色苍白、脉搏细弱，四肢冷、出汗，左耻骨联合及大腿根部大片瘀斑、血肿。BP 65/50 mmHg，HR 125 次/分，T 36.8℃。伤后送医途中患者渐转入昏迷，出现皮肤瘀斑，因救治无效最终死亡。

问题：

1. 该患者属于哪种类型的休克？
2. 送院前该患者处于休克的哪一阶段？
3. 此阶段微循环变化的特点是什么？
4. 请从病理生理的角度提出抢救此患者的原则。

案例 11-1 答案解析

休克（shock）是指机体在严重失血失液、感染、创伤等强烈致病因子的作用下，有效循环血量急剧减少，组织血液灌流量严重不足，引起细胞缺血、缺氧，以致各重要生命器官的功能、代谢障碍或结构损害的全身性危重病理过程。其典型的临床表现是面色苍白或发绀、四肢湿冷、脉搏细速、脉压缩小、尿量减少、血压降低、神志淡漠甚至昏迷。

休克是临床上最常见的危重症之一，如不及时抢救，器官功能和组织细胞将发生不可逆的损害，甚至危及患者生命。迄今人们对休克的认识和研究已有 200 多年的历史，经历了症状描述阶段、急性循环衰竭的认识阶段、微循环学说的创立阶段、细胞分子水平研究阶段四个主要发展阶段。虽然人们对休克的认识越来越深入，但对于休克的发病机制仍有待于进一步明确。

第一节　休克的病因与分类

一、病因

（一）失血和失液

1. 失血　外伤大出血、胃十二指肠溃疡出血、食管静脉曲张破裂出血及产后大出血和 DIC 等可引起失血性休克。休克是否发生取决于失血量及失血速度，若快速失血超过总血量的 20%左右，即可引起休克；失血超过总血量的 45%～50%，往往迅速导致死亡。

2. 失液　剧烈呕吐、腹泻以及大量出汗、糖尿病的多尿等导致大量体液丢失，使有效循环血量锐减而引起休克。

(二) 烧伤

严重的大面积烧伤常伴有血浆大量渗出而丢失，使有效循环血量减少，组织灌流量不足引起烧伤性休克，其早期与低血容量和疼痛有关，晚期常因继发感染而发展为感染性休克。

(三) 创伤

严重的创伤可因剧烈疼痛、大量失血失液、组织坏死而引起创伤性休克，尤其在战争、自然灾害和意外事故中多见。

(四) 感染

细菌、病毒、真菌、立克次体等病原微生物的严重感染可引起休克，称为感染性休克。在革兰氏阴性菌感染引起的休克中，细菌内毒素起重要作用。感染性休克常伴有败血症，故又称败血症性休克。

(五) 过敏

某些过敏体质者，在注射某些药物（如青霉素）、血清制剂或疫苗后，甚至进食某些食物或接触某些物品（如花粉）后，发生Ⅰ型超敏反应而引起休克。其发生与 IgE 和抗原在肥大细胞表面结合，引起组胺和缓激肽大量释放入血，导致血管平滑肌舒张、血管床容积增大、毛细血管通透性增加有关。

(六) 心脏功能障碍

大面积急性心肌梗死、急性心肌炎、室壁瘤破裂、严重的心律失常、急性心包填塞、肺栓塞、张力性气胸等可导致心输出量急剧减少，有效循环血量和组织灌流量显著下降而引起心源性休克。

(七) 强烈的神经刺激

剧烈疼痛、脊髓损伤或高位脊髓麻醉、中枢镇静药过量等强烈刺激可抑制交感缩血管功能，使阻力血管扩张，血管床容积增大，有效循环血量相对不足而引起神经源性休克。这种休克的微循环灌流正常且预后较好，常不需治疗而自愈。有人称这种状况为低血压状态，并非休克。

二、分类

休克的病因复杂多样，分类方法也有多种。临床上常用的分类方法有：

(一) 按病因分类

可按上述病因将休克分为失血失液性休克、烧伤性休克、创伤性休克、感染性休克、过敏性休克、心源性休克和神经源性休克。这种分类方法有利于及时认识并去除病因，是目前临床上常用的分类方法。

(二) 按始动环节分类

尽管休克的病因各异，但有效循环血量锐减，组织微循环灌流量不足，是大多数休克的共同发病环节。机体有效循环血量的维持是由三个因素决定的：①足够的血容量；②正常的血管舒缩功能；③正常的心泵功能。任何一个环节发生异常，均可导致休克发生。因此，将血容量减少、血管床容量增加、心泵功能障碍这三个因素称为休克的三个始动环节。(图 11-1) 按此方法将休克分为三类：

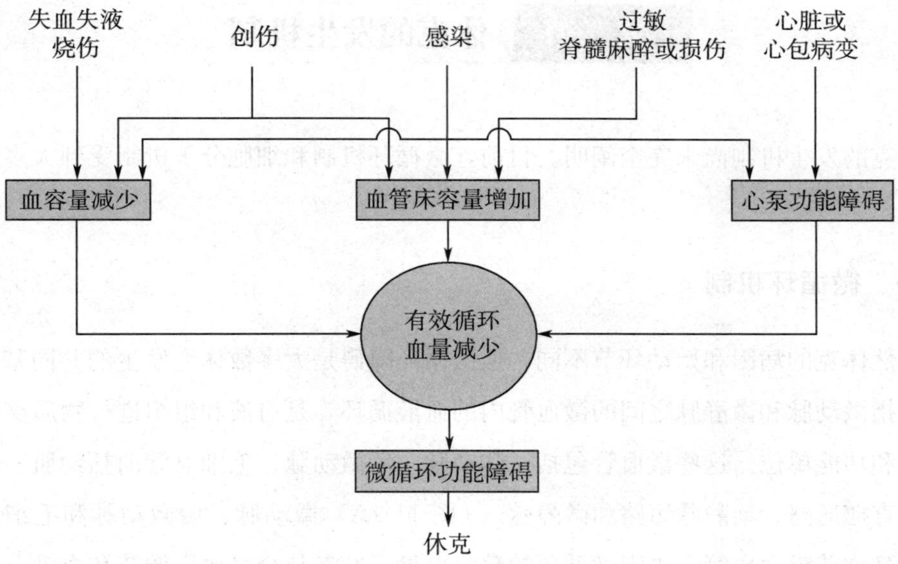

图 11-1 休克发生的原因、始动环节和共同基础

1. 低血容量性休克 是指机体血容量减少引起的休克。常见于失血、失液、烧伤、创伤等。大量体液丧失，使血容量急剧减少，导致心输出量减少和血压下降，组织微循环灌流量减少；心输出量减少会反射性引起交感神经兴奋，外周血管收缩，组织微循环的灌流量进一步减少。其典型临床表现为“三低一高”：中心静脉血压、心排血量及动脉血压降低，而外周阻力增高。

2. 血管源性休克 机体的血管床总量很大，血管全部舒张开放时的容量远大于血液量。如肝毛细血管全部开放时，就能容纳全身血量。正常时机体毛细血管仅有 20% 开放，80%呈闭合状态，并不会因血管床容量大于血液量而出现有效循环血量不足的现象；体内微血管的这种开放闭合交替进行，不会导致组织细胞缺血缺氧。某些严重的感染、过敏反应或强烈的神经刺激等，可抑制交感缩血管功能，使小血管扩张，血管床容积扩大，大量血液淤积在扩张的小血管内，使回心血量锐减，有效循环血量减少，导致组织灌流量减少而引起的休克，称为血管源性休克。

3. 心源性休克　心脏泵血功能出现障碍，心输出量急剧减少，使有效循环血量和微循环灌流量显著下降所引起的休克。常见于大面积急性心肌梗死、心肌病、严重的心律失常、急性心包填塞、张力性气胸、肺动脉高压等。无论是心内还是心外的病变，最终都导致心输出量下降，不能维持正常的组织灌流。

将病因与始动环节结合起来进行分类，将更有利于临床对休克的诊断和治疗。

第二节　休克的发生机制

休克的发生机制尚未完全阐明。目前，微循环机制和细胞分子机制受到大多数学者的重视。

一、微循环机制

虽然休克的病因和始动环节不同，但微循环障碍是大多数休克发生的共同基础。微循环是指微动脉和微静脉之间的微血管内的血液循环，是血液和组织进行物质交换的基本结构和功能单位。这些微血管包括：微动脉、后微动脉、毛细血管前括约肌、真毛细血管、直捷通路、动静脉短路和微静脉。（图 11-2A）微动脉、后微动脉和毛细血管前括约肌又称前阻力血管，决定微循环的灌入血量，并参与全身血压调节和血液分配。真毛细血管又称交换血管，是血管内外物质交换的主要场所。经直捷通路的血液可迅速回到静脉，较少进行物质交换。微静脉又称后阻力血管，决定微循环的流出血量，参与回心血量的调节。

微循环主要受神经体液的调节。交感神经支配微动脉、后微动脉和微静脉平滑肌，兴奋时通过 α-肾上腺能受体使血管收缩，血流减少。全身性体液因子如儿茶酚胺、血管紧张素Ⅱ、血管加压素、血栓素 A_2（TXA_2）和内皮素（ET）等可使微血管收缩；而局部血管活性物质如组胺、激肽、腺苷、PGI_2、内啡肽、TNF 和 NO 等则引起血管舒张；乳酸等酸性产物的堆积则可降低血管平滑肌对缩血管物质的反应性，而导致血管扩张。

20 世纪 60 年代，Richard C. Lillehei 等对休克的微循环变化进行了深入研究，认为各种类型休克的基本发病环节是微循环血液灌注障碍，提出了休克的微循环学说，并以失血性休克为例，将休克的发展过程分为三期：

(一) 微循环缺血期

是休克早期，临床上属于休克代偿期（compensatory stage of shock)。此期微循环血液灌流减少，组织缺血缺氧，故又称微循环缺血性缺氧期。

1. 微循环变化特点　主要为全身小血管收缩或痉挛，尤其是微动脉、后微动脉和毛细血管前括约肌收缩更明显，使毛细血管前阻力增加；大量真毛细血管关闭、真毛细血管网血流量减少，流速减慢；动-静脉短路开放，血液通过开放的动-静脉短路和直捷通路回流，使组织微循环灌流量明显减少，出现“少灌少流、灌少于流”的情况，组织呈缺血缺氧状态。(图 11-2B)

2. 微循环变化机制　快速大量失血导致有效循环血量减少，使微循环血液灌流减少，以及交感-肾上腺髓质系统强烈兴奋和缩血管物质增多，进一步加重微循环的缺血缺氧。

(1) α 受体效应：交感-肾上腺髓质系统兴奋，儿茶酚胺大量释放入血，使 α-肾上腺素能受体占优势的皮肤、腹腔内脏和肾的小血管强烈收缩。由于微动脉、后微动脉和毛细血管前括约肌比微静脉对儿茶酚胺更敏感，故毛细血管前阻力的增加比后阻力更显著，大量真毛细血管网关闭，微循环灌流量急剧减少。

(2) β 受体效应：儿茶酚胺作用于肾上腺素能 β 受体，使动-静脉短路开放，血液通过开放的动-静脉短路和直捷通路回流，更加重了组织缺氧。

(3) 其他缩血管体液因子的释放：血容量减少及儿茶酚胺增多可导致其他缩血管体液因子，如血管紧张素Ⅱ、血管升压素、血栓素 A_2、内皮素等增多，使小血管进一步收缩，加重组织缺血缺氧。

3. 微循环变化的代偿意义

(1) 维持动脉血压：动脉血压的维持主要通过回心血量增加、心排出量增加和外周阻力增高三方面机制实现，所以，不能以血压下降与否作为判断早期休克的指标。

1) 回心血量增加：①“自身输血”作用。静脉系统属于容量血管，可容纳总血量的 60%～70%。休克早期，儿茶酚胺等大量缩血管物质的释放，使小静脉、微静脉及肝脾储血库收缩，可迅速而短暂的减少血管床容量，使回心血量增多。这种变化起到了“自身输血”的作用，是休克时增加回心血量的“第一道防线”。②“自身输液”作用。休克早期，由于毛细血管前阻力大于后阻力，毛细血管内流体静压降低，促使组织液回流增多，起到了“自身输液”的作用，是休克时增加回心血量的“第二道防线”。

2）心排出量增加：在回心血量增加的基础上，交感-肾上腺髓质系统兴奋和儿茶酚胺的增多，使心率加快，心肌收缩力增强，心排出量增加，有助于血压的维持。

3）外周阻力增高：在回心血量和心排出量增加的基础上，全身小动脉痉挛收缩，可使外周阻力增高，血压回升。

（2）血液重新分布：不同器官的血管对交感神经兴奋和儿茶酚胺增多的反应不一。皮肤、骨骼肌、内脏血管 α-肾上腺素受体密度较高，对儿茶酚胺较敏感，血管收缩强烈，组织灌流量明显减少。冠状动脉则以β受体为主，激活时引起冠状动脉舒张；脑动脉则主要受局部扩血管物质影响，只要血压不低于 60 mmHg，脑血管可通过自身调节维持脑血流量的相对正常。因此，在微循环缺血性缺氧期，心、脑微血管灌流量能稳定在一定水平。这种不同器官微循环反应的差异，导致了血液的重新分布，可以保障重要生命器官心、脑的血液供应。

4. 临床表现　由于交感-肾上腺髓质系统兴奋，皮肤、腹腔内脏血管收缩，患者表现为面色苍白、四肢湿冷、出冷汗、脉搏细速、尿量减少；此期患者血压可骤降（大失血和心源性休克），也可略降，甚至正常（代偿），但脉压明显降低；因血液重新分布，脑血液供应可正常，故患者神志清楚，但常烦躁不安。

此期是机体的代偿期，应尽早消除休克病因，及时补充血容量，恢复有效循环血量，可阻止休克进一步发展。否则，休克将继续发展，进入微循环淤血期。

（二）微循环淤血期

是休克中期，为可逆性失代偿期，属于休克进展期（progressive stage of shock），又称微循环淤血性缺氧期。

1. 微循环变化特点　终末血管床对儿茶酚胺的反应性降低，微动脉、后微动脉和毛细血管前括约肌收缩性减弱甚至扩张；真毛细血管网大量开放，血液进入真毛细血管网内；同时微静脉血流缓慢，红细胞、血小板聚集，白细胞黏附、贴壁与嵌塞，血液黏度增加，导致毛细血管后阻力大于前阻力，使微循环“灌而少流、灌大于流”，组织呈淤血性缺氧状态。（图 11-2C）

2. 微循环变化机制　此期机制主要是组织细胞长时间缺血缺氧，导致酸中毒、扩血管物质生成增多和白细胞黏附等改变。

（1）酸中毒：由于微循环持续缺血、缺氧，导致无氧糖酵解产物乳酸堆积，发生酸中毒。酸中毒使血管平滑肌对儿茶酚胺的反应性降低，导致微血管舒张。

（2）局部扩血管物质增多：组织长期缺血缺氧及酸中毒可刺激组胺、激肽、腺苷等扩血管物质生成增多，引起小血管平滑肌舒张和毛细血管扩张、通透性增加。同时细胞解体 K^+ 释放入血增加，细胞外高 K^+ 可抑制 Ca^{2+} 通道开放，Ca^{2+} 内流减少，微血管平滑肌反应性与收缩性降低，引起微循环血管扩张。

（3）血液淤滞：休克进展期血液流速明显降低，在血流缓慢的微静脉中，红细胞易于聚集；同时淤血缺氧、酸中毒、组胺的释放等，使微血管壁通透性增加，血浆外渗，血液浓缩，血液黏稠度增高，红细胞、血小板易于聚集；白细胞黏附于血管内皮细胞，使血流受阻，血流缓慢、淤滞加重，毛细血管后阻力增加。黏附的白细胞通过释放氧自由基和溶酶体酶损伤血管内皮细胞，进一步引起微循环障碍和组织损伤。

（4）内毒素等的作用：多数休克后期可伴有肠源性细菌入血，这些细菌释放毒素可激活巨噬细胞，通过促进一氧化氮生成增多等途径而引起血管平滑肌舒张。

3. 微循环变化的后果　本期因微血管反应性下降，血液大量淤滞在微循环内，导致整个循环系统功能恶化，形成恶性循环。

（1）回心血量急剧减少：小动脉、微动脉扩张，真毛细血管网大量开放，血液被分隔并淤滞在内脏器官内，以及细胞嵌塞、静脉回流受阻等，均可使回心血量急剧减少，有效循环血量进一步下降。

（2）“自身输液”停止：毛细血管后阻力大于前阻力，血管内流体静压升高，使组织液进入毛细血管的缓慢“自身输液”停止，甚至有血浆渗出到组织间隙。血浆外渗导致血液浓缩，血黏度增加，红细胞聚集，微循环淤滞加重，使有效循环血量进一步减少，形成恶性循环。

（3）心脑血液灌流量减少：由于回心血量及有效循环血量进一步减少，动脉血压进行性下降。当平均动脉血压低于 50 mmHg 时，心、脑血管对血流量的自身调节作用丧失，导致冠状动脉和脑血管血液灌流量严重减少。

4. 临床表现　此期患者全身各组织器官严重淤血，回心血量进行性减少，心输出量锐减，血压进行性下降；心、脑血管失去自我调节能力和血液重新分布的优先保证，脑供血不足，出现神志淡漠、意识模糊等症状，甚至陷入昏迷；冠状动脉供血不足使心搏无力，心音低钝，脉搏细速；肾血流严重不足，患者出现少尿甚至无尿；皮肤黏膜淤血缺氧，出现发绀或花斑、温度降低。

本期病变由代偿期向失代偿期逐渐发展。初期如能及时有效救治，及时消除引起休克的病因、扩充血容量、纠正酸中毒、合理选用血管活性药物、保护生物膜等措施，以解除微循环淤血，病情仍可逆。否则，休克将进一步恶化，进入微循环衰竭期。

（三）微循环衰竭期

休克发展的晚期阶段，又称休克难治期（refractory stage of shock）或 DIC 期，此期不可逆，也称微循环衰竭期。

1. 微循环变化特点　微血管发生麻痹性扩张，对血管活性物质失去反应，毛细血管大量开放；血液进一步浓缩，血细胞聚集，血液黏滞度增高，可有大量微血栓形成，并可阻塞血管，导致微循环血流停止，“不灌不流”，组织几乎不能进行物质交换，得不到氧气和营养物质供应。（图 11-2）后期可见微血管出血。

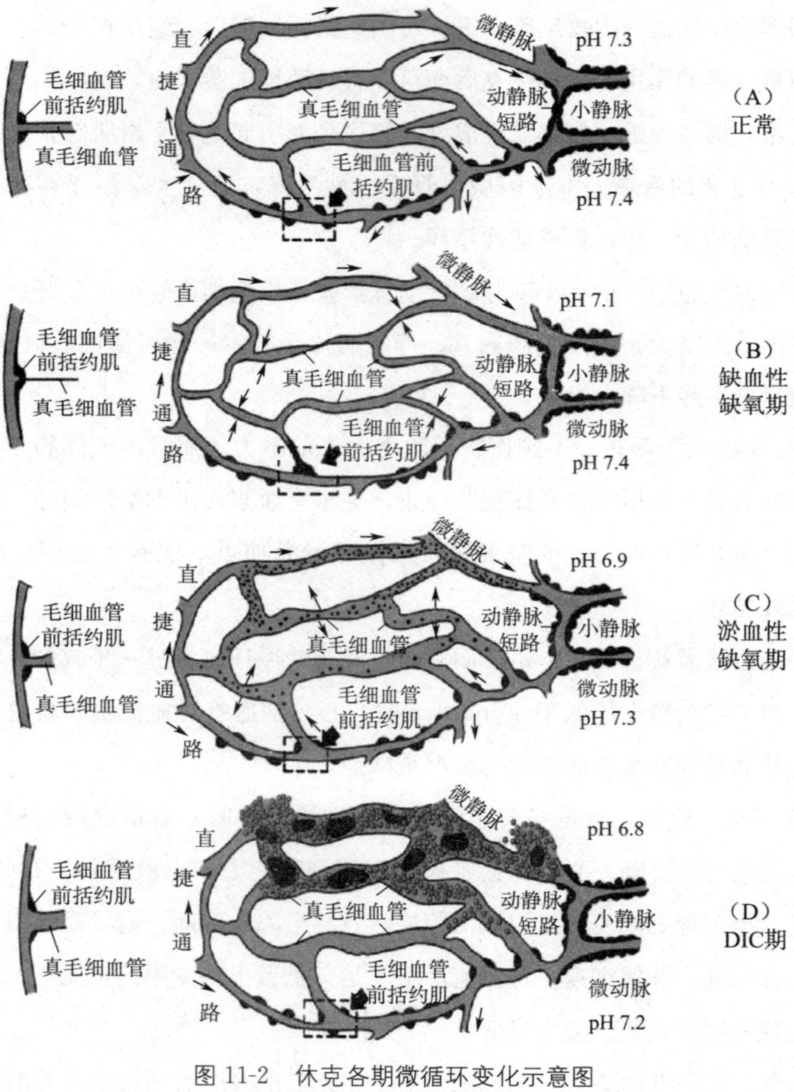

图 11-2　休克各期微循环变化示意图

2. 微循环变化机制

（1）严重缺氧、酸中毒：微血管丧失了对血管活性物质的反应性，导致微血管麻痹、扩张，加上微血管壁通透性增强，血浆大量外渗，血液浓缩，血液淤滞，血流缓慢。

（2）DIC 形成：休克晚期易发生 DIC，其机制由以下三点构成。①组织细胞长时间缺血缺氧、酸中毒及大量内毒素释放入血，使血管内皮细胞受损，启动内源性凝血系统，同时血管内皮细胞的抗凝作用减弱；②严重组织损伤可释放大量组织因子入血，激活外源性凝血系统；③微循环淤血，血浆外渗，使血液浓缩，血流缓慢，甚至停止，血液黏稠度增高，血细胞易于聚集而形成微血栓。

（3）DIC 加重休克：休克一旦并发 DIC，将对微循环及各组织器官功能造成严重损伤，使病情迅速恶化，这是由于①大量微血栓形成阻塞了微循环通路，加重了微循环障碍并使回心血量锐减；②凝血和纤溶过程中的一些产物可增加血管壁通透性，加重微血管舒缩功能紊乱；③DIC 时的出血导致有效循环血量进一步下降；④器官可因微血栓形成出现栓塞、梗死，加重器官功能障碍。这些不利因素给休克的救治造成极大困难，故将此期称为休克难治期或不可逆期。

3. 临床表现　此期患者病情危重、濒临死亡，临床表现主要体现在以下几个方面：

（1）循环衰竭：由于微血管平滑肌麻痹，反应性降低，血压下降甚至测不到，即使用升压药也难以恢复；心音低弱，脉搏细弱而频速，甚至摸不到；中心静脉压降低；浅表静脉塌陷，静脉输液十分困难。

（2）并发 DIC：本期常可并发 DIC，出现出血、皮肤瘀点、瘀斑，有时可见呕血、便血及其他器官出血。由于休克的原始病因和机体自身反应性的差异，并非所有休克患者都会发生 DIC。但是一旦发生 DIC，会使休克进一步恶化。

（3）重要器官功能障碍：休克晚期，微循环淤血持续加重和 DIC 的发生，使全身组织微循环灌流严重不足，组织细胞受损乃至死亡，重要生命器官心、脑、肺、肝、肾等出现功能障碍或衰竭。患者可出现呼吸困难、少尿或无尿、意识模糊甚至昏迷等临床表现。

（4）毛细血管无复流现象（no-reflow phenomenon）：指在大量输血、补液治疗后，血压虽可一度回升，但微循环灌流量仍无明显改善，仍不能恢复毛细血管血流的现象。此现象与血管内皮细胞肿胀、白细胞黏附聚集和并发 DIC 导致血管腔阻塞有关，也是导致休克难治的重要原因之一。

上述休克典型的三个时期变化简单概括了休克发生发展的一般规律，但并非所有的休克都依次出现上述三期的变化。上述典型的三期微循环变化，常见于失血、失液性休克。其他休克虽有微循环功能障碍，但不一定遵循以上典型的三期变化。如严重过敏性休克的微循环障碍可能从淤血性缺氧期开始；严重感染或烧伤引起的休克，可能直接进入微循环衰竭期，很快发生 DIC 或多器官功能障碍。微循环学说的创立对于阐明休克的发病机制，加强休克的防治，发挥了重要作用。

二、细胞分子机制

20 世纪 60 年代以来的研究发现，微循环学说并不能完全解释休克的有关问题。休克的发生发展还与许多细胞分子机制有关，其机制十分复杂，现仅从细胞损伤和炎症介质表达增多两个方面进行阐述。

（一）细胞损伤

细胞损伤是休克时各器官功能障碍的共同基础。

1. 细胞膜的变化　细胞膜是休克时最早发生损伤的部位。主要表现为膜通透性提高，或离子泵功能障碍，导致水、Na^+、Ca^{2+}内流，K^+外流，引起细胞水肿、细胞器肿胀，跨膜电位明显降低。

2. 线粒体的变化　休克时最先发生变化的细胞器是线粒体，表现为肿胀、致密结构和嵴消失，钙盐沉着，甚至膜破裂。由于线粒体是细胞氧化磷酸化的部位，其损伤可使 ATP 合成减少，细胞能量生成严重不足，进一步影响细胞功能。

3. 溶酶体的变化　休克时缺血缺氧、酸中毒等，可致溶酶体肿胀，空泡形成和溶酶体酶的大量释放，引起细胞自溶，消化基膜，激活激肽系统，产生心肌抑制因子等毒性多肽，加重休克的发展，使病情恶化。

4. 细胞死亡　休克时细胞死亡是细胞损伤的最终结果，包括坏死和凋亡两种形式，是休克时器官功能障碍或衰竭的病理基础。

（二）炎症细胞活化及炎症介质表达增多

休克的原发致病因素或休克发展过程中所出现的内环境和血流动力学改变等都可刺激炎症细胞活化，使其产生大量炎症介质，引起全身炎症反应综合征（systemic inflammatory response syndrome，SIRS）而加速休克的发生发展，尤其是感染、创伤性休克更为明显。

第三节　休克时机体的代谢与功能变化

一、物质代谢紊乱

休克时物质代谢一般出现氧耗减少，糖酵解加强，糖原、脂肪和蛋白分解代谢增强，合成代谢减弱。休克早期，休克原因引起的应激反应，可出现一过性高血糖和糖尿，主要与血浆中胰高血糖素、皮质醇及儿茶酚胺浓度升高有关。上述激素促进脂肪分解及蛋白质分解，导致血中游离脂肪酸、甘油三酯、极低密度脂蛋白和酮体增多，血中氨基酸特别是丙氨酸水平升高，尿氮排出增多，出现负氮平衡。

休克过程中由于机体的高代谢状态，能量消耗增高，所需氧耗量增大导致组织氧债增大。氧债是机体所需氧耗量和实测氧耗量之差。氧债增大说明组织缺氧，主要原因是组织利用氧障碍和能量生成减少。休克时微循环内微血栓形成使血流中断，组织水肿导致氧弥散到细胞的距离增大，使细胞摄氧受限；线粒体的结构和功能受损，使氧化磷酸化发生障碍，ATP 生成减少。

二、电解质与酸碱平衡紊乱

（一）代谢性酸中毒

休克时细胞严重缺氧，糖酵解增强，酸性代谢产物乳酸生成增多；肝功能受损，肝细胞不能充分摄取乳酸转化成葡萄糖；同时肾功能受损，代谢产物不能及时排出，导致代谢性酸中毒发生。

（二）呼吸性碱中毒

休克早期，创伤、出血、感染等刺激可引起呼吸加深加快，肺泡通气量增加，$PaCO_2$下降，导致呼吸性碱中毒。休克后期，由于合并休克肺，肺通气、换气功能出现障碍，又可出现呼吸性酸中毒，从而使机体发生混合性酸碱平衡紊乱。

（三）高钾血症

休克时缺血缺氧使 ATP 供应不足，细胞膜钠泵活性下降，Na^+-K^+转运障碍，引起细胞内 Na^+ 增多，而细胞外 K^+ 增高，导致细胞水肿和高钾血症。

三、器官功能障碍

休克时，细胞结构破坏、功能受损和代谢障碍，常导致肺、肾、肝、胃肠道、心、脑等重要器官相继或同时发生功能障碍甚至功能衰竭，这是造成休克难治或是患者死亡的常见原因。

（一）肺功能障碍

休克患者呼吸功能障碍发生率可高达 80%～100%。早期可因创伤、感染等刺激呼吸中枢，使呼吸加快、通气过度，出现低碳酸血症和呼吸性碱中毒。休克进一步发展，病情恶化，可发生急性呼吸窘迫综合征（acute respiratory distress syndrome，ARDS）或休克肺（shock lung）。

肺的主要病理变化为呼吸膜损伤。突出表现为肺水肿、肺毛细血管微血栓形成、肺不张及肺泡表面透明膜形成等。其发生机制是：活化的中性粒细胞释放氧自由基、蛋白酶及炎症介质等损伤血管内皮细胞，使血管壁通透性增加，出现肺水肿、出血；中性粒细胞聚集、黏附，血管内皮细胞损伤，可导致微血栓形成；肺泡上皮细胞受损，表面活性物质合成减少，可出现肺不张；肺泡壁毛细血管通透性增加，血浆蛋白透过血管壁沉着在肺泡腔，形成透明膜。

休克肺引起严重的肺泡通气/血流比值失调和气体弥散障碍，临床上患者主要表现为以进行性呼吸困难、动脉血氧分压进行性降低、紫绀、肺水肿和肺顺应性降低为特征的急性呼吸衰竭。

（二）肾功能障碍

休克时，肾脏是最早且最易受损伤的器官之一，急性肾功能障碍发生率较高，临床主要表现为少尿或无尿、氮质血症、高钾血症和代谢性酸中毒。晚期常发生器质性肾衰竭，导致病人死亡。

休克初期，由于血液重新分布，肾血液灌流不足，肾小球滤过率降低，可发生功能性肾衰竭（functional renal failure），如能及时恢复有效循环血量，使休克逆转，肾功能可很快恢复正常。若休克持续时间较长或不正确的使用了大剂量缩血管药物，可因肾组织严重缺血缺氧发生急性肾小管坏死，导致器质性肾衰竭（parenchymal renal failure）。此时通过治疗，即使恢复了肾的正常血流量，也很难在短时间内使肾功能恢复正常，只有在肾小管上皮细胞再生修复后，肾功能才能恢复正常。

（三）肝功能障碍

休克时肝功能障碍发生率很高，主要表现为肝功能不全和黄疸。多见于由创伤和全身感染引起的休克，其主要机制与将肠道细菌、毒素吸收入血，直接作用于肝脏，激活肝脏的巨噬细胞有关。由于肝脏代偿能力较强，肝功能障碍早期不易被发现。肝功能受损时，肝细胞对乳酸的利用障碍导致或加重酸中毒；凝血因子合成减少，导致凝血功能障碍，可促使 DIC 发生；解毒功能降低促使或加重内毒素血症；肝损害导致黄疸发生，影响某些胆盐中和内毒素的作用，使血中内毒素水平升高，毒性增强。

（四）胃肠道功能障碍

休克早期由于腹腔内脏血管收缩，胃肠道血流量明显减少。胃肠黏膜可因缺血、淤血引起水肿、糜烂或出血，形成应激性溃疡（stress ulcer）。现代内窥镜已证实了在某些应激状态下应激性溃疡的存在，其发病与消化液反流及缺血-再灌注损伤有关。临床主要表现为腹痛、消化不良、呕血、黑便、肠梗阻、腹泻、便秘、厌食、应激性溃疡等。胃肠黏膜损伤，屏障功能削弱，可导致大量内毒素甚至细菌经肠道入血，菌血症、毒血症及败血症发生率增高，促进休克发展。胃肠道功能紊乱是休克晚期发生肠源性败血症、全身炎症反应综合征、多器官功能障碍和衰竭的主要原因之一。

（五）心功能障碍

除心源性休克伴有原发性心功能障碍外，其他类型休克的早期，由于机体的代偿和血液的重新分布，心功能一般无明显障碍。但随着休克发展，多种有害因素相继或同时作用于心肌，可导致心肌受损，心功能障碍，有可能发生心力衰竭。其机制为：①交感-肾上腺髓质系统兴奋使心率加快，心肌收缩力加强，心肌耗氧量增加，加重心肌缺氧；而血压下降和心率过快引起心室舒张期缩短，冠脉灌流量减少，导致心肌供血不足。②休克患者多伴有酸中毒、高血钾、低血钙及低血镁等，可引起心肌收缩力降低和心律失常。③休克时炎症介质增多，TNF 等可损伤心肌细胞。④细菌毒素、氧自由基等直接或间接损伤心肌细胞，抑制心功能。⑤休克并发 DIC 时，引起心肌缺血或心肌坏死，加重心功能障碍。

（六）脑功能障碍

休克早期，由于血液的重新分配和脑血管的自身调节，可保证脑的血液供应，因而患者神志清醒，除了因应激引起的烦躁不安外，可无明显脑功能障碍的表现。随着休克的发展，当平均动脉血压低于 50 mmHg 或 DIC 发生时，脑组织血液灌流量明显降低，缺血缺氧加重，患者出现头痛、反应迟钝、神志淡漠、意识和定向力障碍甚至昏迷等脑功能障碍的表现。重者可发生脑水肿和颅内压升高，甚至发生脑疝，危及生命。

（七）免疫系统功能障碍

休克时机体防御反应的最大特点是非特异的炎症反应亢进，而特异性细胞免疫功能降低。部分患者由于过度表达 IL-4、IL-10 和 IL-13 等抗炎介质，使免疫系统处于全面抑制状态。这些变化一般可持续 10 天以上，此时体内中性粒细胞和单核巨噬细胞的吞噬功能受到抑制；外周血淋巴细胞数减少，B 细胞分泌抗体的能力减弱，特异性免疫功能降低，炎症反应失控，无法局限化。因此，感染容易扩散，引起菌血症和败血症，非常难治，甚至会导致死亡。

第四节 多器官功能障碍综合征和全身炎症反应综合征

一、多器官功能障碍综合征

多器官功能障碍综合征（multiple organ dysfunction syndrome，MODS）是指机体

遭受严重感染、创伤、烧伤、休克或大手术等严重损伤或危重疾病后，短时间内同时或相继出现两个或两个以上的器官功能损害的临床综合征。MODS 是临床危重患者死亡的重要原因之一，死亡率随着衰竭器官的数量增加而升高。慢性病患者在原发器官功能障碍基础上继发另一器官功能障碍，不属于 MODS。

随着医学科技和器官支持疗法的发展，单个器官功能衰竭危重患者抢救的成功率大大提高，存活率明显增加，使危重病症中原有病变较轻的一些其他器官功能障碍得以表现，同一急性重症患者可出现两个以上的器官功能障碍和衰竭。MODS 患者机体内环境严重紊乱，如能得到及时救治，MODS 可能逆转，但如未能得到有效控制，病情进一步恶化，则可发展成多系统器官衰竭而危及患者生命。

二、全身炎症反应综合征

各种感染与非感染性致休克因子在引起休克的同时，可直接或间接引起机体损伤。活体组织对损伤的突出表现之一是炎症反应。一般情况下，炎症局限在局部组织中，活化的炎细胞释放的炎症介质一般仅在炎症局部发挥防御作用，血浆中一般测不出。但如果大量炎细胞活化，通过级联反应，产生大量炎质介质，导致炎症介质泛滥而溢出到血浆，并在远隔部位引起全身性炎症，使炎症反应失控。一般情况下，血浆炎症介质升高幅度越大，持续时间越长，预后越差。休克时发生全身性炎症反应容易引起多器官功能障碍甚至衰竭。

1991 年美国胸科医师学会和危重病医学会（ACCP/SCCM）联合会议上提出了全身炎症反应综合征（systemic inflammatory response syndrome，SIRS）这一概念，是指严重的感染或非感染因素作用于机体，刺激炎症细胞的活化，导致各种炎症介质的大量产生而引起的一种难以控制的全身性瀑布式炎症反应。

第五节 休克防治的病理生理基础

休克的防治应针对病因和发病学环节，以恢复重要器官的微循环灌流和减轻器官功能障碍为目的，采取综合措施。

一、病因学防治

积极处理引起休克的各种原发疾病，去除休克的原始病因，如止血、镇痛、补液和输血、修复创伤、控制感染、抗过敏、强心等。

二、发病学防治

有效循环血量相对或绝对减少、微血管的收缩或扩张、酸中毒以及组织缺氧，是休克发病过程中最主要的问题。因此，改善微循环，提高组织灌流量是发病学治疗的中心环节。

（一）改善微循环

1. 扩充血容量　各种休克都存在不同程度的有效循环血量绝对或相对不足，组织灌流量减少。除心源性休克外，补充血容量是提高心输出量和改善组织灌流的根本措施。在微循环缺血期要强调尽早和尽快补液，以降低交感-肾上腺髓质系统兴奋性，减少儿茶酚胺释放量，缓解微循环前阻力血管收缩程度，提高微循环灌流量，防止休克加重。在微循环淤血期输液的原则是“需多少，补多少”。因为微循环淤血，血浆外渗，补液量应大于失液量；发生脓毒性休克和过敏性休克时，虽无明显失液，但由于血管床容量增加，有效循环血量明显减少，也应根据实际需要来补充血容量。补充血容量应适度，过量输液会导致肺水肿。因此，正确估计需要补液的总量至关重要，必须动态观察静脉充盈程度、尿量、血压和脉搏等的变化，可作为监控输液量多少的参考指标。若条件许可，应动态监测中心静脉压和肺动脉嵌楔压，以便更精确的指导输液。此外，还应根据血细胞比容决定输血和输液的比例，正确选择全血、胶体或晶体溶液，使血细胞比容控制在35％～40％的范围内。

2. 纠正酸中毒　休克发生发展过程中，组织细胞缺血缺氧，必然导致乳酸酸中毒。酸中毒不仅能加重微循环障碍、促进DIC的发生，还可引起高钾血症、抑制心肌收缩力，同时还将直接影响血管活性药物的疗效，对机体危害甚大。因此，临床上应积极纠正酸中毒。

3. 合理使用血管活性药物　使用血管活性药物的目的是提高微循环的血液灌流量。因酸中毒可影响血管活性药物的疗效，故必须在纠正酸中毒的基础上使用血管活性药物。低血容量性休克早期，在充分扩充血容量的前提下，合理使用扩血管药物可缓解微血管的过度收缩，降低血管阻力，使组织血液灌流恢复。相反，因血管容积扩大所致的休克（如过敏性休克和神经源性休克），缩血管药物治疗效果较好，可暂时提高血压，保证心、脑的血液供应，应尽早使用，但浓度不宜过高，速度不能过快。如缩血管药物浓度过高、输注速度过快，导致微循环血管过度收缩，血液灌流量明显下降，反而会加重病情。

（二）抑制过度炎症反应

阻断炎症细胞信号通路的活化、拮抗炎症介质的作用或采用血液净化疗法去除患者体内过多的毒素和炎症介质，均能减轻 SIRS 和 MODS，提高患者生存率。

（三）改善细胞代谢，防治细胞损伤

保护细胞、改善细胞代谢是防治休克的重要措施。可使用糖皮质激素、PGE_2 等来稳定溶酶体膜，防止细胞受损；补充葡萄糖、胰岛素、钾等以改善细胞能量代谢，减轻细胞损伤。

三、器官支持疗法

应密切监控各器官功能的变化，及时采取相应支持疗法，最大限度地保护各器官系统的功能，切断可能存在的恶性循环，防止发生多器官功能障碍或衰竭。

四、营养与代谢支持

保持正氮平衡是对严重创伤、感染等患者进行代谢支持的基本原则。在摄入的营养物中应提高蛋白质和氨基酸的量，尤其是提高支链氨基酸的比例。如条件许可，应鼓励经口摄食，尽可能缩短禁食时间，以促进胃肠蠕动，维持肠黏膜屏障功能。临床实践表明，经胃肠适当补充谷氨酰胺，可提高机体对创伤和休克的耐受力。

思考题

1. 简述各种原因引起休克的始动环节。
2. 为何休克代偿期血压可降低不明显？
3. 简述休克代偿期微循环变化的特点及临床表现。
4. 简述休克进展期微循环变化的特点及机制。
5. 在休克代偿期与休克进展期血压有何不同？为什么？

思考题11–1
答案解析

（刘晓岚）

第十二章

弥散性血管内凝血

思维导图12-1　　思维导图12-1解析

学习目标

1. 掌握弥散性血管内凝血的概念和病因。
2. 掌握弥散性血管内凝血的分期与分型。
3. 熟悉影响弥散性血管内凝血发生发展的因素及发生机制。
4. 了解弥散性血管内凝血防治的病理生理基础。

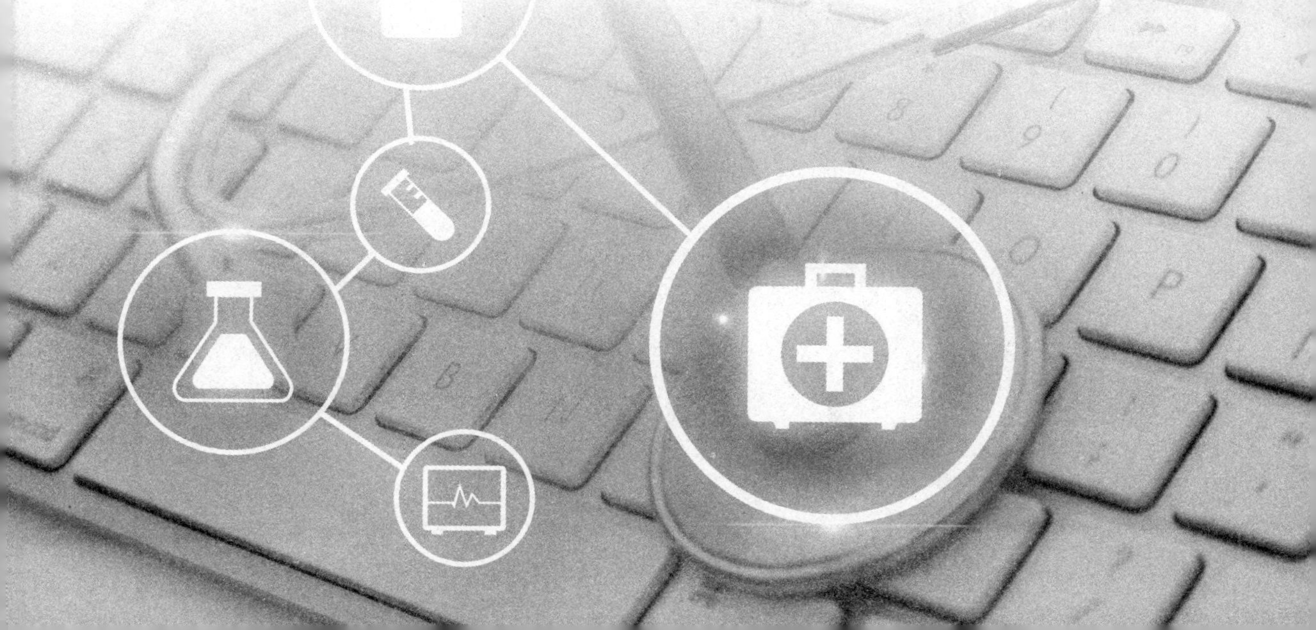

案例 12-1

患儿，男，4 岁，因高热、呕吐、皮肤有出血点，急诊入院。入院后进行出血点涂片检查，在涂片中找到脑膜炎奈瑟菌，行抗感染、降温等治疗，在治疗中出血点逐渐增多并融合成片，血压下降，呼吸急促，尿少，神志模糊，时有惊厥出现。

问题：

1. 该患儿可能发生了哪种病理生理过程？
2. 临床上引起这一过程的原因有哪些？

案例 12-1 答案解析

弥散性血管内凝血（disseminated intravascular coagulation，DIC）是指在某些致病因子的作用下，大量促凝物质入血，凝血因子和血小板被激活，使凝血酶增加，微循环中广泛微血栓形成，继而因凝血因子和血小板大量消耗，引起继发性纤维蛋白溶解系统活性增强，机体出现以止、凝血功能障碍为特征的病理生理过程。主要临床表现为出血、休克、器官功能障碍及微血管病性溶血性贫血等，是一种危重的综合征。

第一节 DIC 的病因和发病机制

一、病因

（一）严重感染

感染性疾病是 DIC 最常见的病因，包括细菌感染、败血症、病毒性肝炎、流行性出血热、病毒性心肌炎等。

（二）恶性肿瘤

恶性肿瘤晚期易并发 DIC，如胰腺癌、结肠癌、食管癌、肝癌、胃癌、前列腺癌、白血病、绒毛膜上皮癌等。

（三）妇产科疾病

如流产、妊娠中毒症、子痫及先兆子痫、胎盘早期剥离、羊水栓塞、宫内死胎、腹腔妊娠、剖宫产手术等。

（四）创伤及手术

如严重软组织创伤、挤压伤综合征、大面积烧伤；前列腺、肝、脑、肺、胰腺等脏器大手术；器官移植术等。

二、发病机制

（一）血管内皮细胞损伤，凝血、抗凝调控失调

严重感染、抗原抗体复合物、缺氧、酸中毒和内毒素等原因，均可损伤血管内皮细胞，产生如下作用。①血管内皮细胞损伤释放组织因子，启动外源性凝血系统。②血管内皮细胞的抗凝作用降低。主要表现为血栓调节蛋白-蛋白C和肝素-AT-Ⅲ系统功能降低及产生的组织因子抑制物（TFPI）减少。③血管内皮细胞产生组织型纤溶酶原激活物减少，纤溶酶原活化物抑制剂-1（PAI-1）增多，使纤溶系统活性降低。④血管内皮细胞损伤使一氧化氮、前列腺素、ADP酶等产生减少，其抑制血小板黏附、聚集的功能降低，而且由于血管内皮细胞损伤，基底膜胶原暴露，血小板的黏附、活化和聚集功能增强。⑤血管内皮细胞损伤后，内皮下胶原暴露，可激活FⅫ，启动内源性凝血系统；并可激活激肽和补体系统，促进DIC的发生。

（二）组织因子释放，外源性凝血系统激活，启动凝血过程

在大手术、严重创伤、烧伤、产科意外等导致的组织损伤，恶性肿瘤组织坏死，白血病放、化疗后所致的白血病细胞大量破坏等情况下，可释放大量组织因子入血，激活外源性凝血系统，启动凝血过程。同时，FⅦa激活FⅨ和FⅩ产生的凝血酶又可反馈激活FⅨ、FⅩ、FⅪ、FⅫ等，扩大凝血反应，促进DIC的发生。

（三）血细胞大量破坏，血小板被激活

1. 红细胞大量破坏　异型输血、疟疾、阵发性睡眠性血红蛋白症等，红细胞大量破坏，一方面可释出大量ADP等促凝物质，促进血小板黏附、聚集，导致凝血；另一方面红细胞膜磷脂可浓缩并局限FⅦ、FⅨ、FⅩ及凝血酶原等，生成大量凝血酶，促进DIC的发生。

2. 白细胞的破坏或激活　内毒素、IL-1、TNF等可诱导血液中的中性粒细胞和单核细胞表达组织因子，启动凝血。急性早幼粒细胞性白血病患者放、化疗导致白细胞大量破坏时，释放组织因子样物质，激活外源性凝血系统，促进DIC的发生。

3. 血小板的激活　在DIC的发生发展中，血小板多为继发性作用，只有在少数情况下，可能起原发性作用，如血栓性血小板减少性紫癜。

(四) 促凝物质进入血液

急性坏死性胰腺炎时，大量胰蛋白酶入血，可激活凝血酶原，促进凝血酶生成。蛇毒，如蝰蛇蛇毒可直接水解凝血酶原形成凝血酶；响尾蛇蛇毒可直接使纤维蛋白原凝固。羊水中含有组织因子样物质。此外，内毒素可损伤血管内皮细胞，并刺激血管内皮细胞表达组织因子，促进 DIC 的发生。

第二节　影响 DIC 发生发展的因素

一、单核-巨噬细胞系统功能受损

单核-巨噬细胞系统可吞噬、清除血液中的凝血酶、纤维蛋白原及其他促凝物质；也可清除纤溶酶、纤维蛋白（原）降解产物（fibrin degradation product，FDP）及内毒素等。当这一功能严重障碍或由于大量吞噬了其他物质，如坏死组织、细菌等，使其功能受“封闭”时，则可促进 DIC 的发生。

二、肝功能严重障碍

肝脏具有合成抗凝血酶Ⅲ（AT-Ⅲ）、蛋白 C 等抗凝物质及灭活 FⅨa、FⅩa、FⅪa 等凝血因子的功能。当肝功能严重障碍时，可使凝血、抗凝、纤溶过程失调。病毒、某些药物等，既可损害肝细胞，引起肝功能障碍，也可激活凝血因子。此外，肝细胞大量坏死时可释放大量组织因子等，启动外源性凝血系统，促进 DIC 的发生。

三、血液高凝状态

妊娠第三周开始，孕妇血液中血小板及凝血因子（Ⅰ、Ⅱ、Ⅴ、Ⅶ、Ⅸ、Ⅹ、Ⅻ等）增多，而 AT-Ⅲ等抗凝物质相对减少；来自胎盘的纤溶抑制物增多。随着妊娠时间增加，血液渐趋高凝状态，妊娠末期最明显。因此，出现产科意外（如宫内死胎、胎盘早期剥离、羊水栓塞等）时，DIC 的发生率较高。

酸中毒所致的血液高凝状态，是促进 DIC 发生发展的重要原因之一。一方面，酸中毒可损伤血管内皮细胞，引起 DIC；另一方面，血液 pH 值降低，肝素的抗凝活性减弱而凝血因子的酶活性升高，并促进血小板聚集，这些均可使血液处于高凝状态，促进 DIC 的发生发展。

四、微循环障碍

休克等原因导致微循环严重障碍时，血液淤滞，甚至“泥化”。此时，红细胞聚集，血小板黏附、聚集。微循环障碍所致的缺血缺氧，可导致酸中毒及血管内皮细胞损伤，均促进 DIC 的发生发展。另外，低血容量时，由于肝、肾血液灌流减少，使其清除凝血物质及纤溶产物的功能降低，也可促进 DIC 的发生发展。

五、其他

临床上不恰当地应用纤溶抑制剂（如 6-氨基己酸、对羧基苄胺）等药物，过度抑制纤溶系统，导致血液黏度增高等，也可促进 DIC 的发生发展。

第三节 DIC 的分期与分型

一、分期

根据 DIC 的发展过程，典型的 DIC 可分为以下三期：

1. 高凝期　各种病因导致凝血系统被激活，凝血酶产生增多，血液凝固性异常增高，微循环中大量微血栓形成。此期主要表现为血液的高凝状态。

2. 消耗性低凝期　大量凝血酶的产生和微血栓的形成，使凝血因子和血小板被大量消耗；同时可能继发激活纤溶系统的活性，血液处于消耗性低凝状态。此期患者可有明显的出血症状。

3. 继发性纤溶亢进期　大量凝血酶及 FⅫa 等激活纤溶系统，产生大量纤溶酶，导致纤溶亢进和 FDP 形成。此期出血表现十分明显。

二、分型

（一）按 DIC 的发生速度分型

1. 急性型　DIC 在数小时或 1～2 天内发生。临床表现明显，以休克和出血为主，病情迅速恶化，分期不明显。实验室检查明显异常。常见于严重感染，尤其是革兰氏阴性菌引起的败血症性休克、异型输血、羊水栓塞、严重创伤、急性移植排斥反应等。

2. 亚急性型　在数天内逐渐形成DIC，临床表现介于急性和慢性之间。常见于恶性肿瘤转移、宫内死胎等。

3. 慢性型　病程长，此时机体有一定的代偿能力，且单核巨噬细胞系统功能较健全，临床表现不明显，常以某器官功能不全为主要表现。有时仅有实验室检查异常，尸检时始被发现。一定条件下可转为急性型。常见于恶性肿瘤、胶原病、慢性溶血性贫血等。

（二）按DIC的代偿情况分型

1. 代偿型　凝血因子和血小板的消耗与代偿基本保持平衡状态。实验室检查常无明显异常。临床表现不明显或仅有轻度出血和血栓形成症状，易被忽视。常见于轻度DIC。可转为失代偿型。

2. 失代偿型　凝血因子和血小板的消耗超过生成。实验室检查可见血小板和纤维蛋白原明显减少。患者常有明显的出血和休克等。常见于急性型DIC。

3. 过度代偿型　机体代偿功能较好，凝血因子和血小板代偿性生成迅速，甚至超过其消耗。实验室检查血浆纤维蛋白原等凝血因子暂时性升高，出血及栓塞症状不明显。常见于慢性DIC或恢复期DIC，也可转为失代偿型DIC。

第四节　机体的功能代谢变化

DIC的临床表现复杂多样，可表现为出血、休克、多器官功能衰竭及贫血，但以微血管中微血栓形成和出血最为突出。

一、出血

出血常为DIC患者最初的症状，可有多部位出血，如皮肤瘀斑、紫癜、呕血、黑便、咯血、血尿、牙龈出血、鼻出血及阴道出血等。出血程度不一，轻者只有伤口或注射部位渗血不止，严重者可同时多部位大量出血。DIC导致出血的机制可能与以下因素有关：

1. 凝血物质被消耗而减少　在DIC发生、发展过程中，大量血小板和凝血因子被消耗，虽然肝脏和骨髓可代偿性产生增多，但若其消耗过多，代偿不足，则使血液中纤维蛋白原、凝血酶原、FⅤ、FⅧ、FⅩ及血小板明显减少，使凝血过程发生障碍，导致出血。

2. 继发性纤溶系统亢进　血液中FⅫ激活的同时，激肽系统也被激活，产生激肽释放酶，使纤溶酶原转变成纤溶酶，激活纤溶系统。大量微血栓形成时，可导致子宫、前列腺、肺等器官缺血、缺氧而发生变性坏死，释放大量纤溶酶原激活物。应激时，交感-肾上腺髓质系统兴奋，儿茶酚胺类激素分泌增多可促进血管内皮细胞合成、释放纤溶酶原激活物。缺氧等原因使血管内皮细胞损伤时，也可使纤溶酶原激活物释放增多，从而激活纤溶系统，导致大量纤溶酶生成。纤溶酶除可降解纤维蛋白外，还可水解凝血因子，如：FⅤ、FⅧ、凝血酶、FⅫ等，使凝血功能发生障碍，引起出血。

3. 纤维蛋白（原）降解产物形成　纤维蛋白（原）降解产物（FgDP或FDP）是纤溶酶水解纤维蛋白（原）产生的各种片段的统称。纤溶系统激活后，纤溶酶分解纤维蛋白原，裂解出纤维肽A（FPA）和纤维肽B（FPB），余下为X片段，继续被分解为D片段和Y片段，Y片段可继续分解为D片段和E片段。如果纤维蛋白原先经凝血酶作用为纤维蛋白，纤溶酶再分解纤维蛋白，则可使其分解为X′、Y′、D、E′及各种二聚体、多聚体等片段。这些片段有明显的抗凝作用，如：X、Y、D片段可妨碍纤维蛋白单体聚合，Y、E片段有抗凝血酶作用。此外，多数碎片可与血小板膜结合，降低血小板的黏附、聚集、释放等功能。因此，FDP形成是导致DIC出血的一种非常重要的机制。

4. 微血管损伤　在DIC的发生发展过程中，各种原因导致的原发性或继发性的缺氧、酸中毒、细胞因子和自由基产生增多等均可引起微血管损伤，导致微血管壁通透性增高，这也是DIC出血的机制之一。

各种FDP片段检查在DIC的诊断中具有重要意义。目前临床常用的是D-二聚体检查。D-二聚体（D-dimer，DD）是纤溶酶分解纤维蛋白多聚体的产物。原发性纤溶亢进时，因血中无纤维蛋白多聚体形成，故D-二聚体并不增高。换言之，只有在继发性纤溶亢进时，血液中才会出现D-二聚体。因此，D-二聚体是反映继发性纤溶亢进的重要指标。

二、器官功能障碍

DIC时，微血管中大量微血栓形成，使微循环阻塞，导致器官功能障碍。尸检时常可见微血管内存在微血栓，典型的微血栓为纤维蛋白性血栓，亦可为血小板性血栓。

微血栓主要阻塞局部的微循环，造成缺血、局灶性坏死。严重或持续时间较长可导致受累脏器功能衰竭。如发生在肾脏，可累及入球小动脉或肾小球毛细血管，严重时，可导致双侧肾皮质坏死和急性肾衰竭，出现血尿、蛋白尿、少尿或无尿等。如累及肺脏，可出现呼吸困难、肺出血及呼吸衰竭。累及胃肠道可出现恶心、呕吐、腹泻和消化道出血。肝脏受累可出现黄疸、肝功能衰竭等。累及肾上腺时可引起皮质出血性坏死，导致沃-佛综合征。累及垂体发生坏死，可导致希恩综合征。神经系统受累可出现神志模糊、嗜睡、昏迷、惊厥等症状，可能与微血管阻塞、蛛网膜下腔、脑皮质和脑干等出血有关。

由于 DIC 发生的范围、病程及严重程度等不同，轻者仅影响个别脏器的部分功能，重者可引起一个或多个脏器的功能衰竭，即多器官功能衰竭，这也是 DIC 患者死亡的重要原因之一。

三、休克

急性 DIC 常伴发休克。DIC 和休克可互为因果，形成恶性循环。DIC 导致休克的机制如下：①广泛微血栓形成，阻塞微循环，使回心血量明显减少；②心肌损伤，使心输出量减少；③广泛出血使血容量减少；④凝血因子Ⅻ的激活，可激活补体、激肽和纤溶系统，产生一些血管活性物质，如激肽、补体成分（C3a、C5a）。C3a、C5a 可使肥大细胞和嗜碱性粒细胞释放组胺等，激肽、组胺均可使微血管平滑肌舒张，通透性升高，使外周阻力降低，回心血量减少；⑤FDP 的某些成分可增强组胺、激肽的作用，促进微血管的舒张。这些因素均可使全身微循环障碍，促进休克的发生、发展。

四、微血管病性溶血性贫血

DIC 患者可伴发微血管病性溶血性贫血。其特征是外周血涂片中可见一些特殊的形态各异的变形红细胞，外形呈盔甲形、星形、新月形等，统称为裂体细胞或红细胞碎片。该碎片脆性高，易发生溶血。

DIC 是产生红细胞碎片的主要原因，其机制是：在凝血反应的早期，纤维蛋白丝在微血管腔内形成细网，血流中的红细胞流经网孔时，可黏着、滞留或挂在纤维蛋白丝上，这些红细胞在血流的不断冲击下发生破裂。当微血流受阻时，红细胞还可从微血管内皮细胞间的裂隙被“挤压”到血管外，出现扭曲、变形、碎裂，从而形成红细胞碎片。（图 12-1、图 12-2）

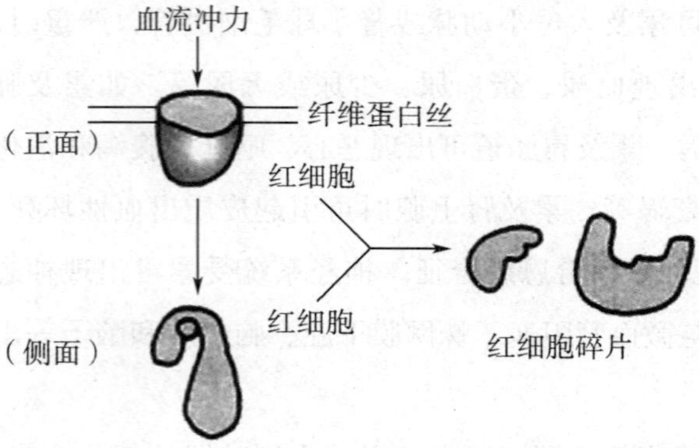

图 12-1　红细胞碎片形成机制

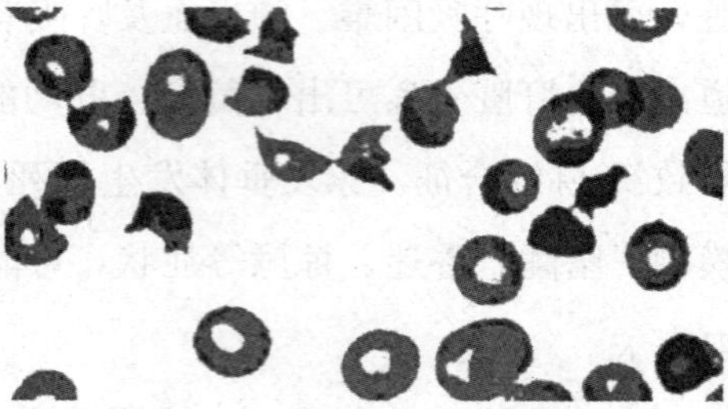

图 12-2　微血管病性溶血性贫血血涂片中的裂体细胞

第五节　DIC 防治的病理生理基础

一、积极防治原发病

积极治疗原发病可预防和去除引起 DIC 的病因，这是防治 DIC 的根本措施，如及时有效的控制原发感染灶，抢救休克，纠正酸碱平衡紊乱等。

二、改善微循环

及时疏通被微血栓阻塞的微循环，增加其灌流量，在防治 DIC 的发生发展中具有重要作用。通常采取扩充血容量、解除血管痉挛等措施。

三、建立新的凝血、抗凝和纤溶之间的动态平衡

在 DIC 的高凝期，常用低分子肝素抗凝。消耗性低凝期和继发性纤溶亢进期不使用肝素，此时可输入血小板、新鲜冰冻血浆和冷沉淀等补充凝血因子。

思考题

1. 简述 DIC 的概念和其基本病理特征。
2. 简述 DIC 发生的原因并列出最常见的原因。
3. 试述影响 DIC 发生发展的因素。

4. 简述DIC防治的病理生理基础。

5. 病例分析

患者，女，30岁。妊娠32周$^{+}$，因胎盘早剥急诊入院。

体格检查：血压75/50 mmHg，脉搏98次/分、细速，意识模糊，皮肤多处有瘀点、瘀斑，球结膜有出血点。实验室检查：Hb 75g/L，RBC 2.7×10^{12}/L，看见裂体细胞，血小板85×10^{9}/L，纤维蛋白原1.78g/L，凝血酶原时间20.9秒，尿蛋白+++，红细胞++。

请分析：

(1) 该患者的多个部位出血与哪种病理生理过程有关？

(2) 简述其出血的发生机制。

(3) 简述何谓裂体细胞，其发生机制是什么？

思考题12-1
答案解析

（王　枫）

第十三章

心血管系统疾病

思维导图13-1

思维导图13-1解析

学习目标

1. 掌握高血压病的类型和病变特点、动脉粥样硬化的基本病变、冠心病的病因。

2. 熟悉风湿病和心脏瓣膜病的病变特点及临床病理联系，心功能不全的病因、分类、机体的代偿及代谢和功能变化。

3. 了解高血压病、动脉粥样硬化、风湿病、感染性心内膜炎、心脏瓣膜病、心肌病的病因和发病机制，心功能不全的诱因、发病机制及防治的病理生理基础。

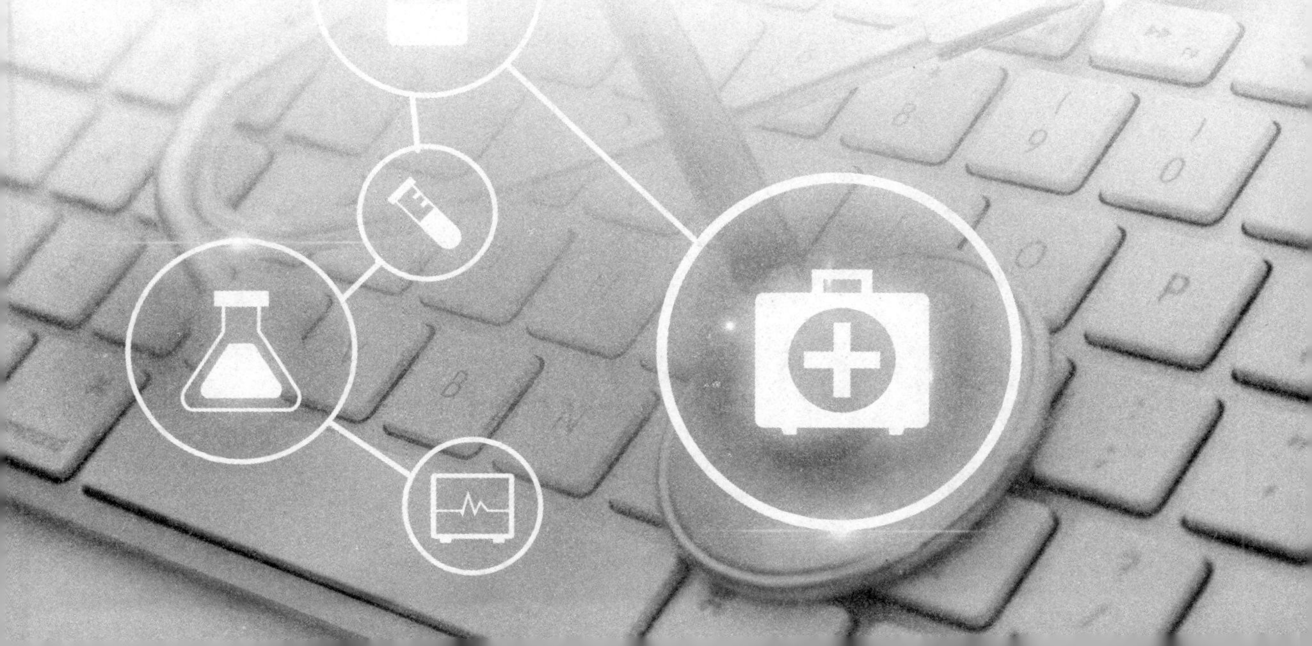

案例 13-1

患者，男，45 岁。主诉：发作性头痛 1 年，加重 1 天。现病史：1 年前无明显诱因出现头痛、头晕，无恶心、呕吐等不适，自测血压 153/96 mmHg，在当地诊所治疗，给予降压药物治疗后症状缓解。1 天前患者出现剧烈头痛、视物模糊、恶心、呕吐及左侧肢体活动不灵，伴胸闷、憋气，夜间不能平卧，偶有咳嗽、咳痰，无胸痛及放射痛等不适。

既往史：高血压病史 3 年，否认糖尿病、冠心病病史，否认其他遗传病史。

查体：BP 142/91 mmHg，痛苦面容，双肺呼吸音清，双肺底可闻及少许湿啰音，未闻及干性啰音，心脏各瓣膜听诊区未闻及病理性杂音，双下肢水肿，颈静脉怒张。

问题：

1. 该患者所患为何种疾病？
2. 请说出诊断依据。

案例13-1 答案解析

心血管系统疾病是严重威胁人类健康和生命的一组常见的重要疾病。在欧美等发达国家，心血管系统疾病的发病率和死亡率居首位。在我国，心血管系统疾病的发病率和死亡率近年来明显升高，仅次于恶性肿瘤，居第二位。心血管系统疾病种类颇多，本章主要介绍几种常见的心血管系统疾病。

第一节 高血压病

高血压（hypertension）是指体循环动脉血压持续升高，是一种可导致心、脑、肾和血管改变的常见的临床综合征。目前我国高血压的诊断标准为：成年人在安静休息状态下，收缩压≥140 mmHg（18.4 kPa）和/或舒张压≥90 mmHg（12.0 kPa）。

高血压可分为原发性高血压（primary hypertension）、继发性高血压（secondary hypertension）和特殊类型高血压。

原发性高血压，又称高血压病（hypertensive disease）或特发性高血压（essential hypertension），是一种原因未明的、以体循环动脉血压升高为主要表现的全身性独立性疾病。多见于中老年人，约占高血压的 90%～95%，是我国最常见的心血管疾病，以全身细小动脉硬化为基本病变。

继发性高血压较少见，约占高血压的5%～10%，是继发于某些确定疾病和原因（如肾炎、肾动脉狭窄、肾上腺和垂体肿瘤等）并作为一种症状出现的高血压，故又称症状性高血压。在原因消除或疾病治愈后，血压即可恢复正常。

特殊类型高血压是指妊娠高血压和某些疾病导致的高血压危象，如高血压脑病、颅内出血、不稳定性心绞痛、急性左心衰竭伴肺水肿、主动脉缩窄及子痫等。

一、病因和发病机制

高血压病的病因和发病机制尚未完全明了，目前多认为本病是遗传因素和环境因素相互作用所致，同时，神经系统、内分泌系统、体液因素及血流动力学等也发挥着重要作用。

（一）危险因素

1. 遗传因素　高血压病有明显的遗传倾向，据估计，人群中至少20%～40%的血压变异是由遗传决定的。动物实验、流行病学研究、家系研究等提供的大量证据提示，高血压发病有明显的家族聚集性，双亲无高血压、一方有高血压或双亲均有高血压，其子女发生高血压的概率分别为3%、28%和46%。因此，遗传因素是高血压的重要易患因素。

目前已发现肾素-血管紧张素系统的编码基因有多种缺陷和变异，这种缺陷可引起肾性钠、水潴留，使血压升高。另外，高血压患者的血清中有一种激素样物质，可抑制Na^+-K^+-ATP酶的活性，使Na^+-K^+泵功能降低，导致细胞内Na^+、Ca^{2+}浓度升高，细小动脉收缩加强，血压升高。

2. 高盐膳食、超重肥胖及饮酒　①高盐饮食：日均摄盐量高的人群，高血压的患病率比日均摄盐量低的人群明显升高，摄盐量与血压呈正相关。但并非所有人都对钠敏感；②肥胖；③饮酒：中度以上饮酒是高血压发病因素之一。饮酒致血压升高可能与血中的儿茶酚胺类和促皮质激素水平升高有关。

3. 社会心理因素　调查表明，精神长期或反复处于紧张状态，大脑皮质易发生功能失调，失去对皮层下血管舒缩中枢的调控能力。当血管舒缩中枢产生持久的以收缩为主的兴奋时，可引起全身细、小动脉痉挛而增加外周血管阻力，使血压升高。

4. 体力活动　与高血压呈负相关，缺乏体力活动的人发生高血压的危险高于有体力活动的人。研究还发现，体力活动具有降压作用，并且可以减少降压药物的剂量，维持降压效果。

5. 神经内分泌因素 一般认为，细动脉的交感神经兴奋性增强是高血压病发病的主要神经因素。缩血管神经递质（去甲肾上腺素、神经肽 Y 等）和舒血管神经递质（降钙素基因相关肽、P 物质等）具有升压或降压作用。

（二）发病机制

高血压病的发病机制尚不完全清楚。目前多认为高血压病是在一定遗传背景下，并与环境因素的共同作用而产生的。

1. 遗传机制 已公认遗传机制是高血压发生的基础之一。遗传模式有两种：单基因遗传模式和多基因遗传模式。单基因遗传模式，是指一个基因突变引起的高血压；多基因遗传模式，更符合血压变异的数量性状特性。高血压病为多基因共同作用的产物，这些基因既有各自独立的效应，呈显性或隐性遗传，又相互作用，并通过分子、细胞、组织、器官等不同水平的数种中间表现型的介导，最终导致血压升高。

2. 高血压产生的机制 涉及神经、内分泌及代谢等多种系统。

（1）肾素-血管紧张素-醛固酮系统（RAAS）：由肾素、血管紧张素（angiotensin，Ang）原、AngI、AngⅡ、Ang 转换酶、Ang 代谢产物、AngⅡ受体等组成，AngⅡ在高血压发病中是中心环节，其机制为：①强烈收缩小动脉，增加外周阻力，收缩微静脉，增加回心血量和心排出量；②促进原癌基因表达，促进平滑肌细胞（smooth muscle cells，SMC）增生，增加外周阻力；③作用于交感神经，使交感缩血管活性增强，并释放儿茶酚胺，促进血管内皮细胞释放缩血管因子；④促进醛固酮的释放，增加钠、水的重吸收，增加循环血量；⑤促进神经垂体释放抗利尿激素，增加血容量；⑥直接作用于肾血管，使其收缩，致尿量减少，增加血容量。

（2）交感神经系统：该系统分布于各种组织和器官，与血压调节相关的主要器官是心脏、血管、肾脏和肾上腺。①交感神经递质（NE）兴奋心脏 β_1 受体，导致心率增快、心肌收缩力增强，心排出量增加，致血压升高；②NE 作用于血管，收缩动脉，使血管重构，增加外周阻力；③交感神经作用于肾脏，可通过减少肾脏的血流量，增加肾素的释放；④交感神经作用于肾上腺髓质，增加儿茶酚胺的释放。

（3）血管内皮功能紊乱：血管内皮不仅仅是血液与血管平滑肌之间的生理屏障，也是人体最大的内分泌、旁分泌器官，能分泌数十种血管活性物质，而且还是许多血管活性物质的靶器官。高血压患者存在血管内皮功能紊乱，表现为内皮 NO 水平或活性下调；局部 RAAS 过度激活；类花生四烯酸物质代谢异常。

（4）胰岛素抵抗：胰岛素有舒张血管、抗炎、抗凋亡和抗动脉粥样硬化等心血管保护效应，50%的高血压患者，特别是伴有肥胖的患者，具有胰岛素抵抗和高胰岛素血症。高胰岛素血症导致高血压的机制如下。①钠、水潴留：肾小管对钠和水的重吸收增强，使血容量增加。②内皮细胞功能障碍：内皮细胞分泌的内皮素与NO失衡，加重高血压的进展。③增高交感神经活性，提高RAAS的兴奋性。④$Na^{+}-K^{+}-ATP$酶和$Ca^{2+}-ATP$酶活性降低，使细胞对生长因子更敏感，促进平滑肌细胞生长及内移，血管壁增厚等。⑤刺激血管平滑肌细胞增殖。

3. 血管重构机制　血管重构（vascular remodeling，VR）指血管结构任何形式的病变。高血压血管重构分四型。①壁/腔比值增大型：是压力增加，使血管壁增厚；②壁/腔比值减小型：主要是持续的高血流状态致血管扩张；③壁/腔比值不变型：主要是血流缓慢减少的缘故；④微血管减少型：毛细血管面积减少，血管外周阻力增加。

二、类型和病理变化

高血压病可分为缓进型高血压和急进型高血压两种类型。

（一）缓进型高血压（chronic hypertension）

又称良性高血压（benign hypertension），约占原发性高血压的95％，多见于中老年人，病程长、进展缓慢，可达十余年或数十年。常在不被重视的情况下发展至晚期，最终常死于心、脑病变。按病程发展可分为三期：

1. 功能紊乱期　为高血压病的早期阶段。全身细小动脉间歇性痉挛收缩，但血管无器质性病变，痉挛缓解后血压可恢复正常。

此期，临床表现不明显，有波动性血压升高，可伴有头昏、头痛，经适当休息和治疗，血压可恢复正常，一般不需服用降压药。

2. 动脉病变期

（1）细动脉玻璃样变性：是高血压病最主要的病变特征，表现为细小动脉玻璃样变性。最易累及肾的入球动脉、视网膜动脉和脾的中心动脉。细动脉长期痉挛及血压持续升高，使血管内皮细胞及基底膜受损，通透性增加，血浆蛋白渗入内皮下乃至中膜。同时，内皮细胞及平滑肌细胞分泌细胞外基质增多，平滑肌细胞因缺氧发生变性、坏死，使动脉壁正常结构消失，逐渐被渗入的血浆蛋白和细胞外基质所代替，发生细动脉壁玻璃样变。此时管壁增厚变硬、管腔狭窄甚至闭塞。

（2）小动脉硬化：小动脉内膜胶原纤维及弹性纤维增生，内弹力膜分裂；中膜平滑肌细胞增生、肥大，致使小动脉管壁增厚、变硬，管腔狭窄。主要累及肾小叶间动脉、肾弓状动脉及脑内小动脉等。

（3）大、中动脉：可无明显病变或伴发动脉粥样硬化

此期，临床表现为血压进一步升高，并稳定在较高水平上，失去波动性。常需服用降压药。

3. 内脏病变期　为高血压病的晚期，多数内脏器官受累，尤以心、脑、肾、视网膜病变最为明显。

（1）心脏病变：主要为左心室肥大，是对血压持续升高、心肌负荷增加的一种适应性反应。因血压持续升高，外周阻力增加，左心室因压力性负荷加重而逐渐发生代偿性肥大。心脏体积增大，重量增加，可达 400 g 以上（正常约 250 g），有的可达 800 g 以上。肉眼观，左心室壁肥厚，可达 1.5～2.0 cm（正常约为 0.9 cm），乳头肌和肉柱增粗变圆，心腔不扩张甚至缩小，称向心性肥大（concentric hypertrophy）。（图 13-1）镜下见，心肌细胞变粗、变长、核大深染。晚期，当左心室代偿失调，心肌收缩力降低时，逐渐出现心腔扩张，称离心性肥大（eccentric hypertrophy）。此时心脏仍然很大，但室壁相对变薄，肉柱、乳头肌变扁平。严重者可发生左心衰竭。

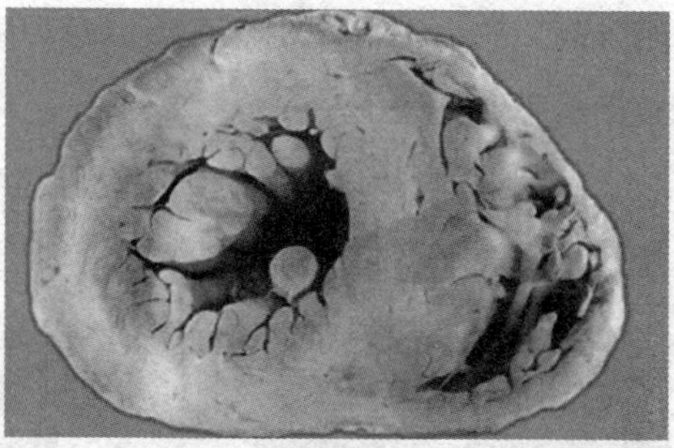

注：左心室壁肥厚，肉柱、乳头肌增粗变圆。

图 13-1　高血压病左心室向心性肥大

（2）肾脏病变：表现为原发性颗粒性固缩肾。肉眼观，双肾体积对称性缩小，重量减轻，质地变硬，表面凹凸不平，呈细颗粒状。切面肾皮质变薄，肾盂扩张，肾盂周围脂肪组织增多。镜下见，①肾入球小动脉玻璃样变，小叶间动脉和弓状动脉内膜增厚，管腔狭窄或闭塞；②受累较重的肾小球纤维化和玻璃样变性（图 13-2），相应肾小管萎缩、消失，间质纤维化及少量淋巴细胞浸润。纤维化肾小球及增生的间质纤维结缔组织收缩，使肾表面凹陷；③受累较轻的肾小球代偿性肥大，肾小管代偿性扩张。

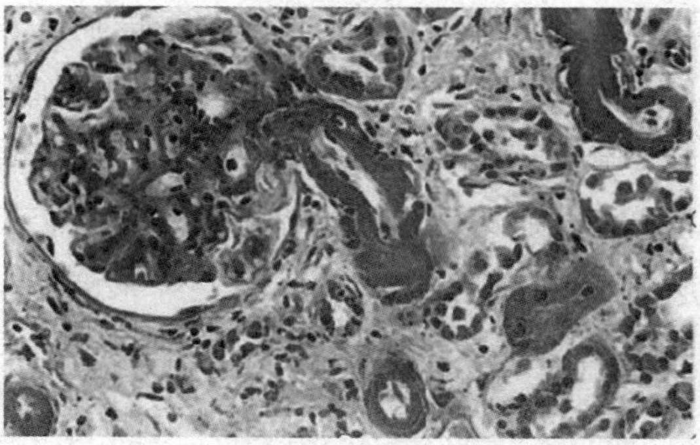

图 13-2　原发性高血压肾入球小动脉玻璃样变

临床上早期一般不出现肾功能障碍。晚期，由于病变的肾单位越来越多，肾血流量逐渐减少，肾小球滤过率逐渐降低，患者出现水肿、蛋白尿和肾病综合征，严重者可出

现尿毒症。

（3）脑病变：由于脑细小动脉硬化造成局部组织缺血，毛细血管通透性增加，可发生一系列病变。主要表现为：

1）脑水肿：由于脑内细小动脉痉挛、硬化，局部组织缺血，毛细血管壁通透性增加，发生脑水肿。临床表现为头痛、头晕、眼花及呕吐等，称高血压脑病。有时血压急剧升高，患者可出现剧烈头痛、意识障碍、抽搐等危重表现，称高血压危象，如不及时救治易引起死亡。

2）脑软化：由于脑的细小动脉痉挛和硬化，供血区的脑组织因缺血而出现多个微梗死灶，一般不引起严重后果。后期坏死组织被吸收，由神经胶质细胞增生形成胶质瘢痕。

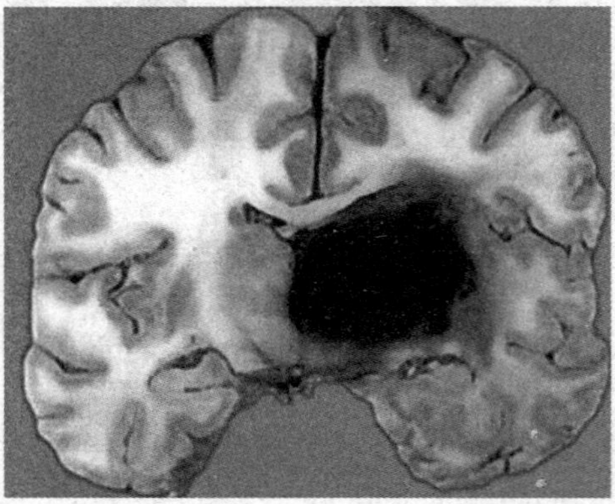

图 13-3　高血压病脑出血

3）脑出血：是高血压病最严重且致命性的并发症。常发生于基底节、内囊，其次是大脑白质、脑桥和小脑，约 15%发生于脑干。脑出血的原因是脑内细小动脉硬化使血管壁变脆、弹性下降或局部膨出，形成微小动脉瘤，当血压突然升高时，可致血管破裂出血。出血区的脑组织完全被破坏，形成囊腔状，其内充满坏死组织和凝血块。当出血范围大时，可破裂入侧脑室。（图 13-3）脑出血之所以多见于基底节和内囊区域，是因为该区域供血的豆纹动脉从大脑中动脉呈直角分出，而且比较细，直接受到压力较高的大脑中动脉的血流冲击和牵引，易使已有病变的豆纹动脉破裂。临床表现常因出血部位不同、出血量的大小而异。内囊出血者对侧肢体偏瘫及感觉消失；出血破入脑室患者发生突然昏迷而致死亡；左侧脑出血常引起失语；桥脑出血可引起同侧面神经麻痹及对侧上、下肢瘫痪；血肿占位及脑水肿可致颅内压升高，形成脑疝。

（4）视网膜病变：视网膜中央动脉发生细动脉硬化。眼底检查可见早期视网膜中央动脉痉挛变细，血管迂曲、反光增强、动静脉交叉处出现压痕。晚期可有视乳头水肿，视网膜渗出和出血。视力可受到不同程度的影响。

（二）急进型高血压（accelerated hypertension）

又称恶性高血压（malignant hypertension），约占原发性高血压的 5%，多见于青壮年，血压显著升高，尤以舒张压升高明显，常超过 230/130 mmHg。病变进展迅速，可发生高血压脑病或较早即出现肾衰竭，或常出现视网膜出血及视盘水肿。多为原发性，也可继发于良性高血压。

急进型高血压的特征性病变是坏死性细动脉炎和增生性小动脉硬化，主要累及肾脏，亦可发生于脑和视网膜。坏死性细动脉炎的动脉内膜和中膜发生纤维素样坏死，周围可见单核细胞、中性粒细胞等浸润。增生性小动脉硬化的突出改变使动脉内膜显著增厚，弹力纤维和胶原纤维增生，平滑肌细胞增生肥大，使血管壁呈同心圆层状增厚，状如洋葱切面，血管腔狭窄。

第二节 动脉粥样硬化

动脉硬化（arteriosclerosis）是指以动脉壁增厚变硬和弹性减退为特征的一类疾病，包括动脉粥样硬化、细动脉硬化及动脉中层钙化。其中，动脉粥样硬化是最常见和最具危险性的疾病。

动脉粥样硬化（atherosclerosis，AS）是心血管系统中最常见的疾病，以血管内膜形成粥瘤或纤维斑块为特征，主要累及大、中动脉，致使动脉管壁增厚变硬、管腔狭窄，引起相应器官缺血性改变。我国 AS 多见于中老年人，以 40～50 岁发展最快，发病率呈上升趋势。

一、病因和发病机制

（一）危险因素

AS 的确切病因尚未完全清楚。下列因素被认为是危险因素：

1. 高脂血症（hyperlipemia） 是指血浆总胆固醇（TC）和（或）甘油三酯（TG）的异常增高，是 AS 发生的重要危险因素。目前，国内一般以成年人空腹血清总胆固醇超过 5.72 mmol/L，甘油三酯超过 1.70 mmol/L，作为高脂血症的诊断标准。

正常情况下，脂质在血液中以脂蛋白的形式运输，分为乳糜颗粒（CM）、极低密度脂蛋白（VLDL）、低密度脂蛋白（LDL）和高密度脂蛋白（HDL）四种。其中富含甘油三酯的 CM 和 VLDL 被认为不具有直接致 AS 的作用，但它们的脂解产物（如 CM 残粒、LDL 及脂蛋白 A）能导致 AS；LDL 胆固醇含量高且分子较小，容易透过动脉内受损区沉积在动脉内膜中，并被氧化（ox-LDL），与 AS 的发病密切相关；而 HDL 可通过胆固醇逆向转运机制清除动脉壁的胆固醇，防止脂质沉积；此外 HDL 还有抗氧化作用，防止 LDL 的氧化，并可竞争性抑制 LDL 与内皮细胞的受体结合而减少其摄取，具有抗 AS 的作用。

2. 高血压　高血压促进 AS 发生的机制尚不清楚。据统计，高血压患者与同年龄组、同性别的无高血压者相比，前者 AS 的发病率比后者高 3～4 倍，且病变较重。可能是患高血压时，血流对血管壁的压力和冲击力较大，易引起动脉内皮损伤和功能障碍，使血液中的脂质渗入内膜；同时单核细胞和血小板黏附并迁入内膜，以及中膜 SMC 迁入内膜等，从而促进 AS 的发生。

3. 吸烟　大量吸烟可使血中 LDL 易于氧化，促进血液单核细胞迁入内膜并成为泡沫细胞；吸烟能使血中一氧化碳浓度升高，造成血管内皮细胞缺氧性损伤，促进 AS 的发生。

4. 糖尿病及高胰岛素血症　糖尿病患者血中甘油三酯和 VLDL 水平明显升高，HDL 水平较低，而且高血糖可致 LDL 氧化，促进 AS 的发生。高胰岛素血症可促进动脉壁 SMC 增生，降低血中 HDL 水平。

5. 遗传因素　冠状动脉性心脏病的家族聚集现象提示遗传因素是 AS 的危险因素之一。某些已知基因可能对脂质的摄取、代谢和排泄产生影响，是导致高脂血症最常见的原因。如 LDL 受体的基因突变引起家族性高胆固醇血症，年龄很小就可发生动脉粥样硬化。

6. 其他因素　①年龄，大量资料表明，AS 的检出率和病变程度均随年龄增长而增加；②性别，女性在绝经期前 LDL 水平低于男性，AS 的发病率低于同龄组男性。但在绝经期后这种差异消失；③肥胖，肥胖者易患高血脂、高血压和糖尿病，间接促进 AS 的发生。

（二）发病机制

AS 的发病机制尚未最后阐明。有多种学说从不同角度进行了阐述，现将有关机制归纳如下：

1. 脂质渗入学说　此学说认为，血浆增多的胆固醇及胆固醇酯等沉积于动脉内膜，引起结缔组织增生，使动脉壁增厚和变硬，继而结缔组织发生坏死而形成动脉粥样斑块。

冠状动脉性心脏病患者体内以小、致密 LDL 为主。小、致密 LDL 微粒通常是高胆固醇及高甘油三酯血症患者 LDL 的主要成分，有很强的致 AS 的作用。其原因为小、致密 LDL 较易穿透动脉内膜，与动脉壁基质中的硫酸软骨素蛋白多糖有很强的亲和力。小、致密 LDL 微粒的抗氧化作用弱，进入富含脂质的动脉粥样斑块后，其致粥样硬化的作用就更加明显。

2. 损伤-应答反应学说 即内皮损伤学说。内皮细胞不仅仅是血液和血管平滑肌之间的一层半通透性屏障，而且可通过释放具有抗增生效应的扩血管物质以及具有促有丝分裂作用的缩血管物质，对血管进行局部调节。各种刺激因素（机械性因素、LDL、高胆固醇血症、吸烟、毒素和病毒等）都可使内皮细胞结构和功能发生不同程度的损伤。轻者使其通透性增加，重者使内皮细胞变性、坏死、脱落。内皮细胞屏障功能的损伤，使血浆成分包括脂蛋白易于在内膜过量沉积，同时引起血小板黏附、聚集并释放出各种活性物质，进一步加重了内皮细胞的损伤。

损伤的内皮细胞分泌细胞因子或生长因子，吸引单核细胞聚集、黏附于内皮，并迁入到内皮下间隙，经其表面的清道夫受体、CD36 受体和 Fc 受体的介导，源源不断地摄取已进入内膜发生氧化的脂质，形成单核细胞源性泡沫细胞。内皮细胞的损伤或非剥脱性的功能障碍以及内皮细胞更新、增生，均可引起其分泌生长因子，从而激活动脉中膜 SMC 经内弹力膜的窗孔迁入内膜，并发生增生、转化、分泌细胞因子以及合成细胞外基质。SMC 经其表面的 LPL 受体介导而吞噬脂质，形成 SMC 源性泡沫细胞。（图 13-4）

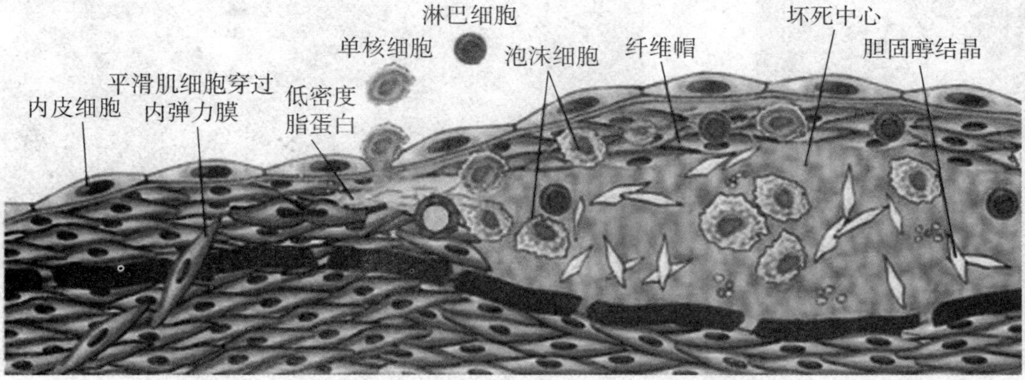

图 13-4 单核细胞迁入内膜及泡沫细胞形成模式图

3. 动脉 SMC 的作用 动脉中膜 SMC 迁入内膜并增生，是 AS 进展期病变的重要环节。迁移或增生的 SMC 发生表型转变，由收缩型转变为合成型。此种 SMC 细胞表面亦有脂蛋白受体，可以结合、摄取 LDL 和 VLDL，成为肌源性泡沫细胞，是此时期泡沫细胞的主要来源。增生的 SMC 还可合成胶原蛋白、蛋白多糖等细胞外基质，使病变的内膜增厚、变硬，促进斑块的形成，加速 AS 的发展。

4. 慢性炎症学说 炎症机制贯穿了 AS 病变的起始、进展和并发症形成的全过程。慢性促炎症因素可通过慢性炎症过程导致内皮细胞损害，内皮功能障碍致使 LDL-C 和炎细胞进入内皮下，形成泡沫细胞和 AS。各种炎症因素也是 AS 和心脑血管疾病的危险因素，最主要的生化标志是高敏C反应蛋白（c-reactive protein，CRP）。CRP是一种炎症介质，它可刺激内皮细胞表达粘连分子，抑制内皮细胞产生NO，刺激巨噬细胞吞噬LDL胆固醇，增加内皮细胞产生血浆酶原激活剂抑制剂（PALI），激活血管紧张素-1受体，促进血管平滑肌增殖等。

二、基本病理变化

（一）脂纹

脂纹（fatty streak）是AS肉眼可见的最早病变。肉眼观，为点状或条纹状黄色不隆起或微隆起于内膜的病灶（图13-5），常见于主动脉后壁及其分支开口处。光镜下，病灶处的内膜下有大量泡沫细胞聚集。泡沫细胞体积大，呈圆形或椭圆形，胞质内含有大量小空泡。（图13-6）泡沫细胞来源于巨噬细胞和SMC，苏丹Ⅲ染色呈橘红色，为脂质成分。脂纹最早可出现于儿童期，是一种可逆性变化。

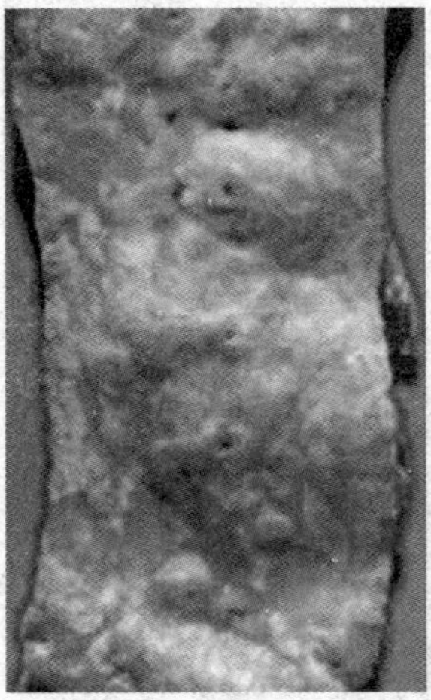

注：主动脉内膜表面可见隆起的脂纹、纤维斑块。

图13-5 主动脉粥样硬化

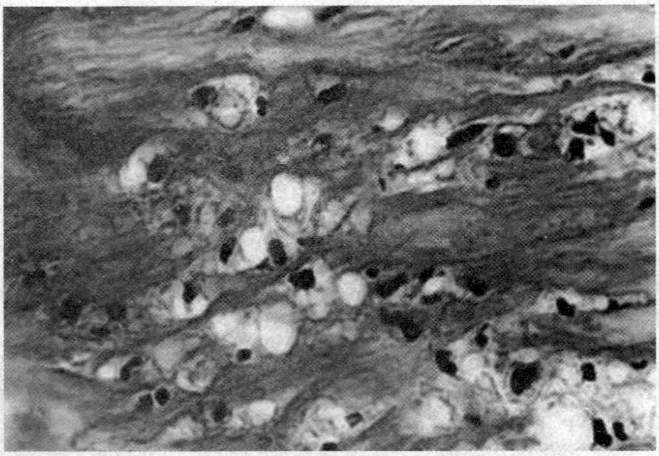

注：泡沫细胞体积大，胞质呈空泡状。

图13-6 脂纹

（二）纤维斑块

纤维斑块是由脂纹发展而来。肉眼观，早期为突出于内膜表面的灰黄色斑块。随着斑块表层胶原纤维不断增加和玻璃样变性，脂质被埋在深层，斑块表面逐渐呈瓷白色，状如凝固的蜡油。镜下见，斑块表层为厚薄不一的纤维帽，由大量的SMC、胶原纤维和蛋白多糖等组成。纤维帽下可见数量不等的SMC、泡沫细胞、细胞外脂质及炎细胞。

（三）粥样斑块

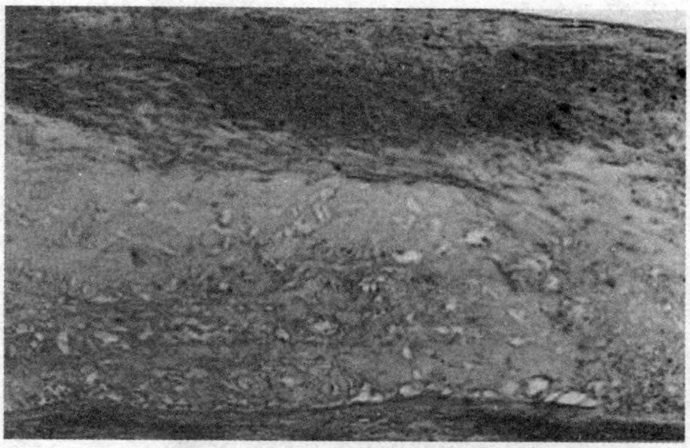

注：表层为纤维帽，其下可见散在的泡沫细胞，深层为一些坏死物质、沉积的脂质和胆固醇结晶裂隙。

图 13-7　粥样斑块

粥样斑块是 AS 的典型病变。肉眼观，为明显隆起于内膜表面的大小不等的灰黄色斑块。切面，表层为瓷白色的纤维帽，深层为灰黄色粥样物质。镜下见，①纤维帽的胶原纤维呈玻璃样变性；②深层为大量粉染的不定形的坏死崩解产物、胆固醇结晶（针状空隙）和钙盐沉积；③斑块底部和边缘可见肉芽组织、少量泡沫细胞和淋巴细胞浸润。中膜由于斑块压迫 SMC 萎缩、弹力纤维破坏而变薄。（图 13-7）

（四）继发改变

1. 斑块内出血　斑块内新生的毛细血管破裂形成血肿，使斑块进一步增大，甚至可致动脉管腔完全闭塞，导致急性供血中断。

2. 斑块破裂　斑块表面的纤维帽破裂，粥样物质自裂口进入血流可引起栓塞。破裂处常形成溃疡及并发血栓形成。

3. 血栓形成　为动脉粥样硬化最严重的并发症。斑块破裂形成溃疡后，使内皮下胶原纤维暴露，可促进血栓形成，导致动脉管腔进一步狭窄甚至闭塞引起器官梗死。

4. 钙化　在纤维帽和粥样病灶内可见钙盐沉积，导致动脉壁变硬、变脆。

5. 动脉瘤形成　严重粥样斑块底部的中膜平滑肌可发生不同程度的萎缩和弹性下降，在血管内压力的作用下，动脉壁发生局限性扩张，形成动脉瘤。动脉瘤破裂可致大出血。

6. 血管腔狭窄　弹力肌层动脉（中等动脉）可因粥样斑块而导致管腔狭窄，引起相应器官发生缺血性坏死。

三、冠状动脉粥样硬化及冠状动脉粥样硬化性心脏病

（一）冠状动脉粥样硬化

冠状动脉粥样硬化（coronary atherosclerosis）是冠状动脉最常见的疾病，占 95%～99%，是威胁人类健康最严重的疾病之一。根据病变检出率和统计结果，病变最常发生

于左冠状动脉前降支，其余依次为右主干、左主干或左旋支、后降支。

AS 的基本病变均可在冠状动脉中发生。由于其解剖学和相应的力学特点，即走行于心肌表面的动脉靠近心肌侧缓冲余地小，内皮细胞受血流冲击力而损伤的概率大，因此，斑块性病变多发生于血管的心壁侧。在横切面上，病变的内膜多呈新月形增厚，导致管腔呈偏心性狭窄（图 13-8），根据管腔狭窄的程度可分为四级：Ⅰ级≤25%；Ⅱ级 26%～50%；Ⅲ级 51%～75%（图 13-9）；Ⅳ级>76%。

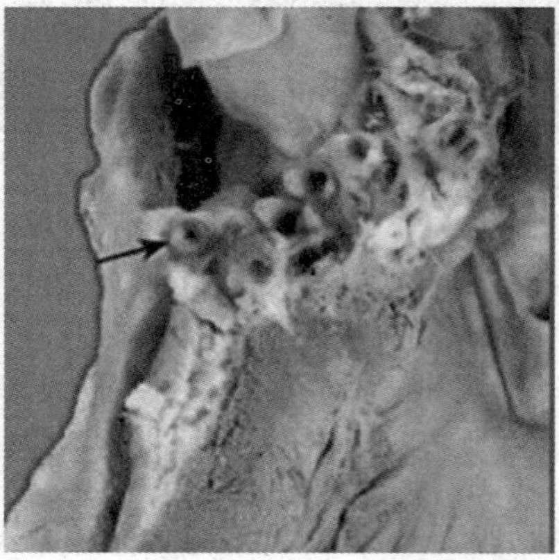

注：冠状动脉管壁增厚，管腔狭窄。

图 13-8　冠状动脉粥样硬化之管腔偏心性狭窄

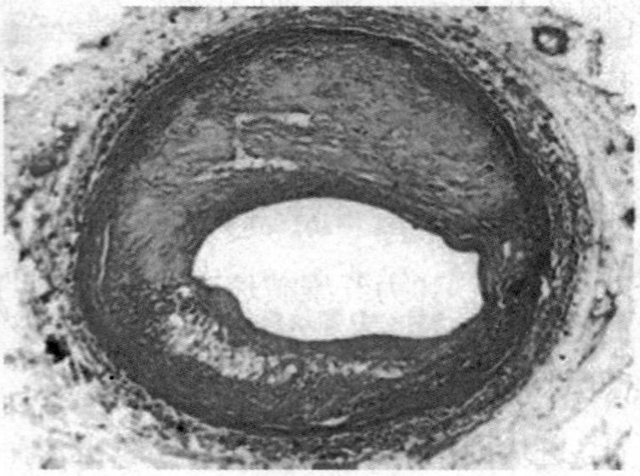

注：内膜不规则增厚，粥样斑块形成。

图 13-9　冠状动脉粥样硬化（Ⅲ级）

冠状动脉粥样硬化常伴发冠状动脉痉挛或粥样斑块继发性改变，可造成急性心脏供血中断，引起心肌缺血和相应的心脏病变（如心绞痛、心肌梗死等）。

（二）冠状动脉粥样硬化性心脏病

冠状动脉性心脏病（coronary heart disease，CHD），简称冠心病，是冠状动脉狭窄，导致心肌缺血缺氧而引起的心脏病，亦称缺血性心脏病。因 CHD 的最常见原因（95%）是冠状动脉粥样硬化，因此，习惯上把 CHD 视为冠状动脉粥样硬化性心脏病（coronary atherosclerotic heart disease）的同义词。

根据 WHO 的统计，CHD 是世界上最常见的死亡原因，又被称为“第一杀手”。男性多于女性，最常在男性 40～60 岁之间表现出症状，女性在绝经期前后出现临床症状较多。

CHD 的主要临床表现有心绞痛、心肌梗死、心肌纤维化和冠状动脉性猝死，本病亦可无明显临床症状。

1. 心绞痛（angina pectoris）　是心肌急剧的、暂时性缺血缺氧所引起的一种临床综合征。临床表现为阵发性胸骨后、心前区疼痛或压迫感，常放射到左肩、左上肢，持续数分钟，休息或用硝酸酯制剂可缓解。

（1）病因和发病机制：冠状动脉粥样硬化引起血管腔狭窄和（或）痉挛，导致心肌急剧短暂缺血缺氧。此时心肌产生大量代谢不全的酸性产物（如乳酸、丙酮等）或多肽类物质刺激心脏局部的神经末梢，经胸1～5交感神经节和相应脊髓段传至大脑，产生痛觉。

（2）类型：根据原因和疼痛程度，国际上习惯将心绞痛分为三种类型：①稳定性心绞痛，又称轻型心绞痛。一般不发作，可稳定数月。仅在活动过度增加或情绪激动过度（如愤怒、着急、过度兴奋等）时发作。多伴有较稳定的冠状动脉粥样硬化性狭窄，冠状动脉横切面可见斑块阻塞管腔＞75％；②不稳定性心绞痛，是一种进行性加重的心绞痛。多由冠状动脉粥样斑块复合性病变（如不稳定斑块内出血、纤维帽破裂、血小板的聚集与血栓形成等）和（或）冠状动脉痉挛导致管腔更狭窄或闭塞而引起。临床上颇不稳定，在休息或体力活动时均可发作。患者多有一支或多支冠状动脉病变。光镜下常可见到因弥漫性心肌坏死而引起的心肌纤维化；③变异性心绞痛，多无明显诱因，常在休息或梦醒时发作。发病时间集中在午夜至上午8点之间，常伴随S-T段抬高表现。患者冠状动脉明显狭窄，亦可因发作性痉挛所致。常并发急性心肌梗死和严重的心律失常。

2. 心肌梗死（myocardial infarction，MI） 是由于冠状动脉供血中断，心肌严重而持续性缺血导致的心肌坏死。临床表现为剧烈而持久的胸骨后疼痛，可达数小时或数天，休息或硝酸酯类药物多不能缓解，可并发心律失常、休克或心力衰竭。患者常伴有烦躁不安、出汗、恐惧等症状或有濒死感。部分患者疼痛处位于上腹部，常被误认为是胃穿孔或急性胰腺炎等急腹症。

（1）病因：绝大多数是在冠状动脉粥样硬化造成管腔狭窄的基础上伴发以下病变：①血栓形成，使管腔完全阻塞；②斑块内出血，使斑块增大阻塞管腔；③冠状动脉持久性痉挛而致管腔狭窄或闭塞；④休克、心动过速等导致冠状动脉血流急剧减少；⑤劳累、情绪激动等使心肌耗氧量剧增。

（2）类型：根据MI的范围和深度可分为：①心内膜下MI，病变仅累及心室壁内层1/3的心肌，并波及肉柱和乳头肌。常表现为多发性、小灶性坏死，严重时病灶扩大融合累及整个心内膜下心肌，呈环状梗死。患者通常有冠状动脉三大支严重粥样硬化性狭窄，当附加休克、心动过速、劳累等诱因时可加重冠状动脉供血不足，造成各支冠状动脉最末梢的心内膜下心肌缺血、缺氧而坏死；②透壁性MI，也称为区域性MI，是典型MI的类型。MI累及心室壁全层或未累及全层但已达心室壁全层2/3，病灶较大。透壁性 MI 的常见原因是在一支冠状动脉严重病变的基础上继发冠状动脉痉挛或血栓形成。MI 的部位与阻塞的冠状动脉供血区域一致。多发生在左冠状动脉前降支供血区域的左心室前壁、心尖部及室间隔的前 2/3，约占全部心肌梗死的 50%；其次是右冠状动脉供血区的左心室后壁、室间隔后 1/3 及右心室，约占 25%～30%；再次为左旋支供血区的左心室后侧壁、膈面及左房，约占 15%～20%；右心室和心房发生 MI 者较为少见。

(3) 病理变化：MI 属贫血性梗死，一般在梗死 6 小时后肉眼才能辨认，梗死灶呈苍白色，8～9 小时后呈土黄色。光镜下见大部分心肌呈凝固性坏死，心肌间质则充血、水肿，伴少量中性粒细胞浸润。4 天后，梗死灶周围出现充血出血带。7 天后，边缘区开始出现肉芽组织。3 周后肉芽组织开始机化，逐渐形成瘢痕组织。

心肌梗死后，肌红蛋白（MB）从心肌细胞逸出入血，在心肌梗死后 6～12 小时内出现峰值。心肌细胞内的谷氨酸-草酰乙酸转氨酶（SGOT）、谷氨酸-丙酮酸转氨酶（SGPT）、肌酸磷酸激酶（CPK）和乳酸脱氢酶（LDH）透过损伤的细胞膜释放入血。因此，检测血清中相应酶的浓度，尤以测 CPK 值对 MI 的临床诊断有一定的参考意义。

(4) 合并症及后果：尤其透壁性 MI 可并发下列病变。①心律失常，是急性 MI 最常见的并发症，是急性期死亡的主要原因之一。传导系统受累所致的心肌细胞电生理紊乱而引起，以室性心律失常最多，严重时可导致心搏骤停、猝死；②心源性休克，多在起病后数小时至 1 周内发生。当梗死面积达 40%以上时，心肌收缩力极度减弱，心输出量显著下降，即可发生心源性休克；③心力衰竭，是急性 MI 常见和重要的并发症之一。心室各部舒缩活动不协调导致心输出量减少，可致急性左心衰竭；④附壁血栓形成，多见于左心室，由于梗死部位心内膜粗糙，血小板易于沉积形成血栓；⑤室壁瘤形成，多发生在左心室前壁近心尖处，常见于心肌梗死恢复期，也可见于急性期。是梗死区坏死组织或瘢痕组织在心室内压力的作用下，形成的局限性向外膨隆；⑥心脏破裂，少见，是 MI 的严重合并症，常在起病 2 周内出现，多为心室游离壁破裂，造成心包积血，引起心包压塞而猝死。偶为室间隔破裂造成穿孔，可引起心力衰竭和休克而在数日内死亡。

3. 心肌纤维化（myocardial fibrosis） 是中重度的冠状动脉粥样硬化性狭窄引起心肌细胞持续性和（或）反复加重的缺血缺氧所产生的结果，是逐渐发展为心力衰竭的慢性缺血性心脏病。肉眼观，心脏增大，所有心腔扩张；心壁厚度可正常，伴有多灶性白色纤维条块。镜下见，心肌广泛性、多灶性纤维化，常有心内膜下心肌细胞空泡变性。临床上可表现为心律失常或心力衰竭。

4. 冠状动脉性猝死（sudden coronary death） 是心源性猝死中最常见的一种，多见于40～50岁成年人，男性比女性多3.9倍。可发生于某种诱因后，如饮酒、劳累、吸烟及运动后，患者突然昏倒、四肢抽搐，小便失禁，或突然发生呼吸困难，口吐白沫，迅速昏迷。可立即死亡或在1至数小时后死亡。有不少病例，在无人察觉的情况下，在夜间睡眠中死亡。

尸检发现，患者冠状动脉粥样硬化是最多见的病变，常有一支以上的冠状动脉中重度粥样硬化性狭窄，部分病例继发表面血栓形成或斑块内出血。但有的病例冠状动脉粥样硬化病变较轻，推测与合并动脉痉挛有关。

四、其他动脉粥样硬化

（一）颈动脉及脑动脉粥样硬化

病变主要累及颈内动脉起始部、基底动脉、大脑中动脉和 Willis 环。脑 AS 可引起：①脑萎缩，若长期供血不足可发生脑萎缩，患者可有智力和记忆力减退，甚至痴呆；②脑梗死，脑 AS 合并血栓形成致管腔阻塞而引起脑梗死，患者出现意识障碍、偏瘫、失语等表现，甚至死亡；③脑出血，脑 AS 部位血管壁由于受压变薄，弹性降低，常可形成小动脉瘤，血压突然升高时可导致小动脉瘤破裂而发生脑出血。

（二）肾动脉粥样硬化

病变最常累及肾动脉开口处及主动脉近侧端，亦可累及叶间动脉和弓状动脉。常为斑块所致的管腔狭窄而引起顽固性肾血管性高血压；亦可因斑块合并血栓形成导致肾梗死，引起肾区疼痛、血尿及发热等。梗死灶机化后遗留较大瘢痕，多个瘢痕可使肾脏体积缩小，称为动脉粥样硬化性固缩肾。

（三）四肢动脉粥样硬化

病变以下肢动脉为重，常发生于髂动脉、股动脉、胫前动脉、胫后动脉。当较大的动脉管腔狭窄明显时，可因供血不足而耗氧量又增加时（如行走）出现下肢疼痛而不能行走，但休息后可好转，即所谓的间歇性跛行（intermittent claudication）。当动脉管腔完全阻塞而侧支循环又不能代偿时，可导致缺血部位的干性坏疽。

（四）肠系膜动脉粥样硬化

当管腔狭窄甚至阻塞时，患者有剧烈腹痛、腹胀和发热等症状，可导致肠梗死、麻痹性肠梗阻及休克等严重后果。

第三节　风湿病

风湿病（rheumatism）是一种与A组乙型溶血性链球菌感染有关的变态反应性疾病。主要侵犯全身结缔组织及血管，病变最常累及心脏和关节，其次为皮肤、皮下组织、脑和血管等，以心脏病变最为严重。风湿病易反复发作，急性期称为风湿热（rheumatism fever），为风湿活动期，临床上除有心脏、关节等组织器官的症状外，常伴有发热、关节痛、白细胞增多、血沉加快、血中抗链球菌溶血素“O”（ASO）抗体滴度增高等表现。

风湿病的初发年龄多在5～15岁之间，6～9岁为发病高峰，心脏瓣膜变性常在20～40岁最多见。风湿病多发生于冬春季，寒冷、潮湿的生活环境可能为本病的诱发因素。

一、病因和发病机制

（一）A组乙型溶血性链球菌感染

风湿病的发生与A组乙型溶血性链球菌感染有关的观点已被普遍接受。依据是：①多数患者发病前2～3周曾有咽峡炎、扁桃体炎等链球菌感染史；②发病时95%病患血清中的ASO滴度升高；③风湿病发病与链球菌感染盛行的秋冬季节和寒冷潮湿地区分布一致；④抗链球菌治疗可有效降低风湿病的发病率和复发率。

（二）自身免疫反应机制

20世纪90年代，就出现了风湿热的发病与自身免疫有关的理论。A组溶血性链球菌的某些成分，其分子结构可能和人体组织的分子结构相同或类似，因而产生交叉反应。

（三）遗传易感性

风湿热患者亲属患病的风险要比无风湿热的家庭高。

（四）链球菌毒素学说

链球菌可产生多种细胞外毒素和一些酶，可以直接造成人体内组织器官的损伤。

二、基本病理变化

风湿病主要病变发生于结缔组织的胶原纤维，全身各器官均可受累，但以心脏、血管和浆膜等处的病变最为明显。风湿病的特征性病理变化为风湿小体，即Aschoff小体，对诊断风湿病有意义。典型病变过程可分为三期：

(一) 变质渗出期

是早期改变。在心脏、浆膜、关节、皮肤等部位表现为结缔组织基质的黏液样变性和胶原纤维纤维素样坏死；同时在浆液、纤维素渗出过程中有少量淋巴细胞、浆细胞、单核细胞浸润。此期病变约持续1个月。

(二) 增生期（或肉芽肿期）

此期病变特点是在变质渗出的基础之上，在心肌间质、心内膜下和皮下结缔组织中，可见具有特征性的肉芽肿性病变，称为风湿小体或Aschoff小体。（图13-10）风湿小体由聚集于纤维素样坏死灶内的成群风湿细胞及少量的淋巴细胞和浆细胞构成。风湿细胞由增生的巨噬细胞吞噬纤维素样坏死物质后转变而来。风湿细胞也称为阿绍夫细胞（Aschoff cell），在心肌间质内的Aschoff细胞多位于小血管旁，细胞体积大，圆形，胞质丰富而略嗜碱性，核大，圆形或卵圆形，核膜清晰，染色质集中于中央，核的横切面似枭眼状，纵切面像毛虫。有时可见多个核的Aschoff巨细胞。此期病变可持续2～3个月。

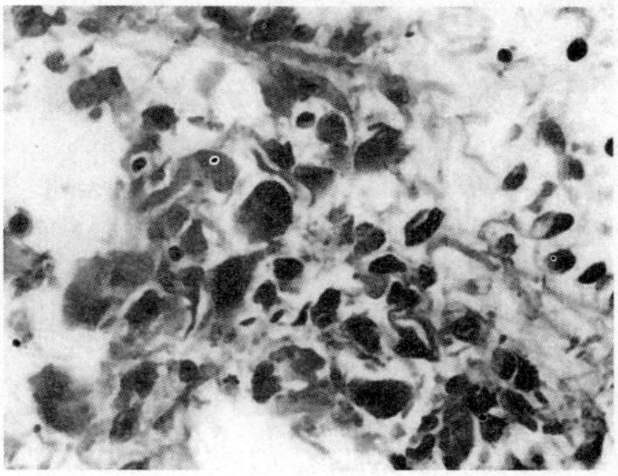

图13-10　风湿性心肌炎之风湿小体

(三) 纤维化期（或硬化期）

风湿小体中的纤维素样坏死物被逐渐溶解吸收，风湿细胞转变为成纤维细胞，风湿小体逐渐纤维化，最终成为梭形小瘢痕。此期病变约持续2～3个月。

上述整个病程历时约4～6个月。因风湿病常反复发作，故受累器官中可有新旧病变并存。病变持续反复进展，可致较严重的纤维化和瘢痕形成，破坏组织结构，影响器官功能。

三、风湿病的各器官病变

(一) 风湿性心脏病

风湿性心脏病在急性期可以表现为风湿性心内膜炎、风湿性心肌炎和风湿性心外膜炎。若病变累及心脏全层组织，则称风湿性全心炎或风湿性心脏炎。儿童风湿病患者中，60%～80%有心脏炎的临床表现。

1. 风湿性心内膜炎（rheumatic endocarditis）　病变主要侵犯心脏瓣膜，以二尖瓣

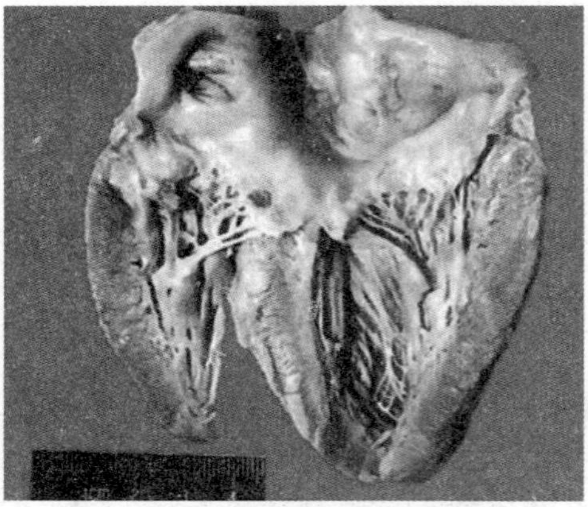

注：二尖瓣闭锁缘见灰白色、粟粒大小的赘生物。

图 13-11 风湿性心内膜炎

最常受累，其次为二尖瓣和主动脉瓣联合受累。三尖瓣和肺动脉瓣极少累及，瓣膜邻近的内膜和腱索亦可受累。

病变早期，受累瓣膜肿胀、增厚，闭锁缘上可见粟粒大小、灰白色、半透明、呈串珠状单行排列的赘生物，与瓣膜附着牢固，不易脱落。（图 13-11）镜下，赘生物由血小板和纤维蛋白构成，伴小灶性纤维素样坏死。其周围可见少量 Aschoff 细胞。后期，病变反复发作，可导致瓣膜增厚、变硬、卷曲、缩短，瓣膜间可相互粘连，腱索增粗和缩短，最终形成慢性心脏瓣膜病。当炎症累及房、室内膜时，引起内膜灶状增厚及附壁血栓形成。

2. 风湿性心肌炎（rheumatic myocarditis） 主要累及心肌间质结缔组织，常表现为灶性间质性心肌炎。主要病变为心肌间质内小血管旁风湿小体形成，亦可见间质水肿、淋巴细胞浸润。风湿小体多见于室间隔和左室后壁上部，以内膜侧心肌内更为多见。病变后期，风湿小体逐渐机化，可形成小瘢痕。

急性期临床上可出现窦性心动过速、第一心音低钝等表现。病变累及传导系统时可出现传导阻滞。儿童患者可发生急性充血性心力衰竭。

3. 风湿性心外膜炎（rheumatic pericarditis） 又称风湿性心包炎。病变主要累及心包脏层，表现浆液性炎或（和）纤维素性炎。当以浆液渗出为主时，形成心包积液。当渗出物以纤维蛋白为主时，覆盖于心外膜的纤维素因心脏不停搏动和牵拉而成绒毛状，称为绒毛心。（图 13-12）渗出的纤维素如不能被溶解吸收，则发生机化，致使心包脏、壁两层发生粘连，形成缩窄性心包炎（constrictive pericarditis）。

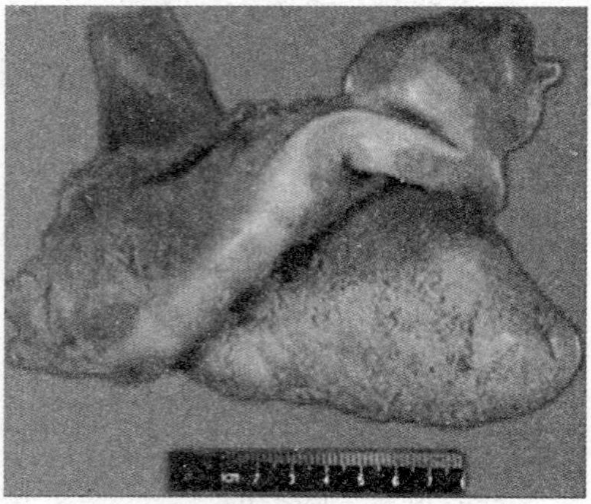

图 13-12 风湿性心外膜炎之绒毛心

（二）风湿性关节炎

风湿性关节炎（rheumatic arthritis）多见于成年患者。病变常侵犯膝、踝、肩、腕、肘和髋等大关节，呈游走性、反复发作性。关节腔内有浆液及纤维蛋白渗出，滑膜充血肿胀，邻近软组织内可有不典型的风湿性小体形成。受累关节可出现红、肿、热、痛和功能障碍。病变消退后，不遗留关节畸形。

（三）皮肤病变

急性风湿病时，皮肤出现环形红斑和皮下结节，具有诊断意义。

1. 环形红斑　为渗出性病变。多见于躯干和四肢皮肤，为环状或半环状淡红色红斑，中央皮肤色泽正常。镜下见，红斑处真皮浅层血管充血，血管周围水肿及炎细胞浸润。病变常在1～2天消退。

2. 皮下结节　为增生性病变。多见于四肢大关节伸侧面皮下，圆形或椭圆形，直径0.5～2.0 cm，质较硬、可活动、无压痛。镜下见，结节中央为大片纤维素样坏死，周围可见呈放射状排列的风湿细胞和成纤维细胞，伴淋巴细胞浸润。

（四）风湿性动脉炎

风湿性动脉炎（rheumatic arteritis）中的大小动脉均可受累，以小动脉较常见，可发生于冠状动脉、肾动脉、肠系膜动脉、脑动脉、主动脉和肺动脉等。急性期，血管壁发生黏液样变性和纤维素样坏死，伴淋巴细胞浸润，可有风湿小体形成，并可继发血栓形成。后期，血管壁因瘢痕形成而增厚，管腔狭窄。

（五）风湿性脑病

多见于5～12岁儿童，女童较多。主要病变为脑的风湿性动脉炎和皮质下脑炎。后者病变主要累及大脑皮质、基底节和丘脑等，光镜见神经细胞变性，胶质细胞增生及胶质结节形成。当锥体外系受累较重时，患儿出现肢体的不自主及不协调运动，称为小舞蹈症（chorea minor）。

第四节　感染性心内膜炎

感染性心内膜炎（infective endocarditis，IE）是由病原微生物经血行途径直接侵袭心内膜，特别是心脏瓣膜而引起的炎症性疾病，常伴有赘生物的形成。常见病原体为链球菌。近年来，由于心脏手术和介入性治疗的开展、抗生素的广泛应用、免疫抑制剂的应用及静脉内药物的滥用等，感染性心内膜炎致病菌的构成比也发生了变化，葡萄球菌（尤其金黄色葡萄球菌）和肠球菌呈增多趋势。

感染性心内膜炎根据病情和病程，分为急性和亚急性心内膜炎；根据瓣膜类型，可分为自体瓣膜（native valve）和人工瓣膜（prosthetic valve）心内膜炎。

自体瓣膜感染性心内膜炎的病原体主要为链球菌，而葡萄球菌（尤其金黄色葡萄球菌）和肠球菌有增多趋势。急性感染性心内膜炎以金黄色葡萄球菌最为多见；少数为肺炎球菌、A族链球菌、流感杆菌和淋球菌等。亚急性感染性心内膜炎仍以草绿色链球菌最多见，肠球菌次之。人工瓣膜感染性心内膜炎占感染性心内膜炎的10%～15%，可分早期和晚期两种。早期是手术期感染经由导管或静脉输液而累及心脏，主要致病菌为表皮葡萄球菌和金黄色葡萄球菌；晚期多为一过性菌血症所致，金黄色葡萄球菌占50%以上。另外，有器质性心血管疾病的患者易患感染性心内膜炎，如风湿性心脏瓣膜病（约80%）、先天性心脏病（8%～15%）、人工瓣膜置换术及老年性退行性心脏病等。无器质性心血管疾病患者仅占2%～10%。

一、急性感染性心内膜炎

急性感染性心内膜炎（acute infective endocarditis），或称急性细菌性心内膜炎（acute bacterial endocarditis），主要是致病力强的化脓菌（如金黄色葡萄球菌、溶血性链球菌和肺炎球菌等）引起。通常病原体是在身体某部位发生感染，如化脓性骨髓炎、产褥热等，当机体抵抗力降低时，细菌入血引起脓毒血症、败血症并侵犯心内膜。主要侵犯二尖瓣和主动脉瓣，引起急性化脓性心脏瓣膜炎，在受累的心脏瓣膜上形成赘生物。赘生物主要由脓性渗出物、血栓、坏死组织和大量细菌菌落混合而成。赘生物体积庞大、质地松软、呈灰黄或浅绿色，破碎后形成含菌性栓子，可引起心、脑、肾、脾等器官的感染性梗死和脓肿。受累瓣膜可发生破裂、穿孔或腱索断裂，引起急性心脏瓣膜功能不全。

此病起病急，病程短，病情严重，患者多在数日或数周内死亡。

二、亚急性感染性心内膜炎

亚急性感染性心内膜炎（subacute infective endocarditis），也称为亚急性细菌性心内膜炎（subacute bacterial endocarditis），主要由毒力相对较弱的草绿色链球菌所引起（约占75%），肠球菌、革兰阴性杆菌、立克次体、真菌等均可引起此病的发生。这些病原体可自感染灶（扁桃体炎、牙周炎、咽喉炎、骨髓炎等）入血，形成菌血症，再随血流侵入瓣膜。也可因拔牙、心导管及心脏手术等医源性操作致细菌入血侵入瓣膜。

临床上，除有心脏体征外，还有长期发热、点状出血、栓塞症状、脾大及进行性贫血等迁延性败血症表现。病程较长，可迁延数月，甚至1年以上。

1. 心脏　此病最常侵犯二尖瓣和主动脉瓣，病变特点是常在已有病变的瓣膜上形成赘生物。赘生物呈息肉状或菜花状，质松脆，易破碎、脱落。受累瓣膜易变形，发生溃疡和穿孔。光镜下，赘生物由血小板、纤维蛋白、细菌菌落、坏死组织和中性粒细胞组成，溃疡底部可见肉芽组织增生、淋巴细胞和单核细胞浸润。瓣膜损害可致瓣膜口狭窄或关闭不全。临床上，可听到相应的杂音。瓣膜变形严重可出现心力衰竭。

2. 血管　细菌毒素和赘生物破裂脱落形成的栓子，引起动脉性栓塞和血管炎。栓塞最多见于脑，其次为肾、脾等。由于栓子不含菌或仅含极少的细菌，细菌毒力弱，常为无菌性梗死。

3. 变态反应　变态反应和（或）微栓塞的发生可引起局灶性或弥漫性肾小球肾炎。皮下小动脉炎可致皮肤出现红色、微隆起、有压痛的小结节，称Osler小结。

4. 败血症　脱落的赘生物内有细菌、侵入血流，并在血流中繁殖，致患者有长期发热，脾大，白细胞增多，皮肤、黏膜和眼底常有小出血点，贫血等表现。

第五节　心脏瓣膜病

心脏瓣膜病（valvular vitium of the heart）是指心脏瓣膜因先天性发育异常或后天疾病所造成的器质性病变，表现为瓣膜口狭窄和/或关闭不全，最后导致心功能不全，引起全身血液循环障碍，是最常见的慢性心脏病之一。

瓣膜口狭窄（valvular stenosis）是指瓣膜开放时不能完全张开，导致血流通过障碍。主要由相邻瓣膜（近瓣联合处）互相粘连、瓣膜增厚、弹性减弱或丧失、瓣膜环硬化和缩窄等引起。瓣膜关闭不全（valvular insufficiency）是指心脏瓣膜关闭时瓣膜口不能完全闭合，使部分血液返流。主要是瓣膜增厚、变硬、卷曲、缩短，或瓣膜破裂和穿孔，亦可因腱索增粗、缩短和与瓣膜粘连而引起。二者可单独发生，也可同时并存。

心脏瓣膜病变最常见于二尖瓣，约占70%，二尖瓣合并主动脉瓣病变者为20%～30%，单纯主动脉瓣病变者为2%～5%，三尖瓣和肺动脉瓣病变者少见。心脏瓣膜病的主要危害是引起血流动力学改变，加重相应心房和（或）心室的负荷，导致心功能障碍。

一、二尖瓣狭窄

二尖瓣狭窄（mitral stenosis）多为风湿性心内膜炎反复发作所致，少数由感染性心内膜炎引起。正常成人二尖瓣开放时瓣口面积约为5 cm^2，可通过两个手指。瓣膜口狭窄时，瓣口面积可缩小到 1.0～2.0 cm^2，严重者只有 0.5 cm^2，或仅能通过医用探针。病变早期瓣膜轻度增厚，形如隔膜；后期瓣膜极度增厚，瓣叶间严重粘连，腱索缩短，瓣口形如鱼口。

血流动力学及临床病理联系：二尖瓣狭窄时，在心室舒张期左心房血液流入左心室受阻，左心房发生代偿性扩张肥厚，使血液在加压情况下快速通过狭窄口，而产生漩涡并引起震动，在心尖区可闻及舒张期隆隆样杂音。后期左心房失代偿时，左心房血液淤积，压力升高，肺静脉血液回流受阻，导致肺淤血、肺水肿或漏出性出血。临床出现呼吸困难、紫绀、咳嗽和咳粉红色泡沫状痰等左心衰竭症状。当肺静脉压增高超过一定限度时，将反射性引起肺小动脉收缩、痉挛，使肺动脉压升高。长期肺动脉高压，可导致右心室代偿性肥大，继而失代偿，右心室扩张，三尖瓣因而相对性关闭不全，最终引起右心房淤血及体循环静脉淤血。临床出现颈静脉怒张、肝脾肿大、下肢水肿及浆膜腔积液等右心衰竭的症状。听诊心尖区可闻及舒张期隆隆样杂音。X 线显示心脏呈"三大一小"倒置的"梨形心"。

二、二尖瓣关闭不全

二尖瓣关闭不全（mitral insufficiency）多为风湿性心内膜炎的后果，也可由亚急性心内膜炎引起。

血流动力学改变及临床病理联系：二尖瓣关闭不全时，在心室收缩期，左心室部分血液通过关闭不全的瓣膜口返流入左心房，引起漩涡与震动，在心尖区可闻及收缩期吹风样杂音。左心房既接受肺静脉回流的血液，又接受左心室返流的血液，血容量大增，压力升高，久之，左心房代偿性肥大。当左心失代偿后，继而出现肺淤血、肺动脉高压、右心室代偿性肥大进而右心衰竭。X 线检查，左右心房、心室均肥大扩张为"球形心"。

三、主动脉瓣狭窄

主动脉瓣狭窄（aortic stenosis）常由风湿主动脉瓣膜炎引起，少数可由先天性发育异常或 AS 引起的主动脉瓣钙化所致。

血流动力学改变及临床病理联系：主动脉狭窄时，左心室射血阻力增加，左心室发生代偿性肥大，室壁增厚，向心性肥大。后期，左心室失代偿，出现左心衰竭，进而引起肺淤血、肺动脉高压及右心衰竭。临床上可出现呼吸困难、运动时眩晕和心绞痛及脉压减小等症状和体征。X 线检查可见左室影更加突出，为"靴形心"。

四、主动脉瓣关闭不全

主动脉瓣关闭不全（aortic insufficiency）常由风湿、细菌性心内膜炎和 AS 引起，亦可由梅毒性动脉炎所致。

血流动力学改变及临床病理联系：主动脉瓣关闭不全时，在心室舒张期主动脉部分血液返流入左心室，使左心室舒张末期血容量增加，发生代偿性肥大。久之，依次发生左心衰竭、肺淤血、肺动脉高压和右心衰竭。临床上可出现脉压增大及周围血管体征，如颈动脉搏动、水冲脉和股动脉枪击音等。主动脉瓣听诊区可闻及舒张期吹风样杂音。

第六节 心肌病

心肌病（cardiomyopathy）是指除 CHD、高血压性心脏病、心脏瓣膜病、先天性心脏病和肺源性心脏病等以外的以心肌结构和功能异常为主要表现的一组疾病。目前，对心肌病的病因和发病机制有所了解，其分类是以病理生理学、病因学、病原学和发病因素为基础进行的，包括扩张型心肌病、肥厚型心肌病、限制型心肌病、致心律失常性右室心肌病、未分类的心肌病及特异性心肌病，同时，将我国地方性心肌病——克山病列入特异性心肌病之中。

一、扩张型心肌病

扩张型心肌病（dilated cardiomyopathy，DCM）亦称充血性心肌病，是一类遗传因素和非遗传因素导致的复合性心肌病，以左心室、右心室或双心室腔扩大，收缩功能障碍等为特征。我国 DCM 发病率约 19/10 万，近年呈上升趋势，男性多于女性，以 20～50 岁多见。

（一）病因和发病机制

按病因可分为特发性、家族遗传性、获得性和继发性 DCM 等。免疫介导的心肌损害可能是重要的病因与发病机制。抗心肌抗体，如抗腺嘌呤核苷易位酶（ANT）抗体、抗 β_1 受体抗体、抗肌球蛋白重链（MHC）抗体和抗胆碱-2（M2）受体抗体等被公认是 DCM 的免疫标记物。

（二）病理变化

DCM 主要表现为心脏扩大，并有一定程度的心肌肥厚。肉眼观，心脏重量增加，

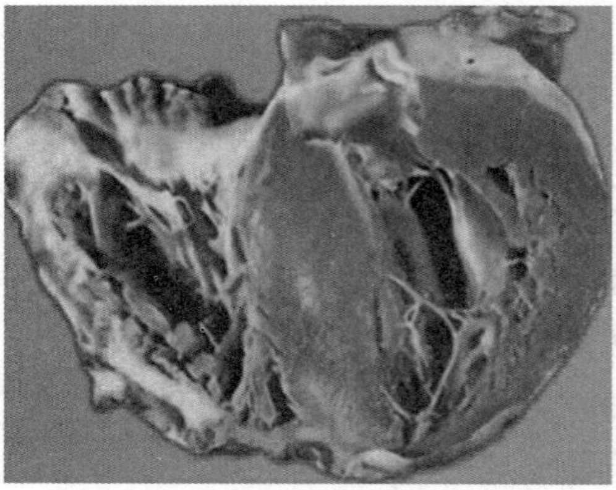

注：左心室明显扩张，肉柱和乳头肌变扁平。

图 13-13　扩张型心肌病

可达 500～800 g 或更重（男性>350 g，女性>300 g）。两侧心腔明显扩张，心室壁略厚或正常（离心性肥大），心尖部室壁常呈钝圆形。（图 13-13）二尖瓣和三尖瓣可因心室扩张致关闭不全。心内膜增厚，常见附壁血栓。光镜下，心肌细胞不均匀性肥大、伸长，细胞核大，浓染，核型不整。肥大和萎缩心肌细胞交错排列。心肌细胞常发生空泡变、小灶性肌溶解，心肌间质纤维化和微小坏死灶或瘢痕灶。

临床上，主要表现为心力衰竭的症状和体征。心电图显示，心肌劳损和心律失常。部分患者可发生猝死。

二、肥厚型心肌病

肥厚型心肌病（hypertrophic cardiomyopathy，HCM）是以左心室和（或）右心室肥厚、心室腔变小、左心室充盈受阻和舒张期顺应性下降为特征的心肌病。我国患病率为 180/10 万，20～50 岁多见，是青年猝死的常见原因之一。

（一）病因和发病机制

该病属遗传疾病，50％患者有家族史，为常染色体显性遗传，是编码心肌的肌节蛋白基因突变所致。部分患者是代谢性或浸润性疾病所引起。内分泌紊乱，尤其是儿茶酚胺分泌增多、原癌基因表达异常和钙调节异常，是 HCM 的促进因子。

（二）病理变化

HCM 特征性的变化是非对称性室间隔肥厚，也可见均匀肥厚型、心尖肥厚型和左心室前壁肥厚型等。肉眼观，心脏增大、重量增加，成人患者心脏多重达 500 g 以上，两侧心室壁肥厚、室间隔厚度大于左心室壁的游离侧，二者之比>1.3（正常为 0.95）。（图 13-14）乳头肌肥大、心室腔狭窄，左室尤其显著。收缩期二尖瓣向前移动与室间隔左侧心内膜接触，可引起二尖瓣增厚和主动

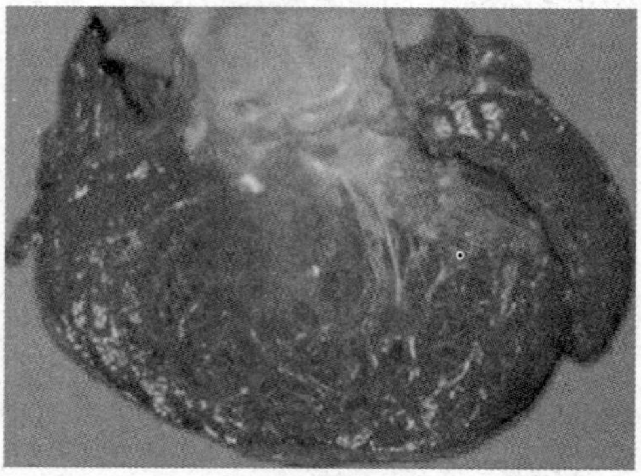

注：室间隔非对称性肥厚，心室腔及左室流出道狭窄。

图 13-14　肥厚型心肌病

脉瓣下的心内膜局限性增厚。光镜下，心肌细胞弥漫性肥大，核大、畸形、深染、明显的心肌纤维走行紊乱。电镜下，肌原纤维排列方向紊乱，肌丝交织或重叠状排列，Z带不规则，并可见巨大线粒体。

临床上，心排出量下降，肺动脉高压可致呼吸困难，附壁血栓脱落可引起栓塞。

三、限制型心肌病

限制型心肌病（restrictive cardiomyopathy，RCM）以单侧或双侧心室充盈受限和舒张期容量减少为特征。收缩功能和室壁厚度正常或接近正常，间质纤维组织增生。热带地区多发，我国仅有散发病例，多数患者年龄在15～50岁。

（一）病因和发病机制

目前仍未阐明。可能与非化脓性炎症、体液免疫反应异常、过敏反应和营养代谢不良等有关。根据最近报道，本病可呈家族性发病。

（二）病理变化

肉眼观，心腔狭窄，心内膜及心内膜下纤维性增厚可达2～3 mm，呈灰白色，以心尖部为重，向上蔓延，累及三尖瓣或二尖瓣（可引起关闭不全）。光镜下，心内膜纤维化，可发生玻璃样变和钙化，伴有附壁血栓形成。心内膜下心肌常见萎缩和变性改变，亦称心内膜心肌纤维化（endomyocardial fibrosis）。

临床上，主要表现为心力衰竭和栓塞，少数可发生猝死。

第七节 心功能不全

心脏是血液循环的动力器官，通过其节律性收缩和舒张推动着血液在心血管系统内循环流动，同时不断地给组织、细胞提供所需的氧和营养物质并及时带走代谢废物，使机体的功能和代谢得以正常进行。

心功能不全（cardiac insufficiency）是指各种原因引起心脏结构和功能的改变，使心室泵血量和（或）充盈功能低下，以至于不能满足组织代谢需要的病理生理过程。心功能不全包括心功能受损后从代偿阶段到失代偿阶段的全过程，而心力衰竭一般是指心功能不全的失代偿阶段。两者在本质上是相同的，在临床上心功能不全和心力衰竭这两个概念往往是通用的。

一、心功能不全的病因、诱因及分类

（一）心功能不全的病因

心功能不全是多种心血管疾病发展到终末阶段的共同结果，但其基本病因有如下两类。（表 13-1）

表 13-1　常见心功能不全的病因

心肌损害		心脏负荷过重	
心肌病变	心肌代谢障碍	容量负荷过重	压力负荷过重
心肌炎	心肌缺血缺氧	动脉瓣膜关闭不全	高血压
心肌梗死	VitB_1 缺乏	室间隔缺损	肺动脉高压
心肌纤维化		慢性贫血	动脉瓣膜狭窄

1. 心肌舒缩功能障碍　常见于心肌炎、心肌梗死、各种心肌病，心肌细胞广泛性变性、坏死、纤维化，使心肌舒缩功能障碍。也可见于冠状动脉粥样硬化、呼吸功能衰竭、严重贫血和维生素 B_1 缺乏等原因，引起心肌代谢障碍，久之合并心肌病损，导致心脏泵血能力降低。

2. 心脏负荷过重

（1）前负荷过重：左心室前负荷过重常见于主动脉瓣或二尖瓣关闭不全；右心室前负荷过重常见于肺动脉瓣或三尖瓣关闭不全、房室间隔缺损。血液倒流，使心室舒张末期血容量过度增加而导致容量负荷过重。严重贫血、甲状腺功能亢进时，左、右心室容量负荷都增加。

（2）后负荷过重：左心室后负荷过重常见于高血压和主动脉瓣狭窄等。右心室后负荷过重常见于肺动脉高压、肺动脉瓣狭窄、肺源性心脏病等。血液黏度明显增加时，左、右心室压力负荷都增加。

（二）诱因

临床观察表明，许多因素，如感染、酸中毒和电解质紊乱、心律失常、妊娠与分娩、过劳、情绪激动、输液量过多或速度过快、药物中毒、创伤、手术等均可在上述基本病因的基础上诱发心力衰竭。据统计，约 90％的心力衰竭病例都可找到诱因。因此，若能有效地控制其诱因，则可大大降低心力衰竭的发生率。

（三）分类

1. 按发生部位分类

（1）左心衰竭：比较常见，多见于冠心病、高血压病、二尖瓣关闭不全、主动脉瓣狭窄或关闭不全等疾患。在心排出量下降的同时，以肺循环淤血、肺水肿为特征。

（2）右心衰竭：多见于慢性肺源性心脏病、肺动脉瓣狭窄、二尖瓣狭窄、肺的大动脉栓塞等。临床以体循环淤血、静脉压升高、下肢甚至全身水肿为特征。

（3）全心衰竭：是指左、右心衰同时存在。见于弥漫性心肌炎、心肌病和严重贫血；亦可见于持久的左心衰竭导致肺循环阻力增加，继而引起右心衰竭。右心衰竭晚期也可引起左心衰竭。

2. 按心力衰竭起病及病程发展速度分类

（1）急性心力衰竭：多见于急性心肌梗死、严重的心肌炎等。起病急骤，发展迅速，心功能尚来不及代偿，常出现心源性休克。

（2）慢性心力衰竭：常见于高血压、心脏瓣膜病和肺动脉高压等。临床比较多见，起病缓慢，多经过较长时间的心功能代偿阶段后才发生心力衰竭。

3. 按心输出量的高低分类

（1）低输出量性心力衰竭：心衰发生时，心排血量低于正常，常见于冠心病、高血压病、心脏瓣膜病、心肌炎等引起的心力衰竭。临床上主要表现为外周循环异常，如全身血管收缩，皮肤苍白、发冷，晚期每搏血量下降，使脉压差变小。

（2）高输出量性心力衰竭：主要见于甲状腺功能亢进、严重贫血、妊娠、动-静脉瘘等。心输出量长期处于高输出量状态，心力衰竭发生后，虽然心输出量较心力衰竭前降低，但仍高于或等于正常值，故称高输出量性心力衰竭。通常表现为四肢温暖和潮红，脉压差增大或至少正常。

心力衰竭常用的分类方法、临床类型及特点归纳于表 13-2。

表 13-2　心力衰竭的分类及特点

分类方法	类型	特点	病因
按发生部位	左心衰竭	左心室泵血功能降低，可引起肺循环淤血	冠心病、高血压病、二尖瓣关闭不全
	右心衰竭	右心室泵血功能降低，可出现体循环淤血	肺心病、肺动脉瓣狭窄
	全心衰竭	左右心同时受累，也可由一侧心衰波及另一侧	弥漫性心肌炎、严重贫血、慢性心脏瓣膜病
按起病及病程发展速度	急性心力衰竭	起病急，发展迅速，心输出量在短期内急剧下降，机体常来不及代偿	急性心肌梗死、严重心肌炎
	慢性心力衰竭	起病缓慢，多经过较长时间的心功能代偿阶段后才发生心力衰竭	高血压病、慢性心脏瓣膜病、肺动脉高压

续表

分类方法	类型	特点	病因
按心输出量高低	低输出量性心力衰竭	心衰发生时，心输出量低于正常	冠心病、高血压病、心脏瓣膜病、心肌炎等引起的心力衰竭
	高输出量性心力衰竭	心衰发生时，心输出量较心力衰竭前降低，但仍高于或等于正常值	甲亢、严重贫血、妊娠、动-静脉瘘等引起的心力衰竭

除上述分类外，根据心肌的舒缩功能障碍，分为收缩功能不全性和舒张功能不全性心力衰竭；根据心力衰竭的严重程度，分为轻、中和重度心力衰竭。

二、心功能不全的发生机制

心功能不全的发生机制比较复杂，迄今尚未完全阐明。目前认为最基本机制是心肌的舒缩功能障碍。

(一) 心肌收缩能力降低

心肌收缩能力降低是造成心脏泵血功能减退的主要原因，可以是心肌收缩相关的蛋白改变、心肌能量代谢障碍和心肌兴奋-收缩耦联障碍分别或共同引起。

1. 心肌收缩相关蛋白破坏　多种心肌损害（如心肌梗死、心肌炎及心肌病等）可引起心肌细胞变性、坏死、凋亡等；再加上心肌结构改变，共同造成心肌收缩相关蛋白的大量破坏和丧失，导致心肌收缩能力下降。

2. 心肌能量代谢障碍　ATP 是心肌唯一能够直接利用的能量形式，心肌细胞必须不断合成 ATP 以维持正常的泵血功能和细胞活力。因此，凡是干扰心肌能量代谢的因素，都可影响心肌的收缩功能。

(1) 心肌能量生成障碍：主要见于缺血、缺氧性疾病，如休克、冠心病和严重贫血等。心脏是绝对需氧器官，心脏活动所需的能量几乎全部来自全身各种能源物质的有氧氧化。缺血、缺氧时有氧氧化障碍，ATP 产生减少，不能满足心肌收缩功能的需要，心肌收缩性减弱。此外，$VitB_1$ 缺乏，导致丙酮酸氧化脱羧障碍也可引起 ATP 生成减少。

(2) 心肌能量储备减少：心功能不全时，随着心肌肥大的发展和心肌损伤的加重，产能减少而耗能增加，导致磷酸肌酸激酶活性降低，使储能形式的磷酸肌酸含量减少，心肌的能量储备减少。

(3) 心肌能量利用障碍：临床上，长期的心脏负荷过重而引起心肌过度肥大时，心肌细胞内的肌球蛋白头部 ATP 酶活性降低，ATP 水解作用减弱，导致心肌的化学能向机械能转换过程障碍，心肌收缩性减弱。

3. 心肌兴奋-收缩耦联障碍　胞质内 Ca^{2+} 在心肌兴奋、收缩过程中起着极重要的中介作用，凡是影响 Ca^{2+} 转运、分布的因素都会影响心肌的兴奋-收缩耦联。

（1）肌浆网摄取、储存、释放 Ca^{2+} 减少：心肌收缩后复极化时，肌浆网借助钙泵的作用，逆浓度将 Ca^{2+} 从细胞质内摄取回来，当心肌兴奋时向细胞质内释放 Ca^{2+}，使心肌再次收缩。当心肌缺血缺氧，ATP 供应不足，肌浆网 Ca^{2+} 泵活性降低以及能量利用障碍，导致肌浆网摄取 Ca^{2+} 的能力下降。肌浆网摄取和储存的 Ca^{2+} 不足，使心肌再次兴奋时 Ca^{2+} 释放减少。

（2）细胞外 Ca^{2+} 内流受阻：心肌细胞肌浆网不发达，贮存 Ca^{2+} 量有限，因此心肌收缩时，胞浆中的 Ca^{2+} 大部分来自肌浆网，尚有 10%～20%来自细胞外。①多种因素致心肌肥大时，肥大的心肌肌膜上的 β 受体减少，细胞内去甲肾上腺素含量也减少，导致肌膜上受体依赖性钙通道开放受阻，Ca^{2+} 内流减少。②酸中毒时，β 受体对去甲肾上腺素的敏感性降低，亦可使 Ca^{2+} 内流受阻。③高钾血症，K^+ 可竞争性地抑制 Ca^{2+} 内流，导致胞浆 Ca^{2+} 浓度不能迅速上升，使心肌的兴奋-收缩偶联障碍。

（3）Ca^{2+} 与肌钙蛋白的结合障碍：细胞质内 Ca^{2+} 的浓度必须达到 10^{-5} mol/L，同时还必须与肌钙蛋白结合，才能实现心肌兴奋-收缩耦联。H^+ 也能与肌钙蛋白结合且结合能力更强，但不能启动心肌的正常收缩。酸中毒时，大量的 H^+ 可竞争性地抑制 Ca^{2+} 与肌钙蛋白的结合，阻碍了心肌的兴奋-收缩耦联，使心肌收缩力下降。

（二）心室舒张功能异常

心室舒张并充盈足够的血量是实现正常心输出量的保证。如心室充盈不足，心输出量必然会减少，导致心力衰竭。临床上，约有 30%的心力衰竭病例是心室的舒张功能异常引起的。心室舒张功能障碍可能与下列因素有关：

1. 钙离子复位延缓　心肌缺血缺氧引起 ATP 供应不足或能量利用障碍，使细胞内 Ca^{2+} 外流受阻，同时肌浆网不能及时将胞质内 Ca^{2+} 摄取、贮存，造成胞质中 Ca^{2+} 浓度不能迅速下降，导致 Ca^{2+} 不能及时与肌钙蛋白解离，从而使心肌舒张延缓或不全，引起心室的舒张功能障碍。

2. 肌球-肌动蛋白复合体解离障碍　正常心肌舒张时需肌球蛋白头部与肌动蛋白作用点解离，这是一个主动耗能过程。当心肌缺血缺氧引起 ATP 供应不足时，可使该过程受阻，从而导致心肌舒张不全或延缓。

3. 心室舒张势能减少　心室舒张功能除了取决于心肌的舒张性能之外，还与心室的舒张势能有关。心室舒张的势能来自心室的收缩，心室收缩愈强，产生的舒张势能越大，心室的舒张也就越充分。因此，凡是削弱心肌收缩性的因素，也可通过减少舒张势能影响心室的舒张。

4. 心室顺应性降低　心室顺应性系指心室在单位压力变化下所引起的容积改变。心室顺应性下降意味着心室舒张末期容量稍有增加，心室内压即明显增加，从而引起心室的扩张充盈受到限制，导致心输出量减少，进而引起静脉系统淤血。心室顺应性降低主要见于心肌肥大、心肌炎、间质增生和心肌纤维化等。

（三）心脏各部舒缩活动不协调

正常情况下心脏各部分之间，包括左右心之间、房室之间和心室壁各区域之间的活动处于高度的协调状态，以保证有足够的心输出量。当心肌受损时，如心肌梗死、心肌炎、高血压性心脏病等，其病变区与非病变区的心肌在兴奋性、传导性、自律性及收缩性方面发生很大差异，导致心脏各部在空间和时间上舒缩活动不协调，如兴奋的传导障碍可导致房室舒缩活动不协调和两侧心室不同步舒缩，使心输出量减少。

三、心功能不全时机体的代偿

当心肌受损或心脏负荷过重引起心输出量减少时，机体通过一系列的代偿活动提高或维持心输出量。若通过代偿活动，心输出量能够满足机体正常活动而暂时不出现心力衰竭者称为完全代偿；如心输出量仅能满足机体在安静状态下的代谢需要，已发生轻度心力衰竭者称为不完全代偿；如心输出量不能满足机体安静状态下的代谢需要，出现明显的心力衰竭表现者称为失代偿。心力衰竭时，机体的代偿活动可分为心脏本身的代偿活动和心外代偿活动。

（一）心脏代偿反应

1. 心率加快　心排血量是脉搏输出量与心率的乘积。一定范围内的心率加快可提高心排血量，并可提高舒张压，有利于冠脉的血液灌流，对维持动脉血压、保证重要器官的血流供应有积极意义。当组织细胞对血供的需求增加时，正常的心脏可通过增加每搏输出量和心率增加心排血量。而心功能不全时，由于损伤的心脏每搏输出量相对固定，难以增加，心率加快成为决定心排血量的主要因素。

心率加快是一种快速的代偿反应，但是，如果心率过快（成人＞180 次/分），可因心肌耗氧量增加，心室舒张期过短，冠脉灌流量减少及心室充盈不足，则会加重心肌的缺血、缺氧，反而使心排血量降低。

2. 心脏紧张源性扩张　在一定范围内，心肌收缩力与前负荷（心肌初长度）呈正比，当心肌初长度被拉长超过 2.2 μm 时，其收缩力反而下降甚至丧失。心力衰竭引起心输出量减少，使心室舒张末期容积增加，心腔扩张，使心肌初长度增加，心收缩力增强，心输出量增加，这种伴有收缩力增强的心脏扩张称为紧张源性扩张；若心室舒张末期容积过大，心腔过度扩张，心肌过度拉长超过最适初长度时，心收缩力反而降低，这种无代偿意义的心腔扩张称为肌源性扩张。肌节过度拉长是心脏扩张从代偿转向失代偿的关键因素。

3. 心肌肥大　是心脏长期负荷过重引起的一种慢性代偿方式，主要表现为：心肌细胞体积增大，重量增加。肥大的心肌在两个方面发挥代偿作用，一是可以增加心肌的收缩力，有助于维持心输出量；二是室壁增厚可降低室壁张力，使心肌耗氧量减少，有助于减轻心脏负担。因此，心肌肥大具有积极的代偿意义。但心肌过度肥大时，因能量代谢及兴奋-收缩耦联障碍，心收缩力反而会下降，使心输出量不再维持在代偿水平，心力衰竭发生。

（二）心外代偿反应

1. 血容量增加　心力衰竭时心输出量减少，RAAS 激活，使肾小球滤过率降低，肾小管重吸收钠水增加导致钠、水潴留，血容量增加，对提高心输出量、维持动脉血压具有积极的代偿意义。但同时增加了心脏的前、后负荷，长期存在易加重心力衰竭，引起心性水肿。

2. 血流重新分布　心力衰竭时心输出量减少，交感-肾上腺髓质系统兴奋性增高，外周血管收缩，血流量减少，以保证心、脑足够的血液供应，即实现血液重新分配。但周围器官的长期供血不足可导致脏器的功能紊乱，如肝、肾功能衰竭；同时，外周血管长期收缩，外周阻力增加可引起心脏后负荷增大，诱发心力衰竭。

3. 红细胞增多　心力衰竭时心输出量减少，肾组织供血不足，刺激肾脏合成、释放促红细胞生成素增多，促进骨髓造血，使红细胞生成增多，血液携氧能力增强，对改善周围组织供氧有代偿意义。但红细胞过多可引起血液黏滞性增大，心脏负荷增加。

4. 组织细胞利用氧的能力增加　心力衰竭时，由于周围组织低灌注而发生缺氧，组织细胞通过线粒体数目增多、氧合血红蛋白释放氧增加及无氧酵解过程加强等方式，增强组织利用氧的能力。

四、心功能不全时机体代谢和功能变化

心脏泵血功能障碍及神经-体液调节机制过度激活可以引起心功能不全的患者在临床上出现多种表现，主要以心排血量降低引起的器官组织灌流量减少和肺循环或体循环静脉淤血为特征，表现为相应的症候群。

(一) 心排血量减少

心排血量随组织细胞代谢需要而增加的能力称为心力储备 (cardiac reserve)，这反映心脏的代偿能力。心肌收缩性降低和心室负荷过重引起的收缩性心功能不全，在临床上表现为心排血量减少的综合征，又称为前向衰竭 (forward failure)。

1. 皮肤血流量减少　心功能不全时，由于心排血量减少，加上交感-肾上腺髓质系统兴奋，皮肤血管收缩，血流量减少，表现为皮肤苍白、温度降低。若合并缺氧，可出现发绀。

2. 肾血流量减少　心功能不全时，心排血量减少，肾血流量明显减少，肾小球滤过率下降和肾小管重吸收功能增强，使尿量减少，出现水、钠潴留，亦可伴有氮质血症。患者的尿量在一定程度上可反映心功能的状况，随着心功能的改善，尿量增加。

3. 脑血流量减少　随着心排血量的进一步减少，脑血流量也可以减少。脑供血不足可引起头晕、头痛、失眠、记忆力减退和烦躁不安等表现。部分患者在变换体位时出现头晕、晕厥等直立性低血压的表现。当心排血量急性减少时，可导致脑缺血发生短暂性意识丧失，称为心源性晕厥 (cardiogenic syncope)。严重者晕厥发作可持续数秒并伴有四肢抽搐呼吸暂停、发绀等临床表现，称为阿-斯综合征 (Adams-Stokes syndrome)。

4. 心源性休克　轻度、慢性心力衰竭时，由于机体的代偿，动脉血压仍可维持相对正常。急性、严重心力衰竭 (如大面积心肌梗死) 时，心输出量急剧减少，导致血压急剧下降，甚至发生心源性休克。

(二) 体循环淤血

慢性右心衰竭或全心衰竭时，钠、水潴留和静脉回流障碍，可引起不同程度的体循环淤血。主要表现为体循环静脉系统过度充盈、静脉压升高和内脏器官淤血、水肿等。

1. 静脉淤血和静脉压升高　右心衰竭时因钠、水潴留及右室舒张末期压力升高，使上下腔静脉回流受阻，静脉异常充盈，表现为下肢和内脏的淤血。右心淤血明显时出现颈静脉充盈或怒张 (engorgement of neck vein)。按压肝脏后颈静脉异常充盈，称为肝颈静脉反流征 (hepatojugular reflux) 阳性。静脉淤血和交感神经兴奋引起的容量血管收缩，可使静脉压升高。

2. 肝肿大、肝功能损害　右心衰竭时肝肿大者占95%～99%，是右心衰竭的早期表现之一。右心衰竭时下腔静脉回流受阻，肝静脉压升高，肝小叶中央区淤血，肝窦扩张、充血及周围水肿，导致肝脏肿大，局部压痛。长期右心衰竭，可引起淤血性肝硬化。因肝细胞变性、坏死，患者可出现转氨酶水平增高及黄疸。

3. 水肿　是右心衰竭及全心衰竭的主要表现之一，称为心性水肿。受重力影响，心性水肿在体位低下的下肢表现最为明显，严重者可伴发腹腔积液及胸腔积液。毛细血管压增高是心性水肿的始发因素，而肾血流量减少可引起肾小球滤过率降低和醛固酮增加，造成钠、水潴留，促进水肿的发展。此外，胃肠道淤血引起的食物消化吸收障碍、肝淤血造成的肝功能损伤可导致低蛋白血症，又进一步加重心性水肿。

4. 胃肠功能改变　慢性心功能不全时，胃肠道淤血及动脉血液灌注不足，可出现消化系统功能障碍，表现为消化不良、食欲不振、恶心、呕吐、腹泻等。

（三）肺循环淤血

肺循环淤血主要见于左心衰竭患者。当肺毛细血管楔压升高，首先出现肺循环淤血，严重时可出现肺水肿（pulmonary edema）。

1. 呼吸困难　是患者气短及呼吸费力的主观感觉，是肺淤血、肺水肿的共同表现，具有一定的限制体力活动的保护意义，也是判断肺淤血程度的指标。根据肺淤血和水肿的严重程度，呼吸困难可有不同的表现形式。

（1）劳力性呼吸困难（dyspnea on exertion）：是指伴随着体力活动而发生的呼吸困难，休息后可减轻或消失。为左心衰竭的最早表现。其机制是：①体力活动时机体需氧量增加，而衰竭的心脏不能相应提高心排血量，机体缺氧加剧，反射性地兴奋呼吸中枢，引起呼吸加快加深，出现呼吸困难；②活动时心率加快，舒张期缩短，左室充盈减少，加重肺淤血；③体力活动时四肢血流量增加，回心血量增多，肺淤血加重。

（2）夜间阵发性呼吸困难（paroxysmal nocturnal dyspnea）：是左心衰竭早期的典型表现。

患者夜间入睡后（多在入睡 1～2 小时后）因突感气闷、气急而惊醒，在坐起咳嗽和喘气后有所缓解，经一段时间后自行消失。严重者可持续发作，咳粉红色泡沫样痰，甚至发展为急性肺水肿。其发生机制为：①入睡后由端坐位改为平卧位，下肢血液回流增多，水肿液吸收入血增多，肺淤血加重；②入睡后迷走神经兴奋性升高，支气管平滑肌收缩，肺通气阻力增大；③睡眠时中枢神经系统处于抑制状态，对刺激的敏感性降低，只有当肺淤血较严重，PaO_2 降到一定程度时才刺激呼吸中枢，使患者感到呼吸困难而惊醒。

（3）端坐呼吸（orthopnea）：患者在静息时已出现呼吸困难，平卧时加重，故需被迫采取半卧位或坐位以减轻呼吸困难的程度，称为端坐呼吸。其机制是：①端坐时下肢血液回流减少，肺淤血减轻；②端坐时膈肌下移，胸廓容积增大，肺活量增加，通气改善；③端坐体位可减少下肢水肿液的吸收，使血容量降低，减轻肺淤血。端坐呼吸是左心衰造成严重肺淤血的表现。

2. 急性肺水肿　是急性左心衰竭最严重的表现。突发左心室排血量减少，引起肺静脉和肺毛细血管流体静压升高，毛细血管壁通透性增加，血浆渗出到肺泡与肺间质而引起急性肺水肿。与此同时，肺泡内的水肿液可稀释破坏肺泡表面活性物质，使肺泡表面张力加大，加重肺水肿。临床上主要表现为突发严重的呼吸困难、发绀、气促、端坐呼吸、咳嗽、咳粉红色（或无色）泡沫样痰等症状和体征。

五、心功能不全防治的病理生理基础

（一）防治原发病、消除诱因

首先，必须采取积极有效的措施防治可能导致心功能不全发生的原发性疾病。例如，解除冠脉堵塞和痉挛、控制血压、纠正血脂异常、有规律的运动、戒烟限酒和控制肥胖等。此外，消除诱因是一个不可忽视的防治环节。例如，控制感染、避免过度紧张和劳累、合理补液、纠正电解质和酸碱平衡紊乱等。

（二）调整心肌的前、后负荷

1. 调整心脏前负荷　对有淤血和液体潴留的心功能不全患者，应适当限制钠盐的摄入。利尿剂通过抑制肾小管对钠水重吸收而降低血容量，不仅可通过降低前负荷而减轻水肿及淤血症状，也可改善患者的泵血功能和运动耐量。目前，利尿剂、血管紧张素转换酶抑制剂（angiotensin conversing enzyme inhibitor，ACEI）和β肾上腺素受体阻滞剂是治疗心功能不全的主要药物。静脉血管扩张剂如硝酸甘油等，可减少回心血量，减轻心脏的前负荷。

2. 调整心脏后负荷　心功能不全时，由于交感神经兴奋和大量缩血管物质分泌，患者的外周阻力增加，心脏后负荷增大。选用合适的药物如ACEI等降低外周阻力，不仅可降低心脏后负荷，减少心肌耗氧量，而且可因射血时间延长及射血速度加快，在脉搏做功不变的条件下使心搏出量增加。

（三）改善心肌的舒缩功能

对于收缩性心力衰竭且心腔扩大明显、心率过快的患者，可选择性应用洋地黄类药物，如地高辛。应用地高辛虽可改善心功能不全患者的临床表现，但不能降低患者的病死率，应与利尿剂、ACEI和β肾上腺素受体阻滞剂联合应用。

此外，严重心力衰竭特别是左心衰竭时，患者可因血流速度减慢和肺换气障碍引起缺氧。对于有呼吸困难并出现低氧血症的患者，吸氧可提高氧分压和血浆内溶解的氧量，改善组织的供氧。心肌能量药物如能量合剂、葡萄糖、氯化钾、肌苷等可能具有改善心肌代谢的作用。对于有严重血流动力学障碍的瓣膜狭窄或反流的患者，可考虑做瓣膜置换或修补术。对难治性的严重心力衰竭患者可考虑采用人工心脏或心脏移植。

思考题

1. 简述高血压病的类型及病理变化。

2. 简述动脉粥样硬化的基本病理变化。

3. 简述动脉粥样硬化的继发性改变。

4. 简述风湿病的基本病变。

5. 简述心力衰竭的分类及特点。

6. 简述心功能不全时机体的临床表现。

7. 病例分析

患者，男，56 岁，因“间断上腹痛伴胸闷 3 天加重半天”于中午 12 点急诊入院，心电图 ST-T 改变，对症治疗后缓解，但下午 3 点 40 分上楼时突然倒地，呼之不应，颜面紫绀，瞳孔散大，抢救无效死亡。

尸检所见：

心脏尸拳大小，外膜附少量脂肪组织，冠状动脉走行无异常。左、右冠状动脉主干管壁增厚，变硬。管腔横切面可见粥样斑块，伴不同程度的狭窄，左、右冠状动脉最严重处分别达 70%。未见出血、溃疡和血栓。沿血流方向打开各心腔，心腔无明显扩张，心肌暗红色，局部区域纹理不清楚，质中。镜下见，心肌细胞核固缩、碎裂、消失，胞浆均质红染，大量收缩带形成。主动脉主干及各级分支内壁可见多个不同程度的粥样硬化斑块。

请分析：

(1) 患者的死亡原因是什么？

(2) 心肌梗死可能出现的并发症有哪些？

思考题13-1
答案解析

（张　娟）

第十四章

呼吸系统疾病

思维导图14-1

思维导图14-1解析

学习目标

1. 掌握大、小叶性肺炎的病因、病变特点、临床病理联系及并发症。

2. 掌握慢性支气管炎、支气管扩张症和肺气肿的病因、病变特点及临床病理联系。

3. 熟悉支原体肺炎、病毒性肺炎和严重急性呼吸综合征的病因、病变特点及临床病理联系。

4. 熟悉慢性肺源性心脏病的病因、病理变化及临床病理联系。

5. 熟悉肺硅沉着病的病因、分期、各期的病变特点及并发症。

6. 熟悉鼻咽癌、喉癌和肺癌的发生原因、病变特点及扩散途径。

7. 了解呼吸衰竭的病因和发病机制、机体的代谢和功能变化及防治的病理生理基础。

案例 14-1

患者，男，35 岁，公司职员。酗酒后遭雨淋，于当日晚上突然出现高热、寒战、呼吸困难、胸痛症状，继而出现咳嗽，并咳铁锈色样痰，紧急就诊入院。

查体：T 39.5℃，P 108 次/分，R 26 次/分，BP 120/80 mmHg。神志清，口唇轻微发绀。肺部听诊呼吸音减弱，可闻及支气管呼吸音和胸膜摩擦音，左肺下叶可闻及大量湿啰音，心律齐，无杂音。腹部平软，肝脾肋下未及。实验室检查：血常规 WBC 16×10^9/L。X 线检查：左肺下叶大片致密阴影。

入院后经抗生素治疗，病情好转，各种症状逐渐消失，X 线检查左肺下叶大片致密阴影明显缩小，于入院后第 7 天自感无症状出院。

问题：

1. 该患者患的是什么疾病？
2. 患者为什么会出现高热、寒战、白细胞计数升高？
3. 患者为什么会出现铁锈色样痰？
4. 左肺下叶为什么会出现大片致密阴影？

案例 14-1 答案解析

呼吸系统是人体与外界相通并进行气体交换的主要门户，由鼻、咽、喉、气管、支气管和肺组成，其主要功能是保证机体所必需的氧气的摄入及二氧化碳的排出。呼吸系统与外界直接相通，外界的各种病原微生物、有害气体、粉尘等均可随空气进入呼吸道，但一般不会致病，是因为生理条件下呼吸系统具有很强的自净机制和防御功能，如：黏液-纤毛排送系统的滤过、净化功能，咳嗽反射的清除异物功能，肺泡腔内巨噬细胞的吞噬功能及呼吸道淋巴细胞的免疫功能等。当呼吸系统的清除、防御功能受损或进入的病原微生物、有害粉尘数量过多和毒力过强或肺处于高敏状态时，将导致呼吸系统疾病的发生。

第一节 肺 炎

肺炎（pneumonia）是指发生于肺的急性渗出性炎症，是呼吸系统的常见病、多发病。

根据致病因素的不同，各种生物因子引起的肺炎分别称为细菌性肺炎、病毒性肺炎、支原体肺炎、真菌性肺炎和寄生虫性肺炎；不同理化因素引起的肺炎，又分别称为放射性肺炎、类脂性肺炎、吸入性肺炎等。根据病变发生部位的不同，可分为肺泡性肺炎和间质性肺炎。根据病变累及范围的不同，又可分为大叶性肺炎、小叶性肺炎和节段性肺炎。按病变的性质不同，又可分为浆液性、纤维素性、化脓性、出血性、干酪性和肉芽肿性肺炎等。其中以细菌性肺炎最为常见，约占肺炎的80%。

一、细菌性肺炎

（一）大叶性肺炎

大叶性肺炎（lobar pneumonia）是主要由肺炎链球菌引起的以肺泡内弥漫性纤维素渗出为主的急性炎症。病变通常始于局部肺泡，并迅速蔓延至部分或整个肺大叶。本病多见于青壮年，冬春寒冷季节多见。临床起病急骤，主要症状为寒战、高热、咳嗽、胸痛、呼吸困难、咳铁锈色痰，并有肺实变体征及外周血白细胞增多等。一般经5～10天，体温下降，症状和体征消退。

1. 病因和发病机制　95%以上的大叶性肺炎是由肺炎链球菌引起，少数病例可由肺炎杆菌、金黄色葡萄球菌、溶血性链球菌、流感嗜血杆菌等引起。肺炎链球菌存在于正常人的鼻咽部，带菌的正常人常是本病的传播源。当上呼吸道感染、受寒、疲劳、醉酒、麻醉、糖尿病及肝肾疾病等诱因存在时，机体抵抗力下降，呼吸道的防御功能减弱，易导致细菌侵入肺泡而发病。进入肺泡内的细菌迅速生长繁殖并引发肺组织的变态反应，导致肺泡间隔毛细血管扩张、通透性增高，浆液和纤维蛋白原大量渗出，并与细菌共同通过肺泡间孔或呼吸细支气管向周围肺组织蔓延，波及部分或整个肺大叶。带菌渗出物经肺叶支气管播散，可致炎症在大叶之间蔓延，引起数个肺大叶病变。

2. 病理变化和临床病理联系　大叶性肺炎的主要病理变化为肺泡腔内的纤维素性炎，通常发生于单侧肺，以左肺下叶或右肺下叶多见，也可同时或先后发生于两个或多个肺叶。典型的大叶性肺炎，其自然发生过程可分为四期：

（1）充血水肿期：发病的第1～2天。肉眼观，病变肺叶充血、肿胀，呈暗红色，挤压切面可见淡红色泡沫状液体流出。镜下见，病变肺叶肺泡间隔毛细血管扩张充血，肺泡腔内有大量的浆液性渗出液及少量红细胞、中性粒细胞和巨噬细胞。渗出液中可检出肺炎链球菌。

临床上，患者除有寒战、高热及外周血白细胞细胞增多等全身中毒症状外，还可出现咳嗽、咳稀薄的泡沫样痰。肺部听诊可闻及呼吸音减弱和湿性啰音。X线检查显示大片淡薄而均匀的阴影。

（2）红色肝样变期：约发病后的第3～4天。肉眼观，病变肺叶肿大，因充血而呈暗红色，质地变实，切面灰红，似肝脏外观，故称红色肝样变期。镜下见肺泡间隔毛细血管进一步扩张充血，肺泡腔内充满大量纤维素和红细胞、一定量的中性粒细胞和少量巨噬细胞。渗出的纤维素交织成网，并穿过肺泡间孔与相邻肺泡内的纤维素网相连。此期渗出物中仍可检出较多的肺炎链球菌。（图14-1）

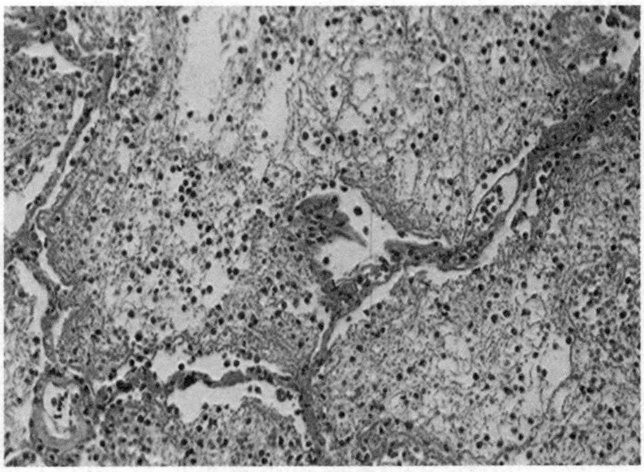

图14-1 大叶性肺炎（红色肝样变期）

临床上患者常咳铁锈色痰，是由于肺泡腔内渗出的红细胞被巨噬细胞吞噬，其中的血红蛋白被分解，转变为棕黄色的含铁血黄素而随痰排出。病变若波及胸膜，可引起纤维素性胸膜炎，患者常感胸痛，并随呼吸或咳嗽而加重。肺实变导致肺通气/血流比值降低，患者可出现气急、呼吸困难、发绀等缺氧症状。肺部听诊呼吸音减弱，可闻及支气管呼吸音和胸膜摩擦音。X线检查可见大片均匀致密的阴影。

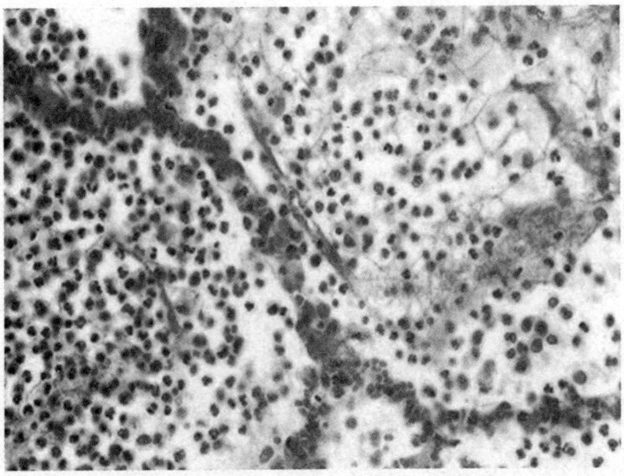

图14-2 大叶性肺炎（灰色肝样变期）

（3）灰色肝样变期：约发病后的第4～6天。肉眼观，病变肺叶肿大，充血消退，呈灰白色，质实如肝，故称灰色肝样变期。镜下见肺泡腔内渗出的纤维素明显增多，纤维素经肺泡间孔相连的现象更为明显。纤维素网中有大量中性粒细胞及巨噬细胞，红细胞大部分破坏消失。因渗出物压迫，肺泡壁毛细血管管腔狭窄或闭塞，使肺组织呈贫血状。（图14-2）渗出物中的细菌大多已被中性粒细胞吞噬消灭，此期机体的特异性抗体也已形成，故不易检出细菌。

此期患者肺实变体征及X线检查与红色肝样变期基本相同。铁锈色痰逐渐变成黏液脓痰。由于毛细血管管腔狭窄或闭塞，血流量显著减少，肺通气/血流比值有所回升，机体缺氧状况得以改善，呼吸困难症状有所减轻。

（4）溶解消散期：约发病后的第7天。肉眼观，病变肺叶质地变软，切面颗粒状外观消失，挤压时可见混浊的脓性液体流出。镜下见肺泡间隔毛细血管逐渐恢复正常。肺泡腔内大多数中性粒细胞已发生变性坏死，并释放出大量蛋白水解酶将纤维素溶解液化，并由血管、淋巴管吸收或随痰排出。肺炎时肺组织病变以渗出为主，肺泡壁结构损伤不明显，当肺内炎症病灶完全溶解消散后，肺组织结构和功能可完全恢复正常，胸膜渗出物亦被吸收或机化。

临床上患者体温降至正常，临床症状和肺实变体征逐渐消失。由于渗出物溶解液化，痰量可增多，听诊可闻及湿啰音。X线检查可见散在不规则的片状阴影，阴影密度降低，透亮度增加。

大叶性肺炎的上述病理变化是一动态连续的过程，相互之间并无绝对界限，同一病变肺叶的不同部位可呈现不同阶段的病变。现今常在疾病的早期阶段即对患者使用抗生素类药物，干扰了疾病的自然经过，故已很少见到典型的四期病变过程，临床症状也不典型。病变范围往往比较局限，表现为节段性肺炎，病程也明显缩短。

3. 结局及并发症　绝大多数大叶性肺炎经过及时合理有效的抗生素治疗可痊愈。极少数患者由于机体抵抗力下降、感染严重或治疗不及时，可发生以下并发症：

（1）感染性休克：是大叶性肺炎的严重并发症。常见于早期重症病例，肺部病变可不典型，主要表现为严重的全身中毒症状和微循环衰竭，又称为中毒性或休克性肺炎。临床上较易见到，死亡率较高。

（2）肺脓肿及脓胸：当机体抵抗力低下或病原菌毒力过强时，由金黄色葡萄球菌和肺炎球菌混合感染者，易并发肺脓肿；病变若蔓延到胸膜可引起脓胸。

（3）败血症或脓毒败血症：见于严重感染，细菌侵入血液大量生长繁殖并产生毒素所致。

（4）肺肉质变（pulmonary carnification）：亦称机化性肺炎。由于肺内炎症病灶中中性粒细胞渗出过少，释放的蛋白水解酶不足以溶解渗出的纤维素，大量未能被溶解吸收的纤维素被肉芽组织取代而发生机化，使病变肺组织呈褐色肉样纤维组织外观，故称肺肉质变。（图 14-3）

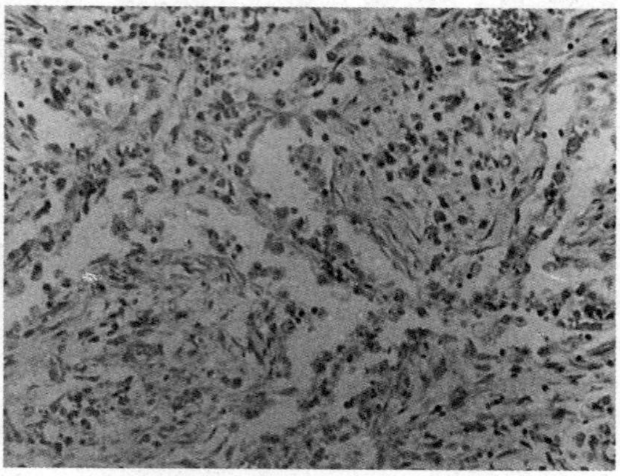

图 14-3　肺肉质变

（二）小叶性肺炎

小叶性肺炎（lobular pneumonia）是主要由化脓性细菌引起，以肺小叶为病变单位的急性化脓性炎症。病变常以细支气管为中心，故又称支气管肺炎（bronchopneumonia）。

主要发生于小儿、体弱老人及久病卧床者。临床上患者出现发热、咳嗽、咳痰、呼吸困难等症状，肺部听诊可闻及散在的湿性啰音。冬春寒冷季节发病率高。

1. 病因和发病机制　小叶性肺炎往往是多种细菌的混合感染。常见的致病菌有葡萄球菌、肺炎球菌、肺炎克雷伯杆菌、链球菌、流感嗜血杆菌、绿脓杆菌及大肠杆菌等。小叶性肺炎的发病常与上述细菌中致病力较弱的菌群有关，它们通常是口腔或上呼吸道内的常驻菌。当患传染病或营养不良、醉酒、受寒、手术后等情况下，由于机体抵抗力下降，呼吸系统防御功能受损，这些细菌就可能侵入细支气管及末梢肺组织内生长繁殖，引起小叶性肺炎。此外，昏迷的病人（脑出血、尿毒症、肝性脑病）或全身麻醉的病人因吞咽和咳嗽反射减弱或消失，易将上呼吸道含菌的分泌物或呕吐物吸入肺部，而引起小叶性肺炎。因此，小叶性肺炎常是某些疾病的并发症，如麻疹后肺炎、手术后肺炎、吸入性肺炎、坠积性肺炎等。

2. 病理变化　小叶性肺炎的病变特征是以细支气管为中心的肺组织化脓性炎症。

肉眼观，双肺表面和切面散在分布灰黄或暗红、质实病灶，以下叶和背侧多见。病灶大小不等，直径多在 0.5 cm～1 cm 左右（相当于肺小叶范围），形状不规则，病灶中央常可见到 1～2 个细支气管横断面。病变严重时，病灶可相互融合成片，甚至累及整个大叶，形成融合性支气管肺炎（confluent bronchopneumonia），一般不累及胸膜。

镜下观，不同的发展阶段，病变的表现和严重程度不同。早期，病变的细支气管黏膜充血、水肿，表面附着黏液性渗出物，周围肺组织可无明显变化或肺泡间隔仅有轻度充血。随着病变进展，病灶中支气管、细支气管管腔及其周围的肺泡腔内出现较多中性粒细胞、少量红细胞及脱落的肺泡上皮细胞。病灶周围肺组织充血，可有浆液渗出，部分肺泡过度扩张（代偿性肺气肿）。（图 14-4）严重时，病灶中中性粒细胞渗出增多，支气管和肺组织遭破坏，呈完全化脓性炎症改变。

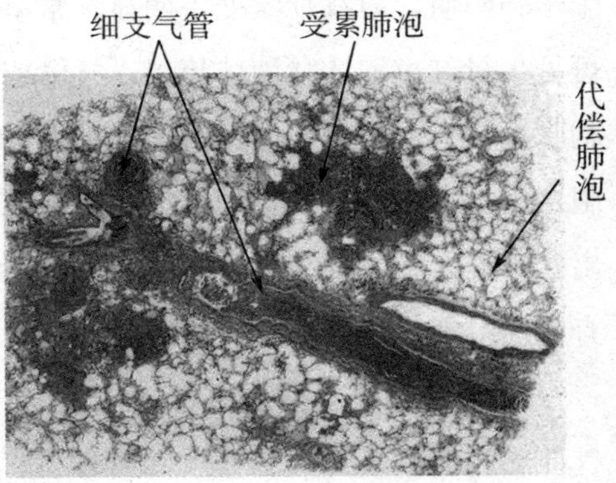

图 14-4　小叶性肺炎

3. 临床病理联系　由于小叶性肺炎多为其他疾病的并发症，其临床症状常被原发疾病所掩盖，但发热、咳嗽和咳痰仍是最常见的症状。支气管黏膜受炎症及渗出物的刺激，患者出现咳嗽，痰液为黏液脓性或脓性。因病变常呈小灶性分布，故肺实变体征不明显，X 线检查可见肺内散在不规则小片状或斑点状模糊阴影。由于病变部位细支气管和肺泡腔内含有渗出物，听诊可闻及湿啰音。严重病例，病灶内细支气管及肺泡内渗出物较多，可使患者因通、换气功能障碍而出现呼吸困难及发绀。

4. 结局及并发症　小叶性肺炎经及时合理有效的治疗，多数患者预后良好，肺内渗出物可完全被吸收而痊愈。但幼儿及年老体弱者，特别是并发其他严重疾病（如麻疹、百日咳等）者，预后大多不良。

小叶性肺炎的并发症远较大叶性肺炎多，且危险性也大。较常见的并发症有呼吸衰竭、心力衰竭、脓毒血症、肺脓肿及脓胸等。病程长者，支气管损伤较重，可引起支气管扩张症。

二、支原体肺炎

支原体肺炎（mycoplasmal pneumonia）是由肺炎支原体引起的一种急性间质性肺炎。支原体是迄今所知的最小且能独立生活的病原微生物，其生物学特性介于细菌与病毒之间。寄生于人体的支原体有数十种，但仅有肺炎支原体对人体致病。儿童和青少年发病率较高，秋冬季多发，主要经飞沫传播，常为散发性，偶尔流行。

1. 病理变化　肺炎支原体感染可波及整个呼吸道，引起上呼吸道炎、气管炎和支气管炎及肺炎。肺部病变常累及一叶肺组织，以下叶多见，偶可波及双肺。病变主要发生于肺间质，故病灶实变不明显，常呈节段性分布。肉眼观，病变部位呈暗红色，切面可见少量红色泡沫状液体流出，气管或支气管腔内可见少量黏液性渗出物，一般不累及胸膜。镜下见病变区内肺泡间隔明显增宽，血管扩张、充血，间质水肿伴大量淋巴细胞、单核细胞和少量浆细胞浸润。肺泡腔内无渗出或仅有少量混有单核细胞的浆液性渗出。小支气管、细支气管壁及其周围间质充血水肿及慢性炎细胞浸润，伴细菌感染时可有中性粒细胞浸润。严重病例，支气管上皮和肺组织可见明显坏死和出血。

2. 临床病理联系　患者起病较急，多有发热、头痛、咽喉痛及顽固剧烈的咳嗽、气促和胸痛，咳痰常不显著。听诊常闻及干、湿性啰音，胸部X线检查显示节段性纹理增强及网状或斑片状阴影。白细胞计数轻度升高，淋巴细胞和单核细胞增多。本病临床不易与病毒性肺炎鉴别，但可由患者痰液、鼻分泌物及咽拭培养出肺炎支原体而诊断。大多数支原体肺炎预后良好，死亡率为0.1%～1%。

三、病毒性肺炎

病毒性肺炎（viral pneumonia）多为上呼吸道病毒感染向下蔓延所致。引起该类肺炎常见的病毒有流感病毒，其次为呼吸道合胞病毒、腺病毒、副流感病毒、麻疹病毒、单纯疱疹病毒及巨细胞病毒等。除流感病毒、副流感病毒外，其余病毒所致肺炎多见于儿童。此类肺炎可由一种病毒感染，也可由多种病毒混合感染或继发于细菌感染。

1. 病理变化　病毒性肺炎主要表现为肺间质的炎症。肉眼观，病变常不明显，病变肺组织因充血水肿而轻度肿大。镜下，肺泡间隔明显增宽，其内血管扩张、充血，间质水肿及淋巴细胞、单核细胞浸润，肺泡腔内一般无渗出物或仅有少量浆液。病变严重者，肺泡腔内可见浆液、少量纤维素、红细胞及巨噬细胞，甚至可见肺组织坏死。流感病毒、麻疹病毒和腺病毒引起的肺炎，其肺泡腔内渗出的浆液性渗出物常浓缩成薄层红染的膜状物贴附于肺泡内表面，即透明膜形成。细支气管上皮和肺泡上皮也可增生、肥大，并形成多核巨细胞。在增生的上皮细胞和多核巨细胞内可见病毒包涵体。病毒包涵体呈圆形或椭圆形，约红细胞大小，其周围常有一清晰的透明晕。检见病毒包涵体是病理组织学诊断病毒性肺炎的重要依据。（图 14-5）

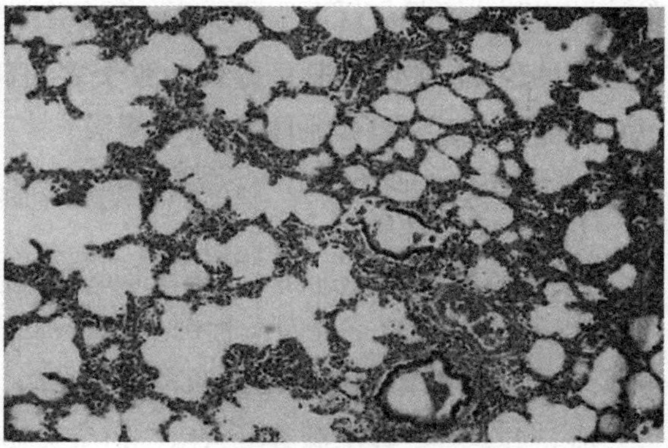

注：肺泡间隔明显增宽，血管扩张充血，间质水肿伴大量以单核细胞为主的炎细胞浸润，肺泡腔内基本无渗出物。

图 14-5　病毒性肺炎

2. 临床病理联系　临床症状差别较大，除有发热和全身中毒症状外，还表现为频繁咳嗽、气急和发绀等。严重病例合并多种细菌或病毒混合感染时，可导致心、肺功能不全。

四、严重急性呼吸综合征

严重急性呼吸综合征（severe acute respiratory syndrome，SARS）是 2003 年由世界卫生组织命名的以呼吸道传播为主的急性传染病，国内又称传染性非典型性肺炎。本病传染性极强，现已确定病原体是一种以前未知的冠状病毒，并命名为 SARS 冠状病毒。SARS 病毒以近距离空气飞沫传播为主，直接接触患者粪便、尿液和血液等也会受感染，故医务人员为高发人群，发病有家庭和医院聚集现象。发病机制尚未阐明。

1. 病理变化　现有部分 SARS 死亡病例尸检报告显示该病以肺和免疫系统的病变最为突出，心、肝、肾、肾上腺等实质性器官也不同程度受累。

（1）肺部病变：肉眼观，双肺呈斑块状实变，严重者双肺完全性实变；表面暗红色，切面可见出血灶及出血性梗死灶。镜下观，以弥漫性肺泡损伤为主。肺组织重度充血、出血和水肿，肺泡腔内充满大量脱落和增生的肺泡上皮细胞及渗出的单核细胞、淋巴细胞和浆细胞。部分肺泡上皮细胞质内可见典型的病毒包涵体，电镜证实为病毒颗粒。肺泡腔内可见广泛透明膜形成，部分病例肺泡腔内渗出物发生机化，呈肾小球样机化性肺炎改变。肺小血管呈血管炎性改变，部分血管壁可见纤维素样坏死伴血栓形成，微血管内可见纤维素性血栓。

（2）脾和淋巴结病变：脾体积略缩小，质软。镜下见脾小体高度萎缩，脾动脉周围淋巴鞘内淋巴细胞减少，红髓内淋巴细胞稀疏。白髓和被膜下淋巴组织大片灶状出血坏死。肺门淋巴结及腹腔淋巴结固有结构消失，皮髓质分界不清，皮质区淋巴细胞数量明显减少，常见淋巴组织灶状坏死。

心、肝、肾、肾上腺等器官除小血管炎症性病变外，均有不同程度变性、坏死和出血等改变。

2. 临床病理联系　SARS起病急，以发热为首发症状，体温一般高于38℃，偶有畏寒，可伴头痛、肌肉和关节酸痛、干咳、少痰，严重者出现呼吸窘迫。外周血白细胞计数一般不升高或降低，常有淋巴细胞计数减少。X线检查，肺部常有不同程度的块状、斑片状浸润性阴影。

本病若能及时发现并有效治疗大多可治愈；不足5%的严重病例可因呼吸衰竭而死亡。

第二节　慢性阻塞性肺疾病

慢性阻塞性肺疾病（chronic obstructive pulmonary disease，COPD）是一组慢性气道阻塞性疾病的统称，其共同特点为肺实质和小气道受损，导致慢性气道阻塞、呼吸阻力增加和肺功能不全，主要包括慢性支气管炎、支气管哮喘、支气管扩张症和肺气肿等疾病。

一、慢性支气管炎

慢性支气管炎（chronic bronchitis）是指发生于支气管黏膜以及周围组织的慢性非特异性炎症，是一种常见病、多发病，中老年人群发病率较高，达15%～20%。主要临床特征为反复发作的咳嗽、咳痰或伴随喘息症状，且症状每年发作至少持续3个月，连续2年以上。病情持续多年者常并发严重影响健康的肺气肿及慢性肺源性心脏病。

（一）病因和发病机制

慢性支气管炎常为多种因素长期综合作用所致，已确定的致病因素包括：

1. 病毒和细菌感染　慢性支气管炎的发病与感冒密切相关，多发生于冬春季，凡能引起上呼吸道感染的病毒和细菌在慢性支气管炎病变的发展过程中都可起重要作用。鼻病毒、腺病毒和呼吸道合胞病毒是致病的主要病毒，而上呼吸道常驻菌中，肺炎球菌、肺炎克雷伯杆菌、流感嗜血杆菌等则可能是导致慢性支气管炎急性发作的主要病原菌。

2. 吸烟　吸烟对慢性支气管炎的发病也起重要作用。吸烟者比不吸烟者的患病率高2～10倍，且患病率与吸烟量成正比。香烟烟雾中含有尼古丁、焦油和镉等有害物质，能损伤呼吸道黏膜，降低局部抵抗力；烟雾又可刺激小气道发生痉挛，从而增加气道的阻力。

3. 空气污染与过敏因素　工业烟雾、粉尘等造成的大气污染与慢性支气管炎有明显的因果关系；过敏性因素与慢性支气管炎也有一定关系，喘息型慢性支气管炎患者往往有过敏史。

4. 机体内在因素　如机体抵抗力降低，呼吸系统防御功能受损及内分泌功能失调等也与本病的发生发展密切相关。

（二）病理变化

慢性支气管炎病变可累及各级支气管。早期，病变常限于较大的支气管，随病情进展逐渐累及较小支气管和细支气管。肉眼观，支气管黏膜粗糙，充血水肿，管腔内有黏液或脓性分泌物。镜下见，主要病变为：①呼吸道纤毛-黏液排送系统受损，纤毛粘连、倒伏甚至脱失，纤毛柱状上皮细胞变性、坏死脱落，再生的上皮杯状细胞增多并发生鳞状上皮化生；②黏膜下腺体增生肥大和浆液性上皮发生黏液腺化生，导致黏液分泌增多；③管壁充血水肿，淋巴细胞、浆细胞浸润；④管壁平滑肌断裂、萎缩（喘息型者平滑肌束增生、肥大），软骨可变性、萎缩和骨化。

（三）临床病理联系

因支气管黏膜受炎症刺激及黏液分泌增多，患者可出现咳嗽、咳痰。痰液一般呈白色黏液泡沫状，不易咳出。急性发作期，咳嗽加剧，并出现黏液脓性或脓性痰。支气管痉挛、狭窄及黏液和渗出物阻塞管腔常导致喘息。双肺听诊可闻及哮鸣音及干、湿性啰音。有的患者可因支气管黏膜和腺体萎缩（慢性萎缩性气管炎），分泌物减少而少痰或无痰。小气道狭窄或阻塞可导致阻塞性通气障碍，此时呼气阻力增加大于吸气，使肺过度充气，肺残气量明显增多而并发肺气肿。

二、支气管扩张症

支气管扩张症（bronchiectasis）是以肺内小支气管管腔持久性扩张伴管壁纤维性增厚为特征的慢性呼吸道疾病。临床表现为慢性咳嗽、大量脓痰及反复咯血等症状。

（一）病因和发病机制

支气管扩张症多继发于慢性支气管炎、麻疹和百日咳后的支气管肺炎及肺结核病等。因反复感染，特别是化脓性炎症常导致管壁平滑肌、弹力纤维和软骨等支撑结构破坏；同时受支气管壁外周肺组织慢性炎症所形成的纤维瘢痕组织的牵拉及咳嗽时支气管腔内压的增加，最终导致支气管壁持久性扩张。

此外，先天性及遗传性支气管发育不全或异常时，因支气管壁的平滑肌、弹力纤维和软骨薄弱或缺失，管壁弹性降低易致支气管扩张，如巨大气管支气管扩张症。常染色体隐性遗传性胰腺囊性纤维化病常合并肺囊性纤维化（pulmonary cystic fibrosis），患者因末梢肺组织发育不良，细小支气管常呈柱状及囊性扩张，且腔内有黏液栓塞，故常继发肺部感染和间质纤维化。

（二）病理变化

肉眼观，病变支气管呈囊状或筒状扩张，病变可局限于一个肺段或肺叶，也可累及双肺，以左肺下叶最多见。扩张的支气管、细支气管可呈节段性扩张，也可连续延伸至胸膜下。扩张的支气管数目多少不等，多者肺切面可呈蜂窝状。（图 14-6）扩张的支气管腔内可见黏液脓性渗出物或血性渗出物。若继发腐败菌感染可有恶臭，支气管黏膜可因萎缩而变平滑，或因增生肥厚而呈颗粒状。镜下见，支气管壁明显增厚，黏膜上皮增生伴鳞状上皮化生，可有糜烂及小溃疡形成。黏膜下血管扩张充血，淋巴细胞、浆细胞甚或中性粒细胞浸润，管壁腺体、平滑肌、弹力纤维和软骨不同程度破坏，萎缩或消失，代之以肉芽组织或纤维组织。邻近肺组织常发生纤维化及淋巴组织增生。

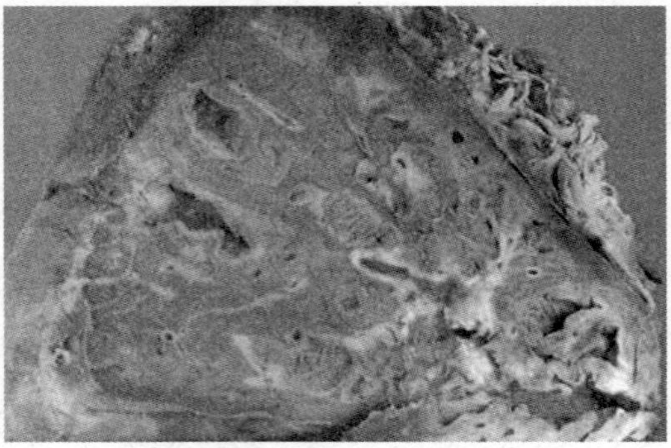

注：肺切面见多数显著扩张的支气管。

图 14-6　支气管扩张症

（三）临床病理联系

因支气管受慢性炎症及化脓性炎性渗出物的刺激，患者常有频发咳嗽及咳大量脓痰。若支气管壁血管遭破坏则可出现咯血，大量咯血可致失血过多或血凝块阻塞气道，严重者可危及生命。患者常因支气管引流不畅或痰不易咳出而感胸闷、闭气。炎症累及胸膜者可出现胸痛。少数患者尚可合并肺脓肿、脓胸及脓气胸。慢性重症患者常伴严重肺功能障碍，出现气急、发绀和杵状指等，晚期可并发肺动脉高压和慢性肺源性心脏病。

三、肺气肿

肺气肿（pulmonary emphysema）是末梢肺组织（呼吸性细支气管、肺泡管、肺泡囊和肺泡）因含气量过多伴肺泡间隔破坏，肺组织弹性减弱，导致肺体积膨大、通气功能降低的一种病理状态，是支气管和肺部疾病最常见的合并症。

（一）病因和发病机制

肺气肿常继发于其他肺阻塞性疾病，其中最常见的是慢性支气管炎。此外，吸烟、空气污染和肺尘埃沉着病（尘肺）等也是常见的发病原因。其发病机制主要与下列因素有关。

1. 阻塞性通气障碍　慢性支气管炎时，因慢性炎症使小支气管和细支气管管壁结构遭受破坏及以纤维化为主的增生性改变导致管壁增厚、管腔狭窄；同时黏液性渗出物增多和黏液栓形成，进一步加剧小气道的通气障碍，使肺排气不畅，残气量过多。

2. 呼吸性细支气管和肺泡壁弹性降低　正常时细支气管和肺泡壁上的弹力纤维具有支撑作用，并通过回缩力排出末梢肺组织内的残余气体。长期慢性炎症破坏了大量弹力纤维，使细支气管和肺泡的回缩力减弱；而阻塞性肺通气障碍使细支气管和肺泡长期处于高张力状态，弹性降低，使残气量进一步增多。

3. α_1-抗胰蛋白酶缺乏　α_1-抗胰蛋白酶（α_1-antitrypsin，α_1-AT）广泛存在于组织和体液中，对包括弹性蛋白酶在内的多种蛋白水解酶有抑制作用。炎症时，白细胞的氧代谢产物氧自由基等能氧化 α_1-AT，使之失活，导致中性粒细胞和巨噬细胞分泌的弹性蛋白酶数量增多、活性增强，加剧了细支气管和肺泡壁弹力蛋白、IV 型胶原和糖蛋白的降解，破坏肺组织结构，使肺泡回缩力减弱。

在上述因素的综合作用下，细支气管和肺泡腔残气量不断增多，压力升高，导致细支气管扩张，肺泡最终破裂融合成含气的大囊泡，形成肺气肿。

（二）类型

根据病变部位、范围和性质的不同，可将肺气肿分为以下类型：

1. 肺泡性肺气肿（alveolar emphysema）　病变发生在肺腺泡内，因其常合并有小气道阻塞性通气障碍，故也称阻塞性肺气肿（obstructive emphysema）。根据发生部位和范围，又可分为以下几类。（图 14-7）

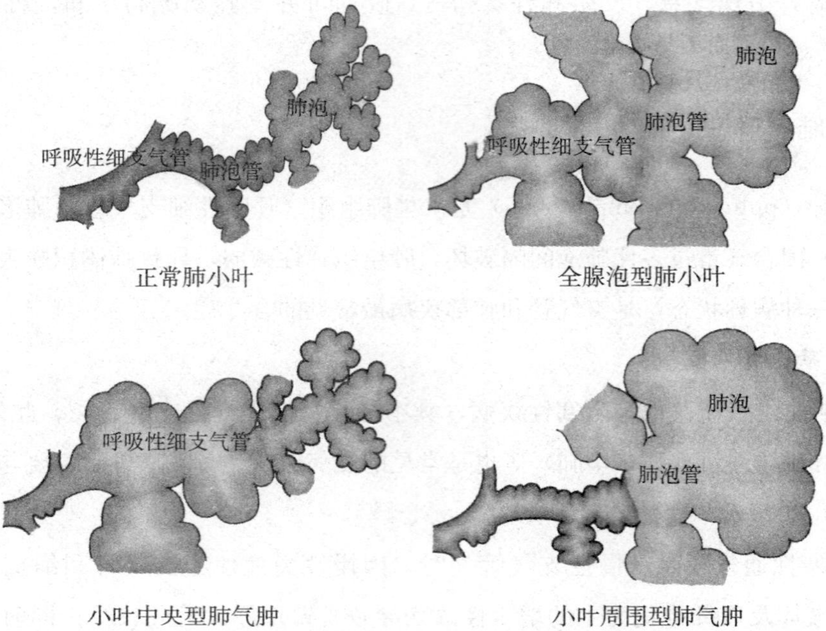

图 14-7　肺泡性肺气肿类型模式图

（1）肺泡中央型肺气肿：最常见。多见于中老年吸烟者或有慢性支气管炎病史者。病变特点为位于肺腺泡中央的呼吸性细支气管呈囊状扩张，而肺泡管和肺泡囊扩张不明显。

（2）腺泡周围型肺气肿：也称隔旁肺气肿。此型多不合并慢性阻塞性肺疾病。腺泡的呼吸性细支气管基本正常，而远侧端位于其周围的肺泡管和肺泡囊扩张。

（3）全腺泡型肺气肿：常见于青壮年、先天性 α_1-AT 缺乏症患者。病变特点是呼吸性细支气管、肺泡管、肺泡囊和肺泡都扩张，含气小囊腔布满肺腺泡内。肺泡间隔破坏严重时，气肿囊腔融合形成直径超过 1 cm 的较大囊泡，则称囊泡性肺气肿。

2. 间质性肺气肿（interstitial emphysema）　肋骨骨折、胸壁穿透伤或剧烈咳嗽引起肺内压急剧增高等均可导致细支气管或肺泡间隔破裂，使空气进入肺间质形成间质性肺气肿。气体出现在肺膜下、肺小叶间隔，也可沿细支气管壁和血管周的组织间隙扩散至肺门、纵隔形成串珠状气泡，甚至可在上胸部和颈部皮下形成皮下气肿。

此外，还有瘢痕旁肺气肿、代偿性肺气肿及老年性肺气肿等类型。

（三）病理变化

肉眼观，肺气肿时肺体积显著增大，边缘圆钝，灰白色，柔软而缺乏弹性，表面常可见肋骨压迹，切面似海绵状，可见扩大的肺泡囊腔。镜下，肺泡扩张，肺泡间隔变窄、断裂或消失，相邻肺泡可互相融合形成较大囊腔。肺泡间隔内毛细血管数目减少，间质内肺小动脉内膜纤维性增厚，管腔狭窄。小支气管和细支气管壁可见慢性炎细胞浸润。（图 14-8）

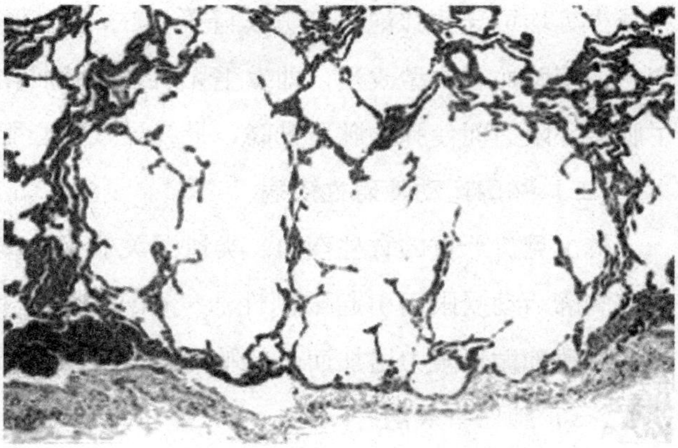

注：肺泡扩张，肺泡间隔变窄、断裂，相邻肺泡融合成较大囊腔。

图 14-8 肺气肿

（四）临床病理联系

患者除咳嗽、咳痰等慢性支气管炎症状外，常因阻塞性通气障碍而出现呼气性呼吸困难、胸闷、气促、发绀等缺氧症状。严重者因长期处于过度吸气状态使肋骨上抬，肋间隙增宽，胸廓前后径加大，形成肺气肿患者特有的体征“桶状胸”。因肺容积增大，X 线检查见肺野扩大、横膈下降、透明度增加。后期肺泡间隔毛细血管床受压迫及数量减少，使肺循环阻力增加，肺动脉压升高，最终导致慢性肺源性心脏病。

第三节 慢性肺源性心脏病

慢性肺源性心脏病（chronic cor pulmonale）简称肺心病，是因慢性肺疾病、肺血管及胸廓病变引起肺循环阻力增加，肺动脉压升高而导致以右心室壁肥厚、心腔扩大甚至发生右心衰竭的心脏病。在我国常见，患病率接近 0.5%，北方地区更为常见。好发于冬春寒冷季节。患者年龄多在 40 岁以上，且随年龄增长患病率增高。

一、病因和发病机制

（一）肺疾病

最常引起肺心病的是慢性阻塞性肺疾病，其中又以慢性支气管炎并发阻塞性肺气肿最为常见，约占 80%～90%，其余依次为支气管哮喘、支气管扩张症、肺尘埃沉着病、慢性纤维空洞型肺结核和肺间质纤维化等。此类疾病发生时，肺毛细血管床减少，小血管纤维化、闭塞，使肺循环阻力增加。阻塞性通气障碍及肺气血屏障破坏使气体交换面积减少等均可导致肺泡气氧分压降低，二氧化碳分压升高。缺氧不仅引起肺小动脉痉挛，还使肺血管构型改建，即发生无肌细动脉肌化、肺小动脉中膜增生肥厚等，更增大了肺循环阻力而使肺动脉压升高，最终导致右心肥大、扩张。

（二）胸廓运动障碍性疾病

较少见。严重的脊柱弯曲、类风湿关节炎、胸膜广泛粘连及其他严重的胸廓畸形均可使胸廓活动受限而引起限制性通气障碍；也可因肺部受压造成肺血管扭曲、肺萎陷等，导致肺循环阻力增加而引起肺动脉压升高及肺心病。

（三）肺血管疾病

极少见。如原发性肺动脉高压症、反复发作的肺小动脉栓塞（如寄生虫虫卵、肿瘤细胞栓子）等，可直接引起肺动脉高压，导致肺心病。

二、病理变化

（一）肺部病变

在原有肺疾病（如慢性支气管炎、肺尘埃沉着病等）肺部病变的基础上，肺心病病发时，肺内的主要病变是肺小动脉的变化，尤其是肺腺泡内小血管的构型重建，包括无肌型细动脉肌化及肌型小动脉中膜增生、肥厚，内膜下出现纵行平滑肌束等。此外，还可见肺小动脉炎，肺小动脉弹力纤维及胶原纤维增生，腔内血栓形成和机化以及肺泡间隔毛细血管数量减少等。

（二）心脏病变

以右心室病变为主。心室壁肥厚，心室腔扩张，扩大的右心室占据心尖部，外观钝圆，心脏重量增加。右心室前壁肺动脉圆锥显著膨隆，右心室内乳头肌和肉柱显著增粗。通常以肺动脉瓣下 2 cm 处右心室前壁肌层厚度超过 5 mm（正常约 3～4 mm）作为诊断肺心病的病理形态标准。镜下，可见右心室壁心肌细胞肥大，核大深染；部分心肌细胞因缺氧可出现心肌纤维溶解、横纹消失，间质水肿及胶原纤维增生等。

三、临床病理联系

肺心病发展缓慢，患者除原有肺疾病的临床症状和体征外，逐渐出现以呼吸功能不全（呼吸困难、气急、发绀）和右心衰竭（心悸、心率增快、全身淤血、肝脾大、下肢水肿）为主的临床表现。缺氧和二氧化碳潴留、呼吸性酸中毒等可导致脑水肿而并发肺性脑病，病情严重者出现头痛、烦躁不安、抽搐、嗜睡甚至昏迷等症状。

预防肺心病的发生主要是对引发该病的肺部疾病进行早期治疗并有效控制其发展。

右心衰竭多为急性呼吸道感染致使肺动脉压增高所诱发，故积极治疗肺部感染是控制右心衰竭的关键。

第四节 肺硅沉着病

肺硅沉着病（silicosis），简称硅肺（曾称矽肺），是长期吸入含游离二氧化硅（SiO_2）粉尘沉着于肺组织所引起的一种常见职业病。长期从事开矿、采石坑道作业及在石英粉厂、玻璃厂、耐火材料厂、陶瓷厂生产作业的工人易患本病。患者多在接触硅尘10～15年后发病，病程进展缓慢，即使脱离硅尘接触后，肺部病变仍继续发展。晚期重症病例呼吸功能严重受损，常并发肺源性心脏病和肺结核病。

一、病因和发病机制

吸入空气中游离SiO_2粉尘是硅肺发病的主要原因。发病与否与吸入SiO_2的数量、形状及其颗粒大小密切相关。当吸入硅尘数量超出正常肺的清除能力或肺清除能力受呼吸道疾病的影响降低时均能使硅尘沉积于肺内。现有研究表明虽然不同形状的SiO_2结晶都可致病，但以四面体的石英结晶致纤维化的作用最强。硅尘颗粒的大小是致病的又一决定因素，一般认为硅尘颗粒>5 μm者经过上呼吸道时易附着于黏膜表面，大多被黏液-纤毛排送系统清除出体外；而<5 μm者则可被吸入肺内直达肺泡并被聚集于肺泡间隔或支气管周围的巨噬细胞吞噬，形成早期硅肺的细胞性结节。硅尘颗粒越小致病力越强，其中以1～2 μm者致病性最强。间质内部分吞噬了硅尘的巨噬细胞也可穿过淋巴管壁随淋巴回流至肺门淋巴结引起淋巴结的同样病变。

硅尘颗粒引起硅肺的发病机制目前认为主要与SiO_2的性质和巨噬细胞有关。当吸入肺组织的硅尘被巨噬细胞吞入后，SiO_2与水聚合形成硅酸，一种强的成氢键化合物，使溶酶体膜通透性升高或破裂；被激活的巨噬细胞形成的氧自由基也可以直接损伤细胞质膜。溶酶体破裂后释放的多种溶酶体酶导致巨噬细胞崩解自溶，同时释放出硅尘，游离的硅尘又可被其他巨噬细胞再吞噬。另外，崩解的和已被激活的巨噬细胞均可释放多种细胞因子和炎症介质，如巨噬细胞生长因子、白细胞介素、纤维连接蛋白和肿瘤坏死因子等引起肺组织的炎症反应、成纤维细胞增生和胶原沉积，导致肺纤维化。反复吸入并沉积在肺内的硅尘，特别是因巨噬细胞破裂再释放的硅尘使肺部病变不断发展和加重。即使患者脱离硅尘作业环境后，肺部病变仍会继续进展。

免疫因素在硅肺的发病中也可能发挥作用。现有证据表明玻璃样变的硅结节内含较多的免疫球蛋白，患者血清中也出现 lgG、IgM 及抗核抗体等的异常，但确切机制尚未明了。

二、病理变化

硅肺的基本病变是硅结节（silicotic nodule）的形成和肺组织的弥漫性纤维化。

（一）硅结节

硅结节为境界清楚的圆形或椭圆形结节，直径 3～5 mm，色灰白，触之有沙砾感。硅结节形成的早期阶段是吞噬硅尘的巨噬细胞聚集形成的细胞性结节。随病程进展，结节内成纤维细胞增生，结节发生纤维化形成纤维性结节，其内胶原纤维呈同心圆或旋涡状排列（图 14-9），部分结节中胶原纤维发生玻璃样变性。结节中央常可见到管壁增厚、管腔狭窄的小血管。

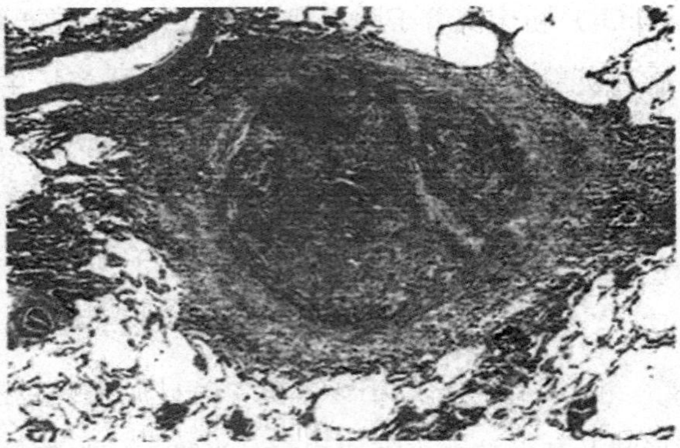

注：纤维性硅结节，主要由玻璃样变的胶原纤维呈旋涡状排列构成。

图 14-9　硅肺

相邻的硅结节可融合形成大的结节状病灶，其中央常因缺血缺氧而发生坏死和液化，形成硅肺性空洞（silicotic cavity）。偏光显微镜可观察到硅结节和病变肺组织内的硅尘颗粒。肺门淋巴结内也可有硅结节形成，导致淋巴结肿大变硬。

（二）肺门组织弥漫性纤维化

病变肺组织内除见硅结节外，尚可见范围不等的弥漫性纤维化病灶，镜下为致密的玻璃样变胶原纤维。晚期病例纤维化肺组织可达全肺 2/3 以上。胸膜也可因弥漫性纤维化而广泛增厚，厚度可达 1～2 cm。

三、硅肺的分期和病变特点

根据肺内硅结节的数量、大小、分布范围及肺纤维化程度，将硅肺分为三期：

（一）Ⅰ期硅肺

主要表现为肺门淋巴结肿大，有硅结节形成和纤维化改变，肺组织内硅结节数量较少，主要分布于双肺中、下叶近肺门处，结节直径一般为 1～3 mm。X 线检查肺门阴影增大，密度增强，肺野内可见少量类圆形或不规则形小阴影。肺的重量、体积和硬度无明显改变。胸膜可有硅结节形成，但增厚不明显。

（二）Ⅱ期硅肺

硅结节数量增多，体积增大，伴有较明显的肺纤维化。结节性病变散布于双肺，但仍以中、下肺叶近肺门部密度较高，总病变范围不超过全肺的 1/3。X 线检查肺野内见较多直径<1 cm 的阴影，分布范围较广。肺的重量和硬度增加，体积增大，胸膜也增厚。

（三）Ⅲ期硅肺（重症硅肺）

硅结节密度增大并与肺纤维化融合成团块，病灶周围肺组织常有肺气肿或肺不张。X 线检查肺内可出现直径超过 2 cm 的大阴影。肺门淋巴结肿大，密度高，可见蛋壳样钙化。肺重量和硬度明显增加，新鲜肺标本可竖立（图 14-10），入水可下沉。切开时阻力大，有沙砾感，大团块病灶的中央可见硅肺空洞。

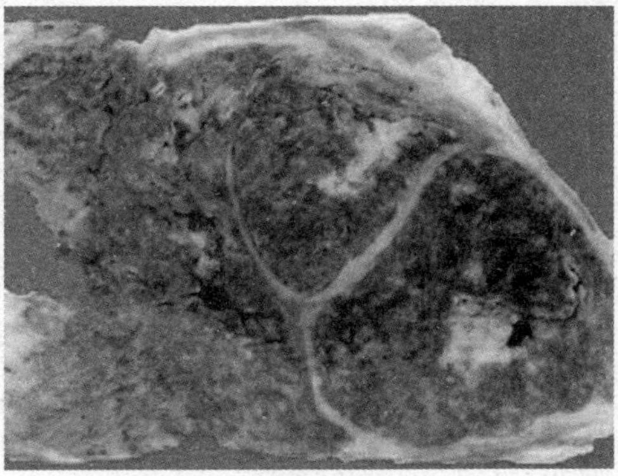

注：Ⅲ期硅肺，肺体积缩小，重量和硬度明显增加，新鲜时可竖立，中上部可见肺空洞，胸膜弥漫纤维化。

图 14-10　Ⅲ期硅肺

四、并发症

（一）肺结核病

硅肺患者易并发结核病，称硅肺结核病（silicotuberculosis）。可能是由于病变组织对结核杆菌的防御能力降低。硅肺病变愈严重，肺结核并发率愈高，Ⅲ期硅肺患者并发率可高达 70%以上。硅肺病灶与结核病灶可单独分开存在，也可混合存在。此类患者结核病变的发展速度和累及范围均比单纯肺结核病者更快、更广，也更易形成空洞，导致大出血而死亡。

（二）慢性肺源性心脏病

约有 60%～75%的晚期硅肺患者并发慢性肺源性心脏病。肺组织弥漫性纤维化使肺毛细血管床减少，肺小动脉闭塞性脉管炎及缺氧引起的肺小动脉痉挛等均可导致肺循环阻力增大，肺动脉压升高，最终发展为慢性肺源性心脏病。患者可因右心衰竭而死亡。

（三）肺部感染和阻塞性肺气肿

患者抵抗力低下，呼吸道防御功能减弱，易继发严重的细菌和病毒感染，导致死亡。晚期硅肺患者常合并不同程度的阻塞性肺气肿，也可出现肺大疱，若破裂则形成自发性气胸。

第五节 呼吸系统常见肿瘤

一、鼻咽癌

鼻咽癌（nasopharyngeal carcinoma）是鼻咽部上皮组织发生的恶性肿瘤。本病可见于世界各地。但在我国的广东、广西、福建等省，尤其是广东珠江三角洲和西江流域发病率最高，具有明显的地域性。男性多于女性，好发年龄为40～50岁。临床上患者常出现鼻涕带血、鼻塞、耳鸣、听力减退、复视、偏头痛和颈部淋巴结肿大等症状。

（一）病因

鼻咽癌的病因尚未完全明了。可能与下列因素有关。

1. EB病毒　已知EB病毒（Epstein-Barr virus，EBV）与鼻咽癌的关系密切，主要证据为瘤细胞内存在EBV-DNA和核抗原（EBNA）。90%以上患者血清中有EB病毒核抗原、膜抗原和壳抗原等多种成分的相应抗体，特别是EB病毒壳抗原的IgA抗体（VCA-IgA）阳性率可高达97%，具有一定的诊断意义。但EB病毒如何使上皮细胞发生癌变的机制尚不清楚。

2. 遗传因素　流行病学调查已表明鼻咽癌不仅有明显的地域性，部分病例亦有明显的家族性。高发区居民移居国外或外地后，其后裔的发病率仍远远高于当地人群，提示本病可能与遗传因素有关。

3. 化学致癌物质　某些致癌的化学物质，如亚硝酸胺类、多环芳烃类及微量元素镍等与鼻咽癌的发病也有一定关系。

（二）病理变化

鼻咽癌最常见于鼻咽顶部，其次是外侧壁和咽隐窝，发生于前壁者最少。肉眼观，早期局部黏膜粗糙或稍隆起，或形成隆起于黏膜面的小结节，随后逐渐发展为结节型、菜花型、溃疡型和黏膜下浸润型，其中以结节型最多见，其次为菜花型。

镜下见，鼻咽癌绝大多数起源于鼻咽黏膜柱状上皮的储备细胞，少数来源于鳞状上皮的基底细胞。由鼻咽部腺上皮发生者极少。柱状上皮中的储备细胞具有多种分化潜能，可转化为柱状上皮、鳞状上皮等，以致鼻咽癌组织结构复杂，分类意见难以统一，至今尚无完善的病理学分类。一般按其组织学特征及分化程度分为以下四个类型：

1. 鳞状细胞癌 根据癌细胞的分化程度可分为分化性和未分化性两种类型。

(1) 分化性鳞状细胞癌：又可分为角化型鳞癌和非角化型鳞癌。前者也称高分化鳞癌，癌巢内细胞分层明显，可见细胞内角化，棘细胞间有时可见细胞间桥，癌巢中央可有角化珠形成。非角化型鳞状细胞癌又称低分化鳞状细胞癌，其癌巢内癌细胞分层不明显，细胞大小形态不一，呈卵圆形、多角形或梭形，细胞间无细胞间桥，但细胞无角化及角化珠形成。此型为鼻咽癌中最常见的类型，且与EB病毒感染关系密切。

(2) 未分化性鳞状细胞癌：有两种形态学表现：①泡状核细胞癌，癌细胞呈片状或不规则巢状分布，境界不如分化性癌清晰。癌细胞胞质丰富，境界不清，常呈合体状。细胞核大，圆形或卵圆形，空泡状，有1～2个大而明显的核仁，核分裂象少见。癌细胞或癌巢间有较多淋巴细胞浸润。该型占鼻咽癌总数的10%左右，对放疗敏感；②另一类未分化鳞癌的癌细胞小，胞质少，呈小圆形或短梭形，弥漫分布，无明显的巢状结构。

2. 腺癌 少见。来自鼻咽黏膜的柱状上皮或鼻咽部的小腺体。分为高分化和低分化两型。高分化者表现为柱状细胞腺癌或乳头状腺癌。低分化腺癌癌巢不规则，腺样结构不明显，癌细胞小。也有极少病例为黏液腺癌。

(三) 扩散途径

1. 直接蔓延 癌组织向上蔓延可破坏颅底骨，经破裂孔侵入颅内，损伤第Ⅱ～Ⅵ对脑神经；向下侵犯梨状隐窝、会厌及喉上部；向外侧可侵犯咽鼓管进入中耳；向前可蔓延至鼻腔和眼眶，也可由鼻腔向下破坏硬腭和软腭；向后侵犯上段颈椎、脊髓。

2. 淋巴道转移 鼻咽黏膜固有层淋巴组织丰富，富含淋巴管网，因此早期就可发生淋巴道转移。先转移到咽后壁淋巴结，而后至颈上深淋巴结，患者常在胸锁乳突肌后缘上1/3和2/3交界处皮下出现无痛性结节，约半数以上患者以此作为首发症状而就诊。颈部淋巴结转移一般发生在同侧，对侧极少发生，后期双侧均可受累。

3. 血道转移 发生较晚，常可转移至肝、肺、骨及肾、肾上腺和胰腺等器官和组织。

(四) 结局

鼻咽癌因早期症状不明显常易被忽略，确诊时已多是中、晚期，常有转移，故治愈率低。本病的治疗以放疗为主，其疗效和预后与病理组织学类型有关。恶性程度高的低分化鳞状细胞癌和泡状核细胞癌对放疗敏感，经治疗后病情可明显缓解，但较易复发。

二、喉癌

喉癌（laryngeal carcinoma）是上呼吸道常见的恶性肿瘤。患者年龄多在40岁以上，大约96%为男性。长期大量吸烟或酗酒及环境污染是主要危险因素。声嘶是喉癌（声带癌）常见的早期症状，发生于声带外侧者可无声嘶症状。

（一）病理变化

根据喉镜检查，按喉癌发生的解剖部位分为四型：①声带型（声带癌），占全部喉癌的60%～65%，肿瘤起源于真声带，且最常位于声带前1/3；②声门上型，占全部喉癌的30%～35%，包括假声带、喉室、会厌的喉面和舌面及喉气囊肿发生的癌，其中发生于会厌者约占1/3；③跨声门型，占全部喉癌的5%以上，指肿瘤跨越喉室，淋巴结转移率高达52%；④声带下型，不足5%，包括真声带肿瘤向下蔓延超过1 cm和完全局限于声带下区的肿瘤。

喉癌的主要组织学类型是鳞状细胞癌，占95%～98%，腺癌少见，约为2%。按鳞状细胞癌发展程度可分为三型：

1. 原位癌　癌仅限于上皮内，上皮全层均癌变但不突破基底膜。该型甚少见，有的原位癌可长期保持，不发展为浸润癌。

2. 早期浸润癌　一般由原位癌发展而来，部分癌组织突破上皮基底膜向下浸润，在固有膜内形成癌巢。

3. 浸润癌　根据喉镜检查所见将其分为浸润癌和疣状癌两型。浸润型喉癌最常见，癌组织已浸润喉壁。组织学上将其分为高分化、中等分化和低分化鳞状细胞癌三型，其中以高分化型多见，癌细胞间可见细胞间桥，有细胞角化和角化珠形成。低分化者细胞异型性大，常以梭形细胞为主，且弥散分布不呈巢状，似肉瘤结构。疣状癌（verrucous carcinoma）少见，仅占喉癌的1%～2%，是一种高分化鳞状细胞癌。癌组织主要向喉腔呈疣状突起，形成菜花状或息肉状肿块。镜下呈乳头状结构，癌细胞分化较好，可有不同程度的局限性浸润。疣状癌生长缓慢，大都不发生转移。

（二）扩散途径

喉癌常向黏膜下浸润蔓延，侵犯邻近软组织。向前可破坏甲状软骨、颈前软组织、甲状腺，向后扩散可累及食管，向下蔓延至气管。喉癌转移一般发生较晚，常经淋巴道转移至颈淋巴结，多见于颈总动脉分叉处淋巴结。血道转移较少见，主要转移至肺、骨、肝、肾等处。

三、肺癌

肺癌（carcinoma of the lung）是最常见的恶性肿瘤之一，半个世纪以来肺癌的发病率和死亡率一直呈明显上升趋势。据统计在多数发达国家肺癌居恶性肿瘤首位，在我国多数大城市肺癌的发病率和死亡率也居恶性肿瘤的第一位和（或）第二位。90%以上患者发病年龄超过 40 岁。近年来随女性吸烟者增多，男女患者比例由 4∶1 上升到 1.5∶1。

（一）病因

肺癌的病因复杂，目前认为主要与以下因素有关。

1. 吸烟　世界公认吸烟是引起肺癌的最危险因素之一。大量研究已证明吸烟者肺癌的发病率比普通人高 20～25 倍，且与吸烟量和吸烟时间的长短呈正相关。香烟燃烧的烟雾中含有超过上千种的化学物质，其中已确定的致癌物质有 3,4-苯并芘、尼古丁、焦油等。此外，放射性元素钋-210、碳-14 及砷、镍等也都有致癌作用。降低焦油含量或加用过滤嘴使烟草中致癌成分发生改变，则肺癌的组织学类型也能发生变化，更证明吸烟与肺癌发生密切相关。

2. 空气污染　大城市和工业区肺癌的发生率和死亡率均较高，与交通工具或工业排放的废气或粉尘污染空气密切相关，污染的空气中 3,4-苯并芘、二乙基亚硝酸胺及砷等致癌物含量均较高。有资料表明，肺癌的发病率与空气中 3,4-苯并芘的浓度呈正相关。此外，吸入家居装饰材料散发的氡及氡子体等物质也是肺癌发生的危险因素。

3. 职业因素　从事某些职业的人群，如长期接触放射性物质（铀）或吸入含石棉、镍、砷等化学致癌粉尘的工人，肺癌发生率明显增高。

4. 分子遗传学改变　各种致癌因素作用于细胞内多种基因，引起基因改变而导致正常细胞癌变。目前已知肺癌中有 10～20 种癌基因激活或抑癌基因失活，如 KRAS 基因突变、c-MYC 基因的活化（过度表达）、抑癌基因 p53 和 Rb 基因的失活等。

（二）病理变化

1. 肉眼类型　根据肿瘤发生的部位，可将其分为中央型、周围型和弥漫型三种主要类型。

（1）中央型（肺门型）：肺癌发生于主支气管或叶支气管，在肺门部形成肿块。此型最常见，占肺癌总数的 60%～70%。早期，支气管壁局部弥漫性增厚或形成息肉状或乳头状肿物突向管腔，使气管腔狭窄或闭塞。随病情进展，癌组织破坏气管壁向周围肺组织浸润、扩展，在肺门部形成包绕支气管的巨大肿块。（图 14-11）癌细胞可沿淋巴道蔓延至支气管和肺门淋巴结，肿大的淋巴结常与肺门肿块融合。

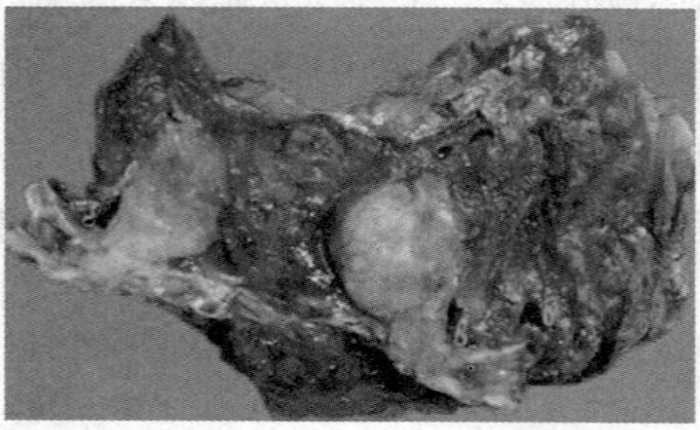
图 14-11　肺癌（中央型）

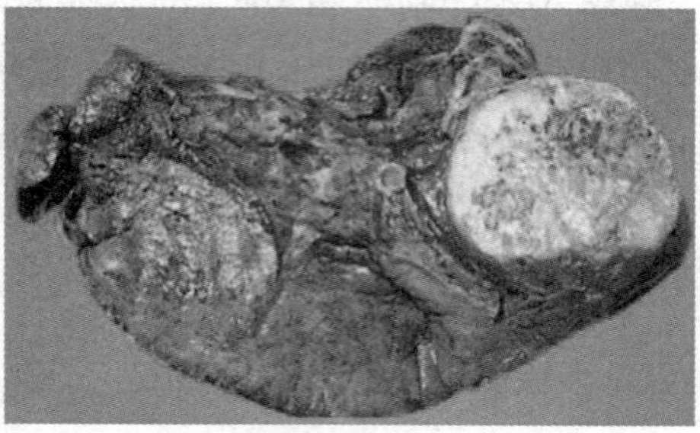
图 14-12　肺癌（周围型）

（2）周围型：此型起源于肺段或其远端支气管，在靠近肺膜的肺周边部位形成孤立的结节状或球形癌结节，直径 2～8 cm，与支气管关系不明显。（图 14-12）该型占肺癌总数的 30%～40%，发生肺门淋巴结转移较中央型晚，但可侵犯胸膜。

（3）弥漫型：此型较少见，占肺癌总数的 2%～5%。癌组织起源于末梢肺组织，沿肺泡管及肺泡弥漫性浸润生长，形成多数粟粒大小的灰白色结节，布满肺大叶的一部分或全肺叶（图 14-13）；也可形成大小不等的多发性结节散布于多个肺叶内，易与肺转移癌混淆。

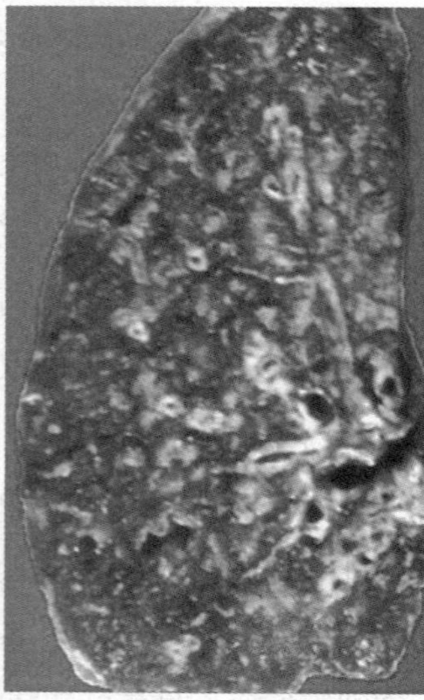
图 14-13　肺癌（弥漫型）

2. 组织学类型　肺癌组织学表现复杂多样，根据 2015 年 WHO 关于肺癌的分类，将其分为腺癌、鳞状细胞癌、大细胞癌、神经内分泌癌、腺鳞癌等基本类型。每种类型的癌根据细胞形态的不同分为若干个亚型。以下重点介绍几种常见类型的肺癌。

（1）腺癌：近年发生率明显上升，是女性肺癌最常见的类型，多为非吸烟者。通常发生于较小支气管上皮，故大多数为周围型肺癌。肿块通常位于胸膜下，境界不清，常累及胸膜。腺癌伴纤维化和瘢痕形成较多见，有人称此为瘢痕癌，并认为是对肿瘤出现的间质胶原纤维反应。

腺癌的组织学类型主要分为原位腺癌、微浸润性腺癌和浸润性腺癌。原位腺癌为局限性，肿瘤细胞沿肺泡壁呈鳞屑样生长，无间质、血管或胸膜浸润的小腺癌（≤3 cm）。微浸润性腺癌则为孤立性、以鳞屑样生长方式为主且浸润灶≤0.5 cm 的小腺癌（≤3 cm）。

浸润性腺癌其浸润灶>0.5 cm。浸润性腺癌按分化程度，可分为高、中、低分化三类。①高分化腺癌，癌细胞沿肺泡壁、肺泡管壁或细支气管壁呈鳞屑样生长，肺泡间隔大多未被破坏，肺泡轮廓保留；②中分化肺腺癌，根据腺管、乳头或黏液分泌等形态特征在癌组织中所占比例又可分为腺泡型、乳头状和实体黏液细胞型等亚型；③低分化肺腺癌，常无腺样结构，呈实心条索状，分泌现象少见，细胞异型性明显。

（2）鳞状细胞癌：为肺癌中最常见的类型之一，80%～85%为中央型肺癌。患者绝大多数为中老年男性，且多有吸烟史。该型多发生于段以上大支气管，纤维支气管镜检查易被发现。鳞状细胞癌组织学类型可分为角化型、非角化型和基底细胞样型。①角化型，癌巢中有角化珠形成，常可见细胞间桥；②非角化型，无角化珠形成，细胞间桥也很难见到；③基底细胞样型，癌细胞较小，质少，似基底细胞，癌巢周边癌细胞呈栅栏状排列。

（3）神经内分泌癌：包括小细胞癌、大细胞神经内分泌癌和类癌等。小细胞癌占全部肺癌的15%～20%，患者多为男性，且与吸烟密切相关。小细胞癌是肺癌中分化最低、恶性度最高的一种。生长迅速、转移早，五年存活率仅1%～2%。手术切除效果差，但对放疗及化疗较为敏感。多为中央型，常发生于大支气管，向肺实质浸润生长，形成巨块。镜下见，癌细胞小，呈圆形或卵圆形，似淋巴细胞；也可呈梭形或燕麦形，胞质少，似裸核，癌细胞呈弥漫分布或呈片状、条索状排列，称燕麦细胞癌；有时也可围绕小血管形成假菊形团结构。

（4）大细胞癌：又称大细胞未分化癌。50%大细胞癌发生于大支气管，肿块常较大。镜下见，癌细胞常呈实性团块或片状，或弥漫分布。癌细胞体积大，胞质丰富、均质淡染，也可呈颗粒状或透明状。核圆形、卵圆形或不规则形，深染，异型性明显，核分裂象多见。大细胞肺癌恶性程度高，生长迅速，转移早而广泛，生存期大多在1年之内。

（5）腺鳞癌：较少见。癌组织内含有腺癌和鳞癌两种成分，且两种成分各占10%以上，不管是以何种组织结构为主，均称为腺鳞癌。

（三）扩散途径

1. 直接蔓延　中央型肺癌常直接侵及纵隔、心包及周围血管，或沿支气管向同侧甚至对侧肺组织蔓延。周围型肺癌可直接侵犯胸膜并侵入胸壁。

2. 转移　肺癌淋巴道转移通常发生较早，且扩散速度较快。癌组织首先转移到支气管旁、肺门淋巴结，再扩散至纵隔、锁骨上、腋窝及颈部淋巴结。周围型肺癌，癌细胞可进入胸膜下淋巴丛，形成胸膜下转移灶并引起胸腔血性积液。血道转移常见于脑、肾上腺、骨，也可转移至肝、肾、甲状腺和皮肤等处。

（四）临床病理联系

肺癌早期症状常不明显，易被忽视。后可出现咳嗽、痰中带血、胸痛等症状，其中咯血较易引起患者注意并因此就诊。患者的症状和体征与肿瘤部位、大小及浸润转移均有关。癌组织压迫支气管可引起远端肺组织局限性萎缩或肺气肿；若合并感染则可引发化脓性炎；癌组织侵入胸膜除引起胸痛外，还可致血性胸腔积液；侵入纵隔可压迫上腔静脉，导致面、颈部水肿及颈胸部静脉曲张。位于肺尖部的肿瘤常侵犯交感神经链，引起病侧眼睑下垂、瞳孔缩小和胸壁皮肤无汗等交感神经麻痹症状；侵犯臂丛神经可出现上肢疼痛和肌肉萎缩等。具有异位内分泌作用的肺癌则可引起副肿瘤综合征，尤其是小细胞癌能分泌大量5-羟色胺而引起类癌综合征，表现为支气管痉挛、阵发性心动过速、水样腹泻和皮肤潮红等。此外，患者还可以出现肺性骨关节病、肌无力综合征和类Cushing综合征等。

肺癌大多预后不良，早发现、早诊断和早治疗对提高患者的治愈率和生存率至关重要。40岁以上，特别是有长期吸烟史伴咳嗽、痰中带血、气急和胸痛或刺激性咳嗽、干咳无痰等症状，应高度警惕并及时行X线、痰液细胞学检查、肺纤维支气管镜检查及病理活体组织检查，以期尽早发现，提高治疗结果。

第六节 呼吸衰竭

呼吸是机体摄取氧气并排出二氧化碳的过程。呼吸过程包括三个基本环节，即外呼吸（肺通气和肺换气）、气体在血液中的运输和内呼吸。

呼吸衰竭（respiratory failure）是指由外呼吸功能严重障碍，导致在海平面，静息呼吸状态下，出现PaO_2降低，伴有或不伴有$PaCO_2$增高的病理过程。诊断呼吸衰竭的主要血气标准为PaO_2低于60 mmHg（8 kPa），伴有或不伴有$PaCO_2$高于50 mmHg（6.6 kPa），而且排除外呼吸功能外的原因，如心内解剖分流和原发性心排血量降低等因素，方可诊断为呼吸衰竭。

呼吸衰竭根据动脉血气变化特点可分为Ⅰ型呼吸衰竭和Ⅱ型呼吸衰竭。Ⅰ型呼吸衰竭，即低氧血症型呼吸衰竭（hypoxemic respiratory failure），血气特点为$PaO_2<$ 60 mmHg，$PaCO_2$降低或正常；Ⅱ型呼吸衰竭，即伴有高碳酸血症型低氧血症呼吸衰竭（hypercapnic respiratory failure），血气特点为$PaO_2<60$ mmHg，同时伴有$PaCO_2>$

50 mmHg。根据发病机制的不同，分为通气性呼吸衰竭和换气性呼吸衰竭。根据原发病变部位的特点，分为中枢性呼吸衰竭和外周性呼吸衰竭。根据发病的急缓，分为急性呼吸衰竭和慢性呼吸衰竭。

一、呼吸衰竭的病因和发生机制

外呼吸包括肺通气和肺换气，前者指肺泡气与外界气体交换的过程，后者是肺泡气与血液之间的气体交换过程。呼吸衰竭则是肺通气或（和）肺换气功能严重障碍的结果。

（一）肺通气功能障碍

正常成人在静息时有效通气量约为 4 L/min。当肺通气功能障碍使肺泡通气不足时可发生呼吸衰竭。肺通气障碍包括限制性通气不足和阻塞性通气不足。

1. 限制性通气不足（restrictive hypoventilation） 是由于吸气时肺泡扩张受限所引起的肺泡通气不足。常见原因有：

（1）呼吸肌活动障碍：中枢或周围神经的器质性病变，如脑外伤、脑血管意外、脑炎、脊髓灰质炎、多发性神经炎等；过量安眠药、镇静药、麻醉药等所致的呼吸中枢抑制；呼吸肌本身收缩功能障碍如长时间呼吸困难和呼吸运动增强引起的呼吸肌疲劳、营养不良导致呼吸肌萎缩；重症肌无力、低钾血症等引起的呼吸肌无力或麻痹，均可使呼吸肌收缩功能减弱而引起限制性通气不足。

（2）胸廓的顺应性降低：严重的胸廓畸形、大量胸腔积液、严重的胸膜粘连、张力性气胸等，皆可限制胸廓的扩张而导致胸廓顺应性降低。

（3）肺的顺应性降低：严重的肺纤维化或肺泡表面活性物质减少使肺的顺应性降低，造成肺泡扩张的弹性阻力增大而导致限制性通气不足。

2. 阻塞性通气不足（obstructive hypoventilation） 指气道狭窄或阻塞所致的通气障碍。成人气道阻力正常约为 0.75～2.25 mmHg · s/L，呼气时略高于吸气时。影响气道阻力的因素有气道内径、长度和形态、气流速度和形式等，其中最主要的是气道内径。气管痉挛、管壁肿胀或纤维化，管腔被黏液、渗出物、异物等阻塞，肺组织弹性降低以致对气道管壁的牵引力减弱等，均可使气道内径变窄或不规则而增加气流阻力，从而引起阻塞性通气不足。生理情况下气道阻力 80%以上在直径＞2 mm 的支气管与气管，不足 20%位于直径＜2 mm 的外周小气道。因此，气道阻塞又可分为中央性与外周性。

（1）中央性气道阻塞：指气管分叉处以上的气道阻塞。阻塞若位于胸外（如声带麻痹、炎症、水肿等），吸气时气道内压明显低于大气压，导致气道狭窄加重；呼气时则气道内压大于大气压而使阻塞减轻，故患者表现为吸气性呼吸困难（inspiratory dyspnea）。如阻塞位于中央气道的胸内部位，吸气时胸内压降低使气道内压大于胸内压，故使阻塞减轻；呼气时胸内压升高而压迫气道，使气道狭窄加重，患者表现为呼气性呼吸困难（expiratory dyspnea）。（图 14-14）

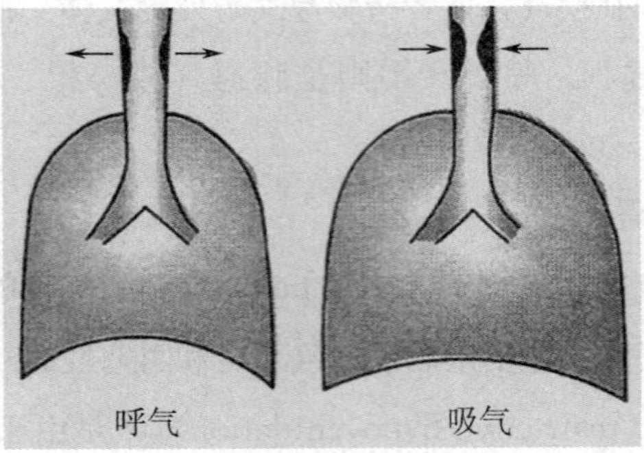

图 14-14　中央性气道阻塞呼气与吸气时气道阻力的变化

（2）外周性气道阻塞：是内径小于 2 mm 的小支气管、细支气管阻塞。内径小于 2 mm 的小支气管软骨为不规则的块片；细支气管无软骨支撑，管壁薄，又与周围肺泡紧密相连，其内径可随吸气与呼气而扩大和缩小。吸气时随着肺泡的扩张，细支气管受周围弹性组织牵拉，其口径变大和管道伸长；呼气时则小气道缩短变窄。慢性阻塞性肺疾患主要侵犯小气道，不仅可使管壁增厚、痉挛及顺应性降低，而且管腔也可被分泌物堵塞，肺泡壁的损坏还可降低对细支气管的牵引力，因此小气道阻力大大增加，患者主要表现为呼气性呼吸困难。（图 14-15）

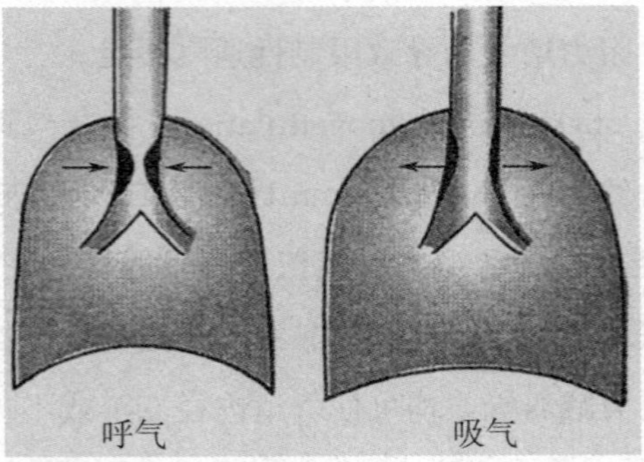

图 14-15　外周性气道阻塞呼气与吸气时气道阻力的变化

限制性或阻塞性通气不足使总肺泡通气量不足，使肺泡气氧分压下降和肺泡气二氧化碳分压升高，因此流经肺泡毛细血管的血液不能进行充分换气，导致 PaO_2 降低和

$PaCO_2$升高，最终发生Ⅱ型呼吸衰竭。$PaCO_2$是反映总肺泡通气量的最佳指标。

（二）肺换气功能障碍

肺换气功能障碍包括气体弥散障碍、肺泡通气/血流比例失调及解剖分流增加。

1. 弥散障碍（diffusion impairment） 指由肺泡膜面积减少或肺泡膜异常增厚和弥散时间缩短引起的气体交换障碍。肺泡气与肺泡毛细血管中血液之间的气体交换是一个物理弥散过程。气体弥散速度取决于肺泡膜两侧的气体分压差、气体的分子量和溶解度、肺泡膜的面积和厚度以及血液与肺泡接触的时间。弥散障碍的常见原因如下：

（1）肺泡膜面积减少：正常成人肺泡总面积约为 80 m^2。静息时参与换气的面积约为 35 m^2～40 m^2，运动时增大。由于储备量大，只有当肺泡膜面积减少一半以上时，才会发生换气功能障碍。常见于肺实变、肺不张、肺叶切除等。

（2）肺泡膜厚度增加：单位时间内气体的弥散量与呼吸膜的厚度呈反变关系。肺泡膜是由肺泡上皮、毛细血管内皮及两者共有的基底膜所构成，其厚度不到 1 μm，是气体交换的部位。虽然气体从肺泡腔到达红细胞内还需经过肺泡表面的液体层、血管内血浆和红细胞膜，但总厚度不到 5μm，因此正常气体交换很快。当肺水肿、肺泡透明膜形成、肺纤维化及肺泡毛细血管扩张等导致肺泡膜变厚时，可因弥散距离增宽使弥散速度减慢。CO_2的弥散速度比O_2大 20 倍，能较快地由血液弥散入肺泡，所以单纯弥散障碍不会引起$PaCO_2$升高，此时导致的呼吸衰竭是Ⅰ型呼吸衰竭。

2. 肺泡通气与血流比例失调（ventilation-perfusion imbalance） 血液流经肺泡时能否获得足够的氧和充分排出二氧化碳，使静脉血转化为动脉血，还取决于肺泡通气量与血流量的比例。正常成人在静息状态下，每分肺泡通气量（V）与每分钟肺血流量（Q）比值（V/Q）约为 0.8。如果肺的总通气量和总血流量正常，但肺通气或（和）血流不均匀，造成部分肺泡通气与血流比例失调（图 14-16），也可引起气体交换障碍，导致呼吸衰竭。这是肺部疾患引起呼吸衰竭最重要最常见的机制。

（1）部分肺泡通气不足：慢性支气管炎、支气管哮喘、慢性阻塞性肺气肿、肺水肿、肺纤维化和肺不张等引起的肺通气障碍，病变严重的部位肺泡通气量显著减少，但流经病变肺泡的血液未相应减少，甚至还可因炎性充血而有所增加（如大叶性肺炎早期），使 V/Q 比值明显降低，致使流经这部分肺泡的静脉血未经充分氧合便掺杂到动脉血内。这种情况类似动-静脉短路相似，故称功能性分流（functional shunt），又称为静脉血掺杂（venous admixture）。

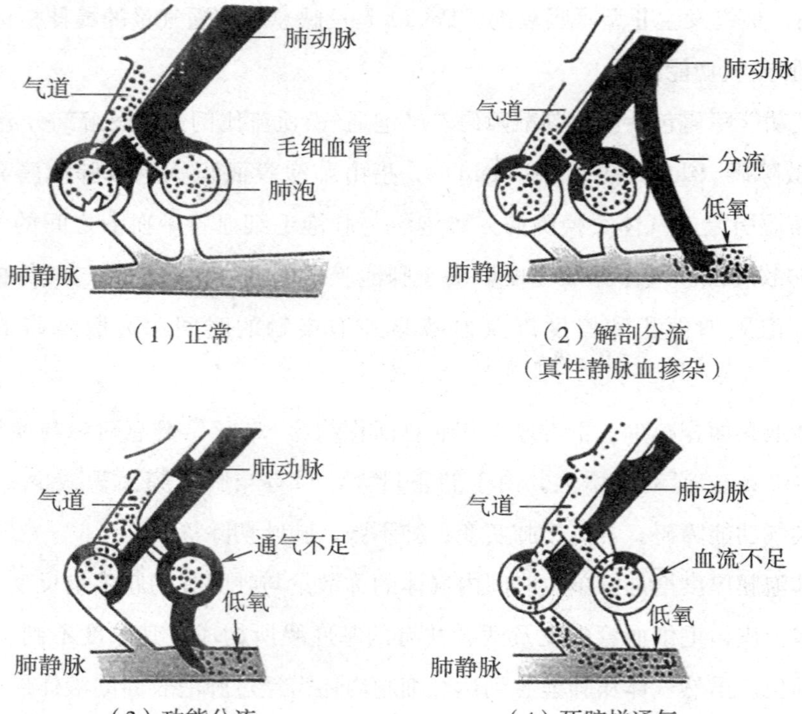

图 14-16　肺泡通气与血流关系的模式图

(2) 部分肺泡血流不足：休克、DIC、肺动脉栓塞、肺动脉炎、肺血管强烈收缩等，均可使部分肺泡血流量减少，而肺泡通气未相应减少甚至增多，导致 V/Q 比值明显升高，使病变肺泡内的通气不能被充分利用，称为死腔样通气（dead space like ventilation）。

不论是功能性分流增加，还是死腔样通气增加，均会导致 PaO_2 降低，而 $PaCO_2$ 的高低则取决于 PaO_2 降低时反射性地引起肺组织代偿通气的程度。如果代偿能力强，CO_2 排出较多，则 $PaCO_2$ 可正常或降低；如果肺组织病变广泛而严重，代偿功能不足，则会出现气体交换障碍而导致 $PaCO_2$ 升高，出现高碳酸血症型呼吸衰竭（Ⅱ型呼吸衰竭）。

3. 解剖分流增加　解剖分流（anatomic shunt）是指一部分静脉血由支气管静脉和极少的肺动-静脉交通支直接汇入肺静脉。生理情况下，肺内也存在少量解剖分流，这部分血流量正常时约占心输出量的 2%～3%。支气管扩张症可伴有支气管血管扩张和肺内动静脉短路开放，使解剖分流量增加，静脉血掺杂异常增多而导致呼吸衰竭。解剖分流的血液完全未经气体交换过程，故又称为真性分流（true shunt）。在肺实变和肺不张时，病变肺泡完全失去通气功能，但仍有血流，流经的血液完全未进行气体交换而掺入动脉血，类似解剖分流。吸入纯氧可有效地提高功能性分流的 PaO_2，而对真性分流

的 PaO_2 则无明显作用，用这种方法可对两者进行鉴别。

二、呼吸衰竭时机体的代谢和功能变化

呼吸衰竭时发生的低氧血症和高碳酸血症可影响全身各系统的代谢和功能，早期是一系列代偿性的适应性反应，以改善组织的供氧，调节酸碱平衡和改变组织器官的功能、代谢以适应新的内环境。晚期则出现失代偿性变化，各器官系统可出现严重的代谢和功能紊乱。

（一）酸碱平衡及电解质紊乱

1. 酸碱平衡紊乱　Ⅰ型和Ⅱ型呼吸衰竭时均有低氧血症，因此均可引起代谢性酸中毒；Ⅱ型呼吸衰竭时低氧血症和高碳酸血症并存，因此可有代谢性酸中毒和呼吸性酸中毒；急性呼吸窘迫综合征患者由于代偿性呼吸加深加快，可出现代谢性酸中毒和呼吸性碱中毒；若给呼吸衰竭患者应用人工呼吸机、过量利尿剂或 $NaHCO_3$ 等则可引起医源性呼吸性或代谢性碱中毒。一般而言，呼吸衰竭时常发生混合性酸碱平衡紊乱。

2. 电解质紊乱　代谢性酸中毒和呼吸性酸中毒时，因酸中毒使细胞内 K^+ 外移和肾小管泌 K^+ 减少，引起血钾升高；呼吸性碱中毒或使用某些利尿剂引起的代谢性碱中毒时可致血钾降低；呼吸性酸中毒时，高碳酸血症使红细胞内 HCO_3^- 生成增多，大量的 HCO_3^- 与细胞外的 Cl^- 交换使血氯降低，同时酸中毒时肾泌 NH_3、泌 H^+ 能力增强，尿中的 NH_4Cl 大量排出，也会使血氯降低；呼吸性碱中毒时血氯可升高，血钾降低。代谢性酸中毒可使肾泌 K^+ 减少，因此呼吸性酸中毒合并代谢性酸中毒时，血氯可保持正常。

（二）呼吸系统变化

PaO_2 降低作用于颈动脉体与主动脉体化学感受器，反射性增强呼吸运动，此反应要在 PaO_2 低于 60 mmHg 才明显，PaO_2 为 30 mmHg 时肺通气最大。缺氧对呼吸中枢有直接抑制作用，当 PaO_2 低于 30 mmHg 时，此作用可大于反射性兴奋作用而使呼吸抑制。$PaCO_2$ 升高主要作用于中枢化学感受器，使呼吸中枢兴奋，引起呼吸加深加快。但当 $PaCO_2$ 超过 80 mmHg 时，则抑制呼吸中枢，此时呼吸运动主要靠动脉血低氧分压对血管化学感受器的刺激得以维持。此时，吸氧浓度不宜过高（一般 30%的氧），以免完全纠正缺氧后出现呼吸抑制，使高碳酸血症加重，病情进一步恶化。

引起呼吸衰竭的呼吸系统疾病本身也会导致呼吸运动的变化。如中枢性呼吸衰竭时呼吸浅而慢，可出现潮式呼吸、间歇呼吸、抽泣样呼吸、叹气样呼吸等呼吸节律紊乱。其中最常见者为潮式呼吸，可能由于呼吸中枢兴奋过低而引起呼吸暂停，从而使血中

CO_2逐渐增多，$PaCO_2$升高到一定程度使呼吸中枢兴奋，恢复呼吸运动，从而排出CO_2，使$PaCO_2$降低到一定程度又可导致呼吸暂停，如此形成周期性呼吸运动。在肺顺应性降低所致限制性通气障碍的疾病，牵张感受器或肺毛细血管旁感受器受刺激而反射性地引起呼吸运动变浅变快。阻塞性通气障碍时，气体受阻，呼吸运动加深，由于阻塞的部位不同，表现为吸气性呼吸困难或呼气性呼吸困难。

在生理情况下，肺通气1 L呼吸肌耗氧约0.5 ml。在静息时呼吸运动的耗氧量约占全身耗氧量的1%～3%。呼吸衰竭时，如存在长时间增强的呼吸运动，使呼吸肌耗氧增加，加上血氧供应不足，可能导致呼吸肌疲劳，使呼吸肌收缩力减弱，呼吸变浅变快。呼吸浅则肺泡通气量减少，可加重呼吸衰竭。

（三）循环系统变化

呼吸衰竭时由于低氧血症和高碳酸血症对心血管的作用相互协同，可发生一系列的变化，早期是代偿适应性改变，后期则是失代偿性表现。

1. 代偿性心率加快、心收缩力增强　一定程度的PaO_2降低和$PaCO_2$增高，可反射性兴奋心血管中枢，使心率加快、心收缩力增强、外周血管收缩，同时呼吸运动增强使静脉回流增加，使心输出量增加；再加上体内血液重新分布，对维持动脉血压、保证心、脑血供有一定的代偿作用。严重的PaO_2降低和$PaCO_2$增高，则可直接抑制心血管中枢和心脏活动，扩张血管，导致血压下降、心肌收缩力减弱、心律失常等严重后果。

2. 慢性右心衰竭　呼吸衰竭可使心脏受累，主要引起右心肥大和功能衰竭，即肺源性心脏病。其可能的发生机制是：①肺泡缺O_2、CO_2潴留和局部酸中毒，均可引起肺小动脉收缩，导致肺动脉高压，从而增加右心负荷；②某些肺部疾病如肺毛细血管床大量破坏、肺小血管炎症、肺动脉栓塞等，使肺循环阻力增加，引起肺动脉高压；③慢性缺氧引起的代偿性红细胞增多，可使血液黏度增高，也可增加肺血流阻力和加重右心负荷；④缺氧、酸中毒及高钾血症可直接降低心肌舒、缩功能。

（四）中枢神经系统变化

中枢神经系统对缺氧最为敏感。当PaO_2降至60 mmHg时，可出现智力和视力轻度下降。当PaO_2迅速降至40～50 mmHg以下时，则会出现一系列神经精神症状，如头痛、烦躁不安、定向和记忆障碍、精神错乱、嗜睡甚至惊厥和昏迷；当PaO_2低于20 mmHg时，几分钟就可造成神经细胞的不可逆性损害。

高碳酸血症对中枢神经系统也有严重影响。当$PaCO_2$高于80 mmHg时，可引起头痛、头晕、烦躁不安、言语不清、扑翼样震颤、精神错乱、嗜睡、昏迷、抽搐、呼吸抑制等，临床上称为“二氧化碳麻醉”（carbon dioxide narcosis）。

呼吸衰竭引起的脑功能障碍称为肺性脑病（pulmonary encephalopathy），其发病机制尚未完全阐明，可能与下列因素有关：①高碳酸血症时，CO_2可直接抑制中枢神经系统，CO_2还可引起脑血管扩张，并损伤血管内皮细胞使其通透性增高，引起脑水肿，颅内压升高，甚至形成脑疝。CO_2潴留可使脑内 pH 降低发生酸中毒，酸中毒可进一步损伤脑细胞；②缺氧可致脑血管扩张，血管壁通透性增高，引起脑水肿的发生。同时缺氧又可导致代谢性酸中毒及能量代谢障碍，加重脑细胞的损伤。另外，酸中毒时脑内抑制性神经递质 γ-氨基丁酸（GABA）生成增多，导致中枢抑制。

（五）肾功能变化

呼吸衰竭时，肾脏可受损。轻者出现蛋白尿、血尿、管型尿，严重时可发生急性肾衰竭，出现少尿、无尿、氮质血症、代谢性酸中毒、高钾血症等表现。此时肾结构往往无明显改变，为功能性肾衰竭。肾衰竭是缺氧和高碳酸血症反射性地引起肾血管收缩，使肾血流量减少所致。

（六）胃肠变化

严重缺氧可使胃壁血管收缩，从而降低胃黏膜的屏障作用，CO_2潴留可增强胃壁细胞碳酸酐酶活性，使胃酸分泌增多，加之有的患者还可合并弥散性血管内凝血、休克等，故呼吸衰竭时可出现胃肠黏膜糜烂、坏死、出血与溃疡形成等病变。

三、呼吸衰竭防治的病理生理基础

（一）积极防治原发病

针对引起呼吸衰竭的病因进行积极预防和治疗。如选用敏感型抗生素控制感染，减少并及时清除呼吸道分泌物，防止诱发呼吸衰竭的因素存在。

（二）纠正缺氧，改善肺通气

呼吸衰竭必有低张性缺氧，应尽快将 PaO_2提高到 50 mmHg 以上。Ⅰ型呼吸衰竭只有缺氧而无 CO_2潴留，可吸入较高浓度的氧（一般不超过 50%）。Ⅱ型呼吸衰竭的患者应低浓度（不宜超过 30%）、低流量持续或间断吸氧，使 PaO_2回升到 50～60 mmHg 即可，避免缺氧完全纠正后，高碳酸血症引起的呼吸抑制，进而加重高碳酸血症而使病情恶化。

（三）改善内环境及保护重要器官的功能

纠正酸碱平衡与电解质代谢紊乱，保护心、脑、肝、肾的功能；预防和治疗肺源性心脏病与肺性脑病等。

思考题

1. 从病因、发病机制、病理改变、主要临床表现、结局及并发症等方面比较大叶性肺炎和小叶性肺炎。

2. 慢性支气管炎的主要病变是什么？有哪些主要并发症？

3. 什么是肺硅沉着病？简述其病变特点、分期和并发症。

4. 简述肺癌的肉眼和组织学分型及扩散途径。

5. 简述呼吸衰竭的概念、诊断标准、分类及给氧方法。

6. 病例分析

患者，男，清洁工，57 岁，因心悸、气短、双下肢浮肿 5 天来院就诊。20 年来，患者经常出现咳嗽、咳痰，尤以冬季为甚。近 6 年来，自觉心悸、气短，活动后加重，时而双下肢浮肿，休息后可缓解。5 天前因受凉病情加重，出现腹胀，不能平卧。病人有吸烟史 40 余年。体格检查：神志清，精神可。消瘦，有明显发绀。颈静脉怒张，桶状胸，叩诊两肺呈过清音，双下肢凹陷性浮肿。实验室检查：WBC 12×10^9/L，PaO_2 73 mmHg，$PaCO_2$ 60 mmHg。

请分析：

（1）根据所学病理学知识，对病人作出诊断并说明诊断依据。

（2）根据本例患者的症状、体征，推测其肺部的病理变化。

（3）试分析病人的患病原因和疾病的演变经过。

（4）在所学的疾病中，有哪些可以最终导致肺纤维化并发肺心病？

思考题14-1
答案解析

（曲晓媛）

第十五章

消化系统疾病

思维导图15-1　　思维导图15-1解析

学习目标

1. 掌握消化性溃疡的病变特点、临床病理联系、结局和并发症，病毒性肝炎的基本病理变化，肝硬化的病变特点及临床病理联系。

2. 熟悉病毒性肝炎和肝硬化的病因和发病机制。

3. 了解消化性溃疡的病因和发病机制，胃炎的病因和发病机制及基本病变特点，各型病毒性肝炎的病变特点，消化系统常见恶性肿瘤的病因和发病机制及病变特点。

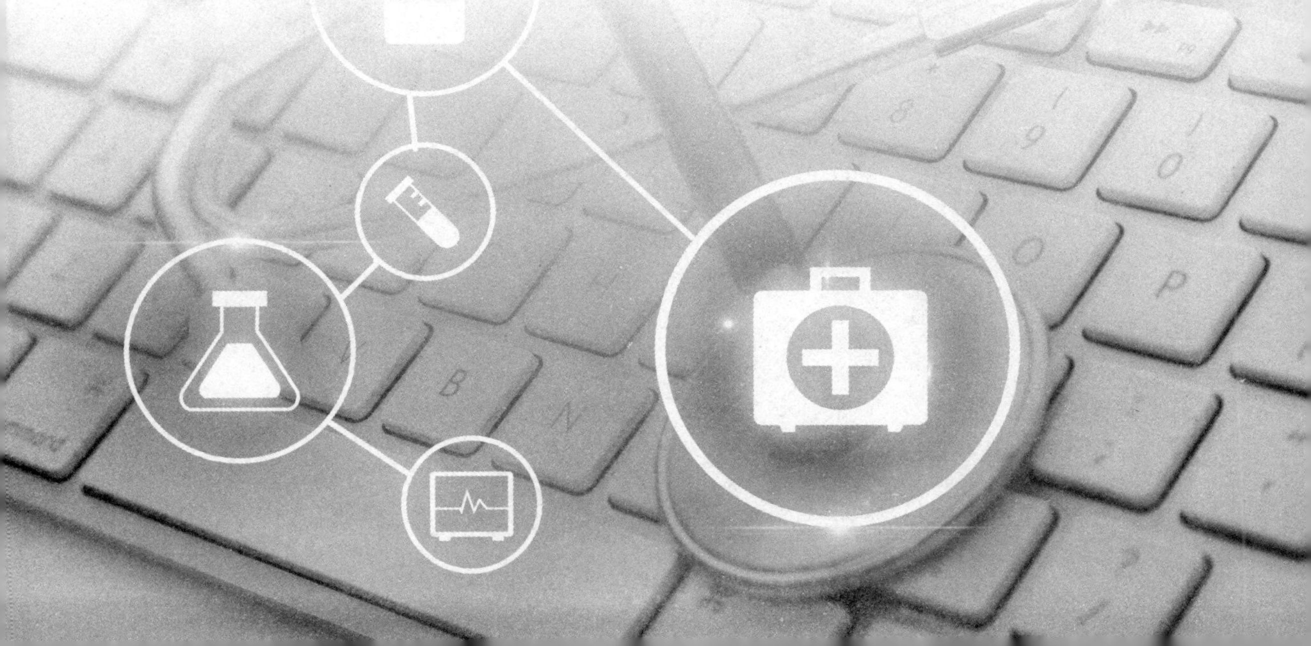

案例 15-1

患者，男，48 岁，因大量呕血及便血急诊入院。患者反复腹胀、厌油 12 年余，自认为消化不良未行检查与治疗，平时有饮酒嗜好。此次吃苹果后自觉上腹部胀满不适，继而恶心，呕吐出暗红色血约 2000 ml，自觉头晕、心慌、眼发黑，急诊入院。入院后积极抢救治疗，给予输液、输血。现消化道出血症状控制，但患者精神较差，嗜睡，反应迟钝，两手出现扑翼样颤动。

问题：

1. 此患者诊断应考虑什么？需进一步作哪些检查？
2. 应如何处理？

案例 15-1 答案解析

消化系统包括消化管和消化腺。消化管由口腔、食管、胃、肠及肛门组成。消化腺包括涎腺、肝、胰及消化管的黏膜腺体，主要发挥消化、吸收、排泄、解毒以及内分泌等功能。消化系统疾病在临床上发病率高，如胃炎、消化性溃疡病、肝炎、肝硬化等。本章仅介绍一些常见的消化系统疾病。

第一节 胃 炎

胃炎（gastritis）是胃黏膜的炎性病变，是一种常见病，可分为急性胃炎和慢性胃炎。

一、急性胃炎

急性胃炎是多种病因引起的胃黏膜急性炎症。临床常急性发病，可有明显上腹部症状。多数患者有明确的发病原因。常见以下四种类型：

1. 急性刺激性胃炎　主要是暴饮、暴食，食用过热或刺激性食物以及烈性酒所致。胃镜可见胃黏膜潮红、充血、水肿，可见糜烂。常有胃黏液分泌亢进，故有急性卡他性胃炎之称。

2. 急性出血性胃炎　多与服用某些非甾体类抗炎药物如水杨酸制剂和过度饮酒有关。此外，创伤及手术引起的应激反应也可诱发本病。胃镜可见胃黏膜糜烂和出血。应激反应所致者，可出现大量出血，少数可发生多灶浅表性应激性溃疡。

3. 腐蚀性胃炎　多为吞服强酸、强碱或其他腐蚀性化学物质引起。病变多较严重，胃黏膜广泛坏死、脱落、溶解，可累及深层组织甚至穿孔。

4. 急性感染性胃炎　少见，是一种弥漫性化脓性炎，病情较重，为金黄色葡萄球菌、链球菌或大肠埃希菌等经血道播散引起败血症和脓毒败血症后感染所致，也可为胃外伤直接感染引起。

二、慢性胃炎

慢性胃炎是胃黏膜的慢性非特异性炎症，发病率高。

（一）病因和发病机制

慢性胃炎的病因和发病机制较复杂，目前尚未完全明了。大致原因主要有：

1. 幽门螺杆菌（helicobacter pylori，Hp）慢性感染　Hp 常见于胃黏膜表面或胃小凹内，但不侵入黏膜固有层腺体内。Hp 可分泌尿素酶、细胞毒素相关蛋白、细胞空泡毒素等物质而致病。

2. 长期慢性刺激　如长期酗酒、过度吸烟、喜烫食或刺激性食物、滥用水杨酸类药物、急性胃炎反复发作等。

3. 十二指肠液反流　破坏胃黏膜屏障。

4. 自身免疫性损伤

（二）类型及病理变化

1. 非萎缩性胃炎　即慢性浅表性胃炎，又称慢性单纯性胃炎，是胃黏膜最常见的病变之一，国内胃镜检出率高达 20%～40%，好发于胃窦部，病变呈灶性或弥漫性分布。胃镜检查可见黏膜充血、水肿，呈淡红色，表面有灰白或灰黄色黏液性渗出物，有时伴有点状出血或糜烂。镜下，炎性病变主要限于黏膜浅层（黏膜层上 1/3），淋巴细胞和浆细胞等慢性炎细胞浸润，固有腺体保持完整，无萎缩性改变。

经治疗或合理饮食大多可痊愈，少数转变为慢性萎缩性胃炎。

2. 慢性萎缩性胃炎　以胃黏膜萎缩变薄，黏膜腺体减少或消失并伴有肠上皮化生，固有层内多量淋巴细胞、浆细胞浸润为特点。本型胃炎病因较复杂，部分可能与吸烟、酗酒或用药不当有关；部分由非萎缩性胃炎发展而来；还有部分属自身免疫性疾病。根据发病是否与自身免疫有关及是否伴有恶性贫血，将其分为 A、B 两型。（表 15-1）A 型在我国罕见，属自身免疫性疾病，常伴恶性贫血；B 型无恶性贫血。我国患者多属于 B 型。A、B 两型胃黏膜病变基本类似。胃镜检查：黏膜由正常橘红色变为灰白色或灰绿色，黏膜层变薄，皱襞变浅甚至消失，黏膜下血管清晰可见。表面呈细颗粒状，与周围正常胃黏膜界限清楚。

表 15-1 慢性萎缩性胃炎 A、B 型比较

	A 型	B 型
病变部位	胃底或胃体部	胃窦部
病因及发病机制	自身免疫	Hp 感染、酗酒、吸烟、滥用药物
胃酸分泌	明显降低	中度降低或正常
与癌变关系	不明显	密切
抗壁细胞和内因子抗体	阳性	阴性
血清 $VitB_{12}$ 水平	降低	正常
恶性贫血	有	无
伴发消化性溃疡	无	高

镜下，①病变累及胃黏膜全层，黏膜变薄，腺体变小，数目减少甚至消失，胃小凹变浅；②固有层内有多量淋巴细胞和浆细胞浸润，病程长者可有淋巴滤泡形成；③胃黏膜内可见纤维组织增生；④常出现腺上皮化生。可表现为假幽门腺化生和肠上皮化生，以肠上皮化生常见。(图 15-1)

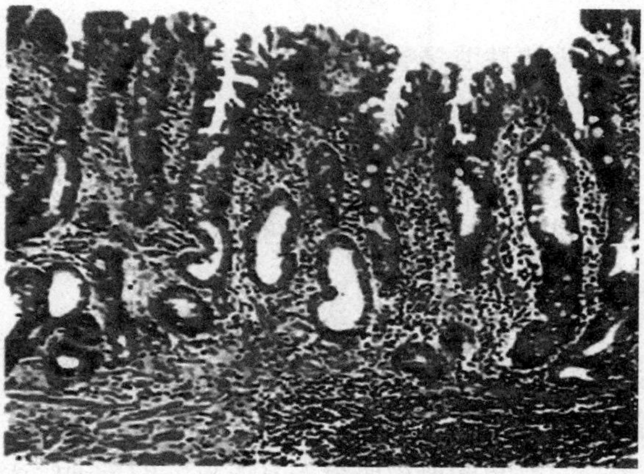

注：黏膜层内有淋巴细胞、浆细胞浸润，腺体萎缩、变小（箭头示）。

图 15-1 慢性萎缩性胃炎

本型胃炎由于主要病变特点为胃腺萎缩、壁细胞和主细胞减少或消失，因此胃液分泌减少，患者出现食欲下降、上腹不适、消化不良等症状。A 型由于壁细胞破坏明显，内因子缺乏，维生素 B_{12} 吸收障碍，易发生恶性贫血。萎缩性胃炎常伴不同程度的化生，可能导致癌变。

3. 慢性肥厚性胃炎 又称巨大肥厚性胃炎。病因尚未明了。病变常发生在胃底及胃体部。胃镜检查：①黏膜皱襞粗大加深变宽，似脑回状；②黏膜皱襞上可见横裂，有疣状隆起的小结；③黏膜隆起的顶端常有糜烂。镜下，腺体增生肥大，腺管延长；黏膜表面黏液分泌细胞数量增多，分泌增多；黏膜固有层内无明显炎细胞浸润。

4. 疣状胃炎 病因不明。是一种有特征性病理变化的胃炎，病变多见于胃窦部。病变处胃黏膜出现许多中心凹陷的疣状突起。镜下，病灶中心凹陷处胃黏膜上皮变性、坏死、脱落，并伴有急性炎性渗出物覆盖。

第二节 消化性溃疡病

消化性溃疡病（peptic ulcer disease）亦称消化性溃疡，是以胃或十二指肠黏膜形成慢性溃疡为特征的一种常见病，多见于成人。因其发生与胃液的自我消化作用有关，故称消化性溃疡病。病变易反复发作且呈慢性经过。十二指肠溃疡约占70%，胃溃疡占25%，胃和十二指肠两者并存的复合性溃疡占5%。临床上，患者有周期性上腹痛、反酸、嗳气等症状。

一、病因和发病机制

消化性溃疡病的病因和发病机制复杂，尚未完全清楚，目前认为与下列因素有关：

（一）幽门螺杆菌感染

大量研究证实，幽门螺杆菌（Hp）感染是消化性溃疡病的主要致病因素。Hp感染破坏黏膜屏障功能的机制可能是其通过释放一系列酶、代谢产物、毒素及炎症介质等损伤胃肠黏膜及血管内皮细胞。

（二）胃液的自我消化作用

研究证明消化性溃疡病的发生是胃和十二指肠黏膜组织被胃酸和胃蛋白酶消化的结果。十二指肠溃疡时可见分泌胃酸的壁细胞总数明显增多，造成胃酸分泌增加。空肠与回肠内为碱性环境，一般极少发生这种溃疡病。但做过胃空肠吻合术后，吻合处的空肠则可因胃液的消化作用而形成溃疡。这均说明胃液对胃壁组织的自我消化过程是溃疡病形成的原因。

（三）胃黏膜屏障功能破坏

许多胃溃疡患者胃酸水平正常，约50%的十二指肠溃疡患者无高胃酸，另外，许多人有高胃酸却无溃疡，提示胃肠黏膜防御屏障功能的破坏是胃和十二指肠黏膜组织被胃酸和胃蛋白酶消化而形成溃疡的重要原因。正常胃和十二指肠黏膜通过分泌的黏液（黏膜屏障）和黏膜上皮细胞的脂蛋白（黏膜屏障）保护黏膜不被胃液所消化。当胃黏液分泌不足或黏膜上皮受损时，黏膜屏障功能减弱，抗消化能力降低，导致溃疡形成。此外，在某些因素作用下，如长期服用水杨酸类药物、饮酒、吸烟、胆汁返流等，均可造成黏膜防御屏障的破坏而诱发消化性溃疡病的发生。

（四）神经、内分泌功能失调

溃疡病患者常有精神过度紧张或忧虑、胃液分泌障碍及迷走神经紊乱等现象。精神因素刺激可引起大脑皮层功能失调，从而导致自主神经功能紊乱。迷走神经功能亢进可促使胃酸分泌增多，与十二指肠溃疡发生有关；而迷走神经兴奋性降低，胃蠕动减弱，通过胃素分泌增加，促使胃酸分泌增加，促进胃溃疡形成。

（五）遗传因素

溃疡病在一些家庭中有高发趋势，血型为“O”型的人发病率高于其他血型 1.5～2 倍，说明本病的发生也可能与遗传因素有关。

二、病理变化

（一）胃溃疡

1. 肉眼观　胃溃疡多发生于胃小弯近幽门处，尤以胃窦部多见。溃疡常为单个，偶见 2～3 个，呈圆形或椭圆形，直径多在 2 cm 以内。溃疡边缘整齐，状如刀切，底部平坦、洁净。溃疡通常穿越黏膜下层，可深达肌层甚至浆膜层，周围黏膜皱襞因受溃疡底部瘢痕组织的牵拉而呈放射状。（图 15-2）

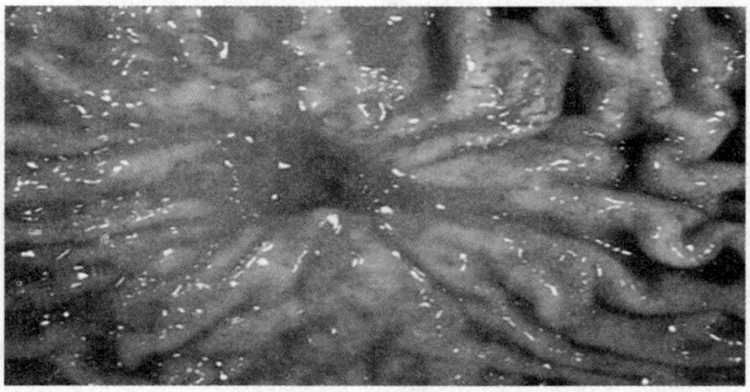

图 15-2　胃溃疡（肉眼观）

2. 镜下　溃疡底部由内向外分四层（图 15-3）：①渗出层，溃疡表面覆有少量纤维素和白细胞；②坏死层，为均匀红染无结构的坏死组织；③肉芽组织层，由新生的毛细

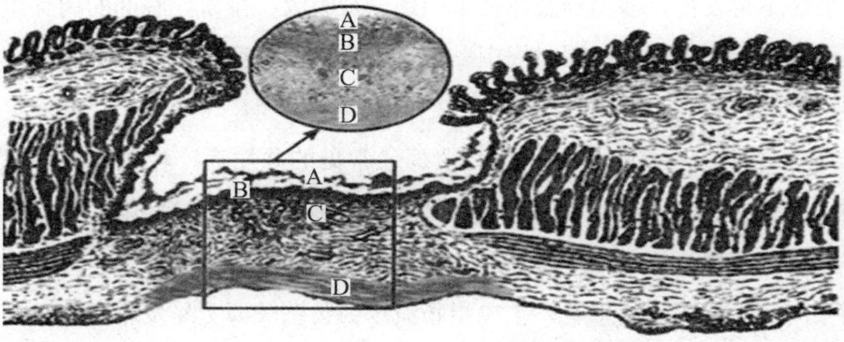

注：溃疡断面呈斜置漏斗状，深达肌层，由内向外分四层：A. 渗出层；B. 坏死层；C. 肉芽组织层；D. 瘢痕层。

图 15-3　胃溃疡（镜下观）

血管、成纤维细胞及炎细胞等构成；④瘢痕层，由大量胶原纤维和少量纤维细胞等构成。瘢痕底部的小动脉因炎症刺激常有增殖性动脉内膜炎，使管壁增厚，管腔狭窄或有血栓形成，引起局部血供不足，妨碍组织再生，使溃疡不易愈合。但这种变化却可防止溃疡血管破裂、出血。溃疡底部的神经节细胞和神经纤维常发生变性和断裂，断端常呈小球状增生，这种变化可能是患者产生疼痛症状的原因之一。

（二）十二指肠溃疡

十二指肠溃疡多发生于十二指肠球部的前壁或后壁。其形态与胃溃疡相似，但小而浅，直径常在 1 cm 以内，易愈合。

三、临床病理联系

1. 上腹部疼痛　因胃液中的胃酸刺激溃疡局部的神经末梢以及胃壁平滑肌的痉挛等，患者常出现周期性、节律性上腹部疼痛，表现为烧灼痛或钝痛，且与饮食有明显关系。胃溃疡常在进食后疼痛。十二指肠溃疡则常出现在饥饿或夜间等空腹时，进餐后疼痛减轻或消失，故称为饥饿痛。

2. 反酸、呕吐　胃酸刺激引起幽门括约肌痉挛和胃逆蠕动，使酸性胃内容物反流，临床上出现反酸、呕吐。

3. 嗳气　由于幽门括约肌痉挛，胃排空时间延长，潴留于胃内的食物发酵及消化不良而引起嗳气。

四、结局与并发症

（一）愈合

如果溃疡不再发生，渗出物及坏死组织逐渐被吸收、排出，底部的肉芽组织增生形成的瘢痕组织进行充填修复；同时周围黏膜上皮再生覆盖溃疡面而愈合。

（二）并发症

1. 出血　占 10%～35%，是消化性溃疡最常见的并发症。轻者因溃疡底部的毛细血管破裂，溃疡面有少量出血，患者大便潜血试验阳性。若溃疡底部大血管破裂，患者则出现呕血及柏油样大便，严重者出现失血性休克。

2. 穿孔　约见于 5%的患者，十二指肠溃疡因肠壁较薄更易发生穿孔。穿孔后，胃肠内容物漏入腹腔可引起急性弥漫性腹膜炎。若穿孔发生在胃后壁，胃内容物则漏入小网膜囊。

3. 幽门狭窄　约占 3%。长期溃疡易形成大量瘢痕，瘢痕收缩及周围组织充血、水肿均可导致不同程度的幽门狭窄，使胃内容物通过困难，继发胃扩张，患者出现反复呕吐。严重者可致碱中毒。

4. 癌变 一般小于1%。癌变多发生于长期胃溃疡患者，十二指肠溃疡几乎不发生癌变。癌变来自溃疡边缘的黏膜上皮或腺体，因不断受到破坏及反复再生，在此过程中在某些致癌因素的作用下细胞发生癌变。

第三节 病毒性肝炎

病毒性肝炎（viral hepatitis）是指由一组肝炎病毒引起的以肝实质细胞变性、坏死为主要病变特征的一种常见传染病。目前已证实引起病毒性肝炎的肝炎病毒有甲型（HAV）、乙型（HBV）、丙型（HCV）、丁型（HDV）、戊型（HEV）和庚型（HGV）六种。病毒性肝炎世界各地均有发生或流行，我国是病毒性肝炎的高发区，尤其是乙型肝炎表面抗原（HBsAg）携带者超过1.2亿人。各种年龄及不同性别均可罹患，严重危害人类的健康。临床常表现为全身乏力、食欲减退、厌油腻、肝肿大、黄疸、肝区不适或疼痛及肝功能异常等。

一、病因和发病机制

病毒性肝炎的发病机制较为复杂，至今尚未完全阐明。其发生取决于多种因素，尤其是与机体的免疫状态有密切关系。

1. 甲型肝炎病毒（HAV） 经消化道感染，引起甲型肝炎散发或流行。HAV是单链RNA病毒，通过肠道上皮经门静脉系统到达肝脏，在肝细胞内复制，不直接损伤肝细胞，可能通过细胞免疫机制导致肝细胞损伤。HAV一般不引起携带状态，也不导致慢性肝炎。通常急性起病，大多数可痊愈，极少发生急性重型肝炎。

2. 乙型肝炎病毒（HBV） 主要经血流、血液污染的物品、吸毒或密切接触传播。在高发区，母婴传播也很明显。HBV是环状双链DNA病毒，呈球形，有一糖蛋白外壳称乙型肝炎表面抗原（HBsAg）。在感染细胞表面可分泌大量的HBsAg，使机体免疫系统识别并杀死感染细胞，导致肝细胞坏死或凋亡。在机体缺乏有效免疫反应的情况下则表现为携带者状态。HBV在中国是慢性肝炎的主要致病原，最终可导致肝硬化。

3. 丙型肝炎病毒（HCV） 主要通过注射或输血传播。HCV是单链RNA病毒，可直接破坏肝细胞。约3/4的感染者可演变成慢性肝炎，其中20%可进展为肝硬化，部分可发生肝细胞性肝癌。

4. 丁型肝炎病毒（HDV） 为一复制缺陷型 RNA 病毒，必须依赖同 HBV 复合感染才能复制。其感染可通过两条途径：与 HBV 同时感染，约 90%可恢复，仅少数演变为慢性 HBV/HDV 复合性肝炎；或是 HBV 携带者再感染 HDV，约 80%可转变成慢性 HBV/HDV 复合性肝炎。

5. 戊型肝炎病毒（HEV） 主要通过消化道传播。HEV 也是单链 RNA 病毒，多感染 35 岁以上的中年人和老年人，一般不导致携带者状态和慢性肝炎。大多数预后良好，但在孕妇中死亡率可达 20%。

6. 庚型肝炎病毒（HGV） HGV 感染主要发生于透析患者，通过污染的血液或血制品转播，也可经性接触传播。部分患者可转变成慢性。

二、基本病理变化

各型病毒性肝炎的病变基本相同，属于变质为主的炎症，都是以肝细胞变性、坏死为主，同时伴有不同程度的炎细胞浸润、肝细胞再生和纤维组织增生。

（一）肝细胞变性

1. 细胞水肿 为最常见的病变。光镜下见肝细胞明显肿大，胞质疏松呈网状、半透明，称为胞质疏松化。进一步发展，肝细胞体积更加肿大，由多角形变为球形，胞质几乎完全透明，称气球样变。

2. 嗜酸性变 病变多累及单个或几个肝细胞，散在于肝小叶内。光镜下见病变肝细胞由于胞质水分脱失浓缩使肝细胞体积变小，胞质嗜酸性增强，红染，故称嗜酸性变。细胞核染色亦较深。

（二）肝细胞坏死与凋亡

1. 凋亡 过去被认为是嗜酸性坏死，实属细胞凋亡。由嗜酸性变进一步发展而来，表现为胞质更加浓缩，核浓缩消失，最终形成深红色浓染的圆形小体，称嗜酸性小体或凋亡小体。

2. 溶解性坏死 最多见，由气球样变发展而来。胞核浓缩、溶解或消失，最后细胞解体。不同类型的病毒性肝炎，肝细胞坏死的范围和程度不同，据此可分为：①点状坏死，肝小叶内散在的肝细胞坏死，仅累及单个或几个肝细胞，常见于急性普通型肝炎（图 15-4A）；②碎片状坏死，肝小叶周边部界板处肝细胞的灶性坏死和崩解，常见于慢性肝炎（图 15-4B）；③桥接坏死，为肝小叶中央静脉与汇管区之间、两个肝小叶中央静脉之间或两个汇管区之间出现的互相连接的肝细胞坏死带，常见于中度和重度慢性肝炎（图 15-4C）；④大片坏死，坏死范围大，几乎累及整个肝小叶，仅小叶周边残存少许变性的肝细胞，常见于重型肝炎（图 15-4D）。

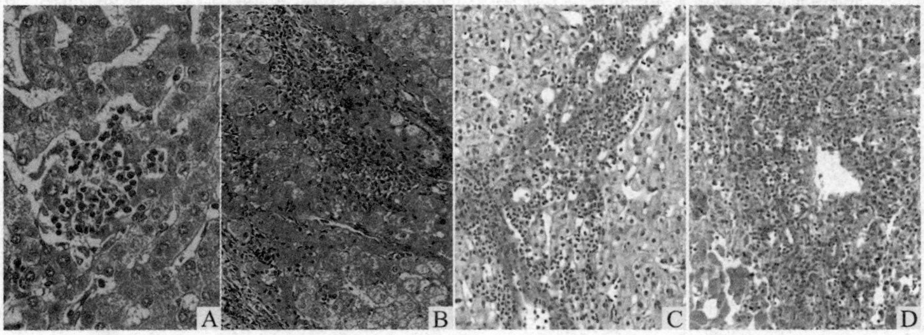

A. 点状坏死灶内有炎细胞浸润　B. 小叶周边界板处肝细胞灶状坏死
C. 中央静脉与门管区间形成桥接坏死　D. 小叶内大片肝细胞坏死

图 15-4　肝细胞坏死

（三）炎细胞浸润

在汇管区或坏死灶内常有不同程度的炎细胞浸润，主要是淋巴细胞和单核细胞，有时亦见少量浆细胞及中性粒细胞。

（四）肝细胞再生及间质反应性增生

1. 肝细胞再生　肝细胞坏死后，邻近的肝细胞可通过再生修复。再生的肝细胞体积较大，核大深染，可有双核。若坏死范围小，再生的肝细胞沿残存的网状纤维支架排列，恢复原小叶结构。若坏死范围大，由于网状纤维支架被破坏，再生的肝细胞则呈结节状。

2. 间质反应性增生　包括库普弗（Kupffer）细胞、间叶细胞及成纤维细胞增生。

3. 小胆管增生　慢性且坏死较重的病例，在汇管区或大片坏死灶内，可见小胆管增生。

三、各型病毒性肝炎的病变特点

1. 甲型肝炎病变特点　以急性肝炎病变为主，也可引起淤胆型肝炎和重型肝炎。主要病理变化：①肝细胞变性坏死，最常见者为早期肝细胞气球样变，并伴有肝细胞嗜酸性变及嗜酸性小体形成，致肝窦消失，引起肝小叶内肝细胞排列紊乱，肝小叶中央静脉周围的肝细胞呈溶解性坏死；②门管区见以单核细胞和淋巴细胞为主的炎细胞浸润；③库普弗细胞增生，病变是可逆性的，黄疸消退 1～2 个月后恢复正常。无黄疸型病变程度较轻。

2. 乙型肝炎病变特点　毛玻璃样（ground glass）肝细胞是乙型肝炎的特殊形态学特征。HE 染色光镜下，在 HBsAg 携带者和慢性肝炎患者的肝组织常见到部分肝细胞体积较大，胞质内充满嗜酸性细颗粒物质，胞质不透明似毛玻璃样，此种细胞为毛玻璃样肝细胞。

3. 丙型肝炎病变特点　慢性丙型肝炎除了具有慢性肝炎的典型镜下病理学改变外，还有一些独特的改变：①肝细胞脂肪变性，感染的肝细胞脂质新陈代谢的改变或胰岛素抵抗即所谓的代谢综合征引起；②门管区淋巴细胞浸润，可见到淋巴滤泡；③胆管损伤，可能与病毒直接感染胆管上皮细胞相关。

4. 丁型肝炎病变特点　肝细胞嗜酸性变及小泡型脂肪变性，伴以炎细胞浸润及门管区炎症。慢性 HBV 感染者重叠感染 HDV 后，有加重肝组织病变现象。

5. 戊型肝炎病变特点　①门管区炎症，见大量库普弗细胞和多形核白细胞，但淋巴细胞少见；②肝细胞和毛细胆管胆汁淤积；③肝细胞灶状或小片状至亚大块或大块坏死。

6. 庚型肝炎病变特点　单一 HGV 感染的庚型肝炎病变较轻。急性肝炎以肝细胞肿胀和门管区炎症为主。慢性肝炎以肝细胞肿胀、点状坏死和汇管区炎症及纤维组织轻度增生为主。

第四节　肝硬化

肝硬化（liver cirrhosis）是多种原因引起的肝细胞弥漫性变性、坏死，纤维组织增生和肝细胞结节状再生，这三种病变反复交错进行，使肝小叶结构破坏和血液循环途径改建，导致肝脏变形、变硬的一种常见慢性进行性肝病。临床上早期可无明显症状，晚期常有不同程度的肝功能障碍和门脉高压症等表现。病程可达数年、十余年或更长。

一、病因

在我国，引起肝硬化的病因以病毒性肝炎为主；在欧美国家，酒精性肝硬化占全部肝硬化的 50%～90%。

1. 病毒性肝炎　流行病学等资料已表明，尤其是乙型和丙型慢性病毒性肝炎与肝硬化的发生密切相关。

2. 慢性酒精中毒　长期酗酒是引起肝硬化的另一个重要因素，由慢性酒精性肝病发展成酒精性肝硬化（alcoholic cirrhosis）。

3. 胆汁淤积　任何原因引起的肝内、外胆道阻塞，持续胆汁淤积，都可发展为胆汁性肝硬化，较少见。

根据病因，肝硬化分为原发性和继发性两种。原发性胆汁性肝硬化（primary biliary cirrhosis，PBC）在我国少见，是自身免疫性疾病，为由肝内小胆管的慢性非化脓性胆管炎引起。继发性与长期肝外胆管阻塞和胆道上行性感染两种因素有关。长期胆管阻塞、胆汁淤积，使肝细胞明显淤胆而变性坏死，坏死肝细胞肿大，胞质疏松呈网状，核消失，称网状或羽毛状坏死，该型假小叶周围结缔组织的分割包绕不完全。

4. 药物及化学毒物　长期服用损肝的药物或接触有毒物质（如四氯化碳、磷、砷等）可引起肝细胞脂肪变性和弥漫性中毒性肝坏死，继而出现结节状再生而发展为肝硬化。

5. 代谢障碍　先天性酶缺陷引起某些物质代谢障碍，使其沉积在肝脏，损害肝细胞，最后导致肝硬化。如铜代谢紊乱导致的肝豆状核变性引起的肝硬化。

6. 营养障碍　长期摄入的食物中营养不足或不均衡、多种慢性疾病导致消化吸收不良，以及肥胖或糖尿病等导致的脂肪肝都可发展为肝硬化。

7. 其他　血吸虫虫卵反复在肝脏沉积，可导致血吸虫性肝硬化，而肝静脉和（或）下腔静脉阻塞和右心慢性衰竭造成长期肝脏慢性淤血，可导致淤血性肝硬化。

8. 原因不明　肝硬化的发病原因一时难以确定者，称之为隐源性肝硬化，在西方国家占肝硬化的10%～15%。

必须指出，血吸虫性肝硬化、淤血性肝硬化和胆汁性肝硬化均以肝内纤维组织增生为主要特征，而少有肝细胞再生形成结节和肝小叶结构改建，虽习惯被称为肝硬化，事实上称其为肝纤维化更恰当。

二、发病机制

上述各种因素均可引起肝细胞弥漫性损伤，如长期作用，反复发作，可导致肝内广泛的胶原纤维增生。增多的胶原纤维有两种来源：其一是肝细胞坏死后，肝小叶内原有的网状支架塌陷、聚积、胶原化或由肝星状细胞转变的肌成纤维细胞样细胞产生胶原纤维；其二为门管区的成纤维细胞增生并分泌胶原纤维。

同时，肝细胞坏死可启动肝细胞再生，在人肝细胞生长因子（human hepatocyte growth factor，hHGF）、表皮生长因子（epidermal growth factor，EGF）、转化生长因子-α（transforming growth factor-α，TGF-α）和其他一些多肽类生长因子的刺激下，肝细胞分裂增殖。肝小叶内网状支架塌陷后，再生的肝细胞不能沿原有支架排列，而形成不规则的再生肝细胞结节。广泛增生的胶原纤维可向肝小叶内伸展，分割肝小叶；也可与肝小叶内的胶原纤维连接形成纤维间隔包绕原有或再生的肝细胞团，形成假小叶。这些病变随着肝细胞不断坏死与再生而反复进行，最终形成弥漫全肝的假小叶，并导致肝内血液循环改建和肝功能障碍而形成肝硬化。

三、分型

肝硬化的分类方法尚不统一，临床上常用病因分类法，分为肝炎后、酒精性、胆汁性、淤血性肝硬化等。以前也有人将其分为门脉性、坏死后性和胆汁性肝硬化。在国际上，根据大体形态学的特点，肝硬化被分为三型：

1. 小结节性肝硬化　结节大小相仿，直径一般在 3 mm 以下，纤维间隔较细。

2. 大结节性肝硬化　结节粗大且大小不均，多数结节直径大于 3 mm，纤维间隔较宽，且宽窄不一。

3. 混合结节性肝硬化　3 mm 以下和 3 mm 以上的结节约各占一半，为上述两型的混合型。

四、病理变化

肉眼观，早期肝体积可正常或稍增大，重量增加，质地正常或稍硬。晚期肝体积缩小，重量减轻，质地变硬。表面和切面呈弥漫全肝的结节，结节可呈现正常肝脏色泽、黄褐色（肝细胞脂肪变性）或黄绿色（淤胆）。纤维间隔多呈灰白色。如肝细胞坏死范围小，分布均匀，肝细胞再生与丢失相比超出不多，形成的再生结节小而均匀，纤维间隔较纤细，则为小结节性肝硬化（旧称门脉性肝硬化或临床上的酒精性肝硬化），该型肝硬化多由轻型肝炎或慢性酒精中毒所致。如果肝细胞坏死范围大，分布不均匀，残留的肝细胞再生形成的结节较大，且大小不等，纤维间隔也宽大及宽窄不一，则为典型的大结节性肝硬化（旧称坏死后性肝硬化或临床上的肝炎后肝硬化），该型多由重型肝炎或中毒性肝炎所致。肝硬化的形态类型可因肝细胞坏死和肝细胞再生能力的变化而有所改变，如小结节性肝硬化可因肝细胞再生能力增强而变为混合结节性或大结节性肝硬化。此类肝硬化的纤维间隔仍较纤细，多由严重的慢性肝炎发展而来。

镜下，①肝小叶结构破坏，被假小叶取代。假小叶内的肝细胞排列紊乱，可见变性、坏死及再生的肝细胞；中央静脉常缺如，偏位或两个以上。（图 15-5）也可见再生的肝细胞结节，其特点是肝细胞排列紊乱，再生的肝细胞体积大，核大且深染，或有双核；②假小叶外周被纤维间隔包绕。纤维间隔内有数量不等的炎细胞浸润及小胆管增生。

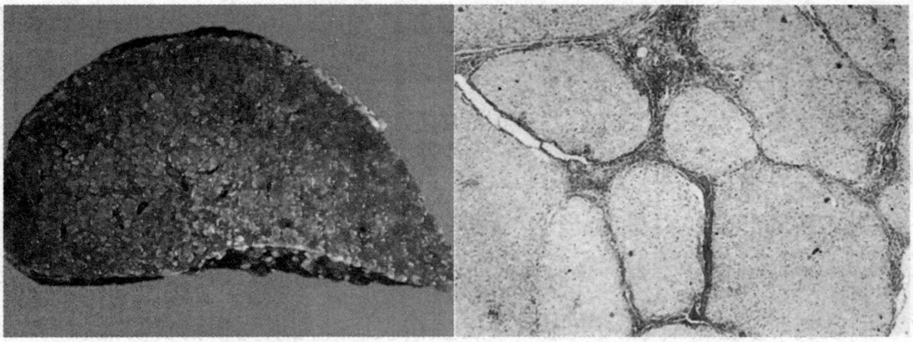

注：左图示表面和切面呈弥漫全肝的小结节；右图示弥漫全肝的假小叶形成，纤维组织分割原来的肝小叶并包绕成大小不等的圆形或类圆形的肝细胞团，形成假小叶，假小叶内中央静脉常缺如，偏位，VG 染色。

图 15-5　肝硬化

不同病因引起的肝硬化，除了具有相似的基本形态学改变外，还可发现与病因有关的一些独特的组织学表现。如在慢性酒精中毒引起的肝硬化，常见肝细胞脂肪变性，并可出现具有相对特征性的 Mallory 小体。

五、临床病理联系

早期的临床表现无特征性，可出现各种原有疾病（如慢性肝炎和酒精性肝炎）的症状和体征。晚期则严重的肝实质破坏和肝脏结构及血管的改建，导致门静脉高压症和肝功能障碍。

1. 门静脉高压症　门静脉压力增高的原因有：①肝内广泛的结缔组织增生，肝血窦闭塞或窦周纤维化，使门静脉循环受阻（窦性阻塞）；②假小叶压迫小叶下静脉，使肝血窦内血液流出受阻，影响门静脉血流入肝血窦（窦后性阻塞）；③肝内肝动脉小分支与门静脉小分支在汇入肝血窦前形成异常吻合，使高压力的动脉血流入门静脉内（窦前性）。门静脉压力升高后，患者常出现一系列的症状和体征。主要表现如下：

（1）慢性淤血性脾大：肝硬化患者中有 70%～85%出现脾大。脾重量一般在 500 g 以下，少数可达 800～1 000 g。镜下见脾窦扩张，窦内皮细胞增生、肿大，脾小体萎缩，红髓内纤维组织增生，部分可见含铁结节。脾大后可引起脾功能亢进。

（2）腹腔积液：淡黄色透明的漏出液，量大时，可致腹部明显膨隆。腹腔积液形成的原因有：①门静脉压力增高使门静脉系统的小静脉和毛细血管流体静压升高，加之管壁缺氧，通透性增高，使水、电解质及血浆蛋白漏入腹腔；②门静脉高压使肝血窦压力升高，增高的静水压差使进入 Disse 间隙的富含蛋白的淋巴液增多，超过胸导管的回流能力，造成淋巴液从淋巴管外溢入腹腔；③肝脏受损后，肝细胞合成蛋白质的功能减低（低蛋白血症），使血浆胶体渗透压降低；④肝功能障碍，对醛固酮、抗利尿激素灭活减少，血中水平升高，水、钠潴留。腹腔积液的形成又使有效循环血量下降，刺激上述两种激素的分泌，可进一步加重腹腔积液。

（3）侧支循环形成：门静脉压力升高时，主要的侧支循环及其严重的并发症有：①门静脉血经胃冠状静脉、食管静脉丛、奇静脉入上腔静脉，常致胃底与食管下段静脉丛曲张，如破裂可发生致命性大出血，常发生在腹压升高或受粗糙食物磨损时，是肝硬化患者常见的死亡原因之一；②门静脉血经肠系膜下静脉、直肠静脉丛髂内静脉进入下腔静脉，引起直肠静脉丛曲张，形成痔核，破裂可出现便血；③门静脉血经附脐静脉，脐周静脉网，而后向上经胸腹壁静脉进入上腔静脉，向下经腹壁下静脉进入下腔静脉，引起脐周浅静脉高度扩张，形成“海蛇头”（caput medusae）现象，是门静脉高压的重要体征之一。（图 15-6）

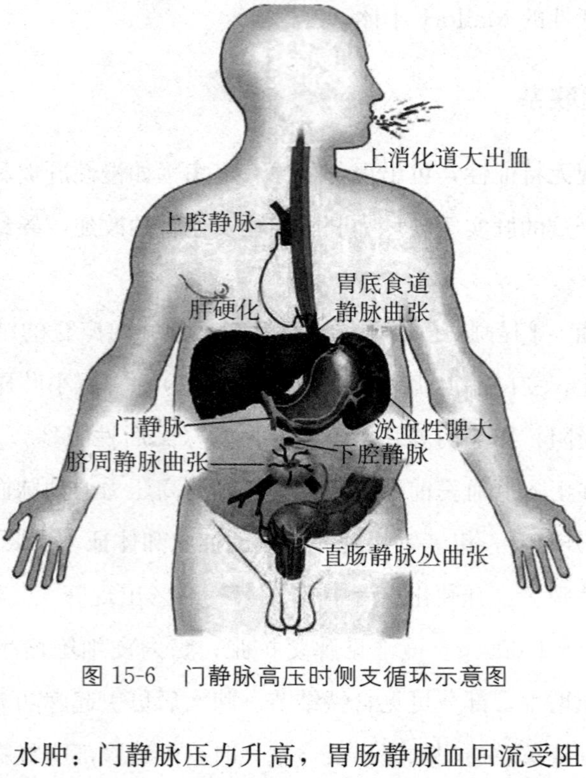

图 15-6　门静脉高压时侧支循环示意图

（4）胃肠淤血、水肿：门静脉压力升高，胃肠静脉血回流受阻，导致胃肠壁淤血、水肿，影响胃肠的消化和吸收功能，患者可出现腹胀和食欲减退等症状。

2. 肝功能障碍　主要是肝细胞长期反复受损所致。当肝细胞不能完全再生补充和代偿损伤肝细胞的功能时，则出现以下肝功能不全的症状及体征。

（1）蛋白质合成障碍：肝细胞受损后，合成白蛋白的功能降低，使血浆白蛋白减少。从胃肠道吸收的一些抗原性物质未经肝细胞处理，直接经过侧支循环进入体循环，刺激免疫系统合成球蛋白增多，故血清学检查出现白蛋白降低，且白/球蛋白比值下降或倒置现象。

（2）出血倾向：可有皮肤、黏膜或皮下出血，主要是肝脏合成纤维蛋白原、凝血酶原、凝血因子V减少所致。另外也与脾大、脾功能亢进及血小板破坏过多有关。

（3）胆色素代谢障碍：主要与肝细胞坏死及毛细胆管内胆汁淤积有关。患者在临床上常有肝细胞性黄疸。

（4）对激素的灭活作用减弱：体内雌激素增多，引起男性睾丸萎缩和乳房发育，女性月经不调等。患者可在颈、面和上胸部等出现蜘蛛状血管痣，有的患者两手掌面大、小鱼际，指尖及指基部呈鲜红色，称之为肝掌。蜘蛛痣是体内雌激素水平升高，小动脉末梢扩张所致。

（5）肝性脑病（肝昏迷）：肝功能极度衰竭的表现，是患者最严重的后果。主要原因是来自肠道的有害物质（如氨和胺类等）未经肝细胞代谢解毒而进入体循环，或通过肝内及肝外的门-腔静脉之间的侧支循环直接进入体循环到达脑部。

六、转归与并发症

肝硬化是一种慢性进行性疾病，如能早期及时治疗，肝脏可能恢复正常。即使病变已发展到相当程度，仍可处于相对稳定或停止发展的状态，患者可因肝脏强大的代偿能力，在很长时间内不出现症状，肝功能检查也可能是正常的。晚期肝硬化由于病变不断加重，代偿功能衰竭则引起一系列并发症，主要有肝性脑病、食管静脉曲张破裂出血、感染和肝细胞性肝癌等。一般而言，大结节性肝硬化并发肝性脑病的概率较高，而小结节性肝硬化患者门静脉高压的症状常较突出，易并发食管-胃底静脉曲张破裂出血。

第五节 消化系统常见恶性肿瘤

一、食管癌

食管癌（carcinoma of esophagus）是食管黏膜上皮或腺体发生的恶性肿瘤。全世界每年约30万人死于食管癌，其中一半为中国人。在我国，其发病率及死亡率均在前五名内。男性发病率较高，发病年龄多在 40 岁以上。临床主要表现为不同程度的吞咽困难。

（一）病因和发病机制

尚未完全明了，相关因素有：

1. 饮食习惯　长期食用过热、过硬、粗糙食物及饮酒、吸烟等，对食管黏膜形成慢性理化刺激。有些地区的居民喜欢食用酸菜等食物，其含较多的亚硝酸盐，也可诱发食管癌。

2. 慢性炎症　各种长期不愈的食管炎可能是食管癌的癌前病变。研究表明，食管癌患者食管黏膜的非癌部分均有不同程度的慢性炎症。

3. 环境因素　流行病学调查发现食管癌高发区土壤中常缺乏钼等微量元素。钼是硝酸盐还原酶的成分，缺钼可使农作物中硝酸盐的含量增高。

4. 遗传因素　在高发区调查发现，食管癌的家族聚集现象较为明显，提示食管癌的发生与遗传有一定关系。

（二）病理变化

食管癌好发于食管的三个生理狭窄部，以中段最多，下段次之，上段最少。

1. 早期癌　临床无明显症状。病变局限，多为原位癌或黏膜内癌，未侵犯肌层，无淋巴结转移。肉眼观，病变处黏膜轻度糜烂或表面呈颗粒状、微小的乳头状，钡餐检查仅见管壁轻度局限性僵硬或正常。镜下，绝大部分为鳞状细胞癌。

2. 中晚期癌　又称为进展期癌。此期患者多出现吞咽困难等典型临床症状。根据肉眼形态可分为以下四型（图 15-7）：

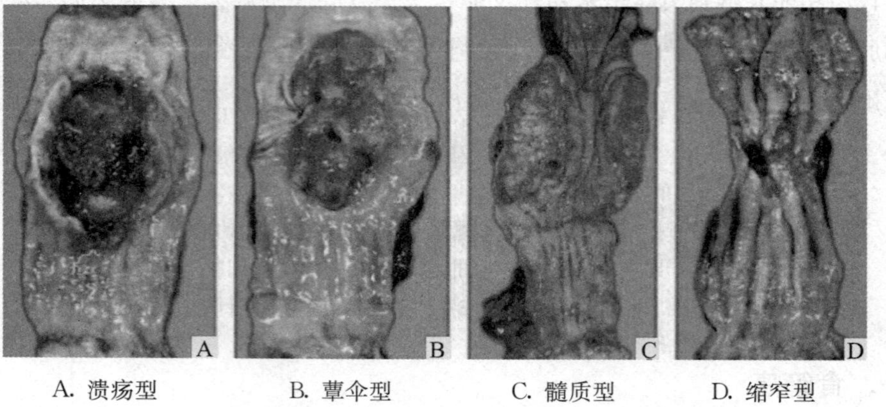

A. 溃疡型　　B. 蕈伞型　　C. 髓质型　　D. 缩窄型

图 15-7　食管癌大体类型

（1）髓质型：最多见。癌组织在食管壁内浸润性生长累及食管全周或大部分，管壁增厚，管腔变小。切面癌组织为灰白色，质地较软，似脑髓。癌组织表面常有溃疡。

（2）蕈伞型：肿瘤为扁圆形肿块，呈蘑菇状突向食管腔，表面有浅溃疡，边缘外翻，肿瘤侵犯食管管周的部分或大部。

（3）溃疡型：肿瘤表面有较深的溃疡，深达肌层，边缘隆起，底部凹凸不平。多浸润食管管周的一部分。

（4）缩窄型：癌组织硬。癌组织在食管壁内浸润性生长，伴明显的结缔组织增生，累及食管全周，形成环形狭窄。狭窄上端食管腔明显扩张。

镜下，食管癌组织学类型包括鳞状细胞癌、腺癌、腺鳞癌、神经内分泌癌等类型。中国人最常见的为鳞状细胞癌（约90%以上），其次为腺癌。

（三）扩散

1. 直接蔓延　癌组织穿透食管壁后向周围组织及器官浸润，可蔓延至喉、气管、支气管、肺门等处。

2. 淋巴道转移　转移途径与食管淋巴引流途径一致，上段可转移至颈和上纵隔淋巴结；中段常转移到食管旁或肺门淋巴结；下段常转移至食管旁、贲门旁及腹腔上部淋巴结。

3. 血道转移　为晚期转移的方式，常转移至肝、肺。

二、胃癌

胃癌（carcinoma of stomach）是胃黏膜上皮和腺上皮发生的恶性肿瘤，占我国恶性肿瘤的第二位。好发年龄在40～60岁，男多于女。好发于胃窦部小弯侧。

（一）病因和发病机制

病因尚不明确，目前认为与以下因素有关：

1. 饮食、环境因素　胃癌的发生有一定的地理分布特点，如日本、智利、哥伦比亚、匈牙利及我国的某些地区发病率较高，可能与这些地区的水源、土壤及当地居民的饮食习惯有关。大量食用熏制或高盐腌制的食品，以及进食不规律都与胃癌的发生有一定关系。

2. 亚硝基类化合物　动物实验证明，用亚硝基类化合物饲喂大鼠、小鼠等动物，均可成功诱发胃癌。

3. 幽门螺杆菌感染　流行病学调查揭示，幽门螺杆菌感染与胃癌的发生可能有关。

4. 某些慢性疾病　某些长期未治愈的慢性胃疾病如慢性萎缩性胃炎、胃息肉、胃溃疡伴有异型增生及胃黏膜大肠型肠上皮化生是胃癌发生的病理基础。

（二）病理变化

分为早期胃癌和中晚期胃癌。

1. 早期胃癌　指癌组织浸润仅限于黏膜层及黏膜下层内，无论有无淋巴结转移。早期胃癌中，直径小于 0.5 cm 者称为微小胃癌；直径 0.6～1.0 cm 者称为小胃癌。早期胃癌大体分为以下三型：

（1）隆起型：较少见，肿瘤从黏膜面明显隆起或呈息肉状。

（2）表浅型：肿瘤呈扁平状，稍隆起于黏膜表面。

（3）凹陷型：最多见，系溃疡周边黏膜的早期癌。

镜下，早期胃癌管状腺癌多见，其次为乳头状腺癌，未分化癌最少见。

早期胃癌术后 5 年生存率达 90％以上，10 年生存率为 75％，小胃癌及微小胃癌术后 5 年生存率 100％。认识并发现早期胃癌，可提高胃癌术后的 5 年存活率及改善预后。

2. 中晚期胃癌（进展期胃癌）　指癌组织浸润超过黏膜下层或浸润胃壁全层的胃癌。肉眼形态可分为以下三型：

（1）息肉型（蕈伞型）：癌组织向黏膜表面生长，呈息肉状或蕈伞凸入胃腔内。（图 15-8）

（2）溃疡型：癌组织坏死脱落形成溃疡，溃疡一般比较大，边界不清，多呈皿状或火山口状，底部凹凸不平。（图 15-9）

（3）浸润型：癌组织向胃壁呈局限性或弥漫性浸润，与周围正常组织分界不清。其表面胃黏膜皱襞大部分消失，有时可见浅表溃疡。当弥漫浸润胃壁各层时，胃壁增厚、变硬，胃腔缩小，状似皮革，称“革囊胃”。（图 15-10）

当癌细胞分泌大量黏液时，癌组织肉眼呈半透明的胶冻状，称为胶样癌。其大体形态可表现为上述三型中的任何一种。

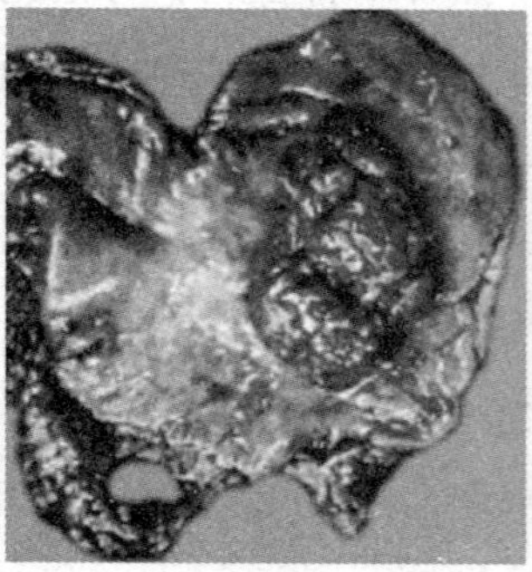

图 15-8　蕈伞型胃癌

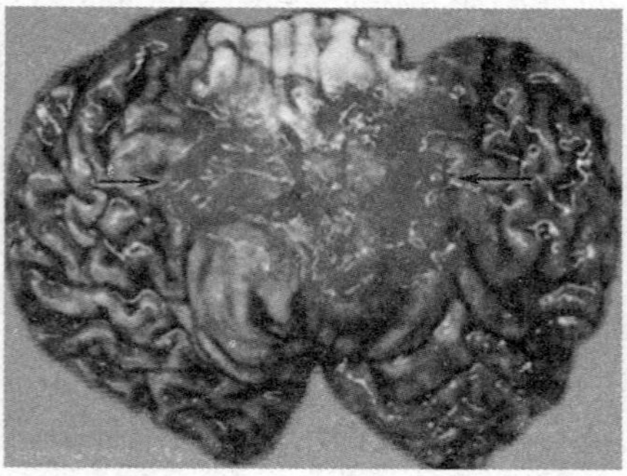

注：溃疡边缘隆起，直径大，底部不平坦。

图 15-9　溃疡型胃癌

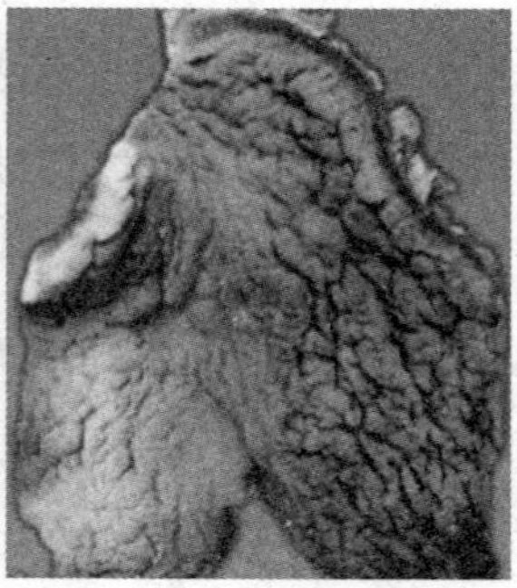

图 15-10　革囊胃

镜下，主要为腺癌，常见类型有管状腺癌、乳头状腺癌与黏液癌。此外，还有其他少见类型，如腺鳞癌、鳞状细胞癌、未分化癌等。

(三) 扩散

1. 直接蔓延 癌组织向胃壁各层浸润，当穿透浆膜后，癌组织可向周围组织和邻近器官蔓延生长，到达横结肠、大网膜及肝等处。

2. 转移

(1) 淋巴道转移：为其主要转移途径，首先转移到局部淋巴结，最常见于幽门下胃小弯的局部淋巴结。进一步转移至腹主动脉旁淋巴结或肠系膜淋巴结。晚期可经胸导管转移至左锁骨上淋巴结。

(2) 血道转移：晚期常经门静脉转移至肝，也可转移到肺、骨、脑等器官。

(3) 种植性转移：当癌组织浸润至胃浆膜表面时可脱落至腹腔，种植于腹腔及盆腔器官的浆膜上。女性常在双侧卵巢形成转移性黏液癌，称克鲁根勃（Krukenberg）瘤。

三、大肠癌

大肠癌（carcinoma of large intestine）是大肠黏膜上皮和腺体发生的恶性肿瘤，包括结肠癌与直肠癌。大肠癌是全世界第三大常见的恶性肿瘤，常见于欧洲、北美、其他有英国血统人居住的地区。从全世界范围看，中国是大肠癌的低发区，但目前大肠癌在中国已是名列第五位的常见恶性肿瘤。大肠癌发病率呈上升趋势，尤其是结肠癌的发病率增长速度迅猛。我国大肠癌的情况是城市高于农村，大城市高于小城市，男性比女性增加得快，可能与生活水平提高、饮食结构发生改变密切相关。临床上患者常有贫血、消瘦、大便次数增多、黏液血便、腹痛、腹块或肠梗阻等表现。

(一) 病因和发病机制

1. 饮食因素 高营养而少纤维的饮食与本病的发生有关。可能因为高营养而少消化残渣饮食不利于规律排便，延长了肠黏膜与食物中可能含有的致癌物质的接触时间。

2. 遗传因素 家族性腺瘤性息肉病有很高的癌变倾向，为常见的癌前病变，其发生是 APC 基因突变；遗传性非息肉病性大肠癌的发生是错配修复基因的突变所致。

3. 某些伴有肠黏膜增生的慢性肠疾病 慢性溃疡性结肠炎、慢性血吸虫病等的长期慢性刺激，肠黏膜上皮过度增生而发展为癌。

(二) 病理变化

大肠癌好发于直肠（50%），其余依次为乙状结肠（20%）、盲肠和升结肠（16%）、横结肠（8%）、降结肠（6%）。肉眼观可分为以下四型：

1. 隆起型　肿瘤呈息肉状或菜花状向肠腔突出，常有表浅溃疡形成，多为分化较高的腺癌。

2. 溃疡型　肿瘤表面形成较深溃疡，呈火山口状，此型较多见。

3. 浸润型　肿瘤向肠壁深层弥漫浸润，常累及肠管全周，使肠壁局部增厚、变硬，若同时伴有纤维组织增生，使肠管周径明显缩小，形成环形狭窄。

4. 胶样型　肿瘤表面及切面呈半透明、胶冻状。此型预后较差。

大肠癌肉眼形态在左右半结肠略有不同，左半结肠癌浸润型多见，易引起肠壁狭窄，早期出现梗阻症状。右半结肠癌隆起息肉型多见。

镜下，组织学类型有乳头状腺癌、管状腺癌、黏液腺癌或印戒细胞癌、未分化癌、腺鳞癌、鳞状细胞癌等。大肠癌主要以高分化管状腺癌及乳头状腺癌多见，少数为未分化癌及鳞状细胞癌，后者常发生在直肠肛门附近。

(三) 扩散

1. 直接蔓延　当癌组织浸润肌层达浆膜后，可直接蔓延至膀胱、前列腺、腹膜等处。

2. 转移

(1) 淋巴道转移：癌组织未穿透肠壁肌层时，较少发生淋巴道转移。一旦穿透肌层，则转移率明显增加，一般先转移至癌所在部位的局部淋巴结，再沿淋巴引流方向到达远隔淋巴结。偶尔可侵入胸导管而达锁骨上淋巴结。

(2) 血道转移：晚期癌细胞可沿血道转移至肝、肺、脑等。

(3) 种植性转移：癌组织穿破肠壁浆膜后，癌细胞可脱落，播散到腹腔内形成种植性转移。

四、原发性肝癌

原发性肝癌（primary carcinoma of liver）是由肝细胞或肝内胆管上皮细胞发生的恶性肿瘤。在我国发生率较高，多在中年后发病，男多于女。肝癌发病隐匿，早期无临床症状，故临床发现时已多为晚期，死亡率较高。近年来，甲胎蛋白（AFP）和影像学检查使早期肝癌的检出率明显提高。

(一) 病因和发病机制

尚不清楚，相关因素如下：

1. 肝炎病毒　研究表明 HBV 与肝癌关系密切，其次为丙型肝炎病毒。据报道，在肝癌高发地区 60%～90%的肝癌患者有 HBV 感染。

2. 肝硬化 肝硬化与肝癌关系密切，在我国尤为明显，约 84.6%肝癌合并有肝硬化，大多为坏死后性肝硬化，其次为肝炎后肝硬化。据统计，一般经 7 年左右肝硬化可发展为肝癌。

3. 霉菌及其毒素 黄曲霉菌可引起实验性肝癌，尤其是黄曲霉毒素 B_1 与肝细胞肝癌的发生密切相关。

4. 酒精 肝癌的致癌因子，间接经由肝硬化，在之后修补过程中产生肝癌。

（二）病理变化

1. 早期肝癌 即小肝癌，指单个癌结节直径小于 3 cm 或两个癌结节直径之和小于 3 cm 的原发性肝癌。多呈球形，界清，质较软，灰白色，切面均匀一致，无出血及坏死。大多数病例属于早期肝癌。

2. 晚期肝癌 肝脏体积明显增大，重量显著增加，大体形态分以下三型：

（1）多结节型：最常见，通常合并有肝硬化。癌结节单个或多个，散在，圆形或椭圆形，大小不等，可融合成较大结节。

（2）巨块型：肿瘤体积巨大，直径常大于 15 cm，圆形，右叶多见。切面中心常有出血、坏死。瘤体周围常有多少不等的卫星状癌结节。（图 15-11）不合并肝硬化或仅合并轻度肝硬化。

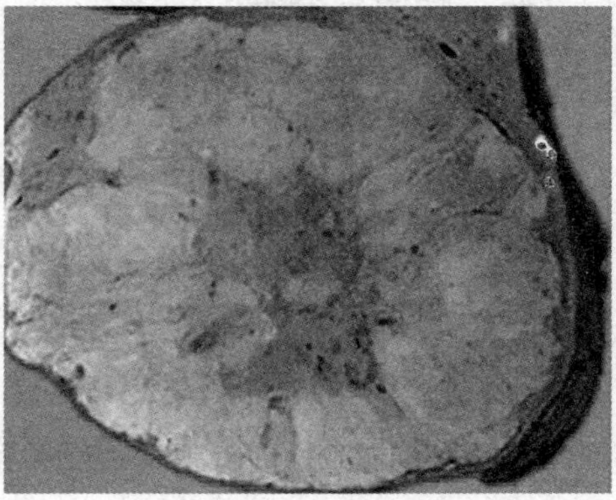

图 15-11 巨块型肝癌

（3）弥漫型：较少见，癌组织弥散于肝内，结节不明显，在相态上与肝硬化易混淆。

镜下，肝细胞癌分化程度差异较大。分化高者癌细胞类似于肝细胞，分泌胆汁，癌细胞排列呈巢状，血管多（似肝血窦），间质少。分化低者异型性明显，癌细胞大小不一，形态各异。

（三）扩散

1. 肝内蔓延和转移 癌细胞首先在肝内直接蔓延，易在肝内沿门静脉分支播散、转移，使肝内出现多处转移结节。

2. 肝外转移

（1）淋巴道转移：可转移至肝门淋巴结、上腹部淋巴结和腹膜后淋巴结。

（2）血道转移：晚期通过肝静脉转移至肺、肾上腺、脑及肾等处。

（3）种植性转移：侵入到肝表面的癌细胞脱落，可种植在腹膜和腹腔脏器表面，形成种植性转移。

第六节 肝功能不全

各种致肝损害因素作用于肝细胞后，使其合成、降解、解毒、贮存、分泌及免疫等功能障碍，机体可出现黄疸、出血、继发感染、肾功能障碍及肝性脑病等一系列临床综合征，称为肝功能不全（hepatic insufficiency）。

一、病因与分类

（一）病因

1. 感染　在我国，肝功能不全的第一大原因是乙型肝炎病毒感染，其次是丙型肝炎病毒感染。在非发达地区，寄生虫感染（如血吸虫等）也是常见原因。这些病原体会破坏肝细胞，引起肝功能受损。

2. 药物　两种或两种以上药物合用时，常可出现肝脏病变。如：烟肼、氟烷、醋氨酚等较受重视，氨甲喋呤、四环素等可引起脂肪肝。

3. 酒精　酒精在肝细胞线粒体和细胞液中被乙醇脱氢酶系统氧化为乙醛，乙醛再经乙醛脱氢酶氧化为乙酸。酒精本身及其衍生物均能导致肝脏损伤，尤其是乙醛。

4. 遗传代谢障碍　遗传性酶缺陷所致物质代谢紊乱引起的疾病。如糖代谢病、脂类代谢病、氨基酸代谢病、金属元素代谢病、肝卟啉代谢病、胆红素代谢病及血浆循环蛋白酶代谢病等。

5. 免疫抑制　严重免疫抑制状态可诱发感染有 HBV 或 HCV 的患者出现肝功能衰竭。

（二）分类

根据病情经过，肝功能不全可分为急性和慢性两种类型。

1. 急性肝功能不全　起病急骤，进展迅速，发病数小时后出现黄疸，很快进入昏迷状态，具有明显的出血倾向，常伴有肾衰竭。

2. 慢性肝功能不全　全病程较长，进展缓慢，呈迁延性过程。临床上常在上消化道出血、感染、碱中毒、服用镇静剂等诱因的作用下，病情突然恶化，进而发生昏迷。

二、肝功能不全时机体的功能和代谢变化

(一) 功能障碍

1. 胆汁分泌和排泄障碍　肝细胞负责胆红素的摄取、运载、酯化、排泄等。血红蛋白、肌红蛋白等含血红素蛋白分解产生的血红素，被巨噬细胞吞噬处理后，生成非酯型胆红素，经血浆中白蛋白运载至肝细胞，经转运和酯化过程转化为酯型胆红素，排泄入毛细胆管。嗜肝病毒、药物、毒物及遗传等原因使肝细胞对胆红素的摄取、运载、酯化和排泄等环节发生障碍时，可导致高胆红素血症或黄疸。

2. 凝血功能障碍　肝细胞合成大部分凝血因子、重要的抗凝物质如蛋白 C 抗凝血酶-3、纤溶酶原、抗纤溶酶等；还可灭活或清除激活的凝血因子和纤溶酶原激活物等，因此，肝功能障碍可致机体凝血与抗凝平衡紊乱，严重时可诱发 DIC。

3. 免疫功能障碍　库普弗细胞负责吞噬清除来自肠道的异物、病毒、细菌及毒素等；同时参与清除衰老、破碎的红细胞，以及监视、杀伤肿瘤细胞。肝功能不全时，库普弗细胞功能障碍及补体水平下降常伴有免疫功能低下，易发生肠道细菌移位及感染等。库普弗细胞功能严重障碍可导致肠源性内毒素血症。

4. 生物转化功能障碍

(1) 解毒功能障碍：肝细胞受损，解毒功能障碍，使来源于肠道的有毒物质入血增多；另外毒物也可经侧支循环绕过肝脏直接进入体循环，造成体内毒性物质蓄积。

(2) 药物代谢障碍：肝细胞受损时体内药物的分布、转化及排泄等发生变化，如白蛋白减少可致血中游离型药物增多；肝硬化侧支循环的建立使门脉血中药物绕过肝脏，免于解毒过程，易发生药物中毒。因此，肝病患者应慎重用药。

(3) 激素灭活功能减弱：肝细胞受损后，激素的灭活功能障碍，并出现相应的临床症状。如醛固酮、抗利尿激素灭活减少导致钠、水潴留；雌激素灭活不足可致月经失调、男性患者女性化及小动脉扩张等变化。

(二) 代谢障碍

1. 糖代谢障碍　肝细胞对维持血糖稳定具有重要作用，肝糖原的合成与分解受胰高血糖素和胰岛素调节。肝细胞功能障碍导致低血糖，其机制与下列因素有关：①肝细胞大量死亡使肝糖原贮备明显减少；②受损肝细胞内质网葡萄糖-6-磷酸酶活性降低，肝糖原转化为葡萄糖的过程出现障碍；③肝细胞灭活胰岛素功能降低，血中胰岛素含量增加，出现低血糖。个别肝功能障碍患者也可出现糖耐量降低状况。

2. 脂类代谢障碍　肝脏参与脂类的消化、吸收、运输、分解与合成等过程，其中

胆汁酸盐辅助脂类的消化与吸收过程。肝脏合成的三酰甘油、磷脂及胆固醇通过合成极低密度脂蛋白和高密度脂蛋白分泌入血。当肝功能障碍时，磷脂及脂蛋白合成不足可造成肝内脂肪蓄积。胆固醇在肝内酯化生成胆固醇酯后转运，肝功能不全时，胆固醇酯化出现障碍，转运能力降低，以及胆固醇转化为胆汁酸的能力下降，导致血浆胆固醇升高。

3. 蛋白质代谢障碍　肝脏对维持血中氨基酸稳定具有重要作用，肝功能受损可致血浆氨基酸比例失衡。近 31 种血浆蛋白在肝细胞合成，特别是白蛋白占肝合成蛋白的25%左右，肝细胞受损导致白蛋白合成不足，表现为低白蛋白血症。此外，多种运载蛋白的合成障碍（如运铁蛋白、铜蓝蛋白等）也可导致相应的病理改变。

（三）水、电解质代谢紊乱

1. 肝性腹水　肝硬化等肝病晚期可出现腹水，其发生机制为：

（1）门静脉高压：肝硬化使门静脉压增高；肝内肝动脉-门静脉吻合支形成，引起门静脉压增高，产生腹水。

（2）血浆胶体渗透压降低：肝功能减低，白蛋白合成减少，血浆胶体渗透压降低，促进液体漏入腹腔增多。

（3）淋巴回流障碍：肝硬化时，肝静脉受挤压发生扭曲、闭塞，继而引起肝窦内压增高，淋巴生成增多；同时，因淋巴管受压等因素，淋巴回流能力不足，液体从肝表面漏入腹腔，形成腹水。

（4）钠、水潴留：这是肝性腹水形成的全身性因素。门静脉高压等原因使血液淤积在脾、胃、肠等脏器，有效循环血量减少，肾血流量减少，可致：①肾小球滤过率降低；②肾血流量减少，激活肾素-血管紧张素-醛固酮系统加之肝脏灭活功能不足导致醛固酮过多，钠水重吸收增强；③抗利尿激素（ADH）增高、心房钠尿肽可减少，促进肾脏水、钠重吸收。

2. 电解质代谢紊乱

（1）低钾血症：肝功能障碍时，肝脏对醛固酮的灭活能力减弱，肾排钾增多，出现低钾血症。

（2）低钠血症：有效循环血量减少引起 ADH 分泌增加，同时因肝脏灭活 ADH 不足，肾小管水重吸收增多，加之体内原有钠、水潴留，可造成稀释性低钠血症。

三、肝性脑病

（一）肝性脑病的概念与分期

肝性脑病（hepatic encephalopathy，HE）是指在排除其他已知脑疾病的前提下，继发于肝功能障碍的一系列严重的神经精神综合征。可表现为人格改变、智力减弱、意识障碍，并且这些特征是可逆的。晚期可发生不可逆性肝昏迷，甚至死亡。

肝性脑病在临床上按神经精神症状的轻重分为四期。一期（前驱期）：轻微的神经精神症状，可表现为轻度知觉障碍、欣快或焦虑、反应迟缓、精神集中时间缩短等，有轻微的扑翼样震颤。二期（昏迷前期）：一期症状加重，出现嗜睡、淡漠、轻度时间及空间感知障碍、言语不清、明显的人格障碍及行为异常，明显的扑翼样震颤等。三期（昏睡期）：有明显的精神错乱、时间及空间定向障碍、健忘、言语混乱等症状，表现为昏睡但能唤醒。四期（昏迷期）：神志丧失，昏迷而不能唤醒，对疼痛刺激无反应，无扑翼样震颤。

（二）肝性脑病的发病机制

肝性脑病的发病机制尚未完全明了。其神经病理学变化多被认为是继发性变化，肝性脑病的发生主要是脑组织的功能和代谢障碍所致。目前解释肝性脑病发病机制的学说主要有氨中毒学说、假性神经递质学说、血浆氨基酸失衡学说、γ-氨基丁酸学说等。每种学说都能从一定的角度解释肝性脑病的发生发展，并对肝性脑病的临床治疗提供理论依据。

1. 氨中毒学说

半个世纪以来，氨中毒（ammonia intoxication）学说在肝性脑病的发病机制中一直占有支配地位。大量临床资料表明，约80%的肝性脑病患者有血氨升高。动物实验也证明，给予大剂量胺盐引起高血氨后，可诱发与人类肝性脑病相似的表现。另外，慢性肝病患者摄入高蛋白膳食或含铵药物，常可诱发肝性脑病。上述依据表明肝性脑病的发生与氨代谢紊乱有密切关系。

正常人体内氨的生成与清除之间保持着动态平衡，血氨不超过59 μmol/L。当血氨生成增多而清除不足时，可使血氨增高。增多的血氨通过血脑屏障进入脑内，作为神经毒素诱发肝性脑病。

（1）血氨升高的原因

1）氨产生增多：血氨主要来源于肠道，少部分来自肾、肌肉。正常时，肠道每天产氨约4g，经门静脉入肝，转变为尿素而解毒。氨产生增多的原因有：①肝硬化时，门静脉回流受阻，胃肠黏膜淤血、水肿及胆汁分泌减少，导致蛋白质的消化和吸收障碍及肠道细菌大量繁殖，肠道内未被消化和吸收的蛋白质及其产物在细菌的作用下产生氨增多；②肝硬化合并上消化道出血，血液蛋白质在肠道细菌作用下分解，产氨增多；③肝硬化晚期合并肾衰竭，尿素排出障碍，大量尿素从血液中弥散至肠腔，生成氨明显增多；④肝性脑病患者昏迷前，可出现明显的躁动不安、震颤等肌肉活动增强的症状，肌肉中的腺苷酸分解代谢增强，使肌肉产氨增多；⑤呼吸性碱中毒或应用碳酸酐酶抑制剂利尿时，肾小管上皮细胞泌 H^+ 减少，生成 NH_4^+ 减少，而 NH_3 弥散入血增加，血氨增加。

2）氨清除不足：体内的氨主要在肝脏经鸟氨酸循环合成尿素而解毒，这是个耗能的过程。肝功能严重障碍时，代谢障碍，ATP 供应不足及鸟氨酸循环的酶系统严重受损，以及各种底物的缺失，导致鸟氨酸循环发生障碍，尿素合成明显降低，氨清除减少。此外，肝硬化时形成侧支循环或门-体分流，使来自肠道的氨绕过肝脏，直接进入体循环，导致血氨升高。

（2）氨对脑的毒性作用

1）干扰脑细胞的能量代谢：脑内储存的糖原极少，脑内能量主要来源于葡萄糖的有氧氧化过程。氨入脑增多时，可通过多个环节干扰这一过程，使 ATP 生成减少、消耗过多，导致脑细胞活动所需能量严重不足，不能维持神经系统的兴奋性活动。

2）脑内神经递质发生改变：脑内氨增高可使兴奋性神经递质（谷氨酸、乙酰胆碱）减少而抑制性神经递质（γ-氨基丁酸、谷氨酰胺）增多，神经递质间的平衡失调，导致中枢神经系统功能紊乱。

3）氨对神经细胞膜的抑制作用：高浓度的氨可干扰神经细胞膜上 Na^+-K^+-ATP 酶的活性，并可竞争性抑制 K^+ 进入细胞内，使细胞内外的 Na^+、K^+ 分布异常，导致脑细胞膜电位改变和兴奋性、传导性的异常。

氨中毒是肝性脑病的重要发病机制，但部分病例难以用氨中毒学说来解释。如：约有 20％的肝性脑病患者血氨是正常的，但有神经精神症状；部分病人，虽然血氨明显升高，但不发生肝性脑病。由此可见，氨中毒不是肝性脑病发病的唯一机制。

2. 假性神经递质学说

（1）假性神经递质的产生：食物中的蛋白质在肠道分解成氨基酸，其中芳香族氨基酸如苯丙氨酸和酪氨酸，在肠道细菌氨基酸脱羧酶的作用下，分解为苯乙胺和酪胺。正常情况下，苯乙胺和酪胺经肠黏膜吸收入血，进入肝脏，经单胺氧化酶分解被清除。当严重肝功能障碍或经门-体分流时，上述胺类未被分解清除，在血液中浓度增高，并随血液进入大脑，在脑内增多。在脑干网状结构的神经细胞内，苯乙胺和酪胺分别在β-羟化酶作用下，生成苯乙醇胺和羟苯乙醇胺。苯乙醇胺和羟苯乙醇胺在化学结构上与正常神经递质去甲肾上腺素和多巴胺相似，但生理效应极弱，称为假性神经递质。

（2）假性神经递质的作用机制：脑干网状结构的主要功能是保持清醒状态或维持唤

醒功能，其神经递质主要有去甲肾上腺素和多巴胺等。当苯乙醇胺和羟苯乙醇胺等假性神经递质增多时，可取代去甲肾上腺素和多巴胺被神经元摄取，但其生理效应则远较去甲肾上腺素和多巴胺弱，使这一系统的功能减弱，大脑皮层兴奋性将不能维持而转入抑制状态。

假性神经递质学说的根据之一是应用左旋多巴可以明显改善肝性脑病的病情。这是因为左旋多巴易透过血脑屏障进入脑内，并在脑内最终转变成多巴胺和去甲肾上腺素，使脑内正常神经递质增加，与假性神经递质竞争，使神经传导功能恢复，促进患者的苏醒。

3. 血浆氨基酸失衡学说

肝性脑病患者血浆氨基酸含量有明显改变，表现为芳香族氨基酸（苯丙氨酸、酪氨酸及色氨酸）升高，而支链氨基酸（缬氨酸、亮氨酸、异亮氨酸）减少。导致支链氨基酸与芳香族氨基酸的比值由正常的3～3.5下降至0.6～1.2。

（1）血浆氨基酸失衡的原因：肝功能严重障碍时，肝细胞灭活胰岛素和胰高血糖素的功能降低，使两者浓度均增高，但胰高血糖素的增多更明显，使血中的胰岛素/胰高血糖素比值降低，体内分解代谢增强。其中胰高血糖素能使组织蛋白质分解代谢增强，大量芳香族氨基酸由肝和肌肉释放入血。而肝功能严重障碍时，不能将其降解或异生成糖，致使血浆芳香族氨基酸含量增高；血中胰岛素水平升高，可促进肌肉摄取和利用支链氨基酸，致使血浆支链氨基酸减少。

（2）血浆氨基酸失衡的后果：脑神经细胞内的苯丙氨酸在苯丙氨酸羟化酶作用下，生成酪氨酸，在酪氨酸羟化酶作用下生成多巴，在多巴脱羧酶的作用下生成多巴胺，最后在多巴胺β-羟化酶的作用下生成去甲肾上腺素，这是正常神经递质的生成过程。当血浆中支链氨基酸与芳香族氨基酸的比值下降时，进入脑组织的芳香族氨基酸增多。其中增多的苯丙氨酸可抑制酪氨酸羟化酶的活性，使正常神经递质生成减少。而增多的苯丙氨酸、酪氨酸在脑内经脱羧酶和β-羟化酶的作用下，分别生成苯乙醇胺和羟苯乙醇胺，使脑内假性神经递质增多，抑制正常神经递质的合成并起竞争作用，抑制性神经活动增强，严重可出现昏迷。

4. γ-氨基丁酸学说

γ-氨基丁酸（γ-amino butyric acid，GABA）属于抑制性神经递质。神经细胞内的GABA是由谷氨酸在谷氨酸脱羧酶的作用下脱羧而产生的。血中GABA主要由肠道细菌作用于肠内容物而产生，进入肝脏被分解。肝脏功能严重障碍时，GABA分解减少或通过侧支循环绕过肝脏，使其在血中含量增加。此时，血脑屏障的通透性也会增加，使 GABA 入脑，导致中枢神经系统功能抑制，产生肝性脑病。

总之，肝性脑病的发病机制较为复杂，并非单一因素所致。随着研究的深入，越来越明确诸因素间的内在联系及其相互作用，将有利于采取综合性的治疗措施，以提高肝性脑病的治愈率。

（三）肝性脑病的诱因

1. 氮负荷增加　是肝性脑病最常见的诱因。肝硬化患者并发上消化道出血、过量蛋白饮食、输血等可致外源性氮负荷过度，促使血氨增高而诱发肝性脑病。由于肝肾综合征等所致的氮质血症、低钾性碱中毒或呼吸性碱中毒、便秘、感染等内源性氮负荷过度，也常诱发肝性脑病。

2. 血脑屏障通透性增强　有些物质如 GABA 及某些毒物，正常时并不能通过血脑屏障。严重肝病患者合并感染、高碳酸血症、脂肪酸以及饮酒等可使血脑屏障通透性增高，上述物质进入脑内而诱发肝性脑病。

3. 脑敏感性增高　严重肝病患者，体内各种神经毒性物质增多。在毒性物质的作用下，脑对药物或氨等毒性物质的敏感性增高；当使用止痛、镇静、麻醉以及氯化铵等药物时，易诱发肝性脑病。感染、缺氧、电解质紊乱等也可增强脑对毒性物质的敏感性而诱发肝性脑病。

总之，凡能增加毒性物质的来源，提高脑对毒性物质的敏感性以及使血脑屏障通透性增高的因素，均可成为肝性脑病的诱因，促进肝性脑病的发生发展。

（四）肝性脑病防治的病理生理基础

1. 消除诱因

（1）严格控制蛋白质摄入量，减少组织蛋白的分解，减少氮负荷。

（2）避免粗糙质硬的食物，防止消化道大出血。

（3）慎用镇静药、麻醉剂和排钾利尿药，防止药物蓄积中毒和碱中毒。

（4）防止便秘，减少肠道有毒物质吸收入血。

2. 降低血氨

（1）口服肠道抗生素以抑制肠道细菌，减少氨的产生。

（2）口服乳果糖等降低肠道 pH，减少肠道产氨并有利于氨的排出。

（3）应用门冬氨酸鸟氨酸制剂降血氨。

（4）纠正水、电解质和酸碱平衡紊乱，特别是要注意纠正碱中毒。

3. 其他治疗措施　口服或肌注以支链氨基酸为主的氨基酸混合液，纠正氨基酸失衡。可给予左旋多巴，促进患者清醒。此外，临床上也采用一些保护脑细胞功能、维持呼吸道通畅、防止脑水肿等措施。

4. 肝移植

总之，由于肝性脑病的发病机制复杂，应结合病人的具体情况，采取一些综合性治疗措施才能获得满意的效果。

思考题

1. 试述慢性胃溃疡的好发部位、病变特点、临床病理联系及并发症。
2. 简述病毒性肝炎的基本病理变化。
3. 简述肝硬化时门静脉高压症的临床表现。
4. 简述肝硬化晚期腹水形成的机制。
5. 简述肝硬化时肝功能障碍的表现。

思考题15-1
答案解析

（卢　强）

第十六章

泌尿系统疾病

思维导图16-1

思维导图16-1解析

学习目标

1. 掌握急、慢性肾小球肾炎的病理变化及临床病理联系。
2. 掌握急、慢性肾盂肾炎的病因，病理变化及临床病理联系。
3. 熟悉肾细胞癌和膀胱癌的病因、病理变化及预后。
4. 掌握急性和慢性肾功能不全的病因。
5. 熟悉急性和慢性肾功能不全时机体的功能和代谢变化。
6. 了解急性和慢性肾功能不全的发病机制及防治的病理生理基础。

案例 16-1

患者，女，30 岁，患慢性肾小球肾炎 8 年。近年来，尿量增多，夜间尤甚。本次因妊娠反应严重，呕吐频繁，进食困难而急诊入院。入院检查，血清 K^+ 3.6 mmol/L，内生性肌酐消除率为正常值的 24%，pH 7.39，$PaCO_2$ 43.8 mmHg，HCO_3^- 26.3 mmol/L，Na^+ 142 mmol/L，Cl^- 96.5 mmol/L。

问题：

1. 该患者有无肾功能衰竭？
2. 用所学病理生理学知识分析诊断依据。

案例16-1 答案解析

泌尿系统由肾、输尿管、膀胱、尿道组成，主要功能是排除代谢产生的废物、多余的水分和无机盐等，以调节水、电解质和酸碱平衡。肾脏还具有内分泌功能，分泌肾素、前列腺素、促红细胞生成素等。

肾脏结构和功能的基本单位是肾单位。人体的两肾共有约 200 万个肾单位，由肾小球和肾小管组成。肾小球直径 150～250 μm，由血管球和肾球囊组成。血管球由盘曲的

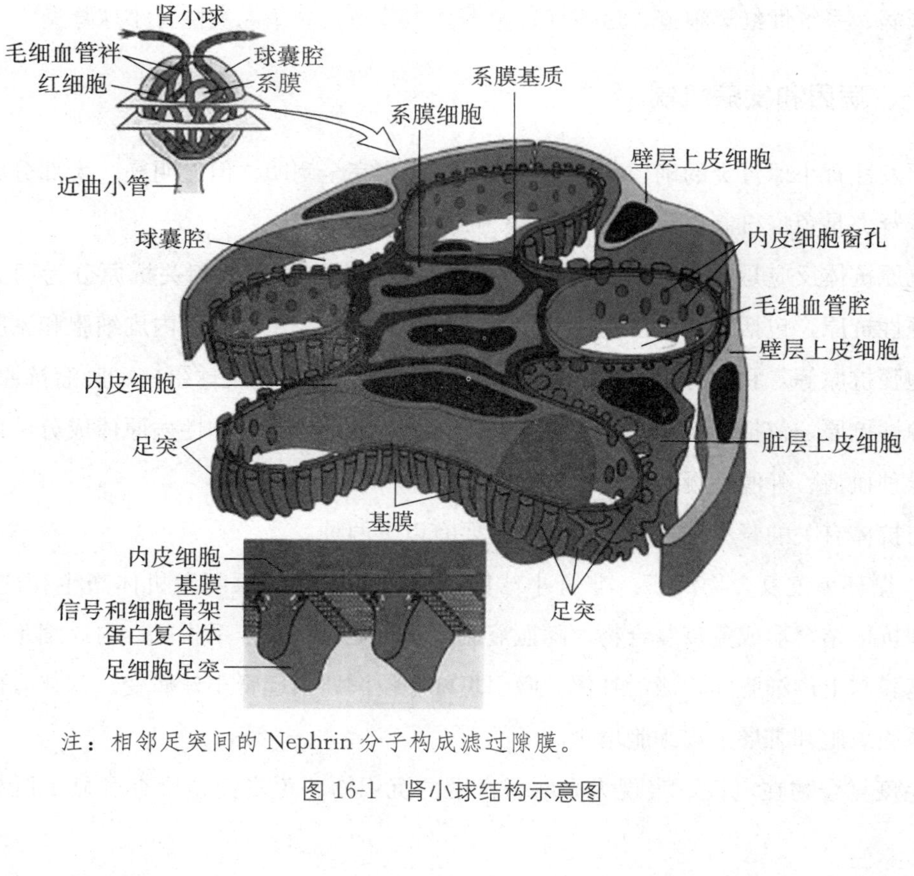

注：相邻足突间的 Nephrin 分子构成滤过隙膜。

图 16-1 肾小球结构示意图

毛细血管袢组成。肾小球毛细血管壁为滤过膜，由毛细血管内皮细胞、肾小球基膜和脏层上皮细胞构成。脏层上皮细胞为高度特化的足细胞。毛细血管间为肾小球系膜，系膜由系膜细胞和基膜样的系膜基质构成。肾球囊内层为脏层上皮细胞，外层为壁层上皮细胞。脏、壁两层细胞构成球状囊，其尿极与近曲小管相连。(图 16-1)

泌尿系统疾病分为肾脏和尿路的病变。病变类型包括炎症、肿瘤、代谢性疾病、尿路梗阻、血管疾病和先天畸形等。肾脏疾病根据病变主要累及的部位，分为肾小球疾病、肾小管疾病、肾间质疾病和血管性疾病。本章主要介绍肾小球肾炎、肾盂肾炎、泌尿系统常见肿瘤及肾功能不全。

第一节 肾小球肾炎

肾小球肾炎（glomerulonephritis，GN）简称肾炎，是一种以肾小球损害为主的变态反应性疾病。临床主要表现为尿的改变、水肿和高血压等。可分为原发性和继发性两大类，前者是原发于肾脏的独立疾病，后者指在全身性疾病过程中出现的肾小球病变，如糖尿病、系统性红斑狼疮、过敏性紫癜等。本节主要介绍原发性肾小球肾炎。

一、病因和发病机制

原发性肾小球肾炎的确切病因和发病机制尚未完全阐明。但已明确，大部分原发性肾小球肾炎是免疫机制引起的。

抗原抗体反应是肾小球损伤和病变的最主要的发病原因。相关抗原分为两大类：①内源性抗原，包括肾小球性抗原（如肾小球基膜抗原、足细胞、内皮细胞和系膜细胞的细胞膜抗原等）和非肾小球性抗原（如 DNA、核抗原、免疫球蛋白、肿瘤抗原等）；②外源性抗原，包括细菌、病毒、寄生虫、真菌、螺旋体等生物性病原体成分，以及药物、异种血清、外源性凝集素等。

与抗体有关的肾小球损伤，其机制主要有以下两种：

1. 循环免疫复合物沉积　非肾小球性抗原或外源性抗原刺激机体产生相应抗体，抗原和抗体结合形成免疫复合物，随血液流经肾小球时沉积于系膜区、内皮细胞与基膜间、基膜与上皮细胞间，激活补体，吸引炎细胞浸润，引起肾小球病变。常伴有内皮细胞、系膜细胞和脏层上皮细胞增生。

免疫复合物在电镜下表现为高电子密度的沉积物。免疫荧光检查可显示沉积物内的免疫球蛋白或补体。循环免疫复合物沉积引起的肾炎，免疫荧光检查时在肾小球病变部位呈现不连续的颗粒状荧光。（图 16-2）免疫复合物在肾小球内沉积后，可被巨噬细胞和系膜细胞吞噬降解。若抗原在机体的作用是一过性的，则肾小球炎症很快消退。若大量抗原持续存在，循环免疫复合物不断形成和沉积，则可引起肾小球的慢性炎症。

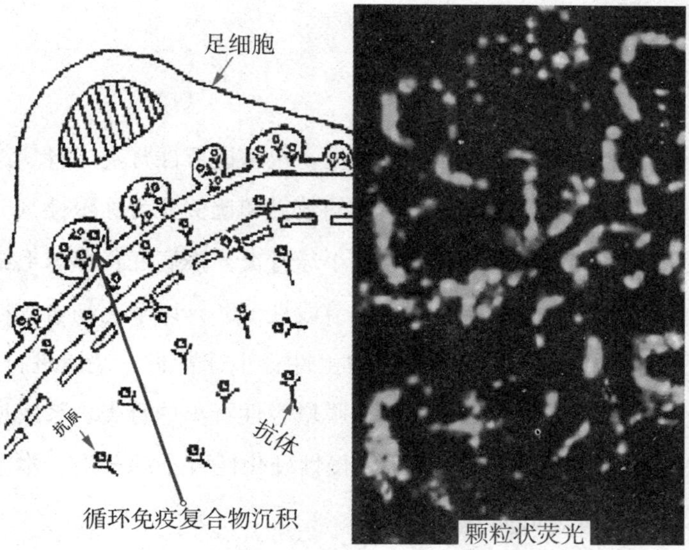

图 16-2 循环免疫复合物沉积与不连续的颗粒状荧光

2. 原位免疫复合物形成 肾性抗原（肾小球基膜抗原）或植入性抗原刺激机体产生相应抗体，抗原与抗体在肾小球局部结合形成原位免疫复合物，引起肾小球病变。

肾小球基膜抗原的形成可能是感染或其他因素使基膜结构改变，也可能是病原微生物与基膜成分具有共同抗原性而引起交叉反应。抗体与基膜成分结合，免疫荧光检查显示连续的线性荧光。（图 16-3）植入性抗原随血液流经肾脏时与肾小球某一成分结合定位于肾小球。抗体与植入性抗原结合形成原位免疫复合

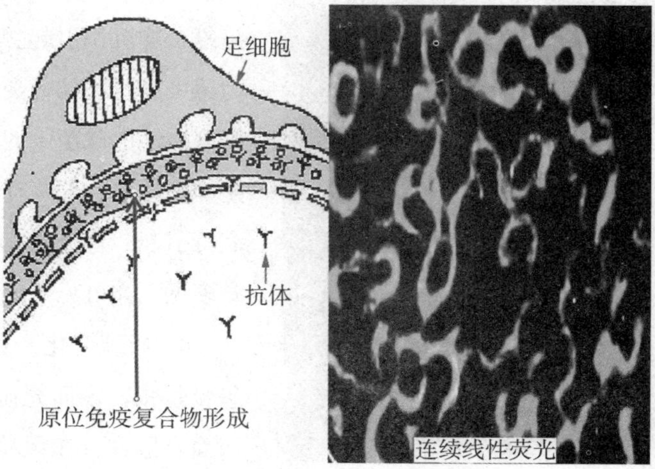

图 16-3 原位免疫复合物形成与连续的线性荧光

物，免疫荧光检查显示不连续的颗粒状荧光。

无论是原位免疫复合物形成还是循环免疫复合物沉积，抗体介导的免疫损伤是引起肾小球肾炎的主要机制。抗原抗体复合物形成可激活补体、引起炎细胞浸润，部分激活的补体和炎细胞释放的炎症介质可引起基底膜降解、细胞损伤和增生。此外，致敏的T淋巴细胞、炎症介质、补体替代激活途径、抗脏层上皮细胞抗原的抗体等因素也可引起肾小球损伤。

二、类型和病理变化

肾小球肾炎按临床表现不同分为急性肾炎、快速进行性肾炎、肾病综合征、无症状性血尿和蛋白尿、慢性肾炎。按病变肾小球的数量和比例分为弥漫性（50%以上肾小球受累）和局灶性（50%以下肾小球受累）肾小球肾炎。按病变肾小球毛细血管袢受累范围分为球性（50%以上毛细血管袢受累）和节段性（50%以下毛细血管袢受累）肾小球肾炎。按病理变化的特点分为急性弥漫性增生性肾小球肾炎、快速进行性肾小球肾炎、膜性肾小球肾炎、轻微病变性肾小球肾炎、膜增生性肾小球肾炎、系膜增生性肾小球肾炎、局灶性节段性肾小球硬化、IgA肾病、慢性硬化性肾小球肾炎。本节主要介绍几种较常见的原发性肾小球肾炎的病理类型。

（一）急性弥漫性增生性肾小球肾炎

急性弥漫性增生性肾小球肾炎（acute diffuse proliferative glomerulonephritis），又称毛细血管内增生性肾小球肾炎。临床类型为急性肾小球肾炎，简称急性肾炎。主要病变特点是弥漫性毛细血管内皮细胞和系膜细胞增生，伴中性粒细胞和巨噬细胞浸润。肾小球病变主要为循环免疫复合物沉积引起。由于大多数病例与感染有关，又称为感染后肾小球肾炎。引起感染的病原体主要是A族乙性溶血性链球菌中的致肾炎菌株（12、4和1型），亦可是肺炎球菌、葡萄球菌和腮腺炎、麻疹、水痘和肝炎等病毒引起。肾炎通常发生于链球菌感染1～4周后，儿童多见，亦可见于成年人，但病变较儿童严重。

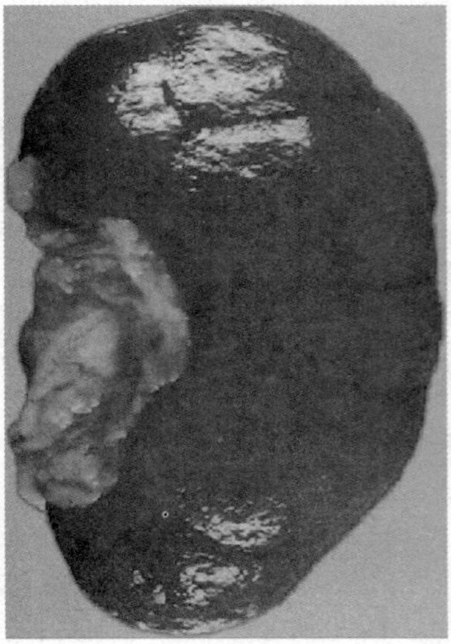

图16-4　急性肾小球肾炎

1. 病理变化　肉眼观，双侧肾脏轻至中度肿大，包膜紧张，表面充血，称“大红肾”。有的肾脏表面及切面有散在分布粟粒大小出血点，称“蚤咬肾”。（图16-4）切面见肾皮质增厚。

镜下，病变累及双侧肾脏的绝大多数肾小球。肾小球体积增大，毛细血管内皮细胞、系膜细胞增生、肿胀，中性粒细胞和单核细胞浸润，毛细血管腔狭窄或闭塞。（图 16-5）病变严重处血管壁发生纤维素样坏死，局部出血，可伴血栓形成。部分病例有壁层上皮细胞增生。近曲小管上皮细胞变性。肾小管管腔内出现管型，如蛋白管型、红细胞管型、白细胞管型及颗粒管型。肾间质充血、水肿、炎细胞浸润。

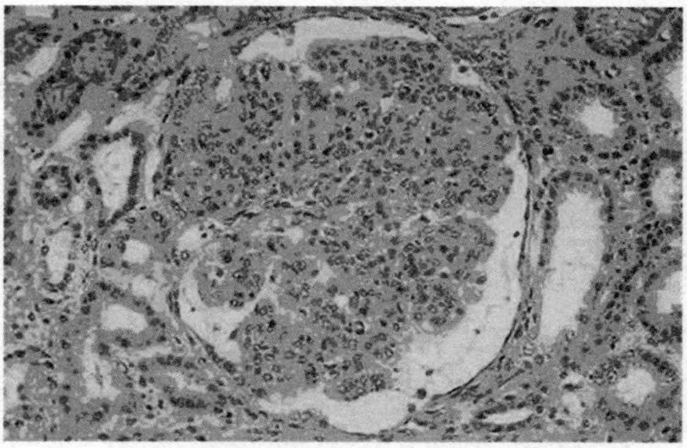

注：肾小球内细胞数量增多，可见少量中性粒细胞，毛细血管腔狭窄。

图 16-5　急性弥漫性增生性肾小球肾炎

电镜观察显示电子致密物沉积，呈驼峰状，多位于脏层上皮细胞和肾小球基膜之间，也可位于内皮细胞下、基膜内或系膜区。免疫荧光检查显示肾小球内有颗粒状荧光，主要为 IgG、IgM、C3 沉积。

2. 临床病理联系　儿童多见，常在咽部等处感染后 10 天左右出现发热、少尿、血尿等症状。

（1）尿的变化：①少尿。肾小球毛细血管内皮细胞和系膜细胞增生、肿胀，致毛细血管管腔狭窄或闭塞，肾小球血流量减少，滤过率降低，而肾小管重吸收功能无明显障碍，引起甚至无尿，严重者可出现氮质血症、尿毒症。②血尿、蛋白尿、管型尿。因肾小球滤过膜损伤，通透性增加引起。血尿为常见症状，常可反映肾小球毛细血管损伤的情况，多数患者出现镜下血尿。

（2）水肿、高血压：患者常有轻至中度高血压，可能与钠、水潴留引起的血容量增加有关。水肿的主要原因是少尿、无尿引起的钠、水潴留。超敏反应引起的毛细血管壁通透性增加，可使水肿加重。

3. 转归　儿童患者预后较好，多数患儿可在数周或数月内病变消退，症状缓解和消失。少数患儿病变缓慢进展，转为慢性肾小球肾炎。不到 1%的患儿转变为急进性肾小球肾炎。成人患者预后较差，病变消退较慢，蛋白尿、血尿和高血压持续存在；有的可转变为急进性肾炎或慢性肾小球肾炎。

（二）快速进行性肾小球肾炎

快速进行性肾小球肾炎（rapidly progressive glomerulonephritis，RPGN），又称急进性肾小球肾炎。病变特点是肾小球壁层上皮细胞增生，新月体形成，故又称新月体性肾小球肾炎。

快速进行性肾小球肾炎为一组不同原因引起的疾病，可为原发性，也可为继发性。大部分是免疫机制引起的。根据免疫学和病理学检查结果，急进性肾小球肾炎可分为三种类型：①I型（抗肾小球基膜抗体性肾炎），患者血清中可检出抗肾小球基膜抗体。免疫荧光检查显示特征性的线性荧光，主要为IgG沉积，有时可见C3沉积。有些患者抗肾小球基膜抗体与肺泡基膜发生交叉反应，引起肺出血，伴血尿、蛋白尿和高血压等症状，常发展为肾衰竭，称肺出血-肾炎综合征（goodpasture syndrome）。②II型（免疫复合物性肾炎），在我国较常见。该型肾炎是链球菌感染后性肾炎、系统性红斑狼疮、过敏性紫癜、IgA肾病等不同原因引起的免疫复合物性肾炎发展形成的。免疫荧光检查显示颗粒状荧光。③III型（免疫反应缺乏性肾炎），免疫荧光检查结果为阴性。可与某些系统性血管炎性疾病（如Wegener肉芽肿病、显微型多动脉炎等）伴发，有许多病例血管炎仅局限于肾脏。

三种类型的急进性肾炎中约有50%的病例原因不明，为原发性疾病，其余的则与已知的肾脏和肾外疾病有关。三种类型肾炎的共同特点是有严重的肾小球损伤。

1. 病理变化　肉眼观，双侧肾脏肿大、颜色苍白，可见散在点状出血，切面肾皮质增厚。镜下，大多数肾小球囊内有新月体形成。新月体主要由增生的壁层上皮细胞和渗出的单核细胞构成，可有中性粒细胞和淋巴细胞浸润。这些成分附着于球囊壁层，呈环形或新月形围绕在毛细血管球外侧。（图16-6）新月体细胞成分间有较多纤维素。纤维素刺激上皮细胞增生，是新月体形成的重要原因。早期新月体以细胞成分为主，称细胞性新月体；之后胶原纤维逐渐增多形成纤维-细胞性新月体；最后新月体内的成分完全由纤维组织取代，称为纤维性新月体。新月体使肾小球囊腔狭窄或闭塞，并压迫毛细血管球，最后毛细血管球萎缩、纤维化，整个病变肾小球纤维化、玻璃样变性。有时可见肾小球节段性坏死、弥漫或局灶性内皮细胞或系膜细胞增生。

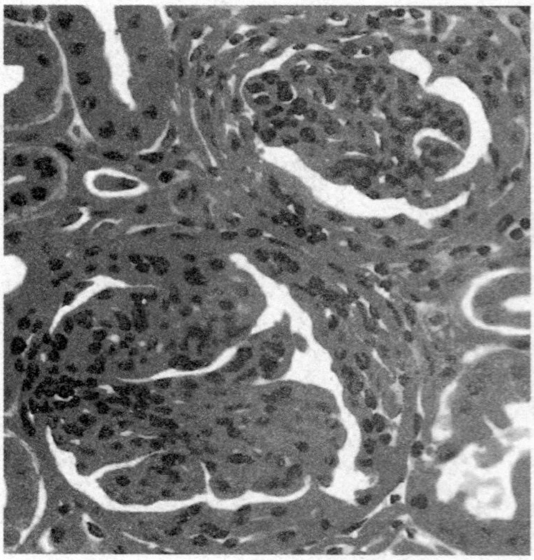

注：肾球囊壁层上皮细胞增生，其间有单核巨噬细胞浸润，肾球囊腔狭窄。

图16-6　新月体性肾小球肾炎

肾小管上皮细胞变性，部分细胞萎缩甚至消失。肾间质水肿、炎细胞浸润，后期发生纤维化。

电镜观察，肾小球基膜不规则增厚，绝大多数病例可见肾小球基膜出现断裂或缺损。Ⅱ型可见电子致密物质沉积。免疫荧光检查的结果与急进性肾炎的类型有关。

2. 临床病理联系 临床表现为急进性肾炎综合征，蛋白尿、血尿等症状迅速发展为少尿和无尿。有 goodpasture syndrome 的患者往往先有肺部症状，主要表现为反复发作的咯血，随后出现肾炎症状。

3. 转归 急进性肾炎预后较差，如不及时治疗，患者常在数周至数月内死于急性肾衰竭。预后一般与病变的广泛程度和新月体的数量有关。肾内有 80%以上的肾小球有新月体形成者往往不能恢复。低于 80%病变程度较轻，存留的肾小球可保留部分功能，可维持较长时间。

(三) 膜性肾小球病

膜性肾小球病（membranous glomerulopathy），是成人肾病综合征最常见的原因。由于早期肾小球炎性改变不明显，又称膜性肾病（membranous nephropathy）。病变特征是肾小球毛细血管壁弥漫性增厚，肾小球基膜上皮细胞侧出现含免疫球蛋白的电子致密沉积物。膜性肾小球病为慢性免疫复合物介导的疾病。约 85%膜性肾病为原发性，其余为继发性。

1. 病理变化 肉眼观，双侧肾脏肿大，颜色苍白，称“大白肾”。镜下，早期肾小球病变不明显，随病变发展，肾小球毛细血管壁弥漫性增厚。（图 16-7）晚期因肾小球毛细血管管腔狭窄甚至闭塞，肾小球发生纤维化、玻璃样变。

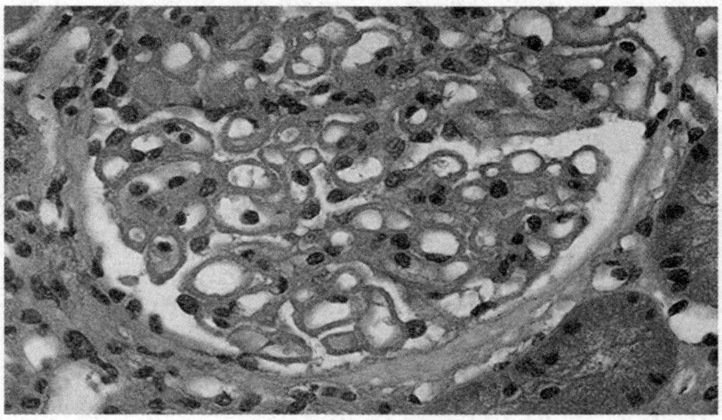

注：肾小球毛细血管壁明显增厚，未见炎细胞浸润。

图 16-7 膜性肾小球病

电镜观察，肾小球囊脏层上皮细胞肿胀，足突消失，毛细血管基膜与上皮细胞间有大量电子致密沉积物。沉积物间基膜样物质增多，形成钉状突起，与增厚的基膜垂直，状如梳齿。钉突向沉积物表面延伸，并将其覆盖，使基膜明显增厚。基膜中的沉积物逐渐被溶解，形成虫蚀状缺损。

免疫荧光检查显示免疫球蛋白和补体沉积，呈颗粒状荧光。

2. 临床病理联系 膜性肾小球病多见于成人，临床常表现为肾病综合征。由于肾小球基膜严重受损，滤过膜通透性显著增高，包括大分子蛋白质在内的大量血浆蛋白经由肾小球滤过，引起严重的非选择性蛋白尿。部分病人伴有血尿或轻度高血压。

3. 转归 膜性肾小球病临床起病缓慢，病程较长，肾上腺皮质激素治疗不敏感。

病变轻者，经积极治疗症状可缓解或消退。多数患者蛋白尿等症状持续存在。不到10%的患者于10年内死亡或发生肾衰竭。约有40%的患者最终发展为肾功能不全。肾活检时有肾小球硬化提示预后不良。

（四）微小病变性肾小球病

微小病变性肾小球病（minimal change glomerulopathy），又称微小病变性肾小球肾炎（minimal change glomerulonephritis）或微小病变性肾病（minimal change nephropathy），是引起儿童肾病综合征最常见的原因。病变特点是弥漫性肾小球脏层上皮细胞足突消失。光镜下肾小球基本正常，肾小管上皮细胞内有脂质沉积，故又有脂性肾病(lipoid nephrosis）之称。

1. 病理变化　肉眼观，双侧肾脏体积增大，颜色苍白。切面肾皮质因肾小管上皮细胞内脂质沉积而出现黄白色条纹。镜下，肾小球无结构改变，基本正常，近曲小管上皮细胞内可见大量脂滴和蛋白小滴。

电镜观察，肾小球基膜正常，无沉积物，主要改变是弥漫性肾小球脏层上皮细胞足突消失，胞体肿胀，胞质内常有空泡形成，细胞表面微绒毛增多。免疫荧光检查无免疫球蛋白或补体沉积。

2. 临床病理联系　本病多见于儿童。临床主要表现为肾病综合征。水肿常为最早出现的症状。蛋白尿多为选择性。一般不出现血尿和高血压。发病前可有呼吸道感染或免疫接种史。

3. 转归　90%以上的患儿对肾上腺皮质激素治疗敏感，部分患者病情复发，有的甚至出现皮质激素依赖或抵抗现象，但远期预后较好。成人患者对肾上腺皮质激素治疗反应缓慢或疗效不明显。

（五）IgA肾病

IgA肾病（IgA nephropathy）的特点是免疫荧光显示系膜区有IgA沉积，临床通常表现为反复发作的镜下或肉眼血尿。本病可能是全球范围内最常见的肾炎类型。本病由Berger于1968年最先描述，又称Berger病。

IgA肾病可为原发、独立的疾病，也可继发于过敏性紫癜、肝脏和肠道疾病。现有资料表明，IgA肾病的发生与先天或获得性免疫调节异常有关。由于病毒、细菌和食物蛋白等对呼吸道或消化道的刺激作用，黏膜IgA合成增多，IgA或含IgA的免疫复合物沉积于系膜区，并激活补体替代途径，引起肾小球损伤。

1. 病理变化　IgA肾病的组织学改变差异很大。最常见的是系膜增生性病变，也可表现为局灶性节段性增生或硬化。少数病例出现较多的新月体形成。免疫荧光的特征是系膜区有IgA的沉积，常见C3和备解素，也可出现少量的IgM和IgG，通常无补体早期成分。电镜见系膜区有电子致密沉积物。

2. 临床病理联系 IgA 肾病可发生于不同年龄的群体，儿童和青年多见。患者发病前常有上呼吸道感染史，少数发生于胃肠道或尿路感染后。30%～40%的患者仅出现镜下血尿，可伴有轻度蛋白尿。5%～10%的患者表现为急性肾炎综合征。血尿通常持续数天，以后消失，但每隔数月复发。

3. 转归 IgA 肾病预后差异很大，许多患者肾功能可长期维持正常，但 15%～40%的患者病情缓慢进展，在 20 年内发生慢性肾衰竭。发病年龄大、出现大量蛋白尿、高血压或肾小球有血管硬化或新月体形成者预后较差。

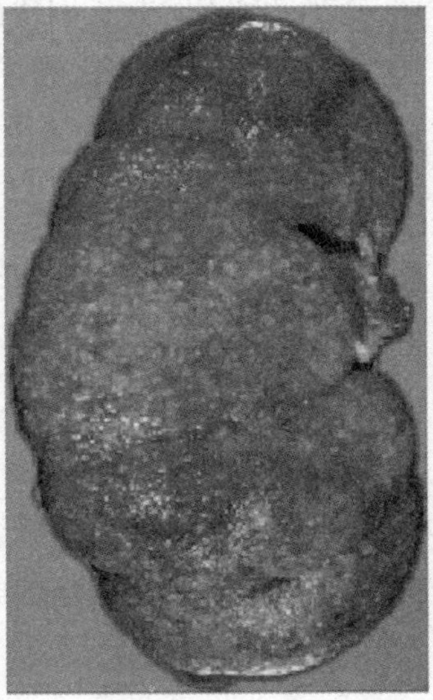

图 16-8 慢性肾小球肾炎（肉眼观）

（六）慢性肾小球肾炎

慢性肾小球肾炎（chronic glomerulonephritis）为各型肾小球肾炎发展的终末阶段。病变特点是大量肾小球发生玻璃样变性和硬化，又称慢性硬化性肾小球肾炎（chronic sclerosing glomerulonephritis）。多数患者有肾炎史，也有相当数量的患者起病隐匿，无明确肾炎病史，发现时已属慢性肾炎阶段。

1. 病理变化 肉眼观，双侧肾脏对称性缩小，颜色苍白，质硬，表面呈弥漫性细颗粒状，称继发性颗粒性固缩肾。（图 16-8）切面肾皮质变薄，皮、髓质分界不清。肾盂周围脂肪增多。

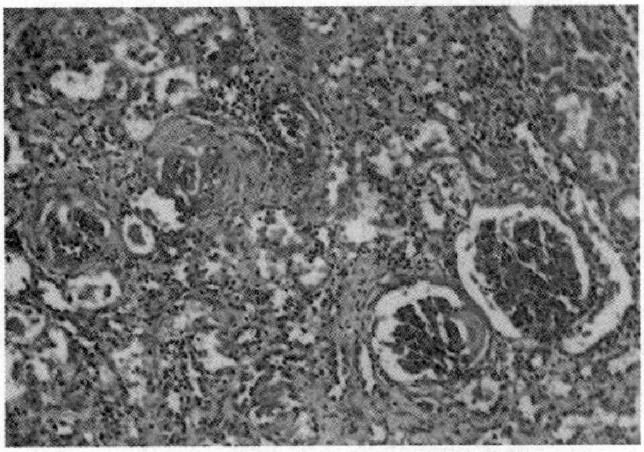

注：肾小球玻璃样变和硬化，肾小管萎缩。间质纤维组织增生，炎细胞浸润。

图 16-9 慢性肾小球肾炎（镜下观）

镜下，病变早期肾小球可见相应类型肾炎的病理改变。随病变发展，肾小球内玻璃样物质增多，细胞减少，严重处毛细血管闭塞，肾小球逐渐纤维化、玻璃样变，相应的肾小管萎缩、消失。残存的肾小球代偿性肥大，所属肾小管扩张，腔内可见各种管型，部分肾小管高度扩张呈小囊状。间质纤维组织明显增生，伴有淋巴细胞、浆细胞浸润。增生的纤维组织收缩使病变的肾小球相互靠拢、集中。（图 16-9）由于肾组织缺血和高血压，间质内细、小动脉发生玻璃样变和内膜增厚，管腔狭窄。

2. 临床病理联系　早期，部分病人有相应类型肾炎的表现，晚期病人主要表现为慢性肾炎综合征，出现多尿、夜尿、低比重尿、高血压、贫血、氮质血症和尿毒症。

（1）多尿、夜尿和低比重尿：由于大量肾单位破坏，血液通过残存的肾单位时流速加快，肾小球滤过率显著增加，但肾小管重吸收功能有限，使尿浓缩程度降低，患者出现多尿、夜尿和低比重尿。因残存肾单位结构和功能相对正常，故无明显血尿和蛋白尿。

（2）高血压：大多数肾小球纤维化、玻璃样变性，使肾组织严重缺血，肾素释放增加，肾素-血管紧张素-醛固酮系统活性增强，导致血压明显增高。高血压导致肾细小动脉硬化，肾缺血加重，使血压持续升高。

（3）贫血：肾组织的大量破坏，促红细胞生成素生成减少，加上代谢产物在体内堆积抑制骨髓造血功能，导致贫血。

（4）氮质血症和尿毒症：随着病变发展，残存的肾单位逐渐减少，体内代谢产物不能及时排出，水、电解质和酸碱平衡调节发生障碍，导致氮质血症和尿毒症。

3. 转归　慢性肾炎病变进展速度不一，但预后均很差。如不能及时进行血液透析或肾移植，患者最终多因尿毒症或由高血压引起的心力衰竭、脑出血或继发感染而死亡。

第二节　肾盂肾炎

肾盂肾炎（pyelonephritis）是肾盂、肾间质和肾小管的炎症性疾病，是肾脏最常见的疾病之一。分为急性和慢性两类，急性肾盂肾炎通常由细菌感染引起，多与尿路感染有关。细菌感染在慢性肾盂肾炎的发病中起重要作用，膀胱输尿管反流和尿路阻塞等因素也与发病有关。可发生于任何年龄，女性多见。

一、病因和发病机制

尿路感染主要由大肠杆菌等革兰氏阴性杆菌引起，其他细菌和真菌也可致病。大部分尿路感染的病原体为肠道菌属，属内源性感染。急性肾盂肾炎常由一种细菌感染引起，慢性则可为两种或更多细菌混合感染。肾盂肾炎的感染途径有两条：

（一）血源性感染

又称下行性感染，较少见。败血症或感染性心内膜炎时，细菌随血流进入肾脏，在肾小球或肾小管周围毛细血管内停留而引起炎症。病变多累及双侧肾脏。最常见的致病菌为金黄色葡萄球菌。

（二）上行性感染

上行性感染是肾盂肾炎主要的感染途径。下尿道炎症如尿道炎、膀胱炎时，细菌沿输尿管或输尿管周围淋巴管上行至肾盂、肾盏和肾间质。致病菌主要为大肠杆菌。病变可累及单侧或双侧肾脏。

女性尿路感染远多于男性，原因有：女性尿道短而宽，尿道括约肌作用弱，细菌易侵入；女性激素水平的变化有利于细菌对尿道黏膜的黏附；性生活时黏膜易损伤等。

插导尿管、膀胱镜检查和逆行肾盂造影等操作使细菌得以从尿道进入膀胱，引起膀胱炎。留置导尿管引起感染的可能性更大。另一因素是肾内反流，尿液通过肾乳头的乳头孔进入肾实质。

二、类型和病理变化

（一）急性肾盂肾炎

急性肾盂肾炎（acute pyelonephritis）是肾盂、肾间质和肾小管的化脓性炎症。主要由细菌感染引起，偶可由真菌或病毒引起。

1. 病理变化　肉眼观，肾脏体积增大，表面充血，有散在分布大小不一的黄白色脓肿，周围可见紫红色充血带。病灶可弥漫或局限分布。多个病灶可互相融合，形成大脓肿。切面肾髓质内见黄色条纹并向皮质延伸。肾盂黏膜充血、水肿，表面覆盖脓性渗出物。严重时肾盂肾盏内可有积脓。

镜下见，灶状间质性化脓性炎或脓肿形成，肾小管腔内中性粒细胞聚集和肾小管坏死。上行性感染引起的病变首先累及肾盂，肾盂黏膜充血，组织水肿并有大量中性粒细胞浸润。早期中性粒细胞局限于肾间质，随后累及肾小管，导致肾小管结构破坏，脓肿形成，管腔内可见中性粒细胞管型。（图 16-10）血源性感染引起的肾盂肾炎，病变首先累及肾皮质，病变发生于肾小

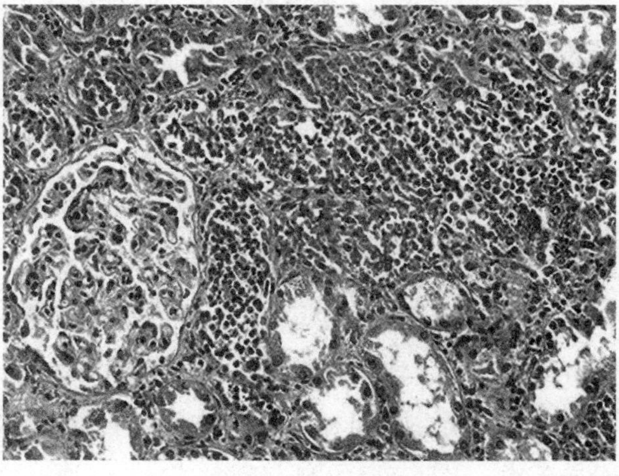

注：肾间质中性粒细胞浸润，肾小管内见白细胞管型。

图 16-10　急性肾盂肾炎

球及其周围的肾间质，并逐渐扩大，破坏邻近组织，向肾盂蔓延。

急性期后，中性粒细胞数量减少，巨噬细胞、淋巴细胞及浆细胞增多。局部胶原纤维增多，逐渐形成瘢痕，引起肾盂、肾盏变形。

2. 临床病理联系　起病急，患者出现寒战、发热和白细胞增多等全身反应；局部常有腰部酸痛和肾区叩击痛，并有尿频、尿急和尿痛等膀胱和尿道刺激症状。尿检查显示脓尿、蛋白尿、管型尿和菌尿，也可出现血尿。尿中出现白细胞管型具有临床诊断意义。

3. 结局及并发症　急性肾盂肾炎预后较好，如能及时彻底治疗，大多数（90%以上）患者在短期内可以痊愈。如治疗不彻底或诱因持续存在，则易反复发作，迁延不愈而转为慢性。

急性肾盂肾炎常见的并发症有：

（1）肾乳头坏死：肾乳头因缺血和化脓而发生坏死。常见于伴有糖尿病或严重尿路阻塞的患者。

（2）肾周脓肿：病变严重时，肾内化脓性病灶穿破肾被膜扩散到肾周组织，引起肾周脓肿。

（3）肾盂积脓：严重尿路阻塞，特别是高位尿路完全阻塞时，脓性渗出物不能排出，聚集于肾盂、肾盏和输尿管，引起肾盂积脓。

（二）慢性肾盂肾炎

慢性肾盂肾炎（chronic pyelonephritis）为肾小管-间质的慢性炎症。病变特点是慢性间质性炎症、纤维化和瘢痕形成，常伴有肾盂和肾盏的纤维化和变形。慢性肾盂肾炎是慢性肾衰竭的常见原因之一。

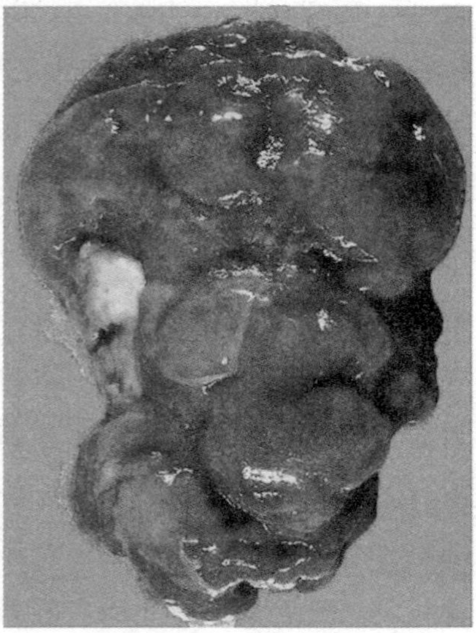

图 16-11　慢性肾盂肾炎

1. 病理变化　肉眼观，病变特征是一侧或双侧肾脏体积缩小，出现不规则的瘢痕。（图 16-11）如病变为双侧性，则两侧病变不对称。肾脏切面皮髓质界限不清，肾乳头萎缩，肾盂、肾盏因瘢痕收缩而变形，肾盂黏膜粗糙。肾脏瘢痕数量多少不等，分布不均，多见于肾的上、下极。

镜下，表现为局灶性的淋巴细胞、浆细胞浸润和间质纤维化。部分区域肾小管萎缩，部分区域肾小管扩张。扩张的肾小管内可出现均质红染的胶样管型，形似甲状腺滤泡。肾盂、肾盏黏膜及黏膜下组织可见慢性炎细胞浸润及纤维化。肾内细动脉和小动脉因继发性高血压发生玻璃样变和硬化。早期肾小球常无明显改变，仅可见肾小球囊周围纤维化。后期部分肾小球纤维化及玻璃样变性。（图 16-12）慢性肾盂肾炎急性发作时出现大量中性粒细胞，并有小脓肿形成。

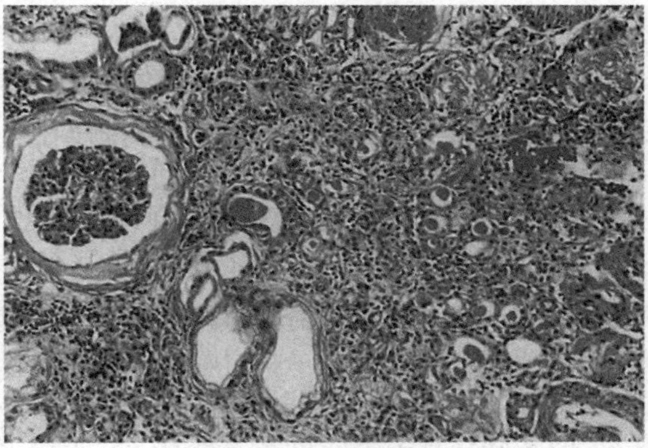

注：部分肾小球囊壁增厚、纤维化；部分肾小管萎缩消失；部分肾小管扩张，腔内有蛋白管型；间质纤维组织增生，大量炎细胞浸润。

图 16-12 慢性肾盂肾炎（镜下观）

2. 临床病理联系 慢性肾盂肾炎常缓慢起病，也可表现为急性肾盂肾炎的反复发作，伴腰背部疼痛、发热，频发的脓尿和菌尿。肾小管浓缩功能下降可表现为多尿和夜尿。钠/钾和重碳酸盐丧失可引起低钾血症、低钠血症和代谢性酸中毒。晚期，肾组织纤维化和小血管硬化导致局部缺血，肾素分泌增多，引起高血压。晚期大量肾组织破坏，可引起氮质血症和尿毒症。X 线肾盂造影显示肾脏不对称性缩小，伴不规则瘢痕和肾盂肾盏变形。

3. 结局 慢性肾盂肾炎病程长，病变进展缓慢，若能及时治疗并消除诱因，病变可被控制，肾功能得以代偿。病变严重并累及双肾者，可因尿毒症或高血压引起的心力衰竭而危及生命。有的患者发病数年后出现局灶性节段性肾小球硬化，常伴严重蛋白尿，预后多不佳。

第三节 泌尿系统常见肿瘤

泌尿系统各部位均可发生肿瘤，其中以肾和膀胱肿瘤较常见，且多为恶性。本节主要介绍肾细胞癌和膀胱尿路上皮肿瘤。

一、肾细胞癌

肾细胞癌（renal cell carcinoma），又称肾癌、透明细胞肾腺癌，是肾脏最常见的恶性肿瘤，起源于肾小管上皮细胞，又称肾腺癌（adenocarcinoma of the kidney）。多发生于 40 岁以后，男性发病多于女性。

（一）病因和发病机制

流行病学调查显示，吸烟是肾细胞癌最重要的危险因素。吸烟者肾细胞癌的发病率是非吸烟者的2倍；其他危险因素包括肥胖（特别是女性），高血压，接触石棉、石油产物及重金属等。另外发现一些患者有染色体和基因的异常，故遗传因素在肾细胞癌的发生中也起重要作用。绝大多数肾细胞癌是散发性的，发病年龄大，多发生于一侧肾脏。少数是常染色体显性遗传的家族性肾细胞癌，发病年龄小，肿瘤多为双侧多灶性。

（二）病理变化

肉眼观，肾细胞癌常见于肾脏上、下两极，以上极多见。肿瘤多为单发，球形，直径3～15 cm，界限清楚，可有假包膜。切面多为实性，灰黄或灰白色，伴灶状出血、坏死、软化或钙化等改变，呈现红、黄、灰、白等多种颜色相互交错的多彩特征。肿瘤发展可蔓延至肾盏、肾盂和输尿管，并常侵犯肾静脉。

肾细胞癌的组织学类型主要有以下几种：

1. 肾透明细胞癌　占肾癌的70%～80%。95%的病例为散发性。镜下观，肿瘤细胞体积大，轮廓清楚，圆形或多角形，胞质丰富，透明或颗粒状，细胞核小而圆，常位于细胞中央，间质少，但血管丰富。（图16-13）

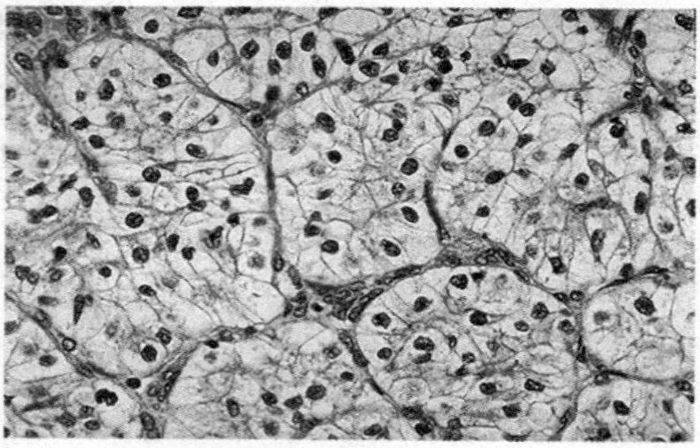

注：癌细胞呈多角形，胞浆透明，核居中，细胞排列成腺样结构，间质少。

图16-13　肾透明细胞癌

2. 乳头状肾细胞癌　占肾癌的10%～15%。常为多中心起源，癌变常呈双侧多灶性。镜下观，肿瘤细胞呈立方或矮柱状，乳头状排列。乳头中轴间质内常见砂粒体和泡沫细胞，并可发生水肿。

3. 嫌色性肾细胞癌　约占肾癌的5%。镜下观，肿瘤细胞大小不等，细胞膜较明显，胞质淡染或略嗜酸性，核周常有空晕。

（三）扩散途径

1. 直接蔓延　可蔓延至肾盂、肾盏、输尿管、肾上腺、肾周围脂肪组织等。

2. 转移　因癌组织血管丰富，早期即可发生血道转移，以肺和骨最常见。也可发生于局部淋巴结、肝、肾上腺和脑。

（四）临床病理联系

肾癌早期症状多不明显，发现时肿瘤体积已较大。常出现血尿、腰痛和肾区肿块三个具有诊断意义的典型症状，但三者同时出现的概率很小。无痛性血尿是肾癌的主要症状，血尿多为间歇性，早期可仅为镜下血尿。

肾癌病人的预后较差，5 年生存率约为 45%，无转移者可达 70%。

二、膀胱癌

尿路上皮肿瘤可发生在肾盂、输尿管、膀胱和尿道，以膀胱最常见。约 95%的膀胱肿瘤起源于上皮组织，绝大多数上皮性肿瘤成分是尿路上皮即移行上皮，因而称为尿路上皮肿瘤（urothelial tumor）或移行上皮肿瘤（transitional cell tumor）。膀胱也可发生鳞状细胞癌、腺癌和间叶组织起源的肿瘤，但较少见。好发年龄多为 50 岁以后，男性多见，男女之比约为 3∶1。

（一）病因和发病机制

膀胱癌的发生与吸烟、接触芳香胺、埃及血吸虫感染、辐射及膀胱黏膜的慢性炎症刺激等有关。吸烟可明显增加膀胱癌发病的危险性，是最重要的影响因素。

（二）病理变化

膀胱癌好发于膀胱侧壁和膀胱三角区近输尿管开口处。肿瘤单发或多发，大小不等。可呈乳头状或息肉状，也可呈扁平斑块状。镜下见，癌细胞核浓染，部分细胞异型性明显，核分裂象较多，可有病理性核分裂象。细胞排列紊乱，极向消失。有的可见乳头状结构和巢状浸润灶。

（三）扩散途径

侵袭性强的肿瘤可累及前列腺、精囊和输尿管，有的可形成与阴道或直肠相通的瘘管。约 40%的浸润性肿瘤可发生局部淋巴结转移。高度恶性的肿瘤晚期可发生血道转移，常累及肝、肺和骨髓。

（四）临床病理联系

膀胱肿瘤最常见的临床表现是无痛性血尿，多由肿瘤乳头断裂、表面坏死和溃疡引起。部分病例因肿瘤侵犯膀胱壁，刺激膀胱黏膜或并发感染而出现尿频、尿急和尿痛等膀胱刺激征。若肿瘤阻塞输尿管开口，则可引起肾盂积水、肾盂肾炎甚至肾盂积脓。膀胱移行细胞来源的肿瘤，手术后易复发。

第四节 肾功能不全

肾脏是人体重要的生命器官，主要功能有：①排泄功能，排出体内代谢废物、药物和毒物等；②调节功能，调节水、电解质代谢和酸碱平衡，并参与血压的调控；③内分泌功能，分泌肾素、促红细胞生成素、1,25-（OH）$_2$-VD$_3$及前列腺素，灭活甲状旁腺激素和胃泌素等。

当各种原因引起肾功能严重障碍时，会出现多种代谢产物、药物和毒物在体内蓄积，水、电解质和酸碱平衡紊乱，以及肾脏内分泌功能障碍的临床表现，这种临床综合征称为肾功能不全（renal insufficiency）。肾衰竭（renal failure）是指肾功能不全的晚期阶段。在临床应用中，两者往往属同一概念而不加区别。

根据病因和发病缓急，肾衰竭可分为急性和慢性两类。肾衰竭发展到最严重阶段时，机体会出现一系列自身中毒症状，即尿毒症。因此，尿毒症可看作是肾衰竭的最终表现。

一、急性肾功能不全

急性肾衰竭（acute renal failure，ARF）是指各种原因引起的双肾泌尿功能在短期内急剧障碍，导致代谢产物在体内迅速积累，水、电解质和酸碱平衡紊乱，出现氮质血症、高钾血症和代谢性酸中毒，并由此发生机体内环境严重紊乱的临床综合征。多数病人伴有明显少尿（成人每日尿量＜400 ml，或无尿成人每日尿量＜100 ml），称为少尿型 ARF。少数患者尿量并不减少，但肾脏排泄功能障碍，氮质血症明显，称为非少尿型 ARF。

ARF 是临床较常见的一种危重症，病情凶险，但及时诊断、治疗，大多数 ARF 患者的肾脏功能可以恢复正常。

（一）原因和发病机制

ARF 的发病机制十分复杂，至今尚未完全阐明。不同原因导致的 ARF，其发病机制也不尽相同，中心环节均为肾小球滤过率降低。ARF 的原因很多，一般根据发病环节将其分为三类：肾前性、肾性和肾后性。

1. 肾前性 ARF　是指肾脏血液灌流量急剧减少所致的 ARF。肾脏无器质性损害，如能尽快恢复有效肾血流量，肾功能可迅速恢复，又称功能性肾衰。常见于各类休克早期。因血容量减少、心泵功能障碍或血管床容积增大，引起有效循环血量减少和肾血管强烈收缩，导致肾血液灌流量和肾小球滤过率明显降低，出现少尿和氮质血症。

2. 肾性 ARF　肾实质器质性病变引起的 ARF，又称器质性肾衰。常见原因有：

（1）急性肾小管坏死：是 ARF 最常见、最重要的原因。常见病因有：①肾缺血和再灌注损伤，各类休克未及时救治而发生持续肾缺血或休克复苏后的再灌注损伤，均可导致肾小管急性坏死；②肾中毒，如药物（磺胺类、氨基甙类、四环素、新霉素、两性霉素B等）、碘造影剂、重金属（汞、铋、砷、锑、铅等）、有机毒物（四氯化碳、四氯乙烯、甲醇、酚、甲苯、有机磷等）、生物毒素（蛇毒、蜂毒、蕈毒、生鱼胆等）、血红蛋白、肌红蛋白及内毒素等经肾脏排泄时均可直接引起肾小管上皮细胞变性、坏死。

急性肾小管坏死引起ARF的机制是：坏死脱落的肾小管上皮细胞碎片及肾毒物，在肾小管内形成各种管型，阻塞肾小管管腔，使原尿不易通过，引起少尿；同时管腔内压升高，使肾小球囊内压升高，有效滤过压降低，导致肾小球滤过率降低。此外，原尿经过受损的肾小管壁处可向周围肾间质返漏，直接造成尿量减少和肾间质水肿，压迫肾小管，均可阻碍原尿通过，导致肾小囊内压增高，肾小球滤过率下降使尿量进一步减少。

（2）肾小球、肾间质和肾血管疾病：如急性肾小球肾炎、狼疮性肾炎、多发性结节性动脉炎和过敏性紫癜性肾炎等引起的肾小球损伤；急性间质性肾炎、药物过敏及巨细胞病毒感染等导致的肾间质损伤；肾小球毛细血管血栓形成和微血管闭塞等微血管疾病，以及肾动脉栓塞和肾动脉狭窄等大血管病变。

3. 肾后性ARF　肾以下尿路（从肾盏到尿道口）阻塞引起的肾衰竭，又称肾后性氮质血症。见于双侧输尿管结石、盆腔肿瘤和前列腺肥大等引起的尿路梗阻。尿路梗阻使梗阻上方的压力升高，引起肾盂积水，肾间质压力升高，肾小球囊内压升高，肾小球有效滤过压下降，导致肾小球滤过率降低，出现少尿、氮质血症。早期肾实质无器质性损害，如能及时解除梗阻，肾功能可迅速恢复。

（二）机体的功能和代谢变化

少尿型ARF临床最多见，可分为少尿期、移行期、多尿期和恢复期四个阶段。

1. 少尿期　为病情最危重阶段。不仅尿量显著减少，还伴有严重的内环境紊乱，可持续约数天至数周，持续时间越长，预后越差。

（1）尿的变化：①少尿或无尿。多数患者迅速出现少尿甚至无尿，是肾血流量减少、肾小球损害及滤过率降低等原因所致。②低比重尿。由于肾小管损伤，尿的浓缩稀释功能障碍，尿比重降低，常固定于1.010～1.020之间。③尿Na^+增高。肾小管重吸收障碍，致尿Na^+含量增高。④血尿、蛋白尿、管型尿。由于肾小球滤过障碍和肾小管受损，尿中可出现蛋白质、红细胞、白细胞等成分，尿沉渣检查可见透明管型、颗粒管型和细胞管型等。

（2）水中毒：少尿、体内分解代谢增强致内生水增多及摄水过多等因素，导致体内水潴留、稀释性低钠血症和细胞水肿。严重时可发生急性肺水肿、脑水肿以及心力衰竭。

（3）高钾血症：是少尿期最危险最严重的并发症，常为少尿期致死原因。主要发生机制是：①少尿使 K^+ 排出减少；②组织损伤和分解代谢增强，细胞内 K^+ 大量释出；③酸中毒导致细胞内 K^+ 外逸；④输入库存血或食入含钾量高的食物或药物等。高钾血症可引起心脏传导阻滞和心律失常，甚至心室颤动或心脏停搏。

（4）代谢性酸中毒：具有进行性、不易纠正的特点，其原因有：①肾小球滤过率降低，酸性产物在体内蓄积；②肾小管泌 H^+、泌 NH_3 及重吸收 HCO_3^- 能力降低；③机体分解代谢增强，固定酸产生增多。酸中毒可引起心血管系统和中枢神经系统功能障碍，影响体内多种酶的活性，并促进高钾血症的发生。

（5）氮质血症：尿量减少不能充分排出代谢产物，以及体内蛋白质分解代谢增强，使血中尿素、肌酐、尿酸等非蛋白氮明显增多，发生氮质血症。

2. 移行期　当尿量增加到 400 ml/d 以上时，即进入移行期，提示肾小管上皮细胞已开始修复再生，是肾功能开始好转的信号。此期肾脏排泄功能仍低于正常。因此，氮质血症、高钾血症和酸中毒等内环境紊乱还不能立即改善。

3. 多尿期　尿量可增至 3000 ml/d 以上，持续 1～2 周。多尿的机制是：①肾血流量和肾小球滤过功能逐渐恢复正常，原尿生成增加；②再生的肾小管上皮细胞功能尚不完善，钠、水重吸收功能仍低下；③肾间质水肿消退，肾小管内管型被冲走，肾小管阻塞解除；④少尿期滞留在体内的尿素等代谢产物，经肾小球大量滤出产生渗透性利尿。

多尿期早期血中尿素氮仍明显增高，随着尿量增加，水肿消退，尿素氮等逐渐趋于正常。由于尿量明显增加，水和电解质大量排出，易发生脱水、低钾血症和低钠血症。

4. 恢复期　尿量逐渐恢复正常，血尿素氮和血肌酐基本恢复到正常水平，水、电解质及酸碱平衡紊乱逐渐得到纠正，但肾小管功能的完全恢复常需要数月甚至更长时间。少数患者由于肾小管上皮细胞和基膜损伤严重和修复不全，可转为慢性肾衰竭。

非少尿型 ARF 的肾脏病变和临床表现较少尿型为轻，病程较短，预后较好。其主要特点是：无明显少尿、无尿，尿量约在 400～1000 ml/d；尿比重低而固定，尿钠含量低；有氮质血症，一般无高钾血症。

（三）防治的病理生理基础

1. 积极治疗原发病或控制致病因素。

2. 纠正内环境紊乱　如纠正水、电解质和酸碱平衡紊乱及高钾血症，控制氮质血症，透析疗法等。

3. 抗感染和营养支持。

4. 针对发生机制用药　自由基清除剂；钙通道阻断剂；能量合剂；膜稳定剂等。

二、慢性肾功能不全

慢性肾衰竭（chronic renal failure，CRF）是指各种病因造成肾单位进行性、不可逆性破坏，以致残存肾单位不足以充分排出代谢废物和维持内环境稳态，导致水、电解质和酸碱平衡紊乱，代谢产物在体内积聚，以及肾内分泌功能障碍，并伴有一系列临床症状的病理过程。CRF 是常见的临床综合征，呈渐进性发展，病程可迁延数月或数年，病情复杂，最后常以尿毒症为结局而导致死亡。

（一）原因

凡能引起肾实质进行性破坏的疾患，均可导致 CRF。主要包括慢性肾小球肾炎、慢性肾盂肾炎、肾结核、肾肿瘤、系统性红斑狼疮、糖尿病性肾病、高血压性肾硬化、尿路结石、前列腺肥大、肾小动脉硬化症、结节性动脉周围炎等。既往认为慢性肾小球肾炎为 CRF 最常见的原因，近年资料表明，糖尿病肾病和高血压性肾损害导致的 CRF 逐年增多。

（二）发展过程及发生机制

CRF 的发病机制复杂，目前尚无一种理论或学说能完全阐明。目前认为，CRF 进行性发展有多种病理生理过程参与，这一系列过程相互作用、共同发展，导致肾单位不断损伤，肾功能进行性减退，最终发展为终末期肾衰竭。CRF 的病程呈现为缓慢而渐进的发展过程。

1. 肾功能不全代偿期　残存的肾单位尚能发挥代偿作用，机体内环境稳态尚能维持，无临床症状。内生肌酐清除率在正常值 30%以上，血生化指标无异常。但肾功能储备降低，在感染、水、钠、钾等负荷突然增加时，易出现内环境紊乱。

2. 肾功能不全期　肾实质进一步破坏，健存的肾单位不足以维持内环境的稳态，可有多尿、夜尿、轻度氮质血症和贫血等。内生肌酐清除率降至正常值的 25%～30%。

3. 肾功能衰竭期　肾功能显著恶化，内环境严重紊乱，出现明显的氮质血症、酸中毒、高磷血症、低钙血症、严重贫血、夜尿、多尿等，并伴有头痛、恶心、呕吐和全身乏力等部分尿毒症中毒症状。内生肌酐清除率降至正常值的 20%～25%。

4. 尿毒症期　内生肌酐清除率降至正常值的 20%以下，有明显的水、电解质和酸碱平衡紊乱及多系统功能障碍，并出现一系列尿毒症中毒症状。

（三）机体的功能和代谢变化

1. 尿的变化　CRF 的早期和中期主要表现为夜尿和多尿，晚期发展称为少尿。

（1）夜尿：早期即有夜间排尿增多的现象，发生机制目前尚不清楚。

（2）多尿：成人24小时尿量超过2000 ml称为多尿。其发生机制为：①原尿流速增快，肾血流集中在健存肾单位，使其滤过率增加，原尿生成增多，流经肾小管时流速较快，来不及充分重吸收；②渗透性利尿，原尿中溶质含量高（如尿素），产生渗透性利尿作用；③尿液浓缩功能障碍，肾小管髓袢血管少，易受损，肾髓质渗透压梯度难以维持，使尿的浓缩功能下降。

（3）尿渗透压的变化：正常尿比重为1.003～1.030。CRF早期，因肾浓缩功能降低而稀释功能正常，可出现低渗尿或低比重尿。晚期因肾小管浓缩、稀释功能均降低，则形成等渗尿，尿比重常固定于1.008～1.012。

（4）尿成分的变化：可出现蛋白尿、血尿和管型尿。①蛋白尿。CRF时，肾小球毛细血管壁屏障、足细胞细胞骨架结构及其裂隙膜或肾小球基底膜损伤，导致大量蛋白质滤过，同时伴肾小管重吸收功能受损，因此可出现蛋白尿。蛋白尿的程度与肾功能受损严重程度成正相关；②血尿。CRF时，由于肾小球基底膜断裂，红细胞通过该裂缝时受血管内压力挤压而受损，受损的红细胞随后通过肾小管各段又受不同渗透压的作用，表现出变形红细胞血尿；③管型尿。尿中管型的出现表示蛋白质在肾小管内凝固，其形成与尿液酸碱度、尿蛋白的性质和浓度以及尿量有密切关系。CRF时，肾小管内可形成各种管型，随尿排出，其中以颗粒管型最为常见。

2. 氮质血症　CRF时，肾小球滤过功能降低导致含氮的代谢终产物在体内蓄积，进而引起血中非蛋白氮含量增高，即出现氮质血症。

3. 水、电解质和酸碱平衡紊乱

（1）水、钠代谢紊乱：CRF时肾脏对水、钠负荷的调节能力减退。若摄水过多过快，易发生水潴留，引起肺水肿、脑水肿和心力衰竭；摄水过少，加之呕吐、腹泻等易引起脱水；过度限制钠盐、应用排钠利尿剂等，易导致低钠血症；钠盐摄入过多，因肾小球滤过率已降低，易造成钠、水潴留，使血压升高，加重心脏负荷。

（2）钾代谢紊乱：CRF早期由于多尿，血钾浓度可维持正常。若进食过少或兼有呕吐、腹泻，或长期使用排钾利尿剂，则可出现低钾血症。CRF晚期，因肾小球滤过率显著降低，尿量减少而排钾减少，加之酸中毒及组织分解代谢增强、溶血、钾摄入过多等因素，可引起高钾血症。

（3）钙磷代谢紊乱：血液中钙磷浓度的乘积为一常数，血磷浓度升高，血钙浓度必然降低。在CRF早期，由于肾小球滤过率降低，肾脏排磷减少，血磷暂时升高并导致血钙降低，后者可刺激甲状旁腺分泌甲状旁腺激素（PTH），PTH使肾小管对磷的重吸收减少，磷排出增多，血磷恢复至正常。晚期高血磷的形成主要是肾小球滤过率明显下降导致磷排出障碍，加上继发性 PTH 分泌增多，加强了溶骨过程，使血磷浓度不断升高，形成恶性循环。

低血钙的原因是：由于肾实质破坏，1,25-（OH）$_2$-VD$_3$合成减少及肾毒物损伤肠道，使肠钙吸收不良；高血磷及肠道分泌磷酸根增多，磷酸根与钙结合形成磷酸钙，阻碍了钙的吸收，血钙降低。

（4）镁代谢障碍：CRF 晚期由于尿量减少，镁排出障碍，引起高镁血症。高镁血症常表现为恶心、呕吐、血管扩张、全身乏力、中枢神经系统抑制症状等。

（5）代谢性酸中毒：其发生机制主要有以下三点。①肾小球滤过率降低，酸性产物在体内蓄积；继发性 PTH 分泌增多，抑制碳酸酐酶的活性，肾小管上皮细胞泌 H^+ 及重吸收 HCO_3^- 能力降低。②肾小管上皮细胞泌 NH_3能力降低，与尿中 H^+ 结合成 NH_4^+ 减少，尿液酸化障碍。③机体分解代谢增强，固定酸产生增多。

4. 肾性高血压　指各种肾实质病变引起的高血压，是 CRF 常见的并发症之一。其发生机制与钠、水潴留、肾素-血管紧张素-醛固酮系统活性增强以及肾脏降压物质激肽、PGE_2、PGA_2等生成减少有关。

5. 肾性骨营养不良　又称肾性骨病，是指 CRF 时，钙磷及维生素 D 代谢障碍、继发性甲状旁腺功能亢进、酸中毒和铝积聚等所引起的骨病，包括儿童的肾性佝偻病和成人的骨质软化纤维性骨炎、骨质疏松和骨囊性纤维化等。其发生机制是：代谢性酸中毒、继发性 PTH 分泌增多均可致骨钙动员增加；1,25-（OH）$_2$-VD$_3$形成减少、肾毒物及高血磷皆使肠道吸收钙磷障碍，血钙降低，影响骨的钙化。

6. 肾性贫血　CRF 患者大多伴有贫血，且贫血程度与肾功能受损程度一致。肾性贫血的发生机制有：①肾促红细胞生成素生成减少，使骨髓红细胞生成减少；②体内蓄积的各种代谢毒物抑制骨髓造血功能，并使红细胞破坏；③毒性物质抑制血小板功能所致的出血；④肾毒物使肠道对铁、蛋白质和叶酸等造血原料吸收或利用障碍。

7. 出血倾向　CRF 患者常伴有出血倾向，表现为皮下瘀斑和黏膜出血，如鼻出血、胃肠道出血等，主要由体内蓄积的代谢毒物抑制血小板功能所致。

三、尿毒症

尿毒症（uremia）是各种肾脏疾病发展的最严重阶段，肾单位大量破坏，导致代谢终末产物和毒性物质在体内大量潴留，并伴有水、电解质和酸碱平衡的严重紊乱以及某些内分泌功能失调，从而引起一系列自体中毒症状的综合征。患者需靠透析或肾移植来维持生命，其发生率逐年增多。

（一）尿毒症的发生机制

尿毒症是非常复杂的病理过程，其发生机制目前尚不完全清楚，目前认为可能是毒性物质在体内蓄积，水、电解质和酸碱平衡紊乱及某些内分泌功能障碍等多因素综合作用的结果，其中毒性物质蓄积在尿毒症的发病中起着重要作用。这些毒性物质被称为尿毒症毒素。

尿毒症毒素包括小分子毒素（尿素、肌酐、尿酸、胍类、胺类等）、中分子毒素（细胞、细菌的裂解产物等）和大分子毒素（PTH、生长激素等血中浓度异常升高的激素）。下面介绍几种比较公认的尿毒症毒素：

1. PTH　PTH是由甲状旁腺分泌的一种内分泌激素。正常人血液中存在一定量的PTH，尿毒症时异常增高。持续增高的PTH可引起：①肾性骨营养不良；②皮肤瘙痒；③刺激胃泌素释放，导致溃疡形成；④抑制红细胞生成，缩短红细胞存活期，加重贫血；⑤促进蛋白质分解，使含氮物质在血内大量蓄积；⑥破坏血脑屏障，促进钙进入脑细胞，造成周围神经损害；⑦参与脑内铝的蓄积；⑧高脂血症等。

2. 胍类化合物　是体内精氨酸的代谢产物。肾衰竭晚期，这些物质排泄障碍，因而精氨酸通过另一途径转变为甲基胍和胍基琥珀酸。其中甲基胍毒性最强，可引起体重下降、恶心、呕吐、腹泻、贫血、红细胞寿命缩短及溶血、肌肉痉挛、嗜睡、心室传导阻滞等。胍基琥珀酸则可影响脑细胞功能，引起脑病变。

3. 尿素　是体内最主要的含氮代谢产物。尿素的毒性作用可能与其代谢产物氰酸盐有关，可引起疲乏、头痛、嗜睡、厌食、恶心、呕吐、糖耐量降低及出血倾向等。

4. 多胺　是氨基酸的代谢产物，包括精胺、精脒、尸胺和腐胺，可引起厌食、恶心、呕吐、溶血、蛋白尿，促进红细胞溶解，抑制 Na^+-K^+-ATP 酶的活性，增加毛细血管的通透性，促进肺水肿和脑水肿的发生。

5. 中分子量物质　其化学结构不明，推测为多肽类物质。在体外可抑制成纤维细胞增生、白细胞吞噬作用、淋巴细胞增生及细胞对葡萄糖的利用等。

（二）机体的功能和代谢的变化

尿毒症时，除原肾衰竭的表现进一步加重外，还可出现全身各器官系统代谢和功能障碍所引起的临床表现。

1. 神经系统　主要表现为中枢神经系统功能障碍和周围神经病变两种形式。

（1）中枢神经系统功能障碍：表现为头昏、头痛、烦躁不安、理解力及记忆力减退等。严重时出现嗜睡甚至惊厥、昏迷，称为尿毒症性脑病。发生机制尚不明确，可能是：①毒性物质在体内蓄积引起脑细胞变性；②水、电解质和酸碱平衡紊乱；③代谢性酸中毒。

（2）周围神经病变：较常见，男性多见。表现为足部发麻，腱反射减弱或消失，甚至远侧肌肉麻痹等。

2. 消化系统 消化系统症状是尿毒症患者最早出现和最突出的症状。早期表现为厌食，以后可出现恶心、呕吐、腹泻、口腔黏膜溃疡以及胃肠道出血等症状。其发生可能与肠道菌的尿素酶分解尿素产氨增多和胃泌素引起胃酸分泌过多，导致胃肠道黏膜炎症反应和多发性表浅性小溃疡等有关。

3. 心血管系统 主要表现为充血性心力衰竭和心律失常。晚期由于尿素、尿酸的作用，可发生尿毒症性心包炎。心血管系统功能障碍往往是肾性高血压、酸中毒、钠、水潴留、高钾血症、贫血及毒性产物等共同作用的结果。

4. 呼吸系统 酸中毒时呼吸深快，严重时可见酸中毒固有的深大呼吸（Kussmaul呼吸）甚至潮式呼吸。由于唾液酶分解尿素形成氨，故呼出的气体有氨臭味。严重时可因心力衰竭、低蛋白血症、钠、水潴留等因素而发生肺水肿；因尿素刺激可而发生纤维素性胸膜炎；磷酸钙在肺组织沉积则可引起肺钙化。

5. 皮肤变化 患者常出现皮肤瘙痒、干燥、脱屑及色素沉着引起的青铜色变。尿素结晶在皮肤表面沉积形成尿素霜和转移性钙化。皮肤瘙痒可能与毒性产物对皮肤感受器的刺激及继发性 PTH 升高所致的皮肤钙沉积有关。

6. 物质代谢紊乱

（1）糖代谢紊乱：代谢障碍，表现为糖原合成不足，糖耐量降低。

（2）蛋白质代谢紊乱：蛋白质合成减少、丢失过多、分解加强，患者出现消瘦、恶病质、低蛋白血症等负氮平衡的体征。

（3）脂肪代谢紊乱：胰岛素拮抗物使肝脏合成甘油三酯增加及脂蛋白酶活性降低使甘油三酯清除减少，患者血中甘油三酯含量增高，出现高脂血症。

7. 免疫系统 尿毒症时常出现免疫功能障碍，主要表现为细胞免疫明显抑制，而体液免疫功能正常或稍减弱。患者常因免疫功能低下而发生严重感染，并成为主要死因之一。

（三）慢性肾衰竭和尿毒症防治的病理生理基础

1. 积极治疗原发病。

2. 消除加重肾损伤的因素 如纠正水、电解质和酸碱平衡紊乱，控制感染，治疗高血压、贫血及心力衰竭等，消除加重肾脏负担的因素。

3. 饮食控制和营养疗法 是非透析治疗最基本、有效的措施。应是低盐、低蛋白、高热量、适当微量元素及维生素饮食，减轻肾脏负担，延缓肾衰竭的发展进程。

4. 透析疗法　采用血液透析（人工肾）和腹膜透析，延长寿命。

5. 肾移植　是目前治疗尿毒症最根本的方法。但目前仍存在供肾来源困难、移植肾被排斥及移植受者感染等问题。

思考题

1. 试述急性肾衰竭少尿期机体的代谢变化。
2. 简述急性肾衰竭多尿期多尿发生的机制。
3. 简述慢性肾衰竭时出现多尿的机制。
4. 试述慢性肾衰竭时高血压的发生机制。

思考题16-1
答案解析

（刘晓岚）

第十七章

感染性疾病

思维导图17-1

思维导图17-1解析

学习目标

1. 掌握结核病的概念、病因、传播途径和基本病变特点。

2. 掌握原发性肺结核病的病变特点、继发性肺结核病的类型及各类型的病变特点。

3. 掌握细菌性痢疾的概念、病因、病理变化及临床病理联系。

4. 熟悉结核病的发病机制和基本病变的转化规律。

5. 了解肠外器官结核病，细菌性痢疾的发病机制，阿米巴病、血吸虫病及性传播疾病。

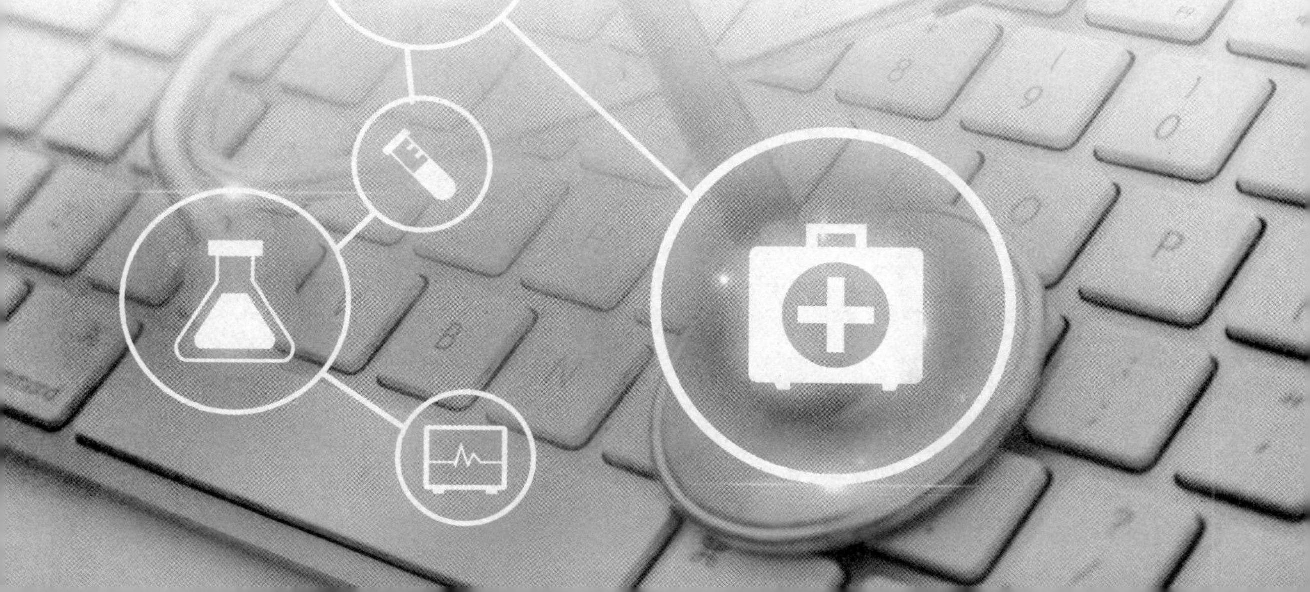

案例 17-1

李某，男，28岁。咳嗽、咳痰，午后低热并消瘦1年，加重1月入院。1年前"感冒"后出现咳嗽，咳少量黏痰，持续三月余不愈，无咯血。午后至午夜常发热，但均未超过38℃。半年前出现胸痛，呈针刺样，随咳嗽和深呼吸加重。3个月前咳嗽加剧，痰量较前明显增多，并伴有咯血。之后反复出现畏寒、低热及胸痛，精神萎靡、消瘦、食欲差，并出现腹痛、间歇性腹泻和便秘，上述症状逐渐加重。其母亲10年前曾患肺结核，患病期间两人接触密切。1个月前又一次咯血，量较多，急诊入院。

体检：T 38.2℃，P 90次/分，R 20次/分，BP 105/65 mmHg。消瘦，面色苍白，慢性病容，精神较差。浅表淋巴结无肿大。胸廓对称，两肺可闻及湿啰音。腹平触之柔韧。

辅助检查：①PPD试验，局部硬结直径为23 mm；②血常规，血红蛋白95 g/L，白细胞4.4×10^9/L，中性粒细胞0.56，血沉26 mm/h；③晨痰涂片，抗酸染色呈阳性；④X线，肺部有大小不等的透亮区及结节状阴影。

入院后给予抗结核治疗，但无效，最终死亡。

【尸检摘要】

全身苍白，消瘦，肺与胸壁广泛粘连，胸腔、腹腔内均可见大量积液，喉头黏膜及声带粗糙。两肺胸膜增厚，右肺上叶有一厚壁空洞，直径3.6 cm，两肺各叶均可见散在大小不一灰黄色干酪样坏死灶。镜下见结核结节及干酪样坏死。回肠下段见多处带状溃疡，镜下见结核病变。

问题：

1. 该患者有何疾病？该疾病可通过哪些途径传播？

2. 用所学病理知识描述结核结节的病变特点。

案例17-1答案解析

感染性疾病（infectious diseases）是指病原生物通过不同方式侵入，引起人体发生感染并出现临床症状的一组疾病。感染性疾病在世界范围内广泛流行，严重威胁人类健康。在发达国家，感染性疾病在疾病发病率和死亡率中处于次要地位，然而流感和肺炎仍然在全美致死性疾病中占据重要位置。在许多发展中国家，感染性疾病仍是主要的健康问题，其中下呼吸道感染、艾滋病、感染性腹泻位居感染性疾病死亡的前三位。各器官系统的常见感染性疾病已在相关章节中述及，本章仅重点介绍感染性疾病中的特殊群体——传染病（communicable disease）。传染病除具有感染性疾病的特点外，还能够在人群中引起局部或广泛的流行。

传染病是指由病原微生物和寄生虫感染人体后产生的有传染性、在一定条件下可造成流行的疾病。传染源、传播途径和易感人群是传染病在人群中发生或流行的三个基本环节。传染病的病理过程取决于病原生物的性质和机体的反应性以及是否得到及时适当的治疗。

近年来，随着社会经济条件的改善、基因诊断技术和抗生素的应用，我国传染病的发病率和死亡率均得到明显控制。有的传染病已经消灭，如天花，有些接近消灭，如麻风、脊髓灰质炎等；而一些原来得到控制的传染病，由于种种原因又死灰复燃，发病率又有上升趋势，如结核病、淋病、梅毒等，并出现了一些新的传染病如艾滋病、严重急性呼吸综合征（SARS）等。2017 年发布的传染病疫情数据显示，甲类传染病中鼠疫、霍乱等已基本无发病和死亡报告；乙类传染病中位居发病前 5 位的分别是病毒性肝炎、肺结核、梅毒、淋病以及细菌性和阿米巴性痢疾，占乙类传染病的 90％～95％，紧随其后的分别是艾滋病、伤寒和副伤寒、猩红热、布鲁菌病、血吸虫病、流行性出血热和百日咳等。本章仅重点介绍在我国传染病发病谱中占据重要地位的结核病、细菌性痢疾、性传播疾病中的淋病、尖锐湿疣、梅毒和艾滋病，同时对常见寄生虫感染给予简要概述。

第一节 结核病

一、概述

结核病（tuberculosis）是由结核杆菌引起的一种慢性肉芽肿性炎症。全身各器官均可发生，但以肺结核最常见。典型病变是结核结节形成并伴有不同程度的干酪样坏死。临床表现为低热、盗汗、乏力、消瘦等全身中毒症状与咳嗽、咯血等呼吸系统症状。

结核病曾威胁整个世界，有效抗结核药物的发明和应用，使结核病引起的死亡一直呈下降趋势。20 世纪 80 年代以来由于艾滋病的流行和耐药菌株的出现，结核病的发病率又趋上升。近五年来 WHO 的流行病学数据显示，全球每年结核病新发病例为 900 万～1000 万例，150 万～200 万人死于结核病，结核病仍然是头号传染病杀手。中国结核病患者数仅次于印度和印度尼西亚，位居第三位。因此 WHO 已将结核病作为重点控制的传染病之一，并提出 2030 年可持续发展目标，其中一个具体目标是终结全球结核病的流行。

（一）病因及传播途径

结核病的病原菌是结核分枝杆菌，对人致病的主要是人型和牛型。人型感染的发病率最高，牛型次之。结核病的传染源为患者和带菌者。呼吸道传播是结核病的主要传播途径，少数经消化道传播，极少数经皮肤伤口感染。

（二）发病机制

结核病的发生发展取决于感染的菌量、细菌毒力及机体的反应性。目前认为，结核病的免疫反应以细胞免疫为主。初次感染机体的结核杆菌，被巨噬细胞吞噬后经加工处理将抗原信息传递给 T 淋巴细胞使之致敏。当机体再次感染结核杆菌时菌体成分刺激致敏的 T 淋巴细胞，释放出多种淋巴因子，使巨噬细胞聚集在感染部位并吞噬杀灭结核杆菌，然后变成类上皮细胞及朗汉斯巨细胞（Langhans giant cell），最终形成结核结节。结核病的免疫反应与变态反应（Ⅳ型超敏反应）同时发生并相伴出现，贯穿于病变过程中。当菌量少、毒力弱，机体抵抗力强时，免疫反应占优势，病变局限，疾病趋向好转、痊愈；反之则以变态反应为主，局部病变恶化。

（三）基本病理变化

结核病属于特殊性炎症，其基本病变包括变质、渗出和增生。三种病变往往同时存在而以某一种改变为主，并可以相互转化。在同一器官或不同器官中的结核病变往往是复杂多变的。

1. 以渗出为主的病变　出现在炎症的早期或机体免疫力低下、菌量多、毒力强或变态反应较强时，主要表现为浆液性或浆液纤维素性炎。早期病灶内有中性粒细胞浸润，但很快被巨噬细胞取代。在渗出液和巨噬细胞中可查见结核杆菌。此型变化好发于肺、浆膜、滑膜、脑膜等。渗出物可完全吸收不留痕迹，或转变为以增生为主或以坏死为主的病变。

2. 以增生为主的病变　当细菌量少，毒力较低或机体免疫反应较强时，则以增生为主，形成具有诊断价值的结核结节。（图 17-1）

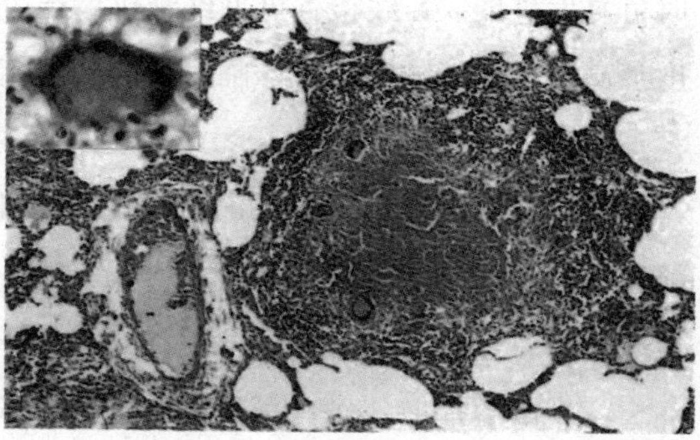
图 17-1　结核结节

肉眼观，单个结核结节小，直径约

0.1 mm，肉眼和X线不易看见。三四个结节融合成较大结节时才能见到。融合结节境界分明，约粟粒大小，呈灰白半透明状，微隆起于器官表面。镜下见，典型结核结节中央为干酪样坏死，周围有类上皮细胞、朗汉斯巨细胞、大量淋巴细胞和少量反应性增生的成纤维细胞。类上皮细胞呈梭形或多角形，胞浆丰富、淡染，境界不清，核呈圆形或卵圆形，染色质甚少，甚至可呈空泡状，核内可见1～2个核仁。朗汉斯巨细胞是多数类上皮细胞融合形成，直径可达300 μm，胞质丰富，可有数十至上百个核，核排列在胞质周围成花环、马蹄状或密集于胞体的一端。

3. 以坏死为主的病变　当细菌多、毒力强、机体抵抗力低下或变态反应强时，可直接发生坏死，也可在渗出或增生为主的病变基础上继发坏死。结核坏死灶由于含大量脂质多呈淡黄色、均匀细腻，状似奶酪，故称干酪样坏死（caseous necrosis）。镜下可见红染无结构的颗粒状物。干酪样坏死对结核病的诊断具有一定意义。干酪样坏死物中大都会有一定量的结核杆菌，可成为结核病恶化进展的原因。

(四) 基本病变的转化规律

结核病的发展和结局取决于机体抵抗力和结核杆菌致病力之间的矛盾关系。在机体抵抗力增强时，结核杆菌被抑制、杀灭，病变转向愈合；反之，则转向恶化。

1. 转向愈合

(1) 吸收、消散：为渗出性病变的主要愈合方式。渗出物经淋巴管吸收，病灶缩小或完全消散。X线检查可见边缘模糊、密度不均、呈云雾状渗出病变的阴影缩小被分割成小片，以致完全消失，临床上称吸收好转期。较小的干酪样坏死灶和增生性病变如治疗得当也可吸收消散或缩小。

(2) 纤维化、钙化：增生性病变和小的干酪样坏死灶，可通过纤维化形成瘢痕愈合。大的干酪样坏死灶，难以完全纤维化，则通过周围纤维组织增生将坏死物包裹，继而坏死物逐渐干燥浓缩，并有钙盐沉积。钙化灶内常有少量结核杆菌残留，抵抗力低下时可复发进展。X线检查可见纤维化病灶边缘清楚、高密度的条索状阴影；钙化灶为密度甚高、边缘清晰的阴影。临床称为硬结钙化期。

2. 转向恶化

(1) 浸润进展：病变恶化时，病灶周围出现渗出性病变，范围不断扩大，并继发干酪样坏死。X线检查可见原病灶周围出现絮状阴影，边缘模糊，临床上称为浸润进展期。

(2) 溶解播散：病变恶化时，干酪样坏死物发生液化，可经自然管道（支气管、肾盂输尿管）排出，使局部形成空洞。空洞内的干酪样坏死物中含大量结核菌，可通过自然管道播散到其他部位，形成新的结核病灶。X线检查可见病灶阴影密度不均、透亮区（空洞）及大小不一的新病灶，临床上称为溶解播散期。此外，结核杆菌还可通过淋巴管、血管播散到全身各处。

二、肺结核病

肺结核病是结核病中最常见的类型，可因初次感染和再次感染结核杆菌时机体反应性的不同，而致肺部病变的发生发展各有不同的特点，分为原发性和继发性肺结核病两大类。

（一）原发性肺结核病

原发性肺结核病（primary pulmonary tuberculosis）是指第一次感染结核杆菌所引起的肺结核病。多发生于儿童，又称儿童型肺结核，但也偶见于未感染过结核杆菌的青少年或成人。免疫功能严重受抑制的成年人由于丧失对结核杆菌的敏感性，因此可多次发生原发性肺结核病。

原发病灶多位于肺上叶下部或下叶上部靠近胸膜处。多为单个，直径约1～1.5 cm，灰白色，以结核性肉芽肿形成为特点，病灶中心为干酪样坏死。病变通过淋巴管播散到肺门淋巴结，引起结核性淋巴管炎和肺门淋巴结炎，表现为淋巴结肿大和干酪样坏死。肺的原发病灶、淋巴管炎和肺门淋巴结结核三者合称原发综合征。X线呈哑铃状阴影。临床表现不明显，少数发热、盗汗倦怠。病程短，多能自愈。

（二）继发性肺结核病

继发性肺结核病（secondary pulmonary tuberculosis）是指再次感染结核杆菌所引起的肺结核病，多见于成年人，又称成人型肺结核。

病变常始于肺尖，称再感染灶。大多数继发性肺结核病是由原发肺结核病血源性播散到肺尖潜伏，当机体免疫力低下时，潜伏的病灶重新活化引起的，亦可由外界结核菌再次进入肺部感染引起。此时，机体对结核菌既有免疫反应，又有变态反应，因此，病变常局限于肺内而不倾向于肺外播散，播散以支气管播散为主。继发性肺结核病可分以下几种类型：

1. 局灶性肺结核（focal pulmonary tuberculosis） 是继发性肺结核病的早期病变。病变位于肺尖下2～4 cm处，单个或多个结节状病灶，直径0.5～1.0cm，境界清楚。镜下见，病变以增生为主，中央为干酪样坏死，周围纤维包裹。病人常无自觉症状，多在体检时发现，属非活动性结核。

2. 浸润型肺结核（infiltrative pulmonary tuberculosis） 是临床上最常见的活动

性、继发性肺结核病。多由局灶型肺结核发展而来。病灶多位于肺尖部锁骨下相应的肺组织。X线示锁骨下可见边缘模糊的云雾状阴影，又称锁骨下浸润。病变以渗出为主，中央有干酪样坏死。临床表现为低热、盗汗、疲倦、咳嗽、咯血等症状。如及早发现，合理治疗，渗出性病变可完全或部分吸收；增生、坏死性病变可通过纤维化、钙化而痊愈。如病变继续发展，干酪样坏死扩大（浸润进展），坏死物液化后经支气管排出，局部形成急性空洞，洞壁坏死层内含大量结核杆菌，经支气管播散，可引起干酪性肺炎（溶解播散）。急性空洞一般易愈合。经适当治疗后，洞壁肉芽组织增生，洞腔逐渐缩小而闭合，最后形成瘢痕愈合。若急性空洞经久不愈，则可发展为慢性纤维空洞型肺结核。

3. 慢性纤维空洞型肺结核（chronic fibro-cavitary pulmonary tuberculosis）　病变特点有以下三点。①肺内有一个或多个厚壁空洞，多位于肺上叶，大小不一，不规则。壁厚可达1 cm以上。镜下洞壁分三层，内层为干酪样坏死物质，含大量结核杆菌；中层为结核性肉芽组织；外层为纤维结缔组织。②同侧或对侧肺组织可见很多新旧不一、大小不等、病变类型不同的病灶，愈往下愈新鲜。③后期肺组织严重破坏，广泛纤维化，胸膜增厚并与胸壁粘连，使肺体积缩小，变形、变硬，严重影响肺功能，甚至使肺功能丧失。

病变空洞与支气管相通，成为结核病的传染源，故此型有开放性肺结核之称。如空洞的干酪样坏死侵蚀较大血管，可引起大咯血，病人可因吸入大量血液而窒息死亡。空洞突破胸膜可引起气胸或脓气胸。经常排出含菌痰液可引起喉结核。咽下含菌痰液可引起肠结核。当病变静止时，坏死组织机化，较小的厚壁空洞经适当治疗后也可通过纤维组织增生、瘢痕形成而愈合。

4. 干酪性肺炎（caseous pneumonia）　可由浸润型肺结核恶化进展而来，亦可由急、慢性空洞内的结核杆菌经支气管播散所致。镜下见，病变主要为大片干酪样坏死灶。肺泡腔内有大量浆液纤维蛋白性渗出物。根据病变范围可分为小叶性和大叶性干酪性肺炎。此型病情危重，中毒症状明显，病死率高，有“奔马痨”或“百日痨”之称。

5. 结核球（tuberculoma）　是指直径2～5 cm，有纤维包裹的孤立的境界分明的球形干酪样坏死灶。常位于肺上叶，多为单个，也可多个。X线可见孤立、境界清楚的阴影，易与肺癌混淆。结核球可来自：①浸润型结核的干酪样坏死灶纤维包裹；②结核空洞的引流支气管阻塞，空洞由干酪样坏死填充；③多个结核病灶融合。因有纤维包裹，抗结核药不易发挥作用，病变有进展恶化的可能，因此临床上多采取手术治疗。

6. 结核性胸膜炎（tuberculous pleuritis）　按病变性质可分为干性和湿性两种。①湿性结核性胸膜炎，又称渗出性结核性胸膜炎，常见，多见于年轻人。病变主要为浆液纤维素性炎。一般经适当治疗可吸收，如渗出纤维素多，则可因机化而使胸膜增厚粘连；②干性结核性胸膜炎，又称增生性结核性胸膜炎。是由肺膜下结核病灶直接蔓延至胸膜所致。常发生于肺尖，病变多为局限性，以增生性变化为主，一般通过纤维化而痊愈。

三、肺外器官结核病

(一) 肠结核病

肠结核病可分为原发性和继发性两种类型。

1. 原发性肠结核病　很少见，常发生于小儿。一般由饮用含结核杆菌的牛奶或奶制品而感染。可形成肠原发综合征（肠原发性结核性溃疡、结核性淋巴管炎和肠系膜淋巴结结核）。

2. 继发性肠结核病　主要继发于活动性空洞型肺结核病，因反复咽下含结核杆菌的痰液而引起。部位多在回盲部（85%），因此处淋巴组织丰富，结核杆菌易通过肠壁淋巴组织侵入肠壁。根据其病变特点不同分两型。①溃疡型，较多见。结核杆菌侵入肠壁黏膜淋巴组织，形成结核结节，结节融合并发生干酪样坏死，破溃形成溃疡。病变沿肠壁环行淋巴管播散，因此，典型的肠结核溃疡多为环形，其长轴与肠腔长轴垂直。溃疡较浅，边缘不整齐，底部有干酪样坏死物，其下为结核性肉芽组织。溃疡愈合后，可形成环行瘢痕使肠腔狭窄。②增生型，较少见。以肠壁大量结核性肉芽组织形成及纤维组织增生为其病变特征。肠壁增厚、肠腔狭窄。黏膜面可有浅溃疡或息肉形成。临床可表现为慢性不完全肠梗阻。右下腹可触及包块，应注意与肠癌鉴别。

(二) 结核性腹膜炎

青少年多见。感染途径以腹腔内结核灶直接蔓延为主。溃疡型肠结核是最常见的原发灶，其次为肠系膜淋巴结结核、结核性输卵管炎。根据病理特征可分为干性和湿性两型，混合型多见。湿性结核性腹膜炎以大量结核性渗出为特征，腹膜上布满无数结核结节，腹腔内大量草黄色腹水，无粘连，临床表现为腹痛、腹胀。干性结核性腹膜炎因大量纤维素性渗出物机化而引起腹腔脏器粘连。

(三) 结核性脑膜炎

多见于儿童。因原发综合征的结核杆菌经血道播散引起，病变以脑底（脑桥、脚间池、视神经交叉）、蛛网膜下腔为主。蛛网膜下腔内可见黄色胶冻状渗出物及干酪样坏死物，另外有浆液、纤维素、巨噬细胞、淋巴细胞渗出，偶见结核结节。随后渗出物机化，使蛛网膜下腔粘连，脑脊液循环受阻引起脑积水。

(四) 泌尿生殖系统结核病

多见于 20～40 岁男性，因肺结核病经血道播散引起。病变多为单侧，初始为肾皮、髓质交界处或乳头体内的局灶性结核病变，随后病变扩大并出现干酪样坏死，破入肾盂形成多个结核空洞，导致肾功能丧失。尿液中的结核杆菌常导致输尿管、膀胱及男性生殖系统相继受累，以附睾结核最多见，是导致男性不育的重要原因之一。女性生殖系统结核多由血道、淋巴道播散引起，也可由邻近器官结核病变直接蔓延扩散所致。以输卵管结核最多见，是女性不孕的原因之一，其次是子宫内膜和卵巢结核。

(五) 骨与关节结核病

骨、关节结核多由肺结核病血道播散所致，多见于儿童和青少年。骨结核多侵犯脊椎骨、指骨及长骨骨骺（股骨下端和胫骨上端）等处。病变常由松质骨内的小结核病灶开始，可发展为干酪样坏死型或增生型。干酪样坏死型可见明显的干酪样坏死和死骨形成。病变处干酪样坏死物溶解液化后可穿破骨质，在周围软组织中积聚形成结核性脓肿，因局部无红、肿、热、痛，故又称冷脓肿。病变穿破皮肤后可形成经久不愈的窦道。脊椎结核是骨结核中最常见者。病变起自椎体，常发生干酪样坏死，以后破坏椎间盘和邻近椎体。病变椎体不能负重而塌陷，引起脊椎突畸形。

骨结核累及附近关节软骨和滑膜时，则引起关节结核，多发生于髋、膝、踝、肘等大关节。关节滑膜内有结核性肉芽肿形成，关节腔内有浆液和纤维素性渗出物。关节结核愈合时，关节腔被大量纤维组织填充造成关节强直而失去运动能力。

(六) 淋巴结结核

多见于儿童和青少年，病变多由肺门淋巴结结核经淋巴管播散所致，亦可来自口腔、咽喉部的感染灶。以颈部、支气管、肠系膜淋巴结多见，尤其颈部淋巴结结核（俗称瘰疬）最为常见。淋巴结常成群受累，有结核结节形成和干酪样坏死。淋巴结逐渐肿大，最初各淋巴结尚能分离，当炎症累及淋巴结周围组织时，则淋巴结彼此粘连，形成较大的包块。

第二节 细菌性痢疾

细菌性痢疾（bacillary dysentery）简称菌痢，是由痢疾杆菌引起的一种假膜性肠炎。病变多局限于结肠，以大量纤维素渗出形成假膜为特征，假膜脱落伴有不规则浅表溃疡形成。临床主要表现为腹痛腹泻、里急后重和黏液脓血便。

一、病因和发病机制

痢疾杆菌是一种革兰氏阴性杆菌，常见有福氏、宋内氏、鲍氏、志贺氏痢疾杆菌。能产生内毒素（志贺氏细菌还产生强烈外毒素），致病力强。

细菌性痢疾的传染源为患者及带菌者。主要经粪-口途径传播。苍蝇对传播有重要意义。人群普遍易感，多见于儿童，其次是青壮年。食物和饮用水的污染有时可引起菌痢的暴发流行。菌痢全年均可发病，但以夏秋季多见。

痢疾杆菌入胃后大部分被胃酸杀灭，仅少部分进入肠道，在肠道内繁殖，经上皮细胞侵入肠黏膜，在黏膜固有层内大量繁殖并释放内毒素，使肠黏膜产生溃疡。毒素吸收入血，引起全身毒血症。志贺杆菌释放的外毒素，是导致水样腹泻的主要因素。

二、病理变化与临床病理联系

细菌性痢疾病变部位主要为大肠，尤其是乙状结肠和直肠，病变严重者可波及整个结肠甚至回肠下段。根据肠道病变特征、全身变化及临床经过的不同，菌痢分为以下三种类型：

（一）急性细菌性痢疾

病变早期呈急性卡他性炎，表现为黏膜充血、水肿，中性粒细胞和巨噬细胞浸润，可见点状出血。病变进一步发展，黏膜浅表坏死，大量纤维素渗出，形成本病特征性的假膜。假膜首先出现于黏膜皱襞的顶部，呈灰白色糠皮样，随病变扩大可融合成片。（图 17-2）发病一周左右，在中性粒细胞释放的蛋白水解酶的作用下，假膜溶解液化成片脱落，形成大小不一的浅表溃疡。病变趋向愈合时，坏死组织和渗出物逐渐被吸收、排出，周围健康组织再生，使溃疡愈合。

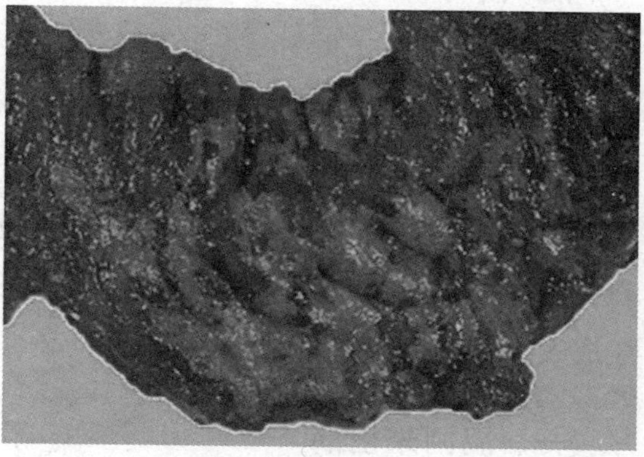

图 17-2　细菌性痢疾

临床可出现发热、腹痛、腹泻、里急后重和黏液脓血便，偶尔可见排出片状假膜。急性菌痢自然病程为 1～2 周。经适当治疗大都痊愈，并发症如肠出血、肠穿孔少见，少数病例可转为慢性菌痢。

（二）中毒性细菌性痢疾

常由毒力弱的福氏、宋内氏痢疾杆菌引起。起病急骤，全身中毒症状明显，而肠道病变和症状轻微。肠道病变一般为卡他性炎，有时肠壁集合和孤立淋巴滤泡增生肿大，而呈滤泡性肠炎改变。以2～7岁儿童多见，发病数小时后即可出现中毒性休克或呼吸衰竭等而死亡。

(三) 慢性细菌性痢疾

菌痢病程超过2个月者称为慢性细菌性痢疾。多由急性菌痢转变而来，以福氏杆菌感染者居多，有的病程可长达数月或数年。肠道病变此起彼伏，新旧病灶混杂。慢性溃疡边缘常不规则，黏膜常因反复炎症损伤刺激而过度增生形成息肉。肠壁各层有慢性炎细胞浸润、纤维组织增生，甚至瘢痕形成，使肠壁不规则增厚、变硬，严重者可致肠腔狭窄。

临床可表现为腹痛、腹胀、腹泻、或便秘与腹泻交替出现，可有黏液或少量脓血便。炎症加剧时，可出现急性菌痢的症状，称为慢性菌痢急性发作。少数患者可无明显症状和体征，但大便培养持续阳性，成为慢性带菌者及传染源。

第三节 阿米巴病

阿米巴病（amoebiasis）是由溶组织内阿米巴（entamoeba histolytica）原虫感染人体引起的疾病。该原虫主要寄生于结肠，亦可经血流运行或偶尔直接侵袭肝、肺、脑和皮肤等处，引起相应部位的阿米巴溃疡或阿米巴脓肿，也可同时累及多种组织和脏器成为全身性疾病。

本病遍及世界各地，以热带及亚热带地区为多见，感染率在0.37%～30%不等。在我国多见于南方，年平均感染率为0.95%，农村高于城市，男性多于女性，儿童多于成人。

一、肠阿米巴病

肠阿米巴病（intestinal amoebiasis）是由溶组织内阿米巴寄生于结肠而引起肠壁损害的炎症性疾病，因临床上常出现腹痛、腹泻和里急后重等痢疾症状，故常称为阿米巴痢疾（amoebic dysentery）。

(一) 病因和发病机制

溶组织内阿米巴生活史一般分包囊期和滋养体期。成熟的四核包囊是阿米巴的传染阶段，而滋养体是致病阶段。包囊见于慢性阿米巴病患者或包囊携带者的粪便中，人的感染途径多为误食被包囊污染的食物和水。包囊进入消化道后，由于囊壁具有抗胃酸的作用，能安全通过胃到达回盲部，在碱性肠液的消化作用下脱囊，发育成为阿米巴小滋养体（直径 10～20 μm，肠腔型），在肠腔内增殖，一般不侵入肠壁而形成包囊体排出体外，此为无症状的带虫者。当肠道功能紊乱或肠壁有损伤时，小滋养体可通过变形运动和分泌溶组织酶侵入肠黏膜，转变为大滋养体（直径 20～40 μm，组织型），大滋养体可吞噬红细胞和组织细胞碎片，侵入并破坏肠壁组织，引起溃疡。

溶组织内阿米巴的致病机制目前尚不完全清楚，其毒力和侵袭力主要表现在对宿主组织的溶解破坏作用，可能的作用机制有：

（1）机械性损伤和吞噬作用：滋养体能在组织中进行伪足运动，破坏组织并吞噬和降解已受破坏的细胞。

（2）接触溶解侵袭作用：溶解宿主细胞和破坏细胞外基质是其重要的侵袭模式。滋养体首先通过凝集素黏附于宿主结肠上皮细胞，接着分泌阿米巴穿孔素，使靶细胞形成孔状破坏，细胞因离子流失而死亡。半胱氨酸蛋白酶是虫体最丰富的蛋白酶，可使靶细胞溶解，肠黏膜破坏，引起溃疡。

（3）免疫抑制和逃避：阿米巴原虫的凝集素有抗补体作用，半胱氨酸蛋白酶也能降解补体 C3 为 C3a，抵抗补体介导的炎症反应，从而逃避宿主的免疫攻击。

（二）病理变化及临床病理联系

病变部位主要在盲肠和升结肠，其次为乙状结肠和直肠，严重病例整个结肠和小肠下段均可受累。基本病变为组织溶解液化为主的变质性炎，以形成口小底大的烧瓶状溃疡为特点，可分为急性期和慢性期。

1. 急性期病变　肉眼观，早期在肠黏膜表面可见多数隆起的灰黄色针头大小的点状坏死或浅溃疡，周围有充血出血带包绕。病变进展时，坏死灶增大，呈圆形纽扣状。滋养体从溶解坏死的组织碎片和红细胞获取营养，在肠黏膜层内不断繁殖，破坏组织，并突破黏膜肌层进入黏膜下层。由于黏膜下层组织疏松，阿米巴易于向四周蔓延，坏死组织液化脱落后，形成口小底大的烧瓶状溃疡（flask shaped ulcer），边缘呈潜行性（图 17-3），对本病具有诊断

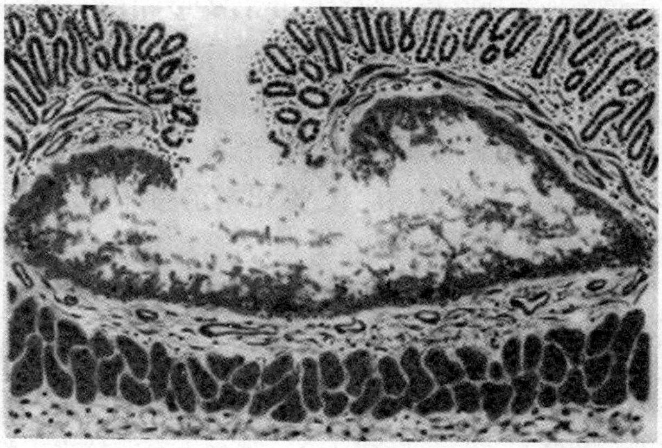

注：溃疡深达黏膜下层，口小底大，呈烧瓶状，溃疡口周围的黏膜悬浮于溃疡面上物。

图 17-3　结肠急性阿米巴痢疾的“烧瓶状溃疡”模式图

意义。溃疡间黏膜正常或仅表现为轻度卡他性炎症。如病灶继续扩大，邻近溃疡可在黏膜下层形成隧道样互相沟通，其表面黏膜可大块坏死脱落，形成边缘潜行的巨大溃疡。少数溃疡严重者可累及肠壁肌层，甚至浆膜层造成肠穿孔，引起腹膜炎。

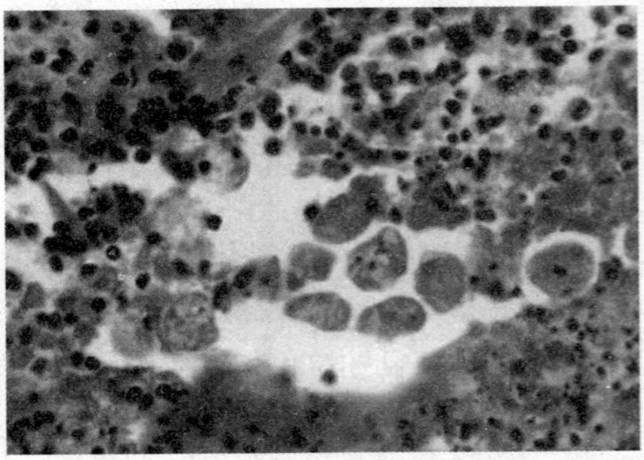
图 17-4　阿米巴滋养体

镜下，病变特征为液化性坏死。病灶周围炎症反应轻微，仅见充血、出血及少量淋巴细胞、浆细胞和巨噬细胞浸润。如继发细菌感染则可有中性粒细胞浸润。在溃疡边缘与正常组织交界处及肠壁的小静脉腔内可找到阿米巴滋养体。（图 17-4）在组织切片上，滋养体一般呈圆形，直径 20～40 μm，体积通常较巨噬细胞大，核小而呈蓝紫色，直径 4～7 μm，胞质略嗜碱性，胞质内常含糖原空泡或吞有红细胞、淋巴细胞和组织碎片等。在滋养体周围常有一空隙，可能因组织被溶解所致。

临床上急性期的症状从轻度、间歇性腹泻到爆发性的痢疾不等。典型急性病例表现为腹痛、腹泻、大便量增多，大便因含黏液、血液及坏死溶解的肠壁组织而呈暗红色果酱样，伴腥臭。粪检时可找到溶组织内阿米巴滋养体。

2. 慢性期病变　病变部位可见新旧病变共存，坏死、溃疡和肉芽组织增生及瘢痕形成反复交错发生，导致黏膜增生形成息肉，最终可使肠黏膜完全失去正常形态。肠壁可因纤维组织增生而增厚变硬，甚至引起肠腔狭窄。有时可因肉芽组织增生过多，而形成局限性包块，称为阿米巴肿，多见于盲肠，临床上易误诊为结肠癌。

二、肠外阿米巴病

肠外阿米巴病（extra-intestinal amoebiasis）可见于许多器官，多发生于肝、肺及脑，其中以阿米巴肝脓肿最为常见。

（一）阿米巴肝脓肿

阿米巴肝脓肿（amoebic liver abscess）是肠阿米巴病最常见的并发症，大多发生于阿米巴痢疾发病后 1～3 个月内。其发病一般是肠黏膜下或肌层的阿米巴滋养体侵入肠壁小静脉，经门静脉到达肝，偶尔也可直接进入腹腔而侵犯肝脏。

阿米巴肝脓肿可为单个或多个，以单个多见，且多位于肝右叶（80%）。肉眼观，脓肿大小不等，大者可达小儿头大，几乎占据整个肝右叶。脓肿内容物呈棕褐色果酱样，由

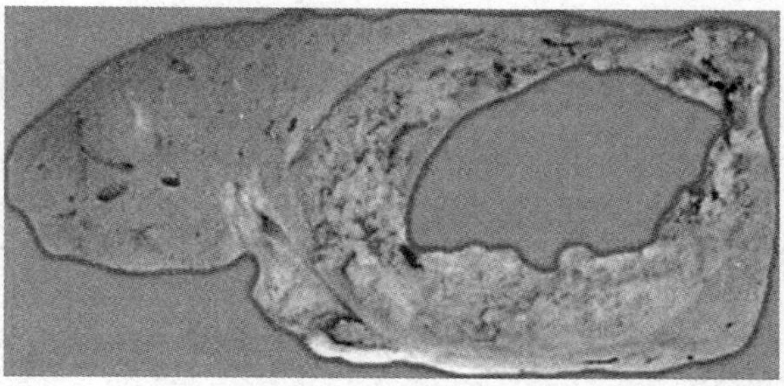
图 17-5　阿米巴肝脓肿

液化性坏死物质和陈旧性血液混合而成，虽然炎症反应不明显，但习惯上仍称为脓肿。脓肿壁上附有尚未彻底液化坏死的汇管区结缔组织、血管和胆管等，呈破絮状外观。（图 17-5）

镜下，脓腔内为液化坏死淡红色无结构物质。脓肿壁有不等量尚未彻底液化坏死的组织，有少许炎细胞浸润，在坏死组织与正常组织交界处可查见阿米巴滋养体。如伴有细菌感染，病灶内可见大量中性粒细胞和脓细胞。慢性脓肿周围可有肉芽组织及纤维组织包绕。

临床上，阿米巴肝脓肿症状体征的轻重与脓肿的位置、大小以及是否伴有感染有关。常表现为长期不规则发热，伴右上腹痛及肝大和压痛、全身消耗等症状。若治疗不及时，脓肿可继续扩大并向周围组织穿破，引起相应部位的病变。

（二）阿米巴肺脓肿

阿米巴肺脓肿（amoebic lung abscess）少见，大多数是阿米巴肝脓肿穿过横膈直接蔓延而来，少数为阿米巴滋养体经血流到肺部。脓肿多位于右肺下叶，常单发，由于横膈被穿破，故肺脓肿常与肝脓肿互相连通。脓肿腔内含咖啡色坏死液化物质，如破入支气管，坏死物质被排出后形成空洞。临床上患者有类似肺结核的症状，咳出褐色脓样痰，其中可检见阿米巴滋养体。

（三）阿米巴脑脓肿

阿米巴脑脓肿（amoebic brain abscess）极少见，往往是肝或肺脓肿内的阿米巴滋养体经血道进入脑而引起。

阿米巴病的诊断方法很多，如粪便检查、体外培养、活体组织检查和血清免疫学检查等。其中在病变组织中找到滋养体是最可靠的诊断。近年来分子生物学诊断方法的应用使该病诊断的敏感性有所提高。

第四节　血吸虫病

血吸虫病（schistosomiasis）是由血吸虫（schistosoma）寄生于人体引起的一种寄生虫病，人通常通过皮肤接触含尾蚴的疫水而感染，主要病变是虫卵引起的肝与肠的肉芽肿形成。寄生于人体的血吸虫主要有 6 种：即日本血吸虫、埃及血吸虫、曼氏血吸虫、间插血吸虫、湄公血吸虫和马来血吸虫。其中以前 3 种引起的血吸虫病流行范围最广，主要分布于亚洲、非洲和拉丁美洲。在我国只有日本血吸虫病流行，感染人群主要分布于长江中下游及其以南的 13 个省市的广大地区。

一、病因和发病机制

日本血吸虫的生活史可分为虫卵、毛蚴、胞蚴、尾蚴、童虫及成虫等阶段。成虫以人体或其他哺乳动物如犬、猫、猪、牛等为终宿主，自毛蚴至尾蚴的发育繁殖阶段以钉螺为中间宿主。血吸虫传播必须具备 3 个条件，即带虫卵的粪便入水、螺的滋生及人体接触疫水。

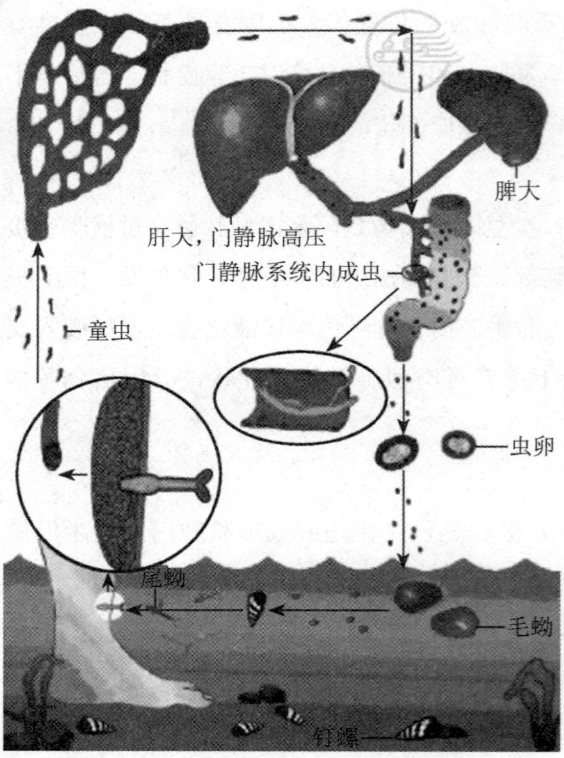

图 17-6　血吸虫生活史

成虫寄生于门静脉-肠系膜静脉系统，雌雄异体。雌虫在肠系膜下静脉内产卵，部分虫卵随血流进入肝脏，部分虫卵经肠壁进入肠腔，随患者或病畜的粪便排出体外；未能排出的虫卵沉积在局部组织中逐渐死亡、钙化。排出的虫卵入水后，孵出毛蚴。毛蚴在水中遇到中间宿主钉螺，侵入螺体软组织内。在螺体内，经过母胞蚴及子胞蚴阶段后，发育成尾蚴，然后离开钉螺再次入水。尾蚴常分布在水的表层，当人畜与疫水接触时，尾蚴借其头腺分泌的溶组织酶作用和其肌肉收缩的机械运动，钻入皮肤或黏膜并脱去尾部发育为童虫。童虫进入小静脉或淋巴管，随血流经右心到肺。以后由肺的毛细血管进入大循环向全身散布。只有进入肠系膜静脉的童虫，才能继续发育为成虫，其余多在途中夭折。通常在感染尾蚴后 3 周左右即可发育为成虫，雌雄成虫交配后产卵，约经 11 天左右逐渐发育为成熟虫卵，内含毛蚴。肠壁内的虫卵成熟后可破坏肠黏膜而进入肠腔，并随粪便排出体外，再重演生活周期。虫卵在组织内的寿命约为 21 天左右，成虫在人体内的平均寿命为 4.5 年。（图 17-6）

二、基本病理变化

在血吸虫感染过程中，尾蚴、童虫、成虫以及虫卵等均可对宿主造成损害，但以虫卵引起的病变最严重，对机体的危害也最大。血吸虫感染造成损害的原因和机制主要是不同虫期血吸虫释放的抗原诱发宿主的免疫反应所致。

1. 尾蚴引起的损害　尾蚴侵入皮肤后可引起尾蚴性皮炎（cercarial dermatitis）。一般在尾蚴钻入皮肤后数小时至 2～3 日内发生。肉眼观，入侵局部表现为红色小丘疹，数日后可自然消退。镜下见真皮充血、水肿及出血，初有中性粒细胞及嗜酸性粒细胞浸润，后主要为单核细胞浸润。

2. 童虫引起的损害　童虫在体内移行可引起血管炎和血管周围炎。以肺组织受损最为明显。表现为肺组织充血、水肿、点状出血及白细胞浸润。但病变一般轻微而短暂。

3. 成虫引起的损害　成虫对机体的损害作用较轻，原因可能是成虫表面含有宿主的抗原，被宿主认为是“自我”组织而逃避了免疫攻击。成虫通过口、腹吸盘吸附于血管壁，造成寄居位的血管壁损害，引起静脉内膜炎及静脉周围炎。肝、脾内的单核巨噬细胞增生，并常吞噬有黑褐色血吸虫色素。此色素是成虫吞噬红细胞后，在虫体内珠蛋白酶作用下，分解血红蛋白而形成的一种血红素样色素。

4. 虫卵引起的损害　虫卵沉着所引起的损害是最主要的病变。虫卵主要沉着于乙状结肠直肠和肝，也可见于回肠末段、阑尾、升结肠、肺和脑等处。沉着的虫卵按其发育过程可分为未成熟卵和成熟卵两种，前者因毛蚴不成熟，无毒液分泌，引起的病变轻微。成熟虫卵含成熟蚴，卵内毛蚴分泌可溶性虫卵抗原，致敏 T 淋巴细胞，释放各种淋巴因子，引起淋巴细胞、巨噬细胞、嗜酸性粒细胞、浆细胞等积聚于虫卵周围，形成特征性虫卵结节（血吸虫性肉芽肿）。同时，可溶性虫卵抗原也刺激 B 细胞产生相应抗体，形成抗原-抗体复合物，在虫卵周围形成嗜酸性、红染的放射状火焰样物质。按其变发展过程可分为急性虫卵结节和慢性虫卵结节两种。

（1）急性虫卵结节：是由成熟虫卵引起的一种急性坏死、渗出性病灶。肉眼观为灰黄色米粒至绿豆大的小结节。镜下见结节中央常有 1～2 个成熟虫卵，虫卵表面有时可见附有放射状火焰样嗜酸性物质，即抗原-抗体复合物，其周围可见无结构的颗粒状坏死物及大量嗜酸性粒细胞浸润，状似脓肿，故也称为嗜酸性脓肿。其间可见菱形或多面形屈光性蛋白质晶体，即 Charcot-Leyden 结晶，是由嗜酸性粒细胞的嗜酸性颗粒互相融合而成。随后虫卵周围产生肉芽组织层，其中有淋巴细胞、巨噬细胞、嗜酸性粒细胞等炎细胞浸润，以嗜酸性粒细胞为主。随着病程的发展，肉芽组织层逐渐向虫卵结节中央生长，并出现围绕结节呈放射状排列的类上皮细胞层，嗜酸性粒细胞显著减少，构成晚期急性虫卵结节。

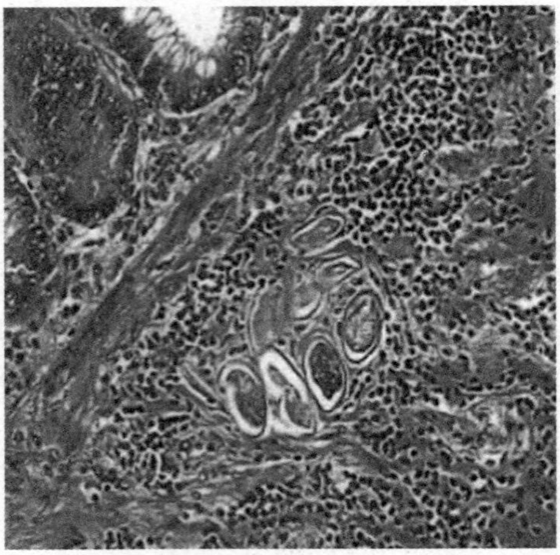

注：结节中央可见数个破裂和钙化的虫卵。

图 17-7　慢性虫卵结节

(2) 慢性虫卵结节：急性虫卵结节经 10 余天后，卵内毛蚴死亡，由其分泌的抗原物质消失。病灶内坏死物质逐渐被巨噬细胞清除，虫卵崩解、破裂。随后病灶内巨噬细胞变为类上皮细胞和少量异物巨细胞，病灶周围有淋巴细胞浸润和肉芽组织增生，形态上似结核样肉芽肿，故称为假结核结节（pseudotubercle），即慢性虫卵结节（图 17-7）。最后，结节纤维化玻璃样变，中央的卵壳碎片及钙化的死卵可长期存留。

三、主要器官的病变及后果

由于成虫主要寄生在门静脉系统，因此虫卵一般沉着于肝、肠组织内。如果成虫或虫卵出现在门脉系统以外的组织和器官时，如肺、脑等，称异位寄生。

1. 结肠　病变以直肠、乙状结肠和降结肠最为显著，横结肠、阑尾次之。这是成虫多寄生于肠系膜下静脉和痔上静脉的缘故。

(1) 急性期：虫卵沉着在结肠黏膜及黏膜下层，引起急性虫卵结节形成。肉眼可见肠黏膜充血水肿及灰黄色细颗粒状扁平隆起的病灶，直径约 0.5～1 cm。继之，病灶中央坏死脱落，形成大小不一、边缘不规则的浅表溃疡，虫卵可随之脱落人肠腔，在粪便中可查见虫卵。临床上可出现腹痛、腹泻等痢疾样症状。随病变发展，虫卵结节最后纤维化，虫卵也逐渐死亡及钙化。

(2) 慢性期：虫卵反复沉着，肠黏膜反复发生溃疡和肠壁纤维化，最终导致肠壁增厚变硬、肠腔狭窄，甚至肠梗阻。由于肠壁结缔组织增生，虫卵难于排入肠腔，故晚期患者粪便中不易查见虫卵。此外，部分病例肠黏膜萎缩，皱襞消失；部分呈息肉状增生，少数病例可并发管状或绒毛状腺瘤甚至腺癌。

2. 肝脏　虫卵随门静脉血流到达肝脏，由于虫卵直径大于门静脉末梢分支的口径，不能进入肝窦，病变主要在汇管区，以左叶更为明显。

（1）急性期：肝脏轻度肿大，表面及切面可见多个大小不等的灰白或灰黄色、粟粒或绿豆大小的小结节。镜下观，汇管区附近见许多急性虫卵结节，肝细胞因而受压萎缩，也可有变性及小灶性坏死。肝窦充血，Kupffer 细胞增生和吞噬血吸虫色素。

（2）慢性期：肝内可见慢性虫卵结节和纤维化。感染较轻的病例，仅在汇管区有少量慢性虫卵结节，临床上一般不出现症状。长期重度感染的病例，汇管区周围有大量纤维组织增生，肝脏因严重纤维化而变硬、变小，导致血吸虫性肝硬化。肝脏表面不平，有浅的沟纹分割成若干大小不等稍隆起分区，严重时形成粗大结节。切面上，增生的结缔组织沿门静脉分支呈树枝状分布，故称为干线型或管道型肝硬化。镜下可见汇管区内有大量慢性虫卵结节，伴有多量纤维组织增生，肝小叶破坏不严重，故不形成明显假小叶，与门静脉性肝硬化不同。虫卵较大不能进入肝窦，造成门静脉分支虫卵栓塞、静脉内膜炎、血栓形成和机化，以及门静脉周围纤维组织增生，使肝内门静脉分支阻塞和受压，从而引起较为显著的门静脉高压。临床上常表现为腹水、巨脾、食管静脉曲张等。

3. 脾脏　早期脾略肿大，主要是成虫的代谢产物引起的单核巨噬细胞增生所致。晚期脾进行性肿大，可形成巨脾，重量可达 4000 g，系门静脉高压引起的脾淤血所致。肉眼观，脾质地坚韧，包膜增厚。切面暗红色，常见棕黄色的含铁小结，主要由陈旧出血灶伴铁质及钙盐沉着和纤维组织增生构成。有时还可见多数梗死灶。镜下，脾窦扩张充血，窦内皮细胞及网状细胞增生，窦壁纤维组织增生而变宽。脾小体萎缩减少，单核巨噬细胞内可见血吸虫色素沉着。脾内偶见虫卵结节。临床上可出现贫血、白细胞减少和血小板减少等脾功能亢进症状。

4. 异位血吸虫病　肺血吸虫病是常见的异位血吸虫病。多在肺内形成急性虫卵结节，其周围肺泡出现炎性渗出物，X 线类似肺粟粒性结核。脑血吸虫病是较常见的异位血吸虫病，主要见于大脑顶叶，也可累及额叶及枕叶。表现为不同时期的虫卵结节形成和胶质细胞增生。临床上出现脑炎、癫痫发作和疑似脑内肿瘤的占位性症状。近年来还发现由血吸虫感染引起的血吸虫病肾小球肾炎，肾小球内发现有 IgG 及补体 C3 沉着，属于Ⅱ型超敏反应引起的免疫复合物肾炎。

此外，儿童长期反复重度感染血吸虫病，严重影响肝功能，以致某些激素不能被灭活，从而继发脑垂体功能抑制，垂体前叶及性腺等萎缩，影响其生长发育，表现为身体矮小，面容苍老，第二性征发育迟缓，称血吸虫病侏儒症（schistosoma dwarfism）。

第五节 性传播疾病

性传播性疾病（sexually transmitted diseases，STD）简称性病（veneral diseases），是指通过性接触而传播的一类疾病。传统的性病包括梅毒、淋病、软下疳、性病性淋巴肉芽肿和腹股沟淋巴肉芽肿。近十余年 STD 谱增宽，其病种已达 20 余种。本节仅介绍尖锐湿疣、淋病、梅毒和艾滋病。

一、尖锐湿疣

尖锐湿疣（condyloma acuminatum）是由人类乳头状瘤病毒（HPV）引起的 STD。好发年龄为 20～40 岁，主要通过性接触传播。近年来，我国尖锐湿疣的发病率剧增，年增长率为 22.5%，在性传播疾病中仅次于淋病而居第二位。

本病潜伏期为 3 周至 8 个月，平均为 3 个月。好发于温暖潮湿的黏膜和皮肤交界的部位。男性常见于阴茎冠状沟、龟头、系带、尿道口或肛门附近。女性多见于阴唇、阴蒂、会阴部及肛周。临床表现为局部瘙痒，发病初期为小而尖的突起，逐渐扩大，呈疣状或乳头状突起，有时较大呈菜花状生长。色暗红或淡红，质软，表面凹凸不平。镜下，表皮角质层轻度增厚，细胞角化不全，棘层肥厚，有乳头瘤样增生，表皮钉突增粗延长，偶见核分裂，表皮浅层可见具有诊断意义的凹空细胞（koilocyte）。凹空细胞较正常细胞大，核增大居中，深染，呈圆形、椭圆形或不规则形，核周胞质空化或有空晕，可见双核或多核。真皮层水肿，毛细血管、淋巴管扩张，淋巴细胞浸润。（图 17-8）

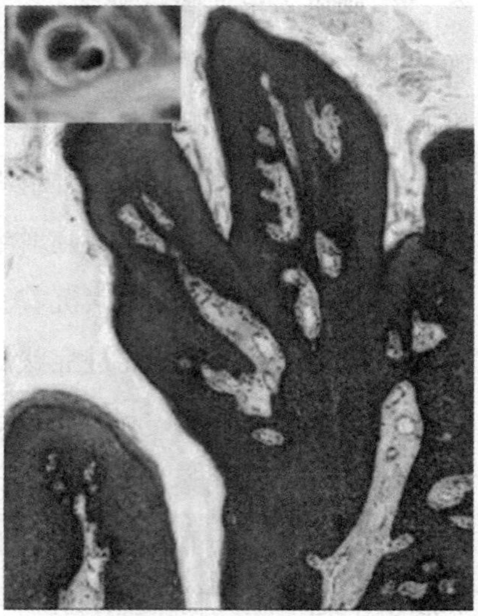

注：左上角示凹空细胞。

图 17-8 尖锐湿疣

二、淋病

淋病（gonorrhea）是由淋球菌感染引起的急性化脓性炎症，是最常见的 STD。多发生于 15～30 岁年龄段，以 20～24 岁最常见。成人几乎全部通过性交传染，儿童可通过接触患者用过的衣物等传染。人类是淋球菌的唯一宿主，至今尚无免疫预防方法，加之耐药菌株的出现，给本病的控制带来了严重困难。

淋球菌主要侵犯泌尿生殖系统，对柱状上皮和移行上皮有特别的亲和力。男性病变从前尿道开始，可逆行蔓延到后尿道，波及前列腺、精囊和附睾。女性病变累及外阴和阴道腺体、子宫颈内膜、输卵管及尿道。少部分病例可经血行播散引起身体其他部位病变。

三、梅毒

梅毒（syphilis）是由梅毒螺旋体引起的慢性传染病。本病特点是病程的长期性和潜匿性，病原体可侵犯任何器官，临床表现多样，也可隐匿多年而无临床症状。梅毒流行于世界各地，新中国成立后经积极防治基本消灭了梅毒，但近年来又有新的病例发现，尤其在沿海城市有流行趋势。

（一）病因及传播途径

梅毒螺旋体是梅毒的病原体，体外活力低，不易生存。95%以上通过性交传播，少数可因输血、接吻、医务人员不慎受染等直接接触传播（后天性梅毒）。梅毒螺旋体还可经胎盘感染胎儿（先天性梅毒）。梅毒患者为唯一的传染源。

机体在感染梅毒后第 6 周血清出现梅毒螺旋体特异性抗体及反应素，有血清诊断价值，但可出现假阳性应予注意。另外，少数人感染了梅毒螺旋体后，在体内可终身隐伏（血清反应阳性，而无症状和病变），或在二、三期梅毒时局部病变消失而血清反应阳性，均称为隐性梅毒。

（二）基本病理变化

1. 闭塞性动脉内膜炎和小血管周围炎　闭塞性动脉内膜炎是指小动脉内皮细胞及纤维细胞增生，使管壁增厚、血管腔狭窄闭塞。小动脉周围炎是指围管性单核细胞、淋巴细胞和浆细胞浸润。浆细胞恒定出现是本病的病变特点之一。血管炎病变在各期梅毒均可见到。

2. 树胶样肿　树胶样肿（gumma）又称梅毒瘤（syphiloma），是梅毒的特征性病变。仅见于第三期梅毒，可发生于任何器官，最常见于皮肤、黏膜、肝、骨和睾丸。病灶灰白色，大小不一，小者仅镜下可见，大者可达数厘米。该肉芽肿质韧而有弹性，如树胶，故而得名树胶样肿。镜下结构颇似结核结节，中央为凝固性坏死，形态类似干酪样坏死，但坏死不如干酪样坏死彻底，弹力纤维尚保存。弹力纤维染色可见组织内原有血管壁的轮廓。坏死灶周围肉芽组织中富含淋巴细胞和浆细胞，而上皮样细胞和朗汉斯巨细胞较少，且必有闭塞性小动脉内膜炎和动脉周围炎。树胶样肿后期可被吸收、纤维化，最后使器官变形，但绝少钙化。

(三) 临床病理类型

1. 后天性梅毒　分一、二、三期。一、二期梅毒称早期梅毒，有传染性。三期梅毒又称晚期梅毒，因常累及内脏，故又称内脏梅毒。

(1) 第一期梅毒：梅毒螺旋体侵入人体后 3 周左右，侵入部位发生炎症反应，形成下疳。下疳常为单个，直径约 1 cm，表面可发生糜烂或溃疡，溃疡底部及边缘质硬，称硬性下疳。病变多见于阴茎冠状沟、龟头、子宫颈、阴唇，亦可发生于口唇、舌、肛周等处。病变部位镜下见闭塞性小动脉内膜炎和动脉周围炎。下疳出现后 1～2 周，局部淋巴结肿大，呈非化脓性增生性反应。下疳经 1 个月左右多自然消退仅留浅表的瘢痕，局部肿大的淋巴结也消退。临床上处于静止状态，但体内螺旋体仍继续繁殖。

(2) 第二期梅毒：下疳发生后 7～8 周，体内螺旋体又大量繁殖，免疫复合物的沉积引起全身皮肤、黏膜广泛的梅毒疹和全身性非特异性淋巴结肿大。镜下呈典型的血管周围炎改变，病灶内可找到螺旋体。故此期梅毒传染性大。梅毒疹可自行消退。

(3) 第三期梅毒：常发生于感染后 4～5 年，病变累及内脏，特别是心血管和中枢神经系统。特征性的树胶样肿形成。树胶样肿纤维化、瘢痕收缩引起严重的组织破坏、变形和功能障碍。病变侵犯主动脉，可引起梅毒性主动脉炎、主动脉瓣关闭不全、主动脉瘤等。梅毒性主动脉瘤破裂常是患者猝死的主要原因。神经系统病变主要累及中枢神经及脑脊髓膜，可导致麻痹性痴呆和脊髓痨。肝脏病变主要形成树胶样肿，肝脏呈结节性肿大，继而发生纤维化、瘢痕收缩，以致肝脏呈分叶状。此外，病变常造成骨和关节损害，鼻骨被破坏形成马鞍鼻。长骨、肩胛骨与颅骨亦常受累。

2. 先天性梅毒　根据被感染胎儿发病的早晚有早发性和晚发性之分。早发性先天性梅毒系指胎儿或婴幼儿期发病的先天性梅毒。晚发性先天性梅毒的患儿发育不良，智力低下。可引发间质性角膜炎、神经性耳聋及楔形门齿，并有骨膜炎及马鞍鼻等体征。

四、艾滋病

艾滋病（acquired immunodeficiency syndrome，AIDS）即获得性免疫缺陷综合征，是由人类免疫缺陷病毒（human immunodeficiency virus，HIV）感染引起的，以全身性严重免疫缺陷为主要特征的致命性传染病。

(一) 病因及传播途径

本病由 HIV 感染引起，HIV 属于反转录病毒科的慢病毒亚科，为单链 RNA 病毒。

患者和无症状病毒携带者是本病的传染源。病毒存在于宿主的血液、精液、子宫、阴道分泌物和乳汁中。可通过以下途径传播：

1. 性传播　是艾滋病最主要的传播途径，约占所有病例的70%。性接触者越多，感染的危险性越高。

2. 母-婴传播　约1/3感染了HIV的妇女可通过妊娠、分娩和哺乳将艾滋病病毒传染给胎儿及婴幼儿。

3. 血行传播　共用注射器吸毒是经血液传播艾滋病的重要危险行为；输入或注射被艾滋病病毒污染的血液或血液制品可感染艾滋病；使用被艾滋病病毒污染而又未经消毒的注射器、针灸针或剃须刀等器械均可能传播艾滋病。

（二）基本病理变化

1. 淋巴组织的变化　早期淋巴结肿大，镜下见淋巴滤泡明显增生，生发中心活跃。晚期淋巴结荒芜，镜下见淋巴细胞明显减少，仅有少许巨噬细胞和浆细胞残留。

2. 继发性感染　多发机会性感染是本病的另一特点，感染范围广，累及脏器多，为本病的主要死亡原因。其中卡氏肺孢子菌感染最常见，也可见弓形虫、新隐球菌、巨细胞病毒、结核杆菌感染等。

3. 恶性肿瘤　艾滋病人易患恶性肿瘤，尤其是Kaposi肉瘤、非霍奇金淋巴瘤及女性的宫颈癌。

（三）临床病理联系

HIV与CD4分子有高度亲和性，HIV选择性地与$CD4^{+}$ T细胞结合，在这些细胞内复制、储存、释放。HIV释放的同时受感染的细胞溶解死亡，致使$CD4^{+}$ T细胞大量丧失，巨噬细胞和树突细胞数目减少（此两种细胞表面有少量CD4分子），引起细胞免疫缺陷（AIDS发病的中心环节），最终导致机会性感染和恶性肿瘤发生。

1. 急性期　发生感染后3～6周，出现咽痛、发热、肌肉酸痛等类似感冒症状。此时病毒在体内大量复制，由于机体免疫力较好，2～3周症状可自行缓解。

2. 潜伏期　可持续2～10年（平均5年），仅出现抗HIV抗体阳性，而无临床症状。

3. 艾滋病前期　患者出现全身淋巴结肿大、发热、体重下降，TH细胞数下降，TH/TS比例倒置（正常比值2∶1下降至1∶2）。

4. 艾滋病全盛期　TH细胞严重缺陷，出现致命性的机会性感染，发生各种恶性肿瘤。

目前艾滋病的治疗多采用联合用药的方法，但即使最优化的方案仍不能完全清除患者淋巴细胞内的HIV。由于HIV基因的多态性、抗原决定簇的选择等多种原因，有效疫苗制备尚需时日。因此在全社会大力开展防治艾滋病的健康教育，是防止艾滋病流行的重要手段。

思考题

1. 说出感染性疾病和传染性疾病的概念。
2. 简述继发性肺结核病的类型。
3. 简述阿米巴病的病因、传播途径和我国血吸虫病的病因、传播途径。
4. 说出艾滋病的英文缩写、中文全称、病因及传播途径。
5. 病例分析

患者，女，42岁，自幼生长在南方。近两年来，经常腹泻，有便血史。体格检查：消瘦，腹部膨隆，肝肋下未触及，脾脏明显增大，下缘在左肋下5 cm，腹部移动性浊音（+）。实验室检查：大便检出血吸虫虫卵。

请分析：

（1）根据该患者的临床表现和实验室检查，请作出病理诊断。

（2）试解释患者的临床症状、体征与该病病理变化的关系。

思考题17–1
答案解析

（王　枫）

参考文献

[1] 步宏,李一雷. 病理学:第9版[M]. 北京:人民卫生出版社,2018.

[2] 王建枝,钱睿哲. 病理生理学:第9版[M]. 北京:人民卫生出版社,2018.

[3] 李兰娟,任红. 传染病学:第9版[M]. 北京:人民卫生出版社,2018.

[4] 葛均波,徐永健. 内科学:第8版[M]. 北京:人民卫生出版社,2013.

[5] 刘新民. 实用内分泌学:第2版[M]. 北京:人民军医出版社,1997.

[6] 石敏,贺又娥. HPV感染与子宫颈病变的关系及其诊治现状[J]. 国外医学(妇产科学分册),1997,24(5):284-287.

[7] 陈忠年,杜心谷,刘伯宁. 妇产科病理学[M]. 上海:上海医科大学出版社,1996.

[8] 乐杰. 妇产科学:第5版[M]. 北京:人民卫生出版社,2000.

[9] 周柔丽. 医学细胞生物学:第2版[M]. 北京:北京大学医学出版社,2006.

[10] 李玉林. 分子病理学[M]. 北京:人民卫生出版社,2002.

[11] 李雍龙. 人体寄生虫学:第6版[M]. 北京:人民卫生出版社,2004.

[12] 彭文伟. 传染病学:第6版[M]. 北京:人民卫生出版社,2003.

[13] 陈主初. 病理生理学[M]. 北京:人民卫生出版社,2005.

[14] 金惠铭,王建枝. 病理生理学:第7版[M]. 北京:人民卫生出版社,2007.

[15] 李甘地. 病理学[M]. 北京:人民卫生出版社,2001.

[16] 陈杰,李甘地. 病理学[M]. 北京:人民卫生出版社,2005.

[17] 刘彤华. 诊断病理学:第2版[M]. 北京:人民卫生出版社,2005.

[18] 李玉林. 病理学:第7版[M]. 北京:人民卫生出版社,2007.

[19] 樊帮林,尹秀花. 病理学:第3版[M]. 上海:同济大学出版社,2015.

[20] 尹秀花,李庆,彭刚. 病理学[M]. 北京:科学技术文献出版社,2014.

[21] 金鲁明,尹秀花. 病理学:第2版[M]. 北京:中国医药科技出版社,2012.

[22] 丁运良. 病理学与病理生理学:第2版[M]. 北京:高等教育出版社,2011.

[23] 石增立,李著华. 病理生理学[M]. 北京:科学出版社,2006.